陆氏中医临床实用丛书

陆氏中医诊断医案

（修订本）

主编　陆鹏飞　宋月英

编委　陆拥玲　陆拥均　陆拥护　陆拥荣
　　　徐怀成　许先进　戚　惠　马振波
　　　徐福坤　许　潇　陆一朝　马　珍
　　　陆一康　许　亮

中医古籍出版社

图书在版编目（CIP）数据

陆氏中医诊断医案/陆鹏飞，宋月英主编. ——修订本. －北京：中医古籍出版社，2016.1

（陆氏中医临床实用丛书）

ISBN 978－7－5152－1081－0

Ⅰ.①陆… Ⅱ.①陆…②宋… Ⅲ.①中医诊断学－医案－汇编－中国－现代

Ⅳ.①R241

中国版本图书馆 CIP 数据核字（2015）第 275615 号

陆氏中医临床实用丛书
陆氏中医诊断医案

主编　陆鹏飞　宋月英

责任编辑　张　磊
封面设计　陈　娟
出版发行　中医古籍出版社
社　　址　北京东直门内南小街 16 号（100700）
印　　刷　三河市华东印刷有限公司
开　　本　787mm×1092mm　1/16
印　　张　18.5
字　　数　392 千字
版　　次　2016 年 1 月第 2 版　2016 年 1 月第 2 次印刷
印　　数　0001～1500 册
ISBN　978－7－5152－1081－0
定　　价　42.00 元

作者简介

陆鹏飞，出生于 1937 年。出身陆氏九代中医世家，自幼酷爱中医。曾发表《不通则痛，不通则病》《针灸治百病妙在手法》《草方治大病关键是对症》《针灸治中风越早越好》《中药炮制，妙在火候》《三分治病，七分调养》等论文八十余篇。

陆氏主张除病痛要着眼于人身整体和生活各个方面，擅调脏腑气血与阴阳表里之机，则疗效更佳。根据体质不同，病因有异，辨证求因，审因论治，治病当求其本，标本皆治，因而疗效突出。

陆氏主张除病痛应根据病情采取多种疗法，如针灸、中药、食疗、足疗、脐疗、浴疗、肛疗、按摩推拿、刮痧、拔罐等多元疗法，临床疗效显著，治愈率高。

陆氏主张除病痛应以预防为主。节生冷、辛辣、酒，忌暴饮暴食，以保胃气；戒郁怒以保肝气；节情欲，谨房事以保肾气；戒烟毒，防风寒以保肺气；宁心神，和七情以保心气；心情坦荡，无忧无虑，不伤神气。

陆氏主张人人都得学点医，学医能够健身体。中医医学文化是人类的生活文化、健康文化、生命文化，博大精深，为了养生、优生、延年益寿，人人都得学。

编 者 前 言

《陆氏中医诊断医案》是如何掌握诊断疾病的基础理论知识，是从中医基本理论到临床治疗最基础的知识，是临床各科治疗的科学基础和依据。要想防病、治病，首先必须先懂得诊断知识。

《陆氏中医诊断医案》包括六诊、八纲、辨证、诊断、临床医案、症状鉴别、临床病例、脏腑辨证、诊断辨证歌、学医歌十个部分，并附有各科疾病治疗医案。这些医案病症分析治疗，是祖辈多年成功诊断治疗经验的总结。

陆氏主张除病痛要着眼于人身整体和生活各个方面，诊断清楚，分辨明确；根据病人体质不同，病因有异，辨证求因，审因论治，治病当求其本，标本皆治，因而疗效突出，病人早日康复。

疾病的诊治过程，是一个认识过程，对疾病有所认识，才能对疾病有所防治。人是一个整体，人的生理功能对生活环境及自然界的变化是能够相适应的。当人体整体内在功能失调或者生活环境及自然界的变化超过人体功能限度，不能维持正常的生理机能时，便产生痛苦或疾病。人体是一个整体，从人体与天地相适应这个论点和观点出发，在辨别认识疾病的过程中不能只看到局部或只注意一部分，所以陆氏主张诊断疾病着眼于人身整体，审察内外的诊断原则。人体皮、肉、脉、筋、骨、气血、经络与脏腑息息相关，而以脏腑为中心，以气血、经络连通内外。人体一旦发生病变，局部病变可影响到全身，全身的病变也可以反应到某一局部，内部的病变可以牵连及四肢，外部的病变也可以反应入内。精神刺激可以影响脏腑功能，脏腑的变化、病变也可以造成精神活动的改变。由此可见，人体每一病症的变化产生，无不影响人身整体，触一动百。例如胃病不仅是胃局部的病变，它与肝胆、妇科病变都有直接联系。再如眼病，不仅是眼球局部的病变，同时和脏腑的疾病也有着密切的关系。由于肝经湿热或心火过盛，或因肺病，或因肾病变化，或因泌尿系疾病，很多疾病都能涉及眼疾。如果只考虑眼部病变来诊断治疗眼病，往往不够全面。同时诊断也不能忽视局部病变，既要诊断局部，更要诊断人身整体，而且诊察局部也可以审察人身整体。

人们生活在大自然环境中，大自然的风风雨雨、气候变化无不影响人体变化。当外界环境急剧变化时，人体承受不了不能适应时，就会引起气血、经络、脏腑功能失调而发生疾病。人体的疾病发生与变化绝对不能孤立于自然界之外，要正确诊断人体疾病，必须审察患者所处的外界自然环境和生活条件、习惯、精神状态等，全面分析。总之，诊断疾病，首先要把病痛看成是病人整体的变化，既要审察其内，也要审察其外。身体内外、自然环境、生活环境、嗜好、精神、劳逸、情欲、环境、食欲、运动、遗传、药物，内外结合，统一审察，辨证求因，是陆氏诊断疾病的重要原则。

中医的辨证求因，也是中医诊断的最基本原则，就是在审察内外脏腑的基础上，根据病人一系列的症候加以审因分析，综合求得疾病根源和本质所在，为临床治疗做出最准确的依据。

疾病的产生极为复杂，多种多样。不通则痛，不通则病，变化无穷。因此，要准确识别疾病，就必须从病根找起，从病因、病位、病程等多方面进行全面分析了解。七情、六淫、嗜好、饮食、劳逸、睡眠、环境、气候、冷热、风寒、气郁、血瘀、痰饮、虫积等，都要全面了解。疾病在何经络？在何部位？在何脏腑？其病程发展及病理原因又如何？务使临床所得出的诊断正确，方可作为论治的根据。

疾病发生，人体便会发生一些异常反应现象，如头痛、发热、腰痛、恶寒、酸痛等，称为症状。症状的出现，是人体有了病变的客观反应，通过症状可以探讨疾病的内在变化。因此症状是辨证求因的重要依据之一，同时要综合分析，六诊合参。

如发热，单就发热这一症状，不能得出辨证的结果。因为有外感的发热，也有内伤的发热，需要进一步了解患者是否有恶寒、头痛。如有恶寒、头痛而发热，脉浮，舌苔薄白，病属初起外感表证。脉浮紧，舌不红，口不渴为风寒。脉浮数，舌红，口渴为风热。中医辨证就是按照中医理论和经验由表到里逐步深入，以辨证求因，给治疗指出方向，达到治疗的目的。

如呕吐病症，虽属胃气上逆而致，但胃气上逆不仅限于胃腑本身，有时也由肝气横逆侮胃而引起。欲求肝气横逆之因，首先要辨出肝气上逆之证。如呕吐而兼有情绪郁怒，肋痛胀满，吞吐酸水，脉弦而有力，便可诊断为肝气犯胃的呕吐证，治疗便能得出依据，按此针灸开方，病者康复，如按胃痛下药即无效。由此得之，详细辨证审因，就可以对疾病有详细真切的了解，诊断也就更为准确，治疗即可达到针到病除或药到病愈，病者早日康复的目的。

病人发病经过，痛苦部位，过去患过什么病？经过哪些方法治疗？用过什么药？必须进行问诊。病人的声音变化，有没有气味，必须进行闻诊。病人的神色形态、动作，必须进行望诊。病人的脉象、呼吸和肢体有异常，必须进行切脉诊断。疾病是复杂而多变的，症候有真相也会有假象。病人有的很虚，有的很坚强，有的假表情，或脉症不对应，如六诊不全，粗心大意，便得不到病人全面、真实、详细的资料，辨证就欠准确，甚至发生误诊。单凭病人口述或家人口述，单凭闻诊、望诊、切诊，都不可能得出确切病情。必须六诊合参，审因辨证，标本皆治，方能使病人早日康复。

目　　录

一、六　诊

六诊是指望、闻、问、脉、按、症六种诊察疾病的方法。医者运用视觉观察病人全身和局部神色形态变化，这就是望诊。凭听觉和嗅觉识辨别病人声音和呼吸气味的变化，属于闻诊。详细询问病人或陪诊者，了解疾病发生和变化过程、现症及其新陈代谢情况，叫作问诊。脉诊是通过按触人体不同部位的脉搏，以体察脉象变化的切诊方法。按诊是指触按病人脘腹、手足、头部及其他部位以诊断疾病的方法。症诊是指通过分析人体表现出来的症状来诊断疾病的方法。人身是一个完整的运动整体，局部变化可能影响到周身，脏腑的病变可以从五官、四肢、体表、皮肤、色泽各个方面表现出来。欲知其内必须观其外，诊其外可知其内。所以，六诊是中医学总结出来审察疾病的六点经验结晶。必须六诊合参才能全面了解患者疾病根源，从而辨证论治。

望、闻、问、脉、按、症六诊是调查了解疾病的六种方法，各有其独特作用，不可相互取代。在临床运用时，必须将六诊有机地结合起来，即所谓的六诊结合，只有这样诊断运用，才能全面系统地了解患者病情，做出正确判断。六诊方法是祖辈医者在长期医疗实践中逐步形成发展起来的，祖辈十分重视机体、脏腑生理、病理的客观反应，并以此了解内外表里联系。

（一）望诊辨证

医者运用视觉对患者全身和局部的一切表现情况及其新陈代谢进行有目的的观察，以了解患者机体情况，即是望诊。望诊主要的内容是观其神、色、形、态，以此推断人体内在的变化。中医学祖辈长期实践证明，人体外部和五脏六腑有着密切的关系，特别是面、舌、眼、口、鼻、耳和脏腑的关系更为密切。因此通过对患者外部的详细观察，可以了解患者整体变化或病变。祖辈讲观其外应，以知其内脏，则知其病变化也。

望诊可分为总体望诊和分部望诊，在运用时必须严格区分。今分为望神、色、行、态、头颈、五官、舌象、皮肤、指甲、骨骼、排泄物、分泌物等。

1. 望神

神是人体生命活动和生命活力的外在表现，神是生命支柱。精神饱满、气血旺盛是健康的表现。精、气、神为人体三宝。精能生神，神能御精，精足则神健形态，形健则神旺，反之精衰则体弱，体弱则神疲。气与神的关系也是密不可分的。气是生命的动力，气能生神，神能御气，五脏安定，血脉和利，则精神饱满。因此望神可以了解五脏、六腑、精、血、气的盛衰。

神也是五脏所生之外荣，天食人以五气，地食人以五味，故神者，水谷之精气也。精与神的关系是：精能生神，神能保精，精足则神旺，精衰则神疲。总之神体现了人的生命活力，失神者死，得神者生也。神主宰一身各个机能，其突出表现在目光，眼睛是心灵的窗口，人的精神活动流露于目光，眼睛可以传神，诊断应首先注意病人的目光神态。此外，言谈举止、应答反应、面部表情等，也都体现人的精神状态。至于脏腑气血运行状态，也是神的表现，可从面色、体态、声息、脉象等方面来了解。声声有神，脉类有神即健康。目光精彩，言语清亮，神思不乱，肌肉不削，气息正常，大小便不脱，若患者虽其脉有可疑，尚无足虑，健也。如患者目暗无神，形瘦色败，喘急异常，泄泻不止，两手发颤，双足无根，东摇西晃，言语失伦，沉迷烦躁，眼闭口开，小便失常，虽其脉无凶候，必死无疑。

有神的表现是神态清楚，言语清晰，目光明亮，面色荣润，是心的精气充足的表现。表情丰富自然，言语反应灵敏，动作灵活，体态自如，是肝肾精气充足的表现。呼吸平稳、肌肉丰润，是脾肺精气充足的表现。总之，这是正常人的神气，即使小疾，脏腑不衰，均预后良好。

失神的表现是神志昏迷，言语失伦，动作忙乱，目暗神迷，瞳神呆滞，面色晦暗，表情呆板，反应迟钝，呼吸异常，皮肉干枯，为肺脾精气衰竭。神昏乱语，行动歪斜，是邪陷心包，阴阳离绝的危证。总之，失神是脏腑功能衰败的表现，多数愈后不良。

假神的垂危病人出现精神暂时好转的假象，回光返照，是临终前的不良预兆，并非病情好转。久病、重病本已失神，但突然精神转佳，目光发亮，言语不休，想见亲人，语言清亮，面色晦暗，突然颧红如妆，原无食欲忽然食欲大增，这是由于精气衰竭之极，阴不敛阳，以致虚阳外越，暴露出一时好转的假象："残灯复明""回光返照"，这是患者阴阳即将离绝的危候，不可救也。

神气不足的表现为：精神不振，健忘，嗜睡，声低懒言，倦怠乏力，动作迟缓等，多属心脾两亏，或肾阴不足，以致神气不旺。

神志异常的表现为：烦躁不安，神昏谵语，以及癫狂、癫痫等精神失常表现。烦躁不安，神昏谵妄，多由邪热客于心包络，或入于肾。烦者心中烦闷，神不安，多属于邪热。癫证多表现为淡漠寡言，闷闷不乐，精神痴呆，喃喃自语，哭笑无常，多由痰气郁结，阻蔽神明所致，或亦有神不守舍，心脾两虚者。

狂病多表现为疯狂怒骂，打人毁物，不避亲疏，或登高而歌，弃衣而走，或自吹自谈，登高攀视，自尊高贵，少卧不饥，妄行无休，多因气郁化火，痰火扰心所致；或为阴阳虚衰，邪热扰乱神明；或由恶血瘀阻蒙蔽神明造成此疾。

痫病多表现为突然昏倒，不省人事，口吐白沫，四肢抽搐，二目发直，醒后如常。多由肝风挟痰，上窜蒙蔽清窍，或因痰火扰心，肝风内动造成此疾。

2. 望面部颜色

望面部神色即观察患者面部颜色与光泽。颜色即色调的变化，光泽则是明亮度的变化。先贤把颜色分为五色，即青、黄、赤、白、黑，简称为五色诊。五色的变化，以面部表现最为突出明显。面部色泽是脏腑气血之外荣，不仅心之华在面，其他脏腑之精气也通过经脉上荣于面部。通过面部色泽就可以了解脏腑气血运行盛衰，以及邪气侵袭之所在。据阴阳五行学说、脏象学说及历代医家观面色经验，五脏病变应五色：青主肝病，赤主心病，黄主脾病，白主肺病，黑主肾病。

就气与色的关系而言，气指生机，隐含于皮肤之内，色为血色，彰然于皮肤之表，说明光明润泽乃气也。有气不患无色，有色不可无气也，气色不可分离，气色之辨不可混。气属阳，色属阴，故气色不可分离。但气尤为重要，气至色不至者生，色至气不至者死。因为色随气华，内含则气藏，外露则气泄，气藏则生，气泄则死。总而言之，失去生气，不论何色都属于重病。

就神与色的关系而言，色者神之旗也，神旺则色旺，神衰则色衰，神藏则色藏，神露则色露，望色即可以察神也。

总之，色与气、神的关系，体现了脏象学说中精、气、神的关系，在望色中五色为阴血，光泽属神气。光者外面明朗，体者里面润泽。临床上据此可以判断疾病的轻重、顺逆，确定诊治方案。

望色十法：先观部位，后观气色，欲知五色之精微，当知十法之纲领：浮沉、清浊、微甚、散抟、泽夭。

浮是色显于皮肤之间，主病在表；沉是色隐于皮肤之间，主病在里。初浮后沉是病自表入里，初沉后浮是病由里出表。

清是清明，其色舒，主病在阳；浊是浊暗，其色惨，主病在阴。自清而浊，是阳病转阴；自浊而清，是阴病转阳。

微是气色浅淡，主正气虚；甚是色深浓，主邪气盛。

散者疏离，其色开，主病近将解；抟者壅滞，其色闭，主病久渐聚。先散后抟，病虽近而渐聚；先抟后散，病虽久而将解聚。

泽是气色润泽，主生；夭是气色枯槁主死。夭而后泽，精神复盛；泽而后夭，血气益衰。

总结十法可总体上辨别表里、阴阳、虚实、寒热。用十法者辨其色知其气也，辨其气知其色也。这就是望色十法的意义。

3. 常色与病色

（1）常色：是指人正常生理状态时面部的色泽，表示人体精神气血、津液的充盈与脏腑功能的正常运行。由于精气内含，荣光外发，所以健康正常。人的面色应是光明润泽，光明者神气旺盛，润泽者精气充实。

我国正常人的面色应是红黄隐隐，明润光泽，这就是健康神气的常色。但是由于体质、年龄、气候、生活习惯等不同，有的人偏红、偏白、偏黄、偏黑，由于生理活动的变化，有的可能偏青等，这些都是正常现象。所以不论何色，只要有神气便是常色，所谓有神气就是光明润泽。

人群中每个人的面色不可能是一致的，属于个体遗传特征，其面色、肤色一生不变者即是肤色。如由于遗传、地区、气候、生活习惯、工作条件等造成某些人面色或白、或黑、或红、或黄、或青，等等，只要终生不变即为主色也。五脏之色随五行之人面见百岁不变即为主色也。按五行理论：木行之人青，土行之人黄，火行之人赤，金行之人白，水行之人黑。

（2）客色：人与自然是相应的，由于生活条件、自然环境变化，人的面色、肤色也相应变化，这就叫作客色。按五行理论：春应稍青，夏应稍红，长夏应稍黄，秋应稍白，冬应稍黑，四季皆黄。室内工作，室外旷野工作，这些变化要细心观察询问，才能辨清客色和病色的关系。主色、客色都是人的生理正常现象。此外，饮食、运动、七情等一时的影响，或因职业关系少见阳光，或久经日晒，以及风土、种族等面色有所变化，也不是病色，诊断必须了解分析。

（3）病色：是指人体疾病状态时的面部色泽，可以说除了上述常色，客色一切反常的色泽都是属于病色。病色的出现不论何色，或晦暗枯槁，或鲜明暴露，或虽明润含蓄，或某色独见，皆为病色。凡五色光明润泽者为善色，表明虽然病在脏腑精气未衰，胃气尚荣于面，称为气至，多愈后良好。凡五色晦暗枯槁者为恶色，说明脏腑已有坏败，胃气已竭，不能荣润于面，称为气不至，多预后不佳。色以润泽为本，即以胃气为本，色贵有神，亦指色之润泽。倘色夭不泽，虽相生亦难调治，色泽不夭，虽相克亦可救治。

青色：主寒证、痛证、瘀血和惊风。寒凝则是气滞血瘀，经脉拘急收引，故面色发青，甚至青紫。经脉瘀阻，不通则痛。血不养筋，肝风内动，则惊风抽搐。阴寒内虚，经脉拘急，气血瘀阻，以致脘腹剧痛，可见面色苍白，淡青或青黑。心阳不振，血行不畅，心血瘀阻，以致心胸刺痛，可见面色青灰，口唇青紫。小儿惊风或欲作惊风，多在眉间、鼻柱、口唇四周显现青色。妇女面青，必肝强脾虚，少食多怒或月经不调。面青颊赤，为寒热往来之少阳病。面青耳赤多为肝火，面青赤灰暗多为郁火。脾病见青色多属难治。

赤色：赤甚属热证，微赤为虚热。气血得热则行，热虚而血脉充盈，血色上荣，故面色赤红。满面通红，多为阳虚之外感发热，或脏腑实热。若两颊泛红如妆，嫩红带白，游移不定，多为虚阳浮越之戴阳证，此属真寒假热之危重证候。肺病见赤色，多为难治。

黄色：主虚证、湿证。黄色乃脾虚湿蕴之征象。脾失健运，则水湿内停，气血不充，故面色发黄。面色淡黄，枯槁无光称"萎黄"，常见于脾胃气虚，气血不足者。面黄虚浮，称为"黄胖"，多是脾气虚衰，湿邪内阻所致。若面目一身皆黄，称为"黄疸"，黄而鲜明如橘子是"阳黄"，为湿热熏蒸之故；黄而晦暗如烟熏者属"阴黄"，为寒湿瘀阻之故。黄而枯瘦者，胃病虚热也。黄而色淡，胃病虚寒也。腹胀而面黄肌瘦者，虚胀也。若面色苍黄，腹筋起而胀，或面萎黄，面带红点血丝如蟹爪，为臌胀，多属脾虚肝郁，血瘀水停等。小儿面黄肿或青黄、乍黄、乍白，腹大青筋，为疳积。印堂、准头黄白明润者，是胃气康复，病将愈也。

白色：主虚证、寒证、脱血、夺气。白为气血不荣之候。阳气虚衰，气血运行迟滞，或耗气失血，气血不充，或寒凝血涩，经脉收缩，皆可导致面呈白色。㿠白虚浮，多为气虚；白而无华，或黄白如鸡皮者，为血虚或失血。面色㿠白为里寒证。剧烈腹痛是肺胃虚寒，亦可见面色淡白。肝病见面白为难治之证。

黑色：主肾虚、寒证、痛证、水饮和瘀血。黑为阴寒水盛之色。由于肾阳虚衰，水饮不化，阴寒内蓄，血失温养，经脉拘急，气血不畅，故而面黑。颧与颜黑为肾病。面黑而干焦，多为肾精久耗，虚火灼阴；黑而浅淡者，为肾病水寒。凡黑而暗淡者，不论病之永久，总属阳气不振。眼眶周围发黑，是肾虚或水饮不畅，或为寒湿下注之带病所致。面黑而手足不遂，腰痛难以仰俯，为肾风骨痹痛。面色黧黑而肌肤甲错属瘀血。心病额见黑色为逆证。口黧黑多为肾绝。

望色结合脉象审察症状方不致误诊。在一般疾病中，色、脉、证往往相应出现。如肝病色青，脉弦，胸胁痛，口苦，目眩等，便是色、脉、证相应。有时疾病色、脉、证出现不相应，必须具体分析，了解疾病的全貌，认识疾病的本质，才能正确指导治疗。如病人发热，面色潮红，表现为热证，不加切脉，即用寒凉泻下药方，很容易产生偏差。脉象数而有力的，是实热症候，还算对症。若脉沉细无力，似有似无，或浮大而空，那是真寒假热，误用凉泻药方就危险了。总之，诊断过程中，必须全面观察色、脉、证，三诊合参，不可分割来看。所以色、脉、证合参是诊断的重要原则。

4. 望形态

（1）望形态：是通过观察人体形态和姿态来进行诊断的一种诊断方法。据阴阳五行学说和藏象经络学说，人体内的五脏分属五行，外以皮毛、肌肉、血脉等合于五脏。形体的强弱胖瘦与内脏的坚脆盛衰是统一的，而人体的动静姿态又与阴阳气血消长有关，所以说望形态可以测知脏腑气血的盛衰、阴阳邪正的消长，以及病势的顺逆和邪气之所在。

（2）望体形：主要观察病人形体强弱胖瘦，四肢和形体情况。骨骼粗大，胸廓宽厚，肌肉充实，皮肤润泽是强壮的象征。骨骼细小，胸廓狭窄，肌肉瘦削，皮肤枯糙等是衰弱的象征。形体强壮，内脏必然结实。气血旺盛，虽病预后良好。形体衰弱者，气血多不足，体弱多病，预后较差。胖是肥胖，并非健壮；瘦指瘦削，亦非正常。形之所充者气，形胜气者夭，气胜形者寿。有气有力，无气无力，无论胖瘦，凡无气力者，即形胜气，皆为气不充之故，因而主夭。有气力者，皆气胜行，故主寿。胖而能食，为形胜有余。肥而食少，是形盛气虚，多为脾虚有痰，易患中风暴厥之证。瘦人阴虚，血液衰少，相火易亢，故易患痨嗽之疾。

对于鸡胸、龟背、罗圈腿等畸形身态，多属先天禀赋不足，肾之精气亏损，或后天失养，脾胃虚弱。亦有胸为圆桶状，多为伏饮积痰，以致肺气耗散，或伤其肾气，致肾不纳气。若胸廓扁平者，多属肺肾阴虚，或气阴两虚。若单腹肿大，四肢反瘦，为臌胀，多属肝郁或脾虚以致气滞水停血瘀。腹肿胀者，病气有余；腹消减者，形气不足。腹皮甲错致使背成深凹者，多属胃肠之疾，为脏腑精气衰败之恶候。脊骨如锯，亦属脏腑精气亏损已极。观察体形，在一定程度上反映了对疾病的审视。

人体按体质可分为阳脏、阴脏和阴阳脏三类。阳脏之人多为阴虚阳盛，体形特点是偏于瘦长，头长形，颈细长，肩狭窄，胸狭长平横，身体姿态多前屈。阴脏之人多为阳虚阴盛，形体特点是偏于矮胖，头圆，颈短粗，肩宽平，胸宽短圆形，身体姿态多后仰。阴阳共性之人则无偏盛偏衰，气血调匀，得其中正，故形体特点也是恰在其中。总之，形体强壮、体形对疾病的发生与预后有一定的关系，但不是绝对的，还要六诊合参确定治疗方案。

（3）望姿态：病人的动静姿态和疾病有密切关系，不同的疾病产生各种不同的病态。面、唇、脸、指、头等不时地颤动，在外感热病中多是发痉的预兆，在内伤杂病中多是血虚阴亏之兆造成经脉失养。手足蠕动，多属虚风内动。四肢抽搐或拘挛，项背强直，角弓反张，属于痉病、脑病。风、寒、湿、热等多见于肝风内动之热极生风，中风惊风，温病热入营血，气血虚筋脉失养。此外，痫证、破伤风、狂犬病等，亦可致风动发挛。四肢或全身颤，头动摇，手拘急，是元气已虚，或肝风内动之象。身蠕动，振振发抖，是阳气与阴液大伤。战栗常见于疟疾发作，或外感邪正相争，欲要发汗之时。若两手撮空或循衣摸床，则是失神垂危的证候。若手软弱无力，行动不灵但无痛，是痿证，多由阳明湿热或脾胃气虚，或肝肾不足所致。关节肿痛，造成肢体运动困难，是痹证，又分寒、热、湿、瘀四痹。四肢不用，麻木不仁，或拘急，或痿软为瘫痪，猝然昏倒，半身不遂，口眼歪斜，为中风入脏。如神志清楚，仅半身不遂偏瘫，或口眼歪斜，为风中经络或中风之后遗症。若猝然昏倒，而呼吸自然，多为厥证。猝倒而口开，手撒遗尿，是中风脱证。牙关紧闭，两手紧握，是中风闭证。盛夏猝倒，面赤而出汗，多为中暑。痛证有时也会产生特殊姿态，如用手护腹，行动前倾，多为腹痛；以手护腰，弯腰曲背，转动困难，多为腰腿病；行走之际突然停步，以手护心，不敢行动，多为真心痛。愁眉捧头，俯不欲仰，多为头痛。如病人畏寒多衣，必是恶寒，非表寒即里寒。欲揭衣被即是恶热，不是表热即是里热。俯首畏光，多为目疾。仰首喜光，多为寒病。阳证多欲寒，欲得见人。阴证则欲得温，欲闭户独处，恶闻人声。

从坐形看诊：坐而喜伏，多为肺虚少气。坐而喜仰，多属肺实气逆。但坐不得卧，卧则气逆，多为咳喘肺胀，或水饮停于胸腹。坐则神疲或昏眩，但卧不得坐，多为气血俱盛，或夺气脱血。坐而欲气，多为水气痰饮所致。坐卧不安，是烦躁之证，或腹满腹痛之故。

从卧式来看诊：卧时常向外，身轻自转侧，为阳证、热证、实证。反之，侧喜向里，身重不能转侧，多为阴证、寒证、虚证。若重病至此，多是气血衰败已极，预后不良。蜷卧缩团者，多为阳虚畏寒，或有剧痛。仰面足分而卧，则为阳盛热证也。

（4）望头颈五官七窍：头指头颅，颈指颈项。眼、耳、鼻、口、舌为五官。七窍是五官七窍加前后两阴窍，为九个孔窍。根据藏象学说，体内五脏各与外在五官七窍相连，因此五官七窍是体内与外界相联系的通道。五官七窍集中在头部，称为上窍或清窍，而前后二阴则称为下窍。十二经络365穴其血气皆上于面而走入清窍，因此头面、耳、口、舌、鼻等五官九窍的色泽形态，足以反映脏腑经络的变化。

①望头部：头部为诸阳之会，督脉及三阳经脉皆上于头面，阳明经行于颈，太阳经行于项，少阳经行于两侧。阴经唯有任脉和足厥阴肝经上于头。头为精明之府，是精神所居和指挥中心，中藏脑髓。而脑为元神之府，又为髓海，为肾所主，肾之华在发，而发又为血之余。血脉上荣于面，而心之华在面。所以，望头面颈项与头发，主要是了解心、肾及气血之盛衰。

望头形：小儿头形过大或过小，皆为畸形，多由先天禀赋所致，或为肾精不足，先天发育不良，或为先天大脑积水，多伴有智力低下。

望囟门：小儿囟门下陷，又称为"囟陷"，多属虚证。可见于吐泻伤津，或气血不足，或脾胃虚寒，或先天不足，脑髓不足，发育不良。囟门高突，又称"脑填"，多属于热证。可见于温病火邪上攻者，或为风热、湿热等邪气所侵，以致脑髓有病。囟门迟闭，骨缝不合，古称为"解颅"，属肾气不足，发育不良，常见于小儿佝偻病。

望摇头：头摇不能自主，无论成人还是儿童，多为风病，或气血虚衰。头摇属风、属火，多属虚，因气血虚火犯上鼓动所致。

望面肿：最多见的是水肿。水肿有阴水与阳水之分。阳水肿起较速，眼、脸、头、面先肿。阴水肿起较慢，先从下肢、腹部肿起，最后波及头面。若头面皮肤焮红肿胀，色如涂丹，压之褪色，伴有疼痛，是抱头火丹，多由风热火毒上攻所致。头肿如斗，面目肿盛，目不能开，是大头瘟，由天行时疫，毒火上攻所致。

②望腮肿：腮部突然肿起，面赤咽痛，喉不肿痛，外肿兼耳聋，此为痄腮，是疫毒证。若颧骨之下，腮颔之上，耳前一寸三分，发疽肿起，名为"发颐"，属少阳、阳明经毒热上攻，古人云不治之症也。

望口眼歪斜：口眼歪斜，肌肤不仁，面部肌肉患侧偏缓，健侧偏急，患侧目不能合，口不能闭，不能皱眉鼓腮，饮食、言语皆不利，此为风邪中络，或络脉空虚，风痰痹阻，多病在阳明之经。

望颈项：项前颔下结喉之处，有肿物如瘤，或大或小，可随吞咽移动，名曰瘿瘤，多由于肝郁、气结、痰凝所致，或与水土有关。

③望瘰疬：项侧颔下肿块如垒，如串珠，名曰瘰疬，多由肺肾阴虚，虚火灼津，结成痰核；或感受风火时毒，致使气血瘀滞，结于颈项。

望颈强与颈软：头颈强直，邪气实，多由温病火邪上攻所致。头颈软弱、倾垂者，正气虚，多属肾气亏损。

望颈脉动：颈脉跳动明显者，多见于水肿病，常见于心阳衰弱，水气凌心之证。

④望头发：发黑浓密润泽者，是肾气盛而精血充实的表现。发黄稀疏干枯者，为精血不足，常见于大病之后，或虚损病人，甚至全部头发脱光。突然大片脱发，多属血虚受风，又称"斑秃"。青壮年头发稀疏易落，多属肾虚或血热。青少年发白，或

老年发黑，是因禀赋不同，不作疾病论。但青少年白发而伴有肾虚症状者，是属肾虚；若伴有心虚症状者，是劳神伤血。小儿发结如穗，多见于疳积证，是由先天不足，后天失养，以致脾胃虚损所致。

⑤望眼目：目为肝之窍，五脏六腑之精气皆上注于目而谓之神，这说明目与五脏六腑有着密切的关系。望目不仅在望神中有着重要的意义，而且可测知五脏六腑的变化，甚至对某些疾病的诊断可起到"见微知著"的作用。凡病至危，必察两目，视其目色，以知病者存亡也，故观目为诊断之首法也。目部与脏腑相关的部位：精之窠为眼，骨之精为瞳仁，筋之精为黑珠，血之精为珠络，气之精为白珠，肌肉之精为约束。黑珠属肝称为风轮，因为肝属风主筋，筋之精为黑睛。白珠属肺称为气轮，因肺主气，气之精为白睛。瞳仁属肾，称为水轮，因肾属水，主骨主髓，骨之精为瞳仁。眼胞属脾，称为肉轮，因脾主肌肉，肌肉之精为眼睑。

⑥诊眼神：眼睛黑白分明，精彩内含，神光充沛，有眵有泪，视物清晰，是眼有神，虽病易治。反之，白睛暗浊，黑睛色滞，失却神采，浮光暴露，无泪无眵，视物模糊，是眼无神，病属难治。若瞳仁放大，病危也。

⑦目睛观色诊病：

白睛：目赤者病在心，白在肺，青在肝，黄在脾，黑在肾。只供参考，决病必须六诊合参方能确诊。目眦赤为心火，白睛赤为肺火，黄为湿热内盛，珠肿为肝火，眼胞皮红湿烂是脾火。全目赤肿是肝经风热。目清澈为寒，目暗浊者为热，目淡白是血亏，目胞上下鲜明为痰饮病。目胞色晦暗多属肾虚。目窠肿，起床见微肿，面有水气色泽，是水肿病初起之兆。脾虚与脾热也可使上下眼睑肿，脾热的肿势急而红色；脾虚的肿势缓而宽软无力；老年人肾气衰多见下睑肿。

目窠内陷：目睛下陷窠内，是五脏六腑精气已衰，病属难治。如仅微陷，是脏腑的精气未脱，病属可救。若里陷已深，视不见人，真脏脉现，是阴阳竭绝的死症。眼睛突起而喘的，是肺胀。颈肿眼突是瘿肿、甲亢。单眼突出多属恶候。

眼生翳膜：翳生于黑睛，膜生于白睛，皆属外障眼病，多由六淫邪毒外侵，或内有食滞、痰火、湿热等，或七情郁结，脏气虚损，或外伤所致。外观正常，或瞳仁变色变形，出现视力障碍者，皆为内障疾病，多由七情内伤，气血双亏，或肝肾不足，阴虚火旺，或外邪引动积热而发。总之外障多实，内障多虚。

胬肉攀睛：赤脉胬肉，红布白睛，渐侵黑睛，故名为胬肉攀睛。多由心肺二经风热壅盛，经络瘀滞，或脾胃湿热蕴蒸，血滞于络，或由肾阴暗耗，心火上炎所致。

针眼、眼丹：胞睑边缘，起核如麦粒，红肿较轻，是针眼病。若红肿较重，胞睑浸肿，是眼丹疾，常溃后排脓而愈。二眼疾皆由风热相搏客于眼睑，或由脾胃蕴积热毒，上攻于目所致。

目态主病：目翻上视，瞪目直视，目睛正圆，戴眼反折，都是危证。横目斜视是肝风内动，目睛微定是痰热内闭。昏睡露睛多由脾虚清阳之气不升，致胞睑失养。启目失司，常见于小儿脾胃虚弱，或慢脾风。眼睑下垂称"睑废"，双睑下垂多为先天性"睑废"，是属先天不足，脾肾双亏；单睑下垂或双睑下垂不一，多为后天性睑废，因脾虚气弱，或外伤后气血不和，脉络失去宣通所致。开目喜明者为阳证，闭目恶明者为阴证。羞明流泪者，多为暴风客热，天行赤眼。胞轮振跳，称目眴，多因风热外来，贼邪不泻，或血衰气弱，经络失养所致。瞳仁扩大，多属肾精耗竭，为危象；瞳仁散大神虚散，多见于肝胆风火上扰、绿风内障及某些中毒症。若瞳仁缩小，多属肝胆火炽，或劳损肝肾，虚火上扰，或为中毒。

⑧望耳诊：耳为肾之窍，手足少阳经布于耳，手足太阳经和阳明经亦行于耳之前后，所以说耳为宗脉之所聚。现代耳针疗法取得的成绩，足以证明耳通过经络与五脏六腑、四肢百骸有密切的联系。

耳部望诊，主要是观察耳郭的色泽、形态以及内分泌物的变化。据现代耳针疗法，耳部还有脏腑身形相关部位区域划分的说法。

耳色泽、润枯。正常人耳肉厚而润泽，是先天肾阴充足的表现；反之耳薄干枯，是先天肾阴不足的缘故。耳色白：白为寒，常见于暴受风寒，或寒邪侵入者。耳白薄，为肾败，见于病危之人。耳色黑：青黑为痛证，常见于剧痛患者。耳轮干枯焦黑，多为肾水亏极的象征，可见于温病后期，肾阴久耗及下消证。耳色红：耳轮红润，是正常的表现，说明肾气充足。若红肿，则为少阳相火上攻，或为肝胆湿热火毒上蒸。若耳背后见有红络，伴有耳根发凉，多为麻疹先兆。耳厚而大，属肾气足。耳薄小，属肾气亏。耳肿起者是邪气实，多属少阳相火上攻。耳瘦削者是正气虚，多属肾精亏或肾阴不足。耳轮萎缩，是肾气竭绝，多属死证。耳轮甲错，为久病血瘀，或有肠痈。耳内长出小肉，形若樱桃或羊奶头，称为耳痔，皆因肝经怒火，肾经相火，胃经积火郁结而形成。耳道分泌物：正常外耳道有耵聍腺分泌耵聍液，还有皮脂腺分泌物，干后呈白色碎屑。若耵聍分泌过多，可致阻塞。耳内流脓，黄脓为聤耳，白脓为缠耳，红脓是耳风毒，臭脓是耳疳，清脓是震耳。皆由足少阴、手少阳二经风热上壅，或肝胆湿热，或肾虚相火上攻所致。

⑨望鼻诊：鼻为肺窍，而属脾经，与足阳明胃经亦有联系。鼻头色青为腹中痛，色黄是里有湿热，色白是亡血，色赤是脾肺二经有热，色微黑是有水气。鼻色明润，是无病征象。鼻头黄黑枯槁，多属脾火津涸，亦属热证候。鼻孔干燥属阳明热证；干燥而黑如烟灰状，是阳毒热深；冷滑而色黑，是阴毒冷极。鼻肿起时是邪气盛。鼻红肿生疮，此为血热。鼻中膜胀窒塞为鼻窒，由客热阴阳变化所致。鼻内息肉是鼻痔，是肺气极热，或风湿郁滞，日久凝浊，结成息肉。鼻头色红生粉刺者，是酒渣鼻，多因血热入肺所致。鼻柱溃陷，多见于梅毒病人。鼻柱崩塌，眉毛脱落，则是麻风病者。鼻翼煽动，多是热邪风火壅塞肺脏。气喘鼻干，病势严重，多见于小儿。久病鼻煽喘而汗出，是肺绝之证。

⑩望口唇诊：脾开窍于口，其华在唇，足阳明胃经之脉环唇，可诊脾胃之病变。唇色红润：此为正常人的表现，说明胃气充足，气血调匀。唇色淡白：此为血亏，血不上荣，故毫无血色，可见于大出血患者。唇色淡红：此为虚为寒，多属血虚，或气

血双虚，属体弱无病症候。唇色深红：此为实为热，深红而干，是热虚伤津。赤肿而干者，为热极。如樱桃红色者，每见于煤气中毒。口唇干裂，为津液损伤，见于外感燥热，邪热伤津，亦见于脾热，或阴虚津液不足。口角流涎：多属于脾虚湿热，或胃中有热，往往见于小儿，或因中风口歪，不能收摄。新生儿撮口，不能吸吮，见于小儿脐风；撮口色青，抽搐不止，是肝风侮脾。口噤亦见于疫毒，也称噤口痢。口开不闭，主病虚；口开如鱼口，不能合者为脾绝；口开而气直，但出不还者，为肺绝。久病重症病人中满而唇翻者，是脾阳之绝。人中短缩，唇卷缩不能覆齿者，是脾虚已绝。口中糜烂，色白形如苔藓，拭去白膜到色红而刺痛，多由阴虚火旺或脾经湿热风郁，以致热邪熏蒸而成。口疮是口内唇边生白色小泡，溃烂后红肿疼痛，由于心脾二经积热上熏所致。实火者烂斑密布，色鲜红；虚火者，有白斑而色淡红。婴儿满口白斑如雪片称鹅口疮，系胎中伏热蕴热积心脾所致。口唇发痒，色红且肿，破裂流水，痛如火灼，名为唇风，多由阳明胃火上攻所致。唇上初结似豆，渐大如茧，坚硬疼痛，妨碍进食，称为茧唇，亦属胃中积热，痰随火行，流浊于唇。

⑪望齿、龈诊：齿为骨之余，而肾主骨，齿为肾之标，骨之本也。手足阳明经脉络于齿龈，齿、龈和肾、胃、大肠有着密切的关系，望齿龈可以测知肾与胃、肠的病变，特别是对温病的辨证更有重要意义。观齿龈可以了解胃津、肾液的存亡。望齿龈主要观察其润枯、色泽与形态。牙齿洁白润泽，是津液充足，肾气充足的表现，虽病而津未伤。牙齿黄白干枯者，是热虚伤津，见于温病极期。若光滑如石，是阳明热盛；燥若枯骨是肾阴枯涸。总之枯槁是精气内竭。咬牙啮齿，是湿热动风，将成痉疾。咬牙而不啮齿，多属胃热，气窜经络之故。若咬牙脉象衰者，是胃气不足而筋脉失养之故。若咬紧牙关难开者，为风痰阻络，或热盛动风。睡中锉齿者，多为内热，或积滞，或虫积。牙齿松动稀疏，齿根外露者，多属肾虚，或肾火上炎。小儿齿落久不生者，是肾气亏。病重而齿黄枯落者，是骨绝。牙床腐烂，牙齿脱落者，是牙疳之凶候。外伤齿落或动摇者为斗齿。龋齿腐洞，乃饮食余滓，积齿缝间，腐蚀所致。

望龈：牙龈淡白者，多是血虚，血少不能充于龈络所致。龈肉缩紧而色淡者，多属胃阴不足，或肾气虚乏。牙龈红肿者，多是胃火上炎。齿龈之际，有蓝迹一线者，是沾染铅毒之证，若服轻粉、水银等也会产此现象。齿缝出血，痛而红肿，多热胃热伤络；若不痛不肿，多为气虚，或肾火伤络，或缺维生素 C。龈间长出胬肉为齿壅，多由好食动火之物所致。

⑫望咽喉诊：咽喉为肺、胃之门户，是呼吸、进食之要冲，为诸经脉所络，故许多病可由咽喉诊断出来，尤其是对肺、胃、肾的病变，诊断价值更大。正常的咽喉色泽淡红润滑，不肿不痛，呼吸、发声、吞咽皆通畅无阻。咽红肿胀而痛，甚则溃烂或有黄白色脓点，此为乳蛾，多因肺胃热毒壅盛所致。若红色娇嫩，肿痛不甚，多为肾水亏少，阴虚火旺所致。若咽喉浸肿，色淡红者，多为痰湿凝聚；若色淡红不肿，微痛反复发作，或喉痒干咳，多因气阴两亏，虚火上浮。咽喉腐烂，周围红肿，多为实证。若腐烂分散于浅表者，为肺、胃之热尚轻；而成片或凹陷者，为火毒壅盛；腐烂

日久，周围淡红或苍白者，多属虚证；腐烂分散浅表者，为虚火上炎；成片或凹陷者，多为气血不足，肾阴亏损，邪毒内陷。

辨诊伪膜：溃烂处上覆白腐，形如白膜，故称伪膜。伪膜朽厚，容易拭去，后去不复生，此属胃热，证较轻。伪膜坚固，不易剥离，重剥则出血，或剥后随之复出，此属重症，多是白喉，又称疫喉，因肺、胃热毒伤阴而成疾。

辨诊脓液：咽喉局部红肿高突，有波动感，压之柔软凹陷者，多已成浓；压之坚硬则尚未成脓。脓液稠黄者，属实证；清稀或污秽者，多为正虚不能胜邪。脓液易排出，溃处愈合快，属体壮正气足；若脓液难清除，溃处愈合慢，属体虚弱。

（5）望下窍诊：下窍是指前阴和后阴。前阴包括男女生殖器，称阴茎、阴囊和阴户。后阴即肛门，又称魄门。肾开窍于二阴，主二便。精窍通于肾，阴户通于胞宫，亦与肾相关。尿窍通于膀胱。前阴为宗筋所聚，又为太阴、阳明之所合；肝、胆经脉络于阴器，可见前阴与肝、胆、肾、膀胱、太阴、少阴、厥阴、少阳、阳明等脏腑和经络有密切联系，因此望前阴可诊断各有关脏腑和经络的病变。后阴肛门通过直肠、大肠，故与肺和脾、胃有相关。此外，前、后阴皆与任督二脉有密切联系。

前阴：阴囊肿，不痒不痛，称为阴肿，多因坐地触风受湿，或为水肿之严重者。阴户肿胀亦称阴肿，作痛者多由劳伤血分所致，不痛者多为水肿。阴囊肿大而透明者，称为水疝；肿大而不透明，不坚硬者，往往是小肠坠入囊中，称为狐疝。睾丸肿痛，亦属疝证。疝证有气、血、筋、寒、水、狐等，均属睾丸或肿或痛之病，多由肝郁、受寒、湿热、气虚、血瘀、精阻所致。

阴茎：阴囊或阴户收缩入腹者，称为阴缩。多因寒凝经络所致，但也有因外感热病，热入厥阴，阴液大伤，以致宗筋失养所致。常见于阴阳虚极之危证。

妇女阴户中有物突出如梨状，称为"阴挺"或"阴茄"，多由中气不足，脾虚下陷所致；或因产后用力过早，受伤所致。临床实为子宫下垂之证。

前阴生疮，破后腐烂，血水淋漓，或流脓水，多因梅毒引起，或由房事不洁造成。

小儿阴囊紧实，色紫红色，是气充形足，多健壮。若松弛下坠，色白者，多为气血亏虚，因而体弱多疾。

后阴：肛门裂口疼痛，大便时流血，临床多因大肠热结，燥屎撑裂，或伴有痔疮之疾。痔瘘：肛门内外生有小肉突出，称为痔疮。生于肛门之外的称为外痔，生于肛门之内的叫内痔，内外皆有的叫混合痔。痔疮溃烂，日久不愈，形成瘘管，通入直肠，叫作肛瘘。痔疮是由肠内湿热内燥之气相和而成，临床多因饮酒，食火性、辣性食品所致。

脱肛：肛门上段直肠脱垂叫脱肛。轻者大便时用力脱出，便后可以缩回，重者脱出后不易缩回，须用手慢慢推入肛门内。多因中气不足，气虚下陷所致。常见于小儿、老年人及妇女产后，或见于泄痢日久的患者。习惯性便秘，长期咳嗽等，也常见此病。

　　（6）望皮肤：皮肤为人体之表，为人体之防篱，卫气循行其间，内含于肺脏。感受外邪，皮肤首当其冲。脏腑气血的变化，亦可通过经络反映于肌肤。因此望皮肤色泽、形态的异常，可了解邪气的性质和气血津液的盛衰，测知内脏的病变，诊断疾病的轻重。望皮肤色泽与面部五色诊法基本相同。望皮肤形态包括润枯、肿胀、痘疮、斑疹以及痈、疽、疔、疖等。

　　望皮肤色泽：皮肤发赤，皮肤变红，如染脂涂丹，病为丹毒。发于全身，初起有如红色云片，往往游行无定处，或腹肿疼痛，称为"赤游丹毒"。临床表现多因心火偏旺，风热乘袭所致，病于小儿则多与胎毒有关。若发于局部，则称"流火"，由于部位不同，其原因、名称也各有不同。如下肢红肿，多为肾火内蕴，湿热下注所致。皮肤发黄：皮肤、面目、爪甲皆黄，明显超出常人之黄，是黄疸病，分阳黄、阴黄两大类。阳黄：黄色鲜明如橘子色，伴有出汗，尿色深黄如黄柏汁，口渴而舌苔黄腻。临床一般多因脾胃或肝胆湿热所致。阴黄：黄色晦暗如烟熏，伴有畏寒、口淡、苔白腻等，多因脾胃为寒湿所困。皮肤发黑，黄中显黑，黑而晦暗称黑疸，系黄疸之一，多从黄疸转变过来，因其多由色欲伤肾而来，故又称"色疸"。

　　望皮肤润枯：皮肤润泽者，太阴气盛；皮肤枯槁者，太阴气衰。皮聚毛落者，肺损；皮枯毛折者，肺绝。皮枯如鱼之鳞，称肌肤甲错。若兼眼眶晦黯黑，为内有干血；若兼腹中急痛，多为内生痈脓。皮肤脱落若蛇皮，或遍体如癣者，或皮肤溃烂而无脓者，多属疬风皮病。

　　皮肤肿胀：肿与胀不同。头面、胸腹、腰背、四肢浮肿者为肿；只腹部鼓起者称为胀，亦称臌胀。肿胀而见缺盆平，或足心平，或背平，或脐平。如有唇黑者多为难治之疾，预后不良。

　　痘疮：皮肤起疱，形如豆粒，有外感证候，此为痘疮，有天花与水痘两种。

　　天花：是为疫毒所染，证候凶险，属烈性传染病，传染死亡率相当高。由于普及种痘疫苗预防，早已绝迹。灌浆色浊，浆液如脓，愈后结痂，形成麻脸。

　　水痘：水痘是外感时邪，发于脾、肺二经，有外感证，证候较轻，现仍有出现，往往在儿童中传染。水痘痘形的特点是椭圆形，肤浅易破，浆薄如水，晶莹明亮，不结厚痂，不留痘痕。

　　望斑疹：斑和疹都是皮肤上的病变，是疾病过程中的一个症状。斑色红，点大成片，平摊于皮肤下，摸不应手。由于病机不同，因而分阴斑和阳斑两种。疹形如粟粒，色红而高起，摸之碍手。由于病因不同，故有麻疹、风疹、隐疹三种。

　　阳斑：通称为发斑，是温病邪入营分、血分所呈现的一种症状，在这个过程中也可以发疹。由于热郁肺、胃，充斥内外，营血热炽，透于肌表，从肌肉而出则为斑，从血络而出则为疹。

　　阴斑：多由于内伤气血亏虚所致。其斑点大小不一，大者如硬币，小者如点隐隐稀少，色多淡红或暗红，发无定处，但头、面、背上则不见，神志多清醒，脉细弱，肢凉等。

　　麻疹：是儿童常见的传染病。发作之前咳嗽、喷嚏，鼻流清涕，眼泪汪汪，耳冷，耳后有红络出现。发热三日后疹点出现于皮肤，从头面到胸腹四肢，色似桃红，形如麻粒，尖而疏稀，抚之触手，逐渐稠密。

　　顺证：发热，身有微汗，疹出透彻，色泽红润，依出现的先后逐渐回隐，身热渐退。

　　逆证：壮热无汗，疹点不透发，色淡红而暗，是风寒外闭；或赤紫暗淡，是热毒内盛；或白而不红，是正气虚陷。若疹点突然隐没，神昏喘息，是疹毒内陷，危证也。

　　风疹：本病是临床上常见的一种皮肤疾病，由于风热时邪所致。疹形稀少稀疏，稍稍隆起，色淡红，瘙痒不止，时发时止，身有微热，一般不妨碍饮食和工作，故名隐疹。其症肤痒，搔之则起连片大丘疹，或如云片，高于皮肤，色淡红带白，不时举发。

　　汗斑：暑湿、湿温患者，往往皮肤上出现一种白色小颗粒，晶莹如粟，叫作汗斑。多由湿郁汗出不彻所致。

　　痱子：是皮肤发生密集尖状红色小粒，瘙痒刺痛，后干燥成细小鳞屑，多发于夏季。小儿和肥胖人多见，由于湿热之邪郁于肌肤所致。

　　热气疮：为针头到绿豆大小的水疱，常为一群或二三群，有痒和热灼感，好发于口角唇缘，或眼睑、外阴、包皮等处。临床常见于高热，正常人亦可发生，多由风热之毒阻于肺、胃二经，湿热熏蒸皮肤而发。

　　缠腰火丹：多发于腰腹和胸胁部。初起皮肤灼热刺痛，出现成簇水疱如绿豆、黄豆大小，围以红晕。临床多由肝火妄动，致湿热熏蒸皮肤而发病。俗称"肝胆毒""缠腰蛇"。

　　湿疹：又称浸淫疮，表现多样。初起为红斑，迅速形成肿胀、丘疹或水疱，继而水疱破裂、渗液，出现红色浸润之糜烂，以后干燥结痂，痂脱后留下痕迹，日久可自行消失。此证多因风、湿热留于肌肤，或病久耗血，以致血虚生风化燥，致使肌肤失养而受损。

　　痈、疽、疔、疖皆属疮疡类外科疾患。

　　痈：红肿高大，根盘紧束，伴有焮热疼痛者为痈，属阳证。多由于湿热火毒内蕴，气血瘀滞，热盛肉腐而形成痈疮。

　　疽：浸肿无头，肤色不变，不热少痛者为疽，属阴证。多由气血虚而寒痰凝滞，或五脏风毒积热，攻注于肌肉，内陷筋骨所致。

　　疔：初起如粟如米，根脚坚硬较深，麻木或发痒，顶白而痛者为疔。疔毒较一般疮疖为重。若患处起红线一条，由远端向近端蔓延，称红丝疔，是火热毒邪流窜经脉，有内攻内陷之势。疔疮多由暴气邪毒袭于皮肤，传注经脉，以致阴阳二气不得宣通，气血凝结而形成。

　　疖：疖起于浅表，形小而圆，红痛热痛不甚，容易化脓，脓溃即愈。多由于暑湿阻于皮肤，或脏腑蕴积湿热，向外发于皮肤，使气血壅滞而成疖。

（7）望经脉：

望小儿食指经脉：诊小儿食指经脉，旧称看指纹。因食指内侧的经脉是由手太阴之脉支出来，所以诊小儿指纹，与诊鱼际穴经脉和寸、关、尺脉是同出一辙的。由于小儿的脉部短小，诊脉时常哭闹、跳动，以致影响切脉的准确性。而小儿皮肤薄嫩，脉络易于暴露，食指脉络更为显著，因此望诊较为方便。

三关部位：食指络脉的显现与分布，可分为风、气、命三关。食指的第一节部位为风关，即掌指关节横纹向远端至第二节横纹之间；第二节为气关，即第二节横纹至第三横纹之间；第三为命关，即第三横纹至末端的指头。

诊三关手法：医者左手握小儿食指，用右手大拇指用力适中，从命关向气关、风关直推，推数次，络脉越推越明显，以便于观察。

诊三关辨病之轻重：凡肌表感受外邪，由浅入深，首先入络，进一步则入客于经，再深入才客于脏腑。经络的形色和出现的部位，恰好随着这种邪气侵入的深浅而变化。经脉显于风关时，是邪气入络，邪浅而病轻。络脉从风关透至气关，其色轻深，是邪气入经，主邪深入而病重。若络脉显于命关，是邪气深入脏腑，可能危及生命，因此称为命关。如络脉直达指头，叫作"透关射甲"，病情危重，预后不佳。对内伤杂病的诊法，也同样是以络脉见于风关为轻，见于气关为重，见于命关更重。

指形色诊病：正常络脉色泽浅红，红黄相兼，隐隐于风关之内，大多不浮露，甚至不明显，多是斜形、单枝，粗细适中。但粗细也与气候寒热有关，热则变粗增长，寒则变细缩短。长短也与年龄有关，一岁以内多长，随年龄增长而缩短。浮沉：络脉浮露者，主病在表，多见于外感表证。脉络沉滞者，主病在里，多见于外感和内伤之里证。深浅：色泽浓者病重，色浅的病轻，色淡为虚，色滞为实。有阴阳暴脱者，由于阳气不达四末，以致浅淡到不见其形。若邪陷心包之闭证，常致气血郁闭，络脉色深而滞。

指色泽：色紫红主内热，色鲜红主外感表证。色青主风，也主各种痛证。色淡为虚。紫黑色主血络闭郁，为病危之象。

指形态：络脉日渐增长病进，日渐加重；日渐缩短的为病退，日渐减轻。但也有津伤液竭，气阴两衰者，由于气血不足，而络脉缩短在风关以下。阴虚阳浮者，多见络脉延长。络脉增粗为热证、实证；变细多属寒证、虚证。单枝斜形，多属病轻；弯曲、环形、多枝为病重，多属实证。

望鱼际络脉：鱼际是大指节后肌肉丰满处，属于太阴肺经。望鱼际络脉诊断的原理和切脉独取寸口的原理是一样的，络脉中的气血是以脾胃为化源，胃气上至于手太阴，故诊鱼际也可知胃气盛衰。凡诊络脉，脉色青则寒且痛，赤则有热。因为寒则气血凝泣，凝泣则青黑；热则气血泽，泽则黄赤。所以胃中寒，寒气达于鱼际，鱼际之络多青。若青而短小者，是少气，属虚证。胃中热，热气达于鱼际，鱼际络赤。总的来说，多赤多热，多青多痛，多黑久痹，赤黑青色，多见于寒热兼证。

（8）望指甲形色：

指甲是筋之余，为肝胆之外候，肝藏血而主疏泄，因此望爪甲可以测知气血之盛衰及其循行情况。正常的指甲，红润含蓄，坚韧而呈弧形，带有光泽，压其指尖端，放开后血色立即回复还原。这说明气血充足，运行流畅。若甲变色深红，是气分有热；色黄是有黄疸，多为湿热熏蒸之故；色淡白是血虚，或为气血两虚；色苍白为虚寒，多为脾、肾阳衰；色紫黑，是血瘀或血凝死证；色青者多为寒证。按指甲变白，放时血色恢复缓慢者，是血凝变气滞；不复红者，多是血亏。指甲扁平而反凹者，称为"反甲"，多为肝血不足。爪甲枯者，为痹病骨痛。色苍而爪枯者，是肝热生疾。

（9）望排泄物和分泌物：

排泄物是指排出体外的代谢废物，分泌物指官窍所分泌的液体，在病理的情况下其分泌物量加大，也成为排出体外的代谢物。二者总称为排泄物。这些排泄物包括呕吐物、痰、涎、涕、唾、泪、汗液、脓液、二便排泄物、妇女经带和分泌排泄物。通过观察排出物的形、色、质、量的变化，可以了解有关脏腑的病变，以及邪气的性质。因为排出物都是各有关脏腑生理活动和病理活动的产物，所以能测知脏腑盛衰和邪气的性质变化。

痰涎、涕唾：痰是由肺和呼吸道排出的黏液，清而稀的为饮，属于有形之痰。涕是鼻腔分泌物的黏液。涎是从口腔流出的清稀黏液。唾是从口腔吐出的带泡沫的黏液。

痰与涕：痰黄黏稠，坚而成块状，属热痰，因热邪煎熬津液之故。痰白而清稀，或有灰黑点者，属寒痰，因寒伤阳气，气不化津，湿聚为痰之故。痰清稀而多泡沫，多属风痰。因肝风挟痰，上扰清空，往往伴有面青脉弦，胸闷或喘急等症状。痰白滑而量多，易咳出者，属湿痰。因脾虚不运，水湿不化，聚而成痰，故量多而滑利易出。痰少而黏，难于咯出者，属燥痰，甚至干咳无痰，或有少量泡沫痰，亦属肺燥。因秋燥伤肺，痰中带血，色鲜红者，为热伤肺络。临床上以阴虚火旺者为多见。若吐脓血腥臭痰，或吐脓痰如米粥者，属肺痈，因热邪犯肺，热毒久蓄，肉腐而变成脓。痰吐黏沫，口张气短者，是肺痿。鼻流浊涕，是外感风热；鼻流清涕，是外感风寒。久流浊涕不止者，为鼻渊。

涎与唾：口流清涎者，由于脾冷；吐黏涎者，由于脾热。临床上，口中涎多往往见于脾胃虚寒。口中流黏，多见于脾胃湿热。涎自口角流出而自不知，睡则更甚，多属脾气虚不能收摄。小儿胃热虫积，也常致流涎。吐出多量唾沫，多为胃中有寒，或有积冷，或有湿滞，或存有宿食。多唾，临床亦可见于肾寒、肾虚证。

望呕吐物：

呕吐是胃气上逆所致。呕吐物多种多样，有饮食物，也有痰涎，还有的混有脓血，通过观察其形色、质、量，可了解胃气上逆的各种原因。

呕吐物清稀无臭，多为寒呕。因胃阳不足，难以腐熟水谷，水饮内停，致胃失和降，多由脾肾阳衰或寒邪犯胃所致。

呕吐物秽浊酸臭，多为热呕。因邪热犯胃，或肝经郁火，致胃热上逆。

呕吐酸臭腐夹杂不化食物，多属食积，多因暴饮暴食，损伤脾胃，宿食不化，久则腐败，致胃气下降，故吐出酸腐食物。若呕吐不化食物无酸腐味，多属气滞，常频发频止，由肝郁犯胃所致。

呕吐清水痰涎，伴口干不饮，苔腻胸闷，多属痰饮。脾失健运，则胃内停饮，痰饮随胃气上逆而呕吐。

呕吐黄绿苦水，多为肝胆湿热或郁热，肝气横逆犯胃，热迫胆汁上溢，胃失和降，而呕黄绿色苦水即胆汁。

呕吐鲜红或紫黯块物，夹杂食物残渣，多属胃有积热，或肝火犯胃，或素有瘀血，血不归经。若脓血混杂，多为胃痈。

5. 望诊舌头

舌为心之苗，苔乃胃气之明征，察舌可知正气盛衰，验苔可识邪气出入，苔乃胃气所生，故验苔能知胃气之存亡。如舌质红润，为气血旺盛，舌质淡白为气血虚衰。苔薄白而润，是胃气旺盛。舌光无苔为胃气衰败，或胃阴枯竭。

诊舌分析病的轻重：辨舌质，可知五脏之虚实。视舌苔，可察六淫之深浅。无论外感内伤，察其苔之厚薄，足以反映病之轻重。如苔薄只是疾病初期，邪入尚浅，病位在表。苔厚则为病邪入里，病位轻深。舌质绛则为热入营血，病情较重。

诊舌区别病邪性质：不同性质的邪气，在舌象上都能有所反映。如黄舌多主热邪，白滑苔则主寒邪，腐腻苔多是食积痰浊，黄厚腻苔则是湿热，舌偏歪多为风邪，舌有瘀斑点则是瘀血表现。

诊舌推断病情进退：苔色与苔质往往随疾病轻重而变化，特别是在外感热病中，变化十分迅速，就是在内伤杂病中，舌象变化也同样表现病情轻重。如舌苔由白转黄，又进一步变灰黑，说明病邪由表入里，由轻变重，由寒化热。舌苔由泽转燥，多是热渐盛而津渐伤。若舌苔由厚变薄，由燥转润，是病邪减退，津液复生，病情转好。望舌苔，必须六诊合参，全面分析，才能做出正确的诊断。

（1）舌与心脏的关系及舌诊原理

舌和脏腑的联系，主要是通过经络和经筋的循行联系起来的，如手少阴之经别系舌本；足太阴脾经连舌本，散舌下；足少阴肾经挟舌本，足厥阴肝经络舌本；足太阳之筋，入结于舌本；足少阳之筋入系于舌本；上焦出于于胃上口，上至舌，足阳明胃经也入于舌。这说明五脏六腑都直接或间接地通过经络、经筋与舌相联系。脏腑的精气上荣于舌，脏腑的病变也必然影响精气的变化而反映于舌象。在脏腑中，尤以心、脾、胃与舌的关系更为密切。因为舌为心之苗窍，又为脾之外候，而舌苔乃胃气之所熏蒸。

舌的血络最丰富，与心主血脉的功能有关，舌的灵活运动可调节声音形成语言，又与心主神志的功能有关，因此舌象首先可以反映心的功能状态。而心为五脏六腑之大主，主宰全身脏腑气血的功能状态，所以心的功能状态反映了全身脏腑气血的功能状态。脏腑气血的疾病，必然通过心而反映于舌。这是舌诊原理之所在。

舌的味觉可影响食欲，与脾主运化、胃主受纳的功能有关。而脾胃的后天之本是气血之源泉，对全身有举足轻重之影响。因此舌象不单单反映了脾胃的功能状态，而且代表了全身气血津液的盛衰。然而五脏六腑之精气又都归藏于肾，肾为先天之本，其经脉系于舌本，因此说五脏六腑之精气，通过后天之脾胃和先天之肾与舌本相联系，所以五脏六腑的病变都可以反映于舌象。

舌诊部位的划分：舌尖属心肺，舌中心属脾胃，舌左边属肝，舌右边属胆，舌根部属肾。

舌诊的方法和注意事项：

舌诊光线：光线的强弱，对舌颜色的影响极大，应以充足而柔和的自然光线为好。如在晚上或在暗处，可用日光灯为好。必要时可多次复诊。

舌诊姿势：要求患者取正坐姿势，尽量张开口，自然舒展地将舌伸出口外，充分暴露。舌体紧张、弯曲，过分用力，时间过久，都会影响舌体血液循环而出现假象。因此有的患者需反复训练、审察方能得出正确的结论。

舌诊的顺序：先观察舌苔变化，如厚薄、腐腻、色泽、润燥等情况，再审察舌体的色泽、斑点、胖瘦、老嫩及动态情况，要从舌尖审察至舌根。

饮食色染：饮食常使舌苔形、色发生变化。如某些食物或药物会使舌苔染色，称为染苔。如饮牛奶，会附有白苔。食花生、瓜子、豆类、桃杏仁等富含脂肪的食品，往往短时附着黄白色渣苔，好像腐腻苔。喝酸梅汤、咖啡、茶、葡萄汁或酒，吃陈皮、梅、盐、橄榄等含铁质的补品，会使舌苔呈黑褐色或茶褐色。吃蛋黄、橘子、柿子及有色糖果等，服用黄连粉、核桃粉等，会使舌苔呈黄色。服用丹砂能染成红舌苔。因而诊断时应根据情况六诊合参做出诊断。

舌诊要掌握季节与时间：正常舌象，往往随着不同季节和不同时间有所变化。如夏季暑湿盛时，舌苔很厚，或有淡黄色；秋季燥，苔多薄而干；冬季严寒，舌湿润。晨起舌苔多厚，白天进食后则舌苔变薄；刚刚起床舌苔暗滞，活动之后变得红润。

舌诊注意年龄与体质：老年人气血偏虚，舌多现裂纹，舌乳头也常见萎缩。小儿患舌疾，会出现剥舌或白屑等。肥胖人舌多略大质淡。消瘦人舌体略瘦而质偏红。因此要根据情况多方分析诊治。

舌诊刮舌和揩舌：用经过消毒的刮舌板，轻轻用力，由舌根向舌心慢慢来回3~5次；或用经过消毒的棉纱布一小块卷在食指上，蘸少许生理盐水，使其湿润，以适中的力量，从舌根到舌尖，连续擦拭4~5次。两种方法的目的都为了检查舌苔是否易刮或揩去，及露出的舌体色泽情况、苔的再生情况，同时了解舌苔燥裂情况。

（2）舌诊的具体内容

舌诊的内容主要包括望舌质和望舌苔两个方面。舌质又称舌体，是舌的肌肉脉络组织。舌苔是舌体上附着的一层苔状物。望舌质分神、色、形、态四个方面。望舌苔分苔质、苔色两方面。最后舌质和舌苔还要综合诊察，以舌色为纲，舌苔为目。正常舌象：简称淡红舌，薄白苔。具体是：舌体柔软，运动灵活自如，舌色淡红而红活鲜明，舌胖瘦老嫩大小适中，无异常形态；舌苔色白，均匀地铺于舌面，揩之不去，其下有根，干湿适中，不黏不腻等。总之，将舌质、舌苔各基本因素的正常表现综合起来便是正常健康舌象。

望舌神：舌神主要表现在舌质的荣枯和灵活方面。舌荣润有生气，有光彩，故谓之有神，虽病容易治愈。枯是干枯死板，没有生气，失去光泽，谓之无神，乃是恶候，病则难治。

望舌色：①淡白色：舌色淡红色浅淡，甚至全无血色，称为淡白舌。由于阳气不足，生化阴血功能减弱，推动血液运行功能亦衰弱，致使血液不能充分营运于舌质上，故舌色浅淡，主虚证、寒证或气血两亏证。若淡白湿润，而舌体胖嫩，多为阳虚寒证；淡白光莹或舌体瘦薄，则属气血两亏证。②红舌：舌色较淡红色为深，或呈鲜红色，故主热证。因血热则行，热盛则气血沸涌，舌体脉络充盈，故舌色鲜红，主热证。若舌鲜红而起芒刺，或兼有黄厚苔的，多属实热证；若鲜红而少苔，或有裂纹或光红无苔，则属虚热证候。③绛舌：较红舌更深的舌色，称为绛舌。主病证分为外感和内伤两方面。外感病若舌绛或有红点、芒刺，为温病热入营血。内伤杂病，若舌绛少苔或无苔，或有裂纹，则是阴虚火旺。舌绛少苔而津润者，证为血瘀。④紫舌：舌质色紫，即为紫舌。病证有寒热之分。绛紫而干枯少津，属热虚伤津，气血壅滞；淡紫或青紫湿润者，多为寒凝血瘀之证。⑤青舌：舌色如皮肤暴露之青筋，缺少红色，称为青舌，如水牛之舌。由于阴寒邪盛，阳气郁而不宣，血液凝而瘀滞，故舌色发青，主寒凝、阳郁和瘀血。全舌青者，多是寒邪直中肝肾，阳郁而不宣。舌边青者，或口燥而漱水不欲咽，是内有瘀血证候。在上述舌象中，若有少带些青紫成分，其舌色必偏晦黯，故偏黯之舌，多少总有些气血瘀滞之征象。舌紫而黯，有瘀伤宿血在胸膈，热传营血，挟热而搏，其色必紫而黯。

望舌形：包括舌体和形态胖瘦、老嫩、胀缩及各种特殊形态等。

①老嫩：老是指舌质纹理粗糙，形色坚硬苍老，不论苔如何，都属实证。嫩是舌质纹理细腻，形色浮肿娇嫩，一般都属于虚证。②胖大：舌体胖大超正常人舌象，伸舌满口，称胖大舌。多因水湿痰饮阻滞所致。若舌纹理细胖嫩，舌苔水滑，属脾肾阳虚证，津液不化，以致积水停饮。若舌质红，或红而胖大，伴黄腻苔，多是脾胃湿热与痰浊相搏，湿热痰饮上溢所致。③肿胀舌：舌体肿大，盈口满嘴，甚至不能闭口，不能缩回，称为肿胀舌。其病有三：一是心脾有热，血络热虚而气血上壅，舌多鲜红而肿胀，甚者伴有疼痛；二是嗜饮酒，又病患湿热，邪热挟酒毒上壅，多见舌紫红而肿胀；三是因中毒而致使血液凝滞，则舌肿胀而青紫晦黯。亦有因先天舌部血络郁闭，以致舌紫而肿胀者，如舌血管瘤患者。④瘦薄舌：舌体瘦小而薄，称为瘦薄舌。是由于气血阴液不足，不能充盈舌体所致，因此主气血两虚和阴虚火旺。瘦薄而色淡者，多是气血两虚；瘦薄而色红绛干燥者，多是阴虚火旺，津液耗伤之证。⑤点刺舌：点是指舌面鼓起红色、白色、黑色星点，即舌面上的软刺及颗粒不断增大，并逐

渐形成尖峰，高起如刺，摸之棘手称芒刺。点刺多见于舌边部位。若舌面上出现大小不等，形状不一的青紫或紫黑色斑点，并不突出于舌面，则称为瘀斑。无论是红点、黑点和白点，皆因热毒炽盛，深入血分之故。红点多主温毒入血，或热毒乘心，或湿热蕴于血分。白点多是脾胃气虚而热毒攻冲，是将糜烂之兆。黑点多为血中热甚而气血壅滞之证。舌见瘀斑，外感热病为热入营血，气血壅滞或将要发斑；是内伤杂病，多为血瘀之疾。舌生芒刺，是热邪内结所致，无论热在上焦、中焦或下焦，无论是在气分或营分，都属邪热亢盛之疾。芒刺而兼焦黄苔者，多为气分热极。绛舌而无苔，生芒刺者，则是热入营血，阴分已伤。根据芒刺出现的部位，可以辨热在何脏腑。如舌尖芒刺为心、肺火亢盛；舌边芒刺为肝胆火盛；舌中部位芒刺为胃肠热盛；舌后根芒刺是肾火过盛。⑥裂纹舌：舌面上有多少不等，深浅不一，各种形态明显的裂沟，称裂纹舌。有深如刀割，有横直皱纹而短小，有纵形、横形、井字形、爻字形，以及辐射状、脑回纹状、鹅卵石状，等等，统属阴血亏损，不能荣润舌面所致。临床主疾病有：一是热盛伤阴，二是血虚不润，三是脾虚湿侵。红绛舌而有裂纹，多是热盛伤津，或阴虚液涸。淡白舌有裂纹，是血虚不润。若淡白胖嫩，边有齿痕而又有裂纹者，则是脾虚湿侵之疾。⑦光滑舌：舌面光洁如镜，光滑无苔，称为光滑舌，也叫镜面舌、光莹舌。主要是由于胃阴枯竭，胃气大伤，以致毫无生气之气，故舌面光洁如镜无苔。不论何种舌色，皆属于胃气将绝的危证。若淡白而光莹，是脾胃损伤，气血两亏已极。若红绛而光莹，是水涸火炎，胃肾阴液枯竭。⑧齿痕舌：舌体边缘见有牙齿的痕迹，称为齿痕舌，或称齿印舌。多因舌体胖大，而受齿缘压迫所致，故常与胖大舌同见。这是由于脾虚不能运化水湿，以致舌体胖大。齿痕舌多因脾虚和湿盛。若淡白而湿润，则属寒湿壅盛。淡红而有齿痕，多是脾气虚之证。⑨重舌：舌下血络肿起，好像又生一层小舌，故称重舌。若两三处血脉皆肿起，连贯而生，又称为莲花舌。此证主要是由于心经火热，循经上冲所致，故其主病为心火，或外邪引动心火。此证小儿较为多见。⑩舌衄：舌上出血，名为舌衄。多因心经热甚，迫血妄行所致，但又有肺胃热盛，或肝火，或脾虚不能摄所致者。所以舌衄的原因是心火、胃热、肝火、脾虚或阳浮。六诊合参即可确诊。⑪舌痈：舌上生痈，色红高起肿大，往往延至下颏亦红肿硬痛，是由于心经火热亢盛所致；若生于舌下者，多为脾肾积热，消津灼液而形成。⑫舌疔：舌上生出豆粒大的紫色血疱，根部坚硬，伴有剧痛，称为舌疔。多因心脾火毒引起。⑬舌疮：舌生疮疡疼痛，如粟米大，布于舌四周上下左右，称为舌疮。若舌中心经热毒上壅而成，则疮凸于舌面而痛。若为外下焦阴虚，虚火上浮而成，则疮凹陷不起，亦不太痛。⑭舌菌毒：舌生恶肉，初起豆大，渐渐头大蒂小，好像浮莲、菜花，或鸡冠，表皮红烂，流涎极臭，剧痛而妨碍饮食。临床多由心脾郁火，气结火炎而成。溃烂者多属恶候，若生长极慢，不溃不痛者预后良好。⑮舌下络脉病：将舌尖翘起，舌底脉络隐约可见。舌系带两侧即金津玉液穴，隐隐可见两条较粗的青紫色脉络。正常情况下脉络不粗，也无分支和瘀点。若舌下有许多青紫或紫黑的小疱，多属肝郁失疏，瘀血阻络。若舌下脉络青紫且粗张，其病义与紫青舌相似，或为痰热内阻，或为寒凝血瘀。总之，舌底络脉青紫曲张都是由于气滞血瘀所致。

望诊舌态：舌体的动态分软、硬、颤、纵、歪、缩、吐弄。①舌强硬：舌体板硬强直，运动不灵，以致语言謇涩，称为舌强。临床病因有二：一是外感热病，热入心包，扰乱心神，使无主宰，且高热伤津，使筋脉失养，因而舌体失其灵活与柔和，呈现强硬；二是内伤杂病，肝风挟痰，阻于廉泉通道，或肝阳上亢，风火上攻，筋脉失于滋养，以致舌体强硬失和。临床病因为热入心包，高热伤筋，痰浊内阻，中风或中风先兆。因热盛者，舌质多见深红。因痰浊者，多舌胖而有舌苔厚腻。属中风者，舌多淡红或青紫。②痿软舌：舌体软弱，无力屈伸，痿废不灵，称为痿软舌。临床多由气血虚，阴液亏损，筋脉失养所致。病因有三：一是气血俱虚，二是热灼筋伤，三是阴亏已极。久病舌淡而痿，多是气血俱虚；初病舌干红而痿，是热灼津伤；久病舌绛而痿，是阴亏已极。③颤动舌：舌体震颤抖动，不能自主，称为颤动舌，亦称为舌战。临床病因有虚损和动风两个方面：由于气血两虚，亡阳伤津，使筋脉失去温养和滋润，因而颤抖难安；或为热极津伤而动风，于是颤抖不已。久病舌颤，蠕蠕微动，多属气血两虚或阳虚。外感热病见舌煽动者，多属热极生风，或见于酒毒病人。④歪斜舌：舌体偏向一侧称歪斜舌。多因风邪入络或风痰阻络所致。病在左，偏向右；病在右，偏向左。病因中风或中风先兆。若舌紫红属急病，多为肝风发痉，中脏腑证。舌淡红为慢性病，多为中风偏枯，中经络证。⑤吐弄舌：舌伸出口外者为吐舌；舌微露出口，又立即收回，或舐口唇上下左右，掉动不停，称弄舌。两者病因皆是心、脾二经有热所致。心热极则动风，脾热则津耗，以致筋脉紧缩不舒，舌即频频动摇。吐舌之疾多见于疫毒攻心或正气已绝，往往全舌色紫。弄舌多见于中风先兆，或小儿智力发育不全者。⑥短缩舌：舌体紧缩，不能伸长，缩在口内，称为短缩舌。无论因虚因实，皆属危险病重患者。临床病因有四：一是寒凝筋脉，则舌多淡白或青紫湿润；二是痰浊内阻，多舌胖而苔黏腻；三是热盛伤津而动风，舌多红绛而干燥；四是气血俱虚，则舌多淡白而胖嫩。⑦纵舌：舌伸长于口外，收内困难，或直接不能收缩，称为纵舌。临床多由于舌的肌筋舒纵所致。若舌色深红，舌体胀满，舌形硬干者，为实热内缩，痰火扰心。若舌体展宽，麻木不仁，无知觉，是气虚之疾。凡伸不能缩，舌干枯无苔者，多属危险之疾。伸而能缩，舌体润津者预后良好。⑧麻痹舌：舌有麻木感，运动不灵活叫麻痹舌，是因营血不能上荣于舌所致。其病因是血虚肝风内动，或是风气挟痰所致。

望舌苔：生病的苔色有白、黄、灰、黑、绿和霉酱苔六种。

①白苔：由于外感邪气尚未传里，舌苔尚无明显变化，尚为正常之薄白苔。病在伤寒为太阳经病，温病则为卫分证。若舌淡苔白而润泽，常是里寒证或是寒湿证。如舌上布满白苔如白粉堆积，扪之不燥，为积粉苔，或称粉白苔。是因外感秽浊不正之气，毒热内盛所致，常见于瘟疫和内痈之疾。如苔白而燥裂如沙石，形体粗糙，称糙裂苔，是因温病化热迅速，内热暴起，津液大伤，苔尚未转黄而里热已炽。临床常见于温病或误食温补药物所致。白苔临床多见于表证和寒证。

②黄苔：多由于热邪熏灼，所以苔呈黄色。淡黄色者热轻，深黄色者热重，焦黄色为热结。外感疾病，舌苔由白转黄，为表邪入里化热之征象。病在伤寒为阳明病，病在温病为气分证。有时苔薄淡黄色也常见于外感风热表证，或风寒化热证。若舌淡胖软，苔黄滑润者，多是阳虚水湿不化证。苔黄多见于里证和热证。

③灰苔：青黄入黑则为灰苔。临床多见于由白苔晦黯转化而形成灰苔，有时也与黄苔并见，病为里证、里热证、寒湿证。苔灰而干燥，多属热炽伤津，多见外感热证，或为阴虚火旺，常见于内伤杂证。苔灰而润，多见于痰饮内停，或为寒湿内阻而成疾。

④黑舌苔：多由于灰苔或焦黄苔转变发展形成黑舌苔。临床常见于疫病严重危险阶段。病主里证为热极，或为寒盛。若苔黑而燥裂，生芒刺，是热极津枯。若苔黑而润泽，多属寒盛阳衰之疾。

⑤绿苔与霉酱苔：绿苔多由白苔转化发展而形成，无论淡绿或深绿，其病理皆与灰黑苔相同，但病因主病热不主寒证。若满舌滑腻中现绿苔，为湿热痰饮，是阴邪化热之症候，因湿热郁蒸之缘故，临床常见于温疫病。霉酱苔是苔色显红中发黑，又显黄色，形象霉酱，故名霉酱苔。临床多见于胃肠宿食湿浊，积久化热而成。

舌苔苔质的分析：

苔质即是苔的形质，分薄厚、润燥、腐腻、偏全、剥落、消长、真假七种。

①苔的厚薄：苔质的厚薄以见底和不见底为标准，透过舌苔能隐隐见到舌体为薄苔，不能见到底的则为厚苔。薄苔本是胃气新生，属正常舌苔。观厚薄舌苔可测知病疾轻重。厚苔是胃气夹湿浊邪气熏蒸所致，故厚苔主邪盛入里，或内有痰疾、湿食积滞成疾。

②舌苔润燥：舌面润泽、干湿适中是正常舌苔。若水分过多，湿而滑利，伸舌流涎，此为滑舌苔。望之干枯无津为燥舌苔。甚者颗粒粗糙如沙石，称为糙苔。若质地板硬，干燥裂纹，称燥裂苔。润泽是津液充承，说明津液未伤。滑苔病象为寒为湿，因三焦阳气衰少，不能运化水湿，湿聚而成痰饮，随经脉上溢，故舌苔水滑。临床上常见于阳虚而痰饮水湿内停之疾。干燥是津不上承所致，或由热盛伤津，或是阴液亏耗，也有是阳虚气化不行而津不上承，燥气伤肺。因此燥苔主病为热盛伤津，阴液亏耗，阳虚气不化津，燥气伤脾。糙苔是热盛伤津所致。

③腐腻苔：苔质颗粒疏松，粗大而厚，形如豆渣堆积舌面，揩之可去，称为腐苔。若苔色晦黯垢浊，则称为浮垢苔。若舌上黏厚一层，如有疮脓则称为脓腐苔。若舌生一层白膜，或出现饭粒样糜点，称为霉腐苔。若舌上黏上一层颗粒细腻较密，揩之不去，刮之不脱，舌上罩上一层浊腻状黏液，称为腻苔。若颗粒紧密胶黏，上有垢黏滑腻苔者称黏液苔。若颗粒不清，垢浊胶结者，称垢苔或浊苔。临床腐苔多因阳热有余，蒸腾胃中腐浊邪气上升而成，多见于食积痰浊为患，也见于内痈和湿热口糜。一般病程中，舌苔板滞不宣而化腐，由腐而渐退，渐升浮苔或新苔，这是正气胜邪的现象，为病邪转愈之象。若肺痈、胃痈、肝痈以及下疳结毒等证，见有脓腐苔，则是

邪盛重病之兆。霉腐苔亦因胃脘腐败，津液恶化为浊腐上泛所致。腻苔多是湿浊内蕴，阳气被竭所致，临床见于湿浊痰饮、食积、湿热、顽痰等。凡苔黄厚腻，多为痰热、湿热、暑温、湿温、食滞以及湿痰内结，腑气不利等。若苔滑腻，则为湿浊、寒湿。苔厚腻不滑，白如积粉，多为邪加湿。白里发黑，若白腻不燥，自觉胸闷，多是脾虚湿重。若白厚黏腻，口中发甜，乃脾胃湿热，气聚上泛所致。总之，腐苔为阳热有余，腻苔属阳气被遏。

④偏全苔：舌苔布遍全舌为全苔。舌苔半布偏于前后、左右、内外某一局部称为偏苔。全苔主邪气散漫，多为湿痰阻滞中焦之病证。偏外苔，是邪气入里未深，而胃气先伤。偏内苔舌根部，是表邪虽减，胃滞依然。若中根部少苔，是胃阳不能上蒸，肾阴不能上濡，阴经气血皆伤。若只中根部有苔，胃肠积滞，见于痰饮之疾。舌苔偏左右一侧，为邪在半表半里。因为舌边属肝胆，故以半表半里病变为多，或为肝胆湿热等。偏红滑苔，为脏结，邪入脏病难治。偏右滑苔为病在肌肉，为邪在半表半里，预后良好。

⑤剥落苔：舌苔全部退去，舌边光洁如镜，称为剥落苔。如舌苔剥落不全，剥落处光滑无苔，余处斑斑点点残存舌苔，界限明显，称为花剥落苔；若不规则大面积脱落，边缘厚苔界限清楚，形似地图，又称地图苔；若剥落处并不光滑，似有新生颗粒，叫类剥苔。观剥落苔可测胃气、胃阴之存亡，判断疾病轻重。花剥苔是胃气阴两伤所致。花剥苔兼腻苔者，多为胃气痰浊未化，正气已伤，病情更为复杂。类剥苔则主久病气血不续。若厚苔中间剥落一半，或有纹理或有凹点，底见红燥，是液脱将竭之兆。

⑥消长苔：消是舌苔由厚变薄，由多变少的消退。长是舌苔由无到有，由薄变厚的增长。舌苔的消长，反映邪正相争的过程，可判断疾病轻重，好转还是加重变化。凡舌苔由少变多，由薄变厚，是病邪渐盛。反之，苔由厚变薄，由多变少，则是正气渐复，病愈转好良象。如薄苔突然增厚，表明正气暴衰，邪气急剧入里。若满舌厚苔骤然消退，往往是胃气暴绝之兆。舌苔慢慢消退为真退真化，即由化而后退，退后渐生薄白新苔是病愈的预兆。如果出现镜面舌，这是胃阴衰竭的恶候；另一种是多处剥落，形成花剥苔，亦非佳兆。满舌厚苔忽然退去，舌面仍留污质腻湿，有朱红点、纹理，后又生厚苔，此为湿浊邪盛，邪正相持的证候。

⑦真假舌苔：判断舌苔真假以真根无根为标准。凡舌苔紧贴舌面，刮而难去，象从舌体长出来，称为有根苔，即为真苔。若苔不着实，似浮涂于舌面，刮之即去，不像是从舌体长出来的，称为无根苔，即是假苔。辨舌苔真假可知疾病轻重与预后情况。真苔：凡病初起、中期，舌苔有根比无根的为深为重；后期有根苔比无根苔为佳，因为胃气尚存。若舌面上涂一层厚苔，望似无根，其下却生出一层新苔，此属病向痊愈发展，吉兆。真假苔应注意：清晨舌苔满布，饮食后舌苔即退去，此苔为无病。若退后苔少或无苔，则是里虚；如苔有色剥之即去，病轻浅；若揩之即去，病更轻。若厚苔一片无根，其下不能又生新苔，是原有胃气，其后胃气虚乏，不能上潮，

多由过服寒凉药伤阳气，或过服热药伤阴所致。

（3）舌质和舌苔的合诊辨证

疾病是一种复杂的发展过程，邪正相争变化无穷，人体的病理变化也是相当复杂的。因而分别掌握舌质和舌苔应注意到舌质和舌苔的相互关系，并将二者结合起来分析，即所谓舌质和舌苔既要分诊，又要合看和合诊。

诊察舌质重在辨正气虚实、邪气之所在，察舌苔重在辨邪气的深浅与性质，当然又要辨胃气存亡。舌质主五脏，舌苔主六腑。舌质如常，舌苔虽恶，胃气浊秽而已。舌质既变，察其色知其存亡，活者细查底里，隐隐犹见红活，此不过是血气阻滞，非脏气之败坏也。死者底里全变干晦枯萎，毫无生气，是脏气已绝也，所谓真脏之色也。舌质和舌苔的区别需要分清，但二者又联系密切，必须合参才能辨别病变。如舌苔白而厚或兼干，是邪已到气分。白内兼黄，仍气分之热。白苔边红，此温邪入肺，灼干肺津。可见舌苔与舌质是有非常密切的关系。内在有实热，多见红舌苔黄而干。病属虚寒，则多见舌淡苔白而润。如白苔主寒主湿，但红绛舌兼白干苔，是属燥热伤津，由燥气化火迅速，苔色未能转黄，便已进入营分阶段。再如白积粉苔，也是热邪炽盛，并不主寒。还有灰黑苔也是热证。这些都需要六诊合参才能分辨明白，得出确诊。有时舌与苔虽属矛盾，但实际也是二者综合，如红绛舌而兼白滑腻苔者是外感病营分有热，气分有湿，是内伤病，多是阴虚火旺，而又有食积痰浊。这些都需要临床诊察，具体综合分析，举一反三，灵活应变，不能观其一即下定语，致使误诊。

淡白舌兼各色舌苔分析：

①淡白舌透明苔：舌色浅淡，苔薄而透明，淡白显光亮，似苔非苔，此是中阳不运，水湿之气上滋所致，临床多见于脾胃虚寒证。

②淡白舌白干苔：舌淡白，苔干而板硬，或苔糙如沙石。前者是阳虚津亏，邪热滞于中焦所致，故主脾胃热滞；后者是津液枯涸，邪热内结之故，主热结津伤。

③淡白舌黄裂苔：舌淡而布满黄色苔，或厚或薄，却有裂纹，津液微干，偶见滑润。前者是素体衰弱，气津双亏，浮热上扰所致，主气虚津少；后者为气虚夹湿，湿浊上溢之故，主气虚津少夹湿之疾。

④淡白舌黑燥苔：舌淡白而苔灰黑，干燥如刺，刮而即净。此为阳虚不能输布津液所致，主阳虚寒证。

淡红舌兼各色舌苔分析：

①淡红舌光莹舌：舌淡红而嫩，光莹无苔，干湿适中。此乃胃之气阴不足。临床常见于胃肾阴虚或气血两亏之患者。

②淡红舌偏白滑苔：舌质淡红，左有白滑苔一条，余处光净无苔。病由肝胆湿热化燥伤阴所致。此为病邪入半表半里，病在肝胆，湿浊化燥伤阴或阴虚而胃停宿垢。

③淡红红点舌白腻干苔：舌淡而边尖有红点，苔白腻而干。病由血热内蕴，外受侵袭所致，为风寒外束，热蕴营血，热虚伤津，而脾胃湿滞。

④淡红舌根白尖黄苔：舌淡红，满布薄白苔，尖部淡黄色。此病热在上焦，或外

感风热与表，或风寒化热，将欲转里。

⑤淡红舌黄黑苔：舌质淡红，外周为黄糙苔，中心为黑褐苔。此是痰湿郁热，有化燥伤阴之势，或是脾胃湿热蕴结。

红绛舌兼各色舌苔分析：

①红绛舌浮垢苔：舌质红而有晦黯的浮垢苔。多见热病后期，是因邪热虽渐退，而脾胃之气尚在恢复中，以致湿邪秽浊随余热上升而成垢苔。故主正气尚虚，湿热未净之证候。

②红绛舌白滑苔：舌绛红苔白滑润，津液很多。若舌质苍老，是热在里而有水湿之邪，主里热挟湿。若舌质娇嫩浮肿，是虚阳上浮，水湿内停之故，主阳虚湿盛之疾。

③红绛舌黑灰滑苔：舌绛红而质浮肿，苔灰黑带白，润滑易剥落。病因寒重之势，阳虚上越，故舌红娇艳，即有寒形郁积，故苔滑易落，是虚寒之疾。

④舌边红绛中黑润苔：舌边尖鲜红，舌中心有黑润苔。舌边尖红是热象，而中部黑润是寒象，故见于寒热兼挟的病变。其主疾有三：一是里寒外热；二是外感暑热内停生冷；三是肝胆有热，而胃肠积寒。

⑤舌根红绛尖黑苔：舌根红绛，舌尖布满黑苔，中根部无苔而色红，此为里热内炽，心热最重的表现，是心热内炽之疾证候。

⑥红瘦舌黑苔：舌红不润，舌体干瘦，上布满黑苔。病是热盛伤津，或是阴虚火旺，以致血燥津枯所致，故主津枯血燥之疾。

⑦红绛舌薄白苔：舌深红，苔薄白均匀，不滑不燥。病属素体阴虚火旺，又感风寒之邪，其绛舌出在表证之前，或为表邪未解，热入营血，其绛舌逐渐变化而成。

⑧绛红舌黏腻苔：舌质绛红，望之似干，少有津液，病为津亏而湿热上蒸或有痰浊。若绛红舌面有透明一层黏液，似苔非苔，是热盛在中焦挟有秽浊之证，或为营热阴虚火旺之疾。

⑨红绛舌黄白苔：舌初起绛色，上有白黄苔，此为病在气分，未有入营，但已开始入营，故主气营之间。

⑩红绛舌黄润苔：舌深红，苔色黄，滑而光亮。病因热中有湿，热逼水湿上潮，其主病有四：一是阴血夹湿，阴虚火旺，同时胃肠积存湿热；二是血热中有湿，嗜酒生湿，湿郁化热，蕴于血分；三是营热湿重，外感邪热入营，而胃肠湿重于热；四是热初入营，乃外感热病，热邪由气分初入营分。

⑪红绛舌黄黏液苔：舌深红，上有一层黄黏液，似鸡蛋黄。此为阴虚营热，又有痰饮停积，胶结难分，故由阴虚营热兼痰饮。

⑫红绛舌黄瓣苔：舌鲜红，黄苔布满，干涩而厚，分裂成若干小块，裂缝可见舌底，称为黄瓣苔。病由胃肠燥热内结所致，故主胃肠热结。唇舌色绛而生瓣苔，是胃肠热结已入营分。

⑬红绛舌类似干苔：舌鲜红或深红，布满厚或薄白苔，望之似干，摸之湿润，称

类干苔。其病因有二：一是湿热伤津，但湿邪却不断上溢；二是气虚挟湿，气虽不能布津，但湿气却源源上渗。舌绛红而苔厚腻者，是湿热伤津；舌淡红而苔薄类干苔者，是气虚挟湿。

青紫舌兼各色舌苔分析：

①青紫舌白腻苔：舌紫而苔白厚腻，此多见于嗜酒患者，致舌色变紫。或因外感表邪入里，或因酒积湿热，上熏而形成厚腻苔。其病有二：一是酒毒内积，风寒入里；二是湿热内盛，与嗜食辛辣有关。

②青紫舌黄滑苔：舌色紫中带青，苔黄厚润滑。病因寒滞血瘀，故舌见青紫。饮食内停，热毒炽盛，故苔虽黄而润滑。主病有二：一是寒凝血脉，二是食积滞脾胃。

③淡紫舌灰苔：舌淡紫，苔色灰。或边尖淡紫，中有灰苔，或中心淡紫，边有灰苔。此淡紫舌由淡白舌转化而来，因体质虚弱，又染温疫热病，以致湿中生热，热伤血分所致。故主虚弱患者，是热入血分也。

④青舌黄苔：舌淡白呈青色，上布淡黄苔。病因是夏日感受暑热，又饮食生冷，以致中寒吐泻。或因阴虚于内，逼热上浮，而成真寒假热之象。故黄苔不作热论，而是寒湿蕴积，深陷血分。主病为寒湿内盛。

⑤葡萄疫舌：舌质青一块紫一块，苔色黄一块黑一块，舌上起疱，形如葡萄，疱内含水，或蓝或紫，故名葡萄疫舌。伴咽痛，唇肿，口秽熏人。此病由热毒埋伏，秽浊郁结，熏蒸上涌而形成。临床多见于瘟疫病。

（4）危重病舌象辨证分析

①舌上无苔，像去了膜皮的猪肾，或如镜面，多为热病伤阴或胃气将绝之兆，重危病证候。

②舌粗糙有刺，像鲨鱼皮，而又干枯裂纹的，是津液枯竭之兆，危重病候。

③舌头干缩如荔枝干肉，完全无津液的，是热极津枯，危重病象。

④舌本干晦如猪肝色，或舌红如柿子色的，是气血败坏，危重病兆。

⑤舌质短而阴囊缩，是肝气将绝，危重病兆。

⑥舌质色赭带黑，是肾阴将绝，危重病兆。

⑦舌起白色如雪花片，是脾阳将绝之兆，危候。

以上舌象均属危重证候，但还要六诊合参，才不致误诊。

6. 望诊辨证小结

望诊居六诊之首，使医者首先获得对患者初步印象。望诊的全部内容可概括为观察人体全身和局部的现象：神、色、形、态。诊视气的存亡，可测生死。视察色泽的善恶，形态的变化，可识别疾病的轻重深浅。

神色是脏腑气血显示于体外的标志。察神色兴衰，辨五色的变化，可知脏腑气血的盈亏，疾病的虚、实、寒、热、阴、阳、表、里。辨得神、失神和假神，主要察其目光、表情与动态。

掌握正常气色和病色的特征和意义，是学习望诊的重点之一。色以明润含蓄为常色，枯暗、晦滞为病色。青黑为痛病，黄赤为热病，白为寒病，是理解观察五色病变的要点。

舌诊在辨证中占据重要地位，舌通过经络气血与脏腑密切相联系，舌质可反映脏腑气血的虚实，舌苔可辨别邪气的深浅与胃气的存亡。气病观舌苔，血病观舌质。舌淡主虚寒证，舌红主热证，青紫为寒润证和热燥证。白苔主表证和寒证，赤主里证，黄苔主里证、热证，黑苔则为寒润证和热燥证。此皆舌诊要领，需结合舌的形态和苔之形质六诊合参判断病证。

望小儿指纹络脉也与五色诊法有关。以浮沉分表里，红紫辨寒热，淡滞定虚实，三关测轻重等，是儿科不可忽视的诊法。

望形体的强弱胖瘦，望姿态的动静阴阳，皆可测知脏腑气血盛衰。审察人身整体，也要观察五官、头颈、九窍、皮肤等，以及排泄物，对诊察脏腑的病变都有重要的意义。首先熟悉分部望诊的基本理论和原理，然后才能理解和熟悉各部分望诊的基本内容，总之达到六诊合参方能确诊。

（二）闻诊辨证

声音的发出是肺、喉、舌、齿、唇、鼻等器官的协调运动，共同发挥作用的结果。肺是发声音的主动力，肺主一身之气，气动则有声。喉是发出声音的机关，声音必从喉出。其他器官则对声音的产生起到调节作用。声音的异常变化与肺气有关，但肾主纳气，必由肾间动气上出于喉舌后才能产生声音，其他脏腑的变异亦可通过经络影响到肾肺。因此，听声音可以了解体内各脏腑的变化。

1. 正常人的声音

健康的声音虽有个体差异，但发声自然，音调和畅，刚柔相济，此为正常声音的共同特点。由于人们性别、年龄、身体形质禀赋、水土、乡俗不同，正常人的声音亦各有不同点。男性多声低而浊，女性多声高而清，儿童声音尖而清脆，老人声音浑厚低沉。声音与情志的变化也有一定的关系。如高兴时发出声音欢悦柔耳，愤怒时发出的声音岔而急，悲痛时发出的声音悲惨凄凉，欢乐时发出的声音舒畅而缓，批评时发出的声音正直庄严，疼爱时发出的声音温柔和气。这些是一时触情发出声音，都属正常，与疾病无联系。

2. 病变发出时的声音

（1）发声：五声是呼、笑、歌、哭、呻，五音是角、徵、宫、商、羽，分别与肝、心、脾、肺、肾相对应。在正常情况下，五声反映人体情志的变化，在病理情况下则反映五脏的病变，特别是情志方面的病变，往往会出现呼、笑、歌、哭、呻等异常表现及音调的变化，可以据此推断脏腑相应的病变。

音哑和失音有轻重之别。轻者声嘶，重者完全不能发音。新病声哑或失音属实证，多是外感风寒或风热，寒热二邪交相袭肺，或痰浊壅滞，以致肺气不宣，清肃失司。久病暗哑或失音，多属虚证，常是精气内伤，肺肾阴虚，虚火灼津，以致津枯肺损，声音难出，即所谓金破不鸣。暴怒叫声，伤及喉咙，也可导致暗哑和失音，亦由气阴耗伤所致。妊娠失音等，多为胞胎阻碍肾之精气不能上荣所致。

发声高而有力，声音连续不断，前轻后重，多是形壮气足，闻此多属实证、热证。若感受风寒湿浊之邪，常有鼻塞而声音重浊。发声低微细沉，声音继续，前重后轻或语声轻清，多是体弱气怯之人，多属虚证、寒证。

睡中鼾声，多是气道不通利；若昏睡不醒，鼾声不断，手撒遗尿，多是中风入脏之危证候。

呻吟不止，多是身有痛处或有胀满。攒眉呻吟，断为头痛。呻吟不断，多为腰腿痛。呻吟抱腹护心，断是胸脘、腹痛。扪腮可是齿痛。语声寂然，喜惊呼者，是骨节间痛。语声暗然不彻者，为心膈间痛。阵发惊呼，发声尖锐，表情惊恐，多是惊风证候。小儿啼多为惊恐证，或肝胆有热，或脾寒腹痛。

（2）语言：沉默寡言，多为虚证、寒证；烦躁多言，多属热证、实证。言语轻迟低微，欲言又止为夺气，是中气大虚之证候。语言謇涩，属风痰蒙蔽清窍，或风痰阻络。语言错乱，为神志不清，亦属脑心痛，有虚有实。

谵语是神志不清，语无伦次，声高有力，多属热扰心神之实证。多见于温病邪入心包或阳明之实证，有血热、瘀血、燥屎、痰凝不同证候。

郑声也是神识不清，语言重复，时断时续，声音低微，属于心气大伤，精神散乱之虚证。自言自语，喃喃不休，见人则止，首尾不续，称独语。言语错乱，说后自知，称错语。独语、错语均属心气不足，神失所养的虚证。

狂语是笑骂狂言，语无伦次，登高而歌，弃衣而走。此属阳热实证，多见于痰火扰心或伤寒蓄血证。

（3）呼吸：呼吸异常，常为肺肾病变。外感邪气，呼吸气粗而快，属热证、实证。内伤正气不足，呼吸气微而慢，属虚证、寒证。气粗为实，气微为虚。温热病，热在心包，气虚微昏沉者为假虚证。久病肺肾之气欲绝，气粗而断续者为假实证。呼吸微弱困难，气来短促，为元气大伤，阴阳离绝之危证。病态呼吸的临床表现还有喘、哮、上气、少气、短气等病症。

喘症：呼吸困难，短促急迫，甚至张口抬肩，鼻翼煽动，不能平卧。喘有虚有实，实喘发作急骤，气粗声高息涌，呼出快，仰首目突，形体壮实，脉实有力，多属肺有热，或痰饮内停实证。虚喘发病徐缓，喘声低微，慌张气怯，息短不续，动则喘甚，长出气为快，形体虚弱，脉虚无力，是肺肾虚损，气失摄纳所致。

哮喘症：呼吸促似喘，声高继续，喉间痰鸣，往往时发时止，缠绵难愈。多因内有痰饮，复感外寒，束于肌表，引动伏痰而发。也有感受外邪，失于表散，束于肺经所致者。或久居寒湿地区，或食酸咸生冷，都可诱发哮喘之疾。哮症和喘症可同时引发，所以称为哮喘。喘促喉中如鸡鸣为哮，气促而连续不能以息者谓之喘。

上气：是指气不得宣散，上逆于喉间，气道窒塞，呼吸急促的表现。咳逆上气，有时吐浊，坐不得卧，为痰饮内停胸膈；阴虚火旺，火逆上气，则感喉咙不利；外邪束于皮毛，肺气壅滞，水津不布，则上气并兼身肿。

短气：指呼吸气急而短，似喘而不抬肩，喉中无痰鸣。短气当辨虚实，饮停胸中，则短气而渴，四肢历节痛，浮洪属实证。肺气不足，则体虚气短，小便不利。伤寒心腹胀满而气短，是邪在里，属实证；腹满而短气不相连续是邪在里，但属虚证。

少气：又称气微，指呼吸微弱，气短声低，形体状态无改变。少气主诸虚不足，是身体虚弱的表现。

（4）咳嗽：多见于肺脏疾病，然而与其他脏腑病变亦有密切联系。根据咳嗽的声音可兼见症状，可鉴别病症的寒热虚实。

咳声紧闷，多属寒湿。咳声重浊，痰清稀白，鼻塞不通，多是外感风寒。咳而声低，痰多而易咳出，是寒咳、湿咳、痰饮之疾。

咳声清脆者，多属燥热之疾。如干咳无痰，或咳少许黏液，是燥咳或火热实嗽之疾。咳声不畅，痰稠色黄，不易咳出，咽喉干痛，鼻出热气，属于肺热。咳气不畅，多是肺气不宣之疾。咳声继续片刻者，多属风痰。咳声阵发，咳则连续直咳，甚至咳血，名叫顿咳，也称百日咳，常见于小儿，是属肺热实证，多由风邪与伏痰搏结，郁而化热，壅堵气道所致。患白喉证，咳声如犬吠样，多属肺肾阴虚，火毒攻喉之疾。无力咳嗽，咳声低微，咳出白沫，兼有气促，属于肺虚。夜间咳甚者，多为肾水亏损；天亮咳甚者，脾虚所致，或寒湿在大肠。

（5）呕吐：呕是指有声有物，干呕是指有声无物，吐是指有物无声。三者皆是胃气上逆，据呕吐的声音可辨寒热虚实。

虚寒证的呕吐：吐势徐缓，声音微弱，吐物为清水痰涎。

实热证的呕吐：吐势较猛，声音壮厉，吐物为黏痰黄水，或酸或苦。

呕吐呈喷射状：有些呕吐还需结合望、问、切脉才能查明原因。如食物中毒，需追查饮食，霍乱则吐泻并作。口干欲饮，饮后则吐，为太阳蓄水证或有痰饮。胸闷腹满，便秘不通之呕吐，是肠有燥屎，秽浊上犯。气郁之呕吐是胸胁痛，是属肝气犯胃。胃痈疾则呕吐脓汁。

（6）呃逆：是胃气上逆，从喉部冲出，发出一种不自主的冲击声。可以根据呃者高、低、长、短间歇时间，来诊察疾病的寒热虚实。

初病闻呃，其声有力，多属寒邪或热邪客于胃；久病闻声，其声低气怯，为胃气将绝之兆。呃逆频频，连续有力，高亢而气短，多属热证、实证。呃声低沉而长，音弱无力，良久一声，多属虚证、寒证。呃逆上冲，其声低怯而不能上达咽喉，为脾胃气衰，虚气上逆，亦属虚寒证。呃声不高不低，持续时间短暂，病人精神清爽，为进食仓促，或微感风寒，一时气逆所致，可自愈。

（7）嗳气：是气从胃中向上，先于咽喉而发出的声音，也是胃气上逆的一种表现。饮食之后，偶有嗳气，并非病态。若嗳出酸腐气味，兼有胸脘胀满者，是胃存食不消化。胃脘气滞，嗳声响亮频作，嗳后胃脘舒服，是肝气犯胃，常随情绪变化而加剧或减轻。嗳气低沉，无酸腐气味，纳谷不香，为脾胃虚弱，临床多见久病或老年人。寒气客于胃以致胃气上逆，胃气不和。

（8）太息：是情志病之声，在情绪抑郁时，因胸闷不畅，引出一声出气，叹后自觉舒服。多由心情有不平之气所致，愁闷时而发出，为肝气郁结。

（9）喷嚏：是由肺气上冲于鼻而产生，外感风寒多见此证。外邪郁表日久有喷嚏者，为病愈之吉兆。

（10）肠鸣：腹部咕咕作响，根据响之部位可辨病性。若其声在脘部如囊里包浆，振动有声，起立行走以手安抚，其声则漉漉下行，为痰饮留居于胃。如声在脘腹，咕咕如饥，得温、得食则减，受寒、饥饿时加重，为肠胃中虚不实之病。若腹中肠鸣如雷，则是风寒湿邪过胜，腹脘痞满，大便泄泻；寒则脘腹作痛，肢冷吐逆。

3. 嗅气味辨证疾病

（1）口中气味：讲话时发出口臭，是属消化不良，或有龋齿，或口腔不洁。口出酸臭气，是胃有宿食。口出秽臭气，是胃热。口出腐臭气，是胃有溃疡腐疮。

（2）人体汗气味：病人身上有汗气味，可知已曾出汗。汗有腥膻气味，是风湿热久蕴于皮肤，津液受到蒸发的缘故。

（3）鼻臭：鼻出臭气，流脓涕经常不止的为鼻渊证。

（4）身上散发异臭味：先检查病体是否有溃病疮疾。有些异常气味病者自觉已知，因此对排泄物、大小便、妇人经带等的异味，通过问诊病人和家属可以得知。如咳吐浊痰脓血，有腥臭味为肺痈。大小便臭秽为热，有腥气味为寒。小便黄赤浊臭，为湿热下注。屁排酸臭，多是宿食停滞。妇人经带有臭气味是热证，有腥气的是寒证。有人腋下排出恶臭味，为狐疝病，亦腋下臭囊病。

（5）病人居室的气味：瘟疫病开始即有臭气触鼻，轻则盈于床帐，重则进室即闻。病室有腐臭或尸臭气味的是脏腑败坏，病入危证。病室有血腥臭，病人多患失血证。还有的病室有酸臭味，多见于水肿病患者；烂苹果气味是消渴病患者，均属危证。

4. 闻诊辨证小结

闻诊包括听声音、嗅气味两方面。声音的产生，与气之盛衰有着密切关系。气味的产生与排出物有关。

听声音主要是根据声音的大小、高低、清浊，辨证区别寒热虚实。临床初病声嘶多属实证，久病失音多属虚证。声高气粗浊多属实证，反之则属虚证。言为心声，语言错乱多属心之病变，为神明失守所致。狂言、谵语常见于实证、热证。独语、错语常见于寒证、虚证。呼吸、咳嗽、喷嚏多与肺病有关。呕吐、呃逆、嗳气多与胃病有关，为胃气上逆的表现。

闻气味：病体之气味主要由于邪毒入人体脏腑、气血、津液产生败气，以致从体窍和排出物散发出气味，因此可辨脏腑气血的寒热虚实以及病疾的所在。临床认为凡气味酸腐臭秽味多属热证，无臭略有腥气味多属于虚寒证。室内尸臭恶味，多是脏腑败坏之绝证。

（三）问诊辨证

问诊是临床诊断疾病在六诊中重要一环，了解疾病的发生、发展、治疗经过、现在症状、自觉症状、健康状况和家族病史等情况，从中观察病情、表情、发音，可为医者分析病情、判定病位、掌握病性、辨证求因、治疗提供可靠的依据。询问患者的主要痛点，又可为医者有目的、有重点地观察病情提供线索。根据病人的疼痛所在分析病情，可追查病痛之根源。

问诊时，医者首要先抓住病人的主要病痛，应有高度热忱的精神，积极、认真、负责的态度，对病人要予同情，讲话要和蔼可亲，通俗易懂，耐心细致，才能取得病人信任，使病人详细地倾吐病情。要帮助病人建立战胜疾病的信心，精神是生命的支柱，患者精神是治愈战胜疾病的关键。

1. 问一般情况做出医案记录

问病人姓名、年龄、性别、婚姻状况、民族、职业、籍贯、现住址等，详细书写病历，作为诊断疾病的参考。如问年龄可根据幼儿、青年、老年体质不同，判断身体强弱，给予适当的药量进行治疗。性别可分辨患者的不同疾病，如妇女可有经、带、胎、产等方面疾病。问职业可了解职业病，如硅肺、铅中毒、风湿瘿瘤等有关疾病。

2. 问生活史

问患者的生活经历、饮食、嗜好、劳逸起居、生活环境、婚姻状况、精神情志。了解这些情况对诊断疾病有着重要意义。饮酒吃肉患者易得脂肪肝；吸烟患者易得呼吸系统疾病；偏食辛辣易患痔疮，性情暴躁；偏食五味，常致脏气偏盛偏衰。喜热恶凉者多属阴气偏盛，喜凉恶热者多属阳气偏盛。生活艰苦，劳倦过度，则多见劳伤病证。生活富裕，好逸恶劳，常见脾不健运，多生痰湿。起居失常亦可导致疾病的发生。古人云：逆于生乐，起居无节，故半百而衰也。

3. 问家族病史

问患者直系亲属的健康状况，曾患何种疾病，可帮助诊断某些传染病和遗传性疾病，如肝病、肺病、精神病等。

问患者既往病史，曾患过何种病，治愈情况。

4. 问起病之因

问生病起因和发展、治疗过程。问发病的原因可了解疾病的性质。如冬季外感风寒起病者，多为表寒证；因情志郁结致病者多为肝气郁结等。问病程长短可了解疾病的虚实。如耳暴聋，多属肝火上炎的实证；耳逐渐变聋，多为肾阴不足的虚证。问治疗过程和效果如何，可作为辨证治疗的参考。如病人服寒药无效，可能不是热证；服热药症状减轻者，可能确属寒证。若患者胀满，服行气消胀的药物反而胀满加重者，则是因脾胃虚弱，无力化食的虚证。可见只有问其疾病的全部治疗经过，才能做出正确诊断，患者才能早日康复。

5. 问目前症状

一问寒热，二问汗，三问头身，四问便，五问饮食，六问胸，七问耳聋，八问消渴，九问旧病，十问原因。问用药问病变，妇女必问经期间，迟速闭崩皆可见，儿科天花、麻疹全问遍。在实际问诊中，还必须根据患者情况，视病情灵活而重点地询问，不能千篇一律地机械套用。

（1）问恶寒发热：恶寒是患者有寒冷的感觉，虽加被加衣仍感恶寒。发热是患者体温升高，全身或局部有发热的感觉。恶寒发热，患者自觉寒冷，但体温升高，多见于外感表证。恶寒发热产生的原因，是由于外邪侵袭，影响卫阳温分肉的功能，肌表失煦则恶寒。其特点是由于邪正相争，恶寒与发热并见，发热持续而不间断，亦有一分恶寒即有一分表证。

根据发热轻重不同的兼证，可分为三种类型：一是恶寒重，发热轻，为表寒证，是外感寒邪所致。因寒为阴邪，束表伤阳，恶寒明显。二是发热重，恶寒轻，为表热证，是外感热邪所致。因热为阳邪，易致阳盛，故发热明显。三是发热轻，恶风自汗，为太阳中风证，是外感风邪所致。因风性开泄，使玄府开张，故自汗恶风。

（2）感寒而不发热：患者感畏寒而不发热，体温不高，可见于里寒证。多因素体阴盛，不能温煦肌表，或寒邪直接侵袭损伤机体阳气所致。里证畏寒的特点是：患者自觉怕冷，近暖可以缓解。根据发病的缓急和有关兼证，可分三种：一是体弱久病畏寒，脉沉迟无力者，临床属虚寒证，是因久病阳气虚衰，不能温煦肌表所致。二是初病脘腹或其他局部冷痛剧烈。脉沉迟有力者，属实寒证，是因寒邪直接侵入体内，损伤脏腑或其他局部阳气所致。三是有热不寒，即患者感觉发热而不怕冷感觉，可见于里热证。

发热分壮热、潮热和微热：

①壮热：患者发高热，持续不退，体温超过39℃以上，属里实热证。可见满面通红，口渴喜饮冷，大出汗，脉洪大有力等症。是表邪入里化热或邪风内传，正盛邪实，邪正剧争，里热亢盛，蒸达于表的表现。

②潮热：患者定时发热或定时热甚，有一定规律，如潮汐有定时。临床表现有以下四种类型：一是阳明潮热，特点是热势较高，腹胀便秘，临床为阳明腑实证，因邪热结于足阳明胃与手阳明大肠，阳明气盛，又加之有实热，故下午三时热甚。二是湿温潮热，身热不扬，午后热大，兼见头身困重等症，是属湿温病。因湿邪黏腻，湿遏热伏，故身热不扬，午后机体阳气将衰，抗病能力减弱，故午后热甚。三是阴虚潮热，临床表现为午后或夜晚低热，见颧红、盗汗，属阴虚证。因午后阳气渐衰，机体抗病能力下降，邪气独居于体，故病情加重而发热，夜间卫阳之气入内而蒸于阴，故有热自骨向外透发的感觉，或形成盗汗。四是微热，即少有低热，其热势较低，在

37℃～38℃之间，常见于内伤病和温热病的后期。

③按病机分有阴虚发热、气虚发热：

阴虚发热：气虚发热，临床表现为长期低热，烦劳则甚，或有时高热不低，兼见少气自汗，倦怠乏力等症，属脾气虚损。因脾气虚损，无力升发清阳，阳气不能正常地升发敷布，郁于肌表故发热。

④寒热往来：临床恶寒与发热交替发作，是半表半里证的表现，可见于少阳病和疟疾。可分两种类型：一是恶寒与发热交替发作，发无定时，有口苦，咽干，目眩，胸胁苦满，不欲饮食，脉弦等症，属足少阳胆经病变。是外感病邪，由表入里而尚未达里，邪气停于半表半里之间阶段。因正气与邪气相争半表半里之间，邪胜则恶寒，正盛则发热，故恶寒与发热交替发作。二是寒战与壮热交替发作，发有定时，每日发作一次，或二三日发作一次，兼见头痛剧烈、口渴、多汗等症。临床见于单日疟、间日疟。是因疟邪侵入人体，内入与阴争则恶寒战栗，外出与阳争则身发壮热，故恶寒与壮热交替出现。

问人体排汗情况

汗是人体津液的组成一部分，正常的出汗有调和营卫，滋润皮肤的作用。无论外感内伤，皆可引发出汗异常。询问患者出汗情况，可以了解鉴别疾病的表里虚实寒热。

（1）表证出汗情况：对外感表证的患者，询问出汗情况，可辨别外感表邪的性质，了解机体营卫是否正常。具体分表证有汗和表证无汗两种类型：一是表证有汗，兼发热恶寒，脉浮缓者，是外感风邪所致的太阳中风证、表虚证，因风为阳邪，其性开泄，风邪侵表，玄府开张，津液外泄，故为出汗。若表证有汗兼见发热重，恶寒轻，头咽痛，脉浮数者，是外感热邪所致的表热证。因热为阳邪，其性升散，热邪袭表，则腠理开，津液外泄，故出汗。二是表证无汗，兼见恶寒重，发热轻，头项强痛，脉浮紧者，是外感恶邪所致，属表寒证、表实证。因寒为阴邪，其性收引，寒邪收敛束表，腠理玄府闭塞，故无汗。

（2）里证出汗辨证：对里证病人询问出汗情况，可了解病性的寒热和机体阴阳盛衰。里证出汗异常有四种征象：

一是自汗：患者日间出汗，活动尤甚，兼见畏寒、神疲乏力等证候，属阳虚。因阳虚不能固密肌表，玄府不密固，津液外泄，故自汗出。活动时机体阳气敷张，津随阳敷外泄，故出汗更为明显。二是盗汗：病人睡着时汗出，醒后则汗止，兼见潮热、颧红等证候，临床属阴虚证。因阴虚化燥生热，入睡时卫阳入里，不能固密肌表，虚热蒸津外溢，故睡着时汗出较多，醒后卫气复出于表，肌表固密，故醒则汗止。三是大汗：即汗出量大，津液大泄，临床表现有虚实之分。患者蒸蒸发热，汗出不已，兼见面赤，口渴饮冷，脉洪大者，属实热证。是因表邪入里化热或风热内传，里热亢盛，蒸津外溢，故壮热汗出量多。患者冷汗淋漓，兼见面色苍白，四肢厥冷，脉微欲绝者，属亡阳证。是因阳气暴脱于外，不能固密津液，而随阳外泄，故见冷汗淋漓。

临床见于危证病人。四是战汗：病人先恶寒战栗，表情痛苦，几经挣扎而汗出者，称为战汗。临床见于伤寒病邪正相争剧烈之时，是疾病发展的转折点。战汗者多属邪盛正馁，邪伏不去。一旦正气未复，邪正剧争，则发战汗。如汗出后热退，脉缓，则是邪去正安，疾病好转的吉象；如汗出后仍身发高热，脉急，则是邪盛正衰，疾病恶化的表现，故战汗是疾病好转和恶化的转折点。

（3）局部出汗辨证：有些病人出汗异常，仅表现于身体的某些局部，临床上分为三个部位。

头汗：患者只头部、颈部出汗较多，多因上焦邪热或中焦湿热上蒸，或病危虚阳上越所致。头面多汗兼见面赤，心烦，口渴，舌尖红，苔薄黄，脉数者，是上焦邪热循阳经上蒸于头面所致。若头面多汗，兼见头身困重，身热不扬，脘闷，苔黄腻者，是中焦湿热循阳经上蒸于头面所致。临床见于湿温病及危重病人。面额出汗如油，兼见四肢厥冷，气喘脉微者，是久病精气衰竭，阴阳离绝，虚阳上越，津随阳泄的表现。

半身出汗：病人半侧身体出汗，或为左侧或为右侧，或为下半身，另一侧则经常无汗者，属患侧经络阻闭，气血运行不畅所致。临床见于中风、痿证、截瘫等病人。

手足心出汗：患者手足心汗出较多，其原因多与脾胃有关。脾主四肢，手足为诸阳之本。脾胃有病运化失常，津液旁达于四肢，因而手足心出汗。

6. 问头身

头身部位疼痛，是患者常见的症状。根据痛苦久暂、部位、休止时间、寒热情况，可辨别阴阳表里、虚实寒热。

（1）问头部：头为诸阳之首会，精明之府，脑为髓海。肾主骨生髓，髓聚而为脑。无论外感内伤，皆可引起头部疾病，根据头部症状的不同性质，可鉴别何经的疾病及病性的寒热虚实等。

一是头痛：根据头痛部位不同，可辨别是何经病变。如前额连眉棱骨痛，属阳明经头痛，因足阳明经循发际至额颅，行于前头部于额部，故邪犯阳明经可引起前额痛。痛在两侧太阳穴附近为甚者，属少阳经头痛。因足少阳胆经起于目外眦，上抵头角，行于侧头部，故邪犯少阳经可引起侧头痛。后头部连项痛，属太阳经头痛，因足太阳膀胱经，从巅上入络脑，还出别于下项，行于后头于项部，故邪犯太阳经可引起后头痛。巅顶痛属厥阴经头痛，因足厥阴肝经系目系，与督脉络于巅，行于巅顶部，故邪犯厥阴经可引起巅顶痛。头痛连齿者属少阴经头痛，因足少阴肾经主骨主髓充于脑，脑为髓海。若头痛昏沉，腹泻自汗者，属足太阴脾经，因脾属中州而主升，脾虚则清阳不升，故头痛晕沉。根据头痛性质部位不同，可辨别外感内伤和病性寒热虚实。凡发病急，病程短，头痛较剧，痛无休止者，多为外感头痛，属实证。如病人头痛连项，遇风寒加重者，属风寒性头痛，是外感风寒之邪上扰清窍所致。病人头痛如裹，肢体困重者，属风湿头痛，是外感风湿之邪阻遏阳气，清阳不升所致。凡发病缓慢，病程长，头痛较缓，时痛时止者，多为内伤性头痛，属虚证。如病人头痛绵绵，过于劳累较甚者，属气虚头痛，因中气亏损，清阳不升，脑府失养所致。病人头痛眩晕，面色苍白者，属血虚头痛，因营血亏虚，不能上荣，清窍失养所致。病人头脑空痛，腰膝酸软者，属肾虚头痛，是肾精不足，髓海不充所致。

二是头晕：病人自感头部眩晕，轻者闭目自止，重者视物旋转，不能站立。常伴有恶心呕吐，甚则晕倒。根据头晕的不同情况，可以鉴别疾病的不同性质。如病人头晕昏沉，兼见胸闷呕吐浊痰者，属痰湿内阻所致。因痰湿内困，清阳不升，故产生头晕。头晕眼花，过度劳累或起立则甚，兼见面白舌淡，心悸失眠者，为气血两亏所致。因气虚血少，不能上荣，脑府失养，故见头晕。头晕耳鸣，遗精健忘，腰膝酸软者，为肾精亏虚所致。因肾精不足，髓海不充，脑府失养，故见头晕耳鸣。

（2）问周身：周身、四肢为十四经循行所在，脏腑气血运行循环。脾主肌肉、四肢，腰为肾之府。无论外感风寒、湿邪都会导致经络气血阻滞，或内伤脾肾。四肢、肌肉、腰府失养都可引起周身病变。故询问周身异常表现，就可诊断疾病的属性和所在。

身痛：患者周身疼痛，临床多见于外感风寒、风湿之邪的表证，是因寒湿之邪凝滞经络，气血不和，经络不通，不通则痛，不通则病。若因外感暑湿疫毒，面赤发斑，身痛难忍，称为阳毒，是湿热疫毒阻滞气血运行之故。若久病卧床不起，周身疼痛，是属气血不和，营气不足所致。

身重：患者头身困重，兼见脘闷苔腻，纳呆便溏者，为感受湿邪所致，因湿邪黏腻沉重，困阻阳气，经络不畅，故而身重。若患者身重嗜睡，少气懒言，倦态乏力者，是脾气亏虚所致，因脾虚不能运化，清阳不升，肌肉、四肢失养，造成身重嗜睡。

四肢痛：四肢关节疼痛，临床多见于痹症，是外感风邪所致。关节走窜痛为行痹，是感风邪所致，因风性善行，游走不定，故是窜痛。疼痛剧烈者为痛痹，是外感寒冷之邪，因寒性收引凝滞，使经络气血凝滞不通，故见痛剧。痛处沉重不移者为着痹，是外感湿邪为主，因湿性黏腻沉重，阻滞局部气血运行，故见沉重疼痛不移。若风湿郁而化热，四肢关节红肿疼痛，或小腿部可见结节红斑，称为热痹。

腰痛：患者腰部隐隐作痛，酸软无力者，属肾虚腰痛。为肾精亏损，骨髓不充，腰府失养所致。患者腰部冷痛而沉重，阴雨天加剧者，属寒湿腰痛，是因寒湿之邪侵袭腰部，阻滞经络，气血运行受阻所致。病人腰部痛如针刺，痛处固定不移，拒按，不能转动仰俯者，属瘀血腰痛，是因跌打损伤，瘀血停于局部阻滞经脉，气血运行不畅所致。腰沉胀痛，酸疼不舒，小便不畅，腰肋酸软，是结石堵塞血气不畅所致。腰骶疼痛，兼见黄带，是妇人经带阻塞，经络气血运行受阻所致。

7. 问胸胁脘腹

胸腹部是脏腑部位，知其部位所属，问病人所苦，便知病在何处。

（1）问胸部：两乳中膻中穴之上，谓之胸；胸下两乳中间至鸠尾处谓之膺，统称为胸。胸属上焦，心肺居内胸中，心偏于左侧，为心包、膻中所在，宗气所聚之处。

胸部疾病，多属心肺疾病。因心统血，肺主气，也可因内外因素而引起气滞血瘀病变。故询问胸部的异常感觉，可以了解心肺的病变。

胸痛心闷：病引肩臂者，为胸痹，是因胸阳不振，痰浊内阻，或气虚血瘀，而导致心脉气血运行不畅所致。

胸背疼痛剧烈，面色青灰，手足青至节者，为真心痛。是因心脉急骤闭塞不通所致。

胸痛壮热面赤，喘促鼻煽动，是属肺实热证。是属外感风寒犯肺，肺失宣肃所致。

胸痛，潮热盗汗，咳痰带血者，是肺阴虚证。是肺虚化燥生热，虚火灼伤肺络所致。

胸闷咳喘，痰白量多者，为痰湿犯肺。是因脾虚聚湿痰，痰浊上犯所致。

胸痛身热，咳吐脓血痰，味腥臭者，病名肺痈。是因热毒蕴肺，气血瘀结内腐成脓所致。

胸胀痛走窜，太息易怒者，属气滞为病。是因情志郁结不舒，胸中气运不利所致。

胸部刺痛，固有定处不移者，属血瘀之疾。是因跌打外伤，瘀血阻滞胸部脉络所致病变。

胸满而不痛，兼见胸冷，咳吐涎沫，见脉迟等，病为寒痞；烦渴，脉数者，为热痞；少气呼吸不畅，脉弱者，喜太息，为虚痞；吐痰多，脉滑，为痰痞。

（2）问胁部：乳下两边至肋骨尽处，谓之胁。肋骨尽处之下，谓之季胁。胁部膈下右内为肝胆所居，又是肝胆经脉循行之处。肝脉由下循胁而上，胆脉由上循脉而下。胁部疾患多属肝胆及其经的疾病。

胁胀痛，太息易怒者，是为肝火郁结，情志不畅所致。

胁肋灼痛，面红目赤者，多为肝火郁滞，火灼胁部脉络所致。

胁肋胀痛，身目发黄者，为肝胆湿热蕴结所致的黄疸病。

胁部刺痛，固定不移者，为跌打损伤，瘀血阻滞，经络不畅所致。

胁痛，侧肋间饱满，咳唾引痛者，是饮邪停留于胸胁之悬饮病。

胁痛苦满，往来寒热者，为少阳证。胸胁胀满，情志不畅是肝气郁结之症。

（3）问胃脘部：胃脘是上腹中部、鸠尾下，包括上脘、中脘、下脘及整个胃体，是胃所居在的部位。鸠尾下至中脘穴谓之心下。心下至下脘之间为阳明胃所属。胃主受纳腐热五谷之气，以和为喜，以降为顺。凡寒热、食积、气滞、伤食等疾病及机体阴阳失调，皆可损伤胃府而出现脘部的异常症状。

胃脘冷痛剧烈，得热痛减者，属寒邪犯胃。为寒邪直接损伤胃府阳气，使胃脘收缩拘急而产生剧烈疼痛。

胃脘灼热疼痛，消谷善饥，口臭便秘者，是胃火炽盛，火邪伤津，胃的腐熟功能亢进所致。如消渴症、甲亢症。

胃脘胀痛、嗳气，郁怒则痛甚者，属胃腑气滞。是因气郁不舒，肝气犯胃所致。

胃脘刺痛，痛有定处者，属胃腑血瘀。是因瘀血内停，胃腑脉络阻滞所致。

胃脘隐痛，喜暖喜按，呕吐清水者，属胃阳盛。是因阳虚生寒，胃腐熟功能衰弱所致。

胃脘灼痛、嘈杂，饥不欲食，舌红少苔者，属胃阴虚。是因阴虚阴亏，虚火内扰所致。

(4) 问腹部：腹部范围较广，脐部为太阴脾之所属。肠绕腹中，从气街上行挟脐两旁者属冲脉。脐下、脐上、脐正中为任脉，脐下至曲骨为小腹，属膀胱、胞宫之部。小腹两旁为少腹，为厥阴经所经过。厥阴之脉络阴器。

大腹隐痛，喜暖喜按，便溏者，为脾胃虚寒，运化失职所致。

小腹胀痛，小便不利者，为癃闭，是膀胱气化不利所致。小腹刺痛，小便自利者，为蓄血，是瘀血停于下焦所致。

小腹冷痛，牵引阴部，是寒凝肝脉，肝脉拘急收缩所致。

绕脐痛，起包块，按之可移动者，为虫积。

腹痛暴急剧烈，胀痛，拒按，得食痛甚者，多属实证。

腹痛徐缓，隐痛，喜按，得食痛减者，多属虚证。

腹痛得热则减者，多属寒证。

腹痛，痛而喜冷者，多属热证。

8. 问耳目

肾开窍于耳，两耳主肾，手足少阳经分部于耳，耳又为宗脉之所聚。目为肝之窍，五脏六腑之精气皆上注于目。询问病人耳目情况，可了解、肝、胆三焦与肾等脏腑的病变。

耳鸣：耳中有响声如蝉鸣或潮水之声，妨碍听觉，或单侧或双侧，或持续，或时发时止。若暴鸣声大，以手按之更甚者，属实证。多由肝胆三焦之循经上扰所致。若脾湿过盛，清阳上升，清窍失养，亦可致耳鸣。若鸣声渐小，以手按之可减轻者，属虚证。多由肾虚精亏，髓海不充，耳失所养而成。

耳聋：病人有不同程度的听力减退，甚者听力丧失。邪在少阳伤寒耳聋是经气闭塞所致。温病耳聋，多为邪火蒙蔽清窍，阴精不能上达所致。老年耳聋，为气虚精衰，属虚证。

重听：听声音不够清楚。多为风邪所致，或属肝经有热，或是下元已亏，上盛下虚。

问目：症状有目痛、目眩、目昏、雀目等。

目痛：目剧痛，连及头痛，恶心呕吐，瞳孔散大，如云雾状，色青或绿或黄色为绿风内障。

目眩：即视物眩转动荡，如在舟车之上。兼见头晕目眩，面赤耳鸣，腰膝酸软者，为肾阴亏虚，肾阳上亢所致。兼见头晕胸闷，体倦肢麻，恶心苔腻者，多为痰湿内蕴，清阳不升所致。

目昏：两目昏花，干涩，视物不清，可见于久病、虚证及老年人，多由气虚，肝血不足，肾精亏耗，目失所养而致目昏。

雀目：即一到黄昏视力明显下降，属肝胆疾病。

9. 问饮食与口味

问饮食多少，可知脾胃的强弱；问口味感觉，可诊断脏腑的病变。

（1）问口渴与饮水：

①口不渴，为津液未伤，见于寒证患者。

②口渴多饮，病者口渴明显，饮水量大，是津液大伤的表现。临床表现有以下三种类型：一是口渴喜冷饮，兼见面赤壮热，烦躁多汗，脉象洪大者，属实热之证，是里热亢盛，津液大伤，饮水自救的表现；二是大渴饮水量大且频，小便量多，兼见食量增大，体重日渐减少，为消渴表现，是肾阴亏虚所致，因肾主液主小便，司开阖，肾阴亏虚则肾阳亢盛，故开多阖少，小便量多，津液耗损，故大渴引食；三是大汗后，或剧烈吐泻之后，或使用大剂量利尿之后，出现口渴多饮，是因耗伤津液所致。

③渴不多饮：病人虽有口干或口渴感觉，但又不思饮水或饮水不多，是轻度伤津或津液疏布有障碍的表现，可见于阴虚、湿热、痰饮、瘀血等疾病。口干但又不欲饮水，兼见潮热、盗汗、颧红等临床表现，是阴虚证。因阴虚津液不足，不能上疏于口，则口干；体内无实热耗津，故不思饮水。口渴饮水不多，兼见头身困重，身热不扬，脘闷苔腻者，属湿热证。因湿热内困，津液气化障碍，不能上承于口，则口渴，但因内有湿邪又不能多饮。病人渴喜热饮，但饮量不多，或水入即吐，兼见头晕目眩者，属痰饮内停，因痰饮为阴邪，内停伤阳，津液不能气化，上承则口渴喜热饮，为津液输布障碍而非津液不足，故虽渴不多饮；饮停于胃，胃失和降，故水入即吐也。口干，但饮水漱口而不欲咽下，兼见舌质隐青或有青紫瘀斑，脉涩者，属内有瘀血。瘀血内阻，气化不利，津液不能化，气上承则口干，属津液输布障碍，并非津液亏乏，故不欲饮水。

（2）问饮食与食量多少：人的饮食情况与脾胃功能有着密切关系，胃受纳、腐熟水谷，脾主运化，转输水谷，胃者水谷之海，两者为后天之本。饮食多少可了解脾胃功能的强弱和病变。

①食饮减退：又称纳呆，即病人不思进食或厌食。临床常见于以下四种情况：一是食少纳呆，并见病人消瘦乏力，腹胀便溏，舌淡脉虚者，属脾胃气虚，是因脾胃腐熟运化功能低下所致。临床可见于久病虚证和素体气虚的病人。二是脘闷纳呆，并见头身困重，便溏苔腻者，是属湿邪困脾。因脾喜燥而恶湿，湿邪困脾，脾失运化，则脘闷纳少腹胀。如夏季感受暑湿之邪多发生此病证。三是纳少厌油食，并见黄疸胁痛，身热不移者，属肝胆温热，因湿热蕴结，肝火疏泄，木郁化火，脾失运化，以致食少厌油腻。四是厌食并见嗳气酸腐，脘腹胀痛，舌苔厚腐者，属食滞内停。因暴饮暴食损伤脾胃，致使脾胃腐熟运化功能失常，故纳呆厌食。脾不和，则食不化，胃不

和，则不思食。此外如已婚妇女停经，厌食呕吐，脉滑数冲和者，为妊娠恶阻，是因妊娠冲脉之气上逆，胃失和降所致。不严重者属正常生理现象，无须治疗。

②多食易饥：即病人食欲过于旺盛，食后不久即感饥饿，进食量多，身体反见消瘦。临床常见以下两种表现：一是多食易饥，并见口渴心烦，舌红苔黄，口臭便秘者，病属胃火亢盛，腐熟太过，代谢亢进，因而多食易饿；二是多食易饥，并见大便溏泻者，病属胃强脾弱，因胃腐熟功能亢进，故多食易饥，脾运化功能减弱，大便溏泄。

③饥不欲食：病人有饥饿感，但不想进食或进食不多。病见于胃阴不足病人。症见饥不欲饮食，胃中有嘈杂，并有灼热感，舌红少苔，脉细数，是因胃阴不足，虚火内扰所致。

④偏嗜食物：病人嗜食某种食物或异味。临床常见以下两种情况：一是小儿嗜食生米、泥土，并见消瘦、腹胀疼痛，脐周有包块，按之可移动，是属蛔虫积聚。病因饮食不洁，腹内感染蛔虫，脾失运化，机体失养所致。二是已婚妇女嗜酸，经停，恶心，脉滑数冲和者，为妊娠，属生理现象，不作病态。病人饮食好转，食量逐渐增加，表示胃气康复。

（3）问口味：病人口中味觉异常。因脾开窍于口，其他脏腑之气亦可循经脉上至于口，口中味觉异常，常是脾胃功能失常或其他脏腑病变的反映，因而询问病人口味，可以诊察内在脏腑的疾病。

①口淡乏味：属脾胃气虚。因脾胃腐熟运化功能低下，病人食少纳呆，故感口淡乏味。

②口甜或黏腻：属脾胃湿热。因甜味入脾，湿热蕴结脾胃，浊气上泛于口，或感口甜或黏腻。

③口中泛酸：属肝胃蕴热。因酸味入肝，肝热之气上蒸于口，则口中泛酸。

④口中酸馊：属伤食。因暴饮暴食，损伤肝胃，食停胃中不化，胃中浊气上泛，故感口中酸馊。

⑤口苦：属热证。可见于火邪为病和肝胆热之证。因苦味入心，心属火，胆液味苦，故火邪或胆气上泛，皆使口中味苦。

⑥口咸：属肾病及寒证。因咸味入肾，肾主水，肾病及寒水上泛，皆可使口中咸味明显。此外由于不同地区，不同疾病者产生不同的饮食嗜味，如肝病嗜酸，心病嗜苦，脾病嗜甜，肺病嗜辛，肾病嗜咸等，只作临床参考。

10. 问睡眠

睡眠与人体卫气的循行和阴阳的盛衰有着密切的关系。在正常情况下，卫气昼行阳经，阳气盛则醒；夜行阴经，阴气盛则睡。如果因病导致机体阴阳失调，阳不入阴，则成失眠；阳不出表，则易嗜睡。所以说机体阴阳的转输和阴阳的盛衰变化是形成失眠的病理机制。阴阳失调，必然影响心神，神衰不安乃致失眠。

（1）失眠：不易入睡，睡后易醒，或彻夜不眠，并伴有多梦。病因是阳盛阴虚，阳不入阴，神不守舍，心神不安。临床上常表现为以下四种类型：

一是病人不易入睡，并见心烦多梦，潮热盗汗，腰酸膝软。病属心肾不交，是因肾阴亏损或心火亢盛，心肾水火不能调济，水亏火旺，扰乱心神，造成失眠。

二是睡后易醒，并见心悸，纳少乏力，舌淡脉虚。病属心脾两虚，是因忧思伤脾，脾气虚不能运化水谷，血之化源不足，导致心血虚弱，心神失养，形成失眠。

三是睡眠而时时惊醒，并见眩晕、胸闷、胆怯、心烦、口苦、恶心。病属胆郁痰扰。胆为中正之官，清净之府，具有调节情志的作用。情志郁结，化火生痰，痰热内扰，则胆府不清，胆气不宁，心神不安而致失眠。

四是夜卧不安而失眠，并见脘闷嗳气，腹胀不舒，舌苔厚腻。病属食滞内停，是因饮食不节损伤脾胃，胃失和降，浊气上犯，扰动心神而致使失眠，胃不和则神不安。

（2）嗜睡：临床上以神疲困倦，睡意很浓，经常不自主地入睡为主要表现。多由机体阳虚阴盛或湿困脾阳所致，亦可见于湿邪入心包的病者。临床上常见嗜睡有以下四种类型：

一是困倦易睡，并见头目昏沉，身重脘闷，苔腻脉濡。病因是痰湿困脾，是为外感暑湿之邪，体内有痰湿，湿邪困脾，清阳不升，头失所养，而致嗜睡。

二是饭后神疲困倦易睡，并见形体衰弱，食少纳呆，少气乏力。病因为脾气虚弱，是因脾胃气虚，运化不力，清阳不升，头失所养而致多眠。

三是病者极度虚弱，神识朦胧，困倦易睡，并见肢冷脉微。病因为心肾阳衰。临床多见于伤寒病后期的重危者，是因心阳肾阳衰弱，阴寒内盛，机体功能衰弱而致多眠。

四是病人昏睡谵语，夜热甚，并见斑疹，舌绛，脉数。病因是温病热入营血，邪陷心包，蒙蔽心神，热盛神昏而致昏睡。

11. 问大小便

大便的排泄，虽直接由肠道所主持，但也与脾胃的腐熟运化、肝胆疏泄和命门的温煦等有着密切关系。小便的排泄虽直接由膀胱所司，但与肾的过滤气化、脾肺的转输肃降和三焦的通调亦有密切关系。故询问二便的情况，不仅可以直接了解消化功能和水液代谢是否正常，而且还是判断脏腑疾病寒热、虚实的重要依据。

二便为一身之门户，无论内伤外感，皆当察此，以辨其寒热虚实。询问患者的二便情况，主要了解排便的次数和时间，以及大小便的量、色、质、味，排泄时感觉和伴随症状等。

（1）问大便：健康人每日或隔日大便一次，排便通畅，成形不燥，内无脓血、黏液和未消化食物等。便次、性状、便感主要有以下几种情况。

一是便次异常。便秘，大便秘结，大便排出时困难，便次少，甚则多日不排便。病因是肠道津亏，大肠传导失司。临床如病者高热便秘，腹满，胀痛，舌红苔黄燥者，病属实热，是热盛伤津，大肠燥化太过所致。病人面色㿠白，喜热饮，大便秘结，脉沉迟者，是冷秘，病因阴寒内结，导致肠道气机滞塞所致。病人便干，并见舌红少苔，脉细数者，病属阴虚，是因阴液亏虚，肠道失润所致。久病、年老或产后便秘，病因气液两亏，是因气虚无力排便，津亏，肠道失润所致。泄泻，即大便不成形或呈水样，便次增多。病因脾失健运，水停肠道，大肠传导失常所致。如病人由于纳少腹胀，大便隐痛，大便溏泄者，病因脾虚。是因脾失健运，小肠清浊不分，水停肠道所致。病人黎明前腹痛作泄，泄后则安，腰膝酸冷者，病因肾阳虚。因命门火衰，不能温煦脾土，脾寒运化失职所致。黎明前为阳气未旺，阴气极盛之时，故于此时腹痛作泻，为肾阳虚泻。病人脘闷嗳腐，腹痛泄泻，泻后痛减者，病因伤食。原因是暴饮暴食或食物不洁，损伤肠胃，使大肠传导亢进所致，泻后腐浊排出故痛减。病人情志抑郁，腹痛作泻，泻后腹痛减者，病因肝郁乘脾。原因是肝气郁结横克脾土所致。

　　二是便质异常。除便秘、便燥、泄泻便稀外，临床的便质异常有谷物不化，即大便中带有很多未消化的食物。多见于脾虚泄泻和肾虚泄泻。大便溏结不调，即大便时干时稀，病因多为肝郁乘脾；若大便先干后溏，多属脾虚。如大便脓血者是痢疾，便黑如柏油是胃出血，便血鲜红是肠出血。

　　三是排便感觉异常。肛门灼热，排便时肛门有灼热感，病因大肠湿热，常见于暑日泄泻。排便不爽：即腹痛而排便不通畅，病因是肝郁乘脾，肠道气滞。若是大便溏如黄糜，泻下不爽，是湿热蕴结大肠，肠道气机传导不畅所致。里急后重，即腹痛时时欲泻，肛门重坠，便出不爽。是湿热内阻，肠道气滞所致。滑泻失禁：病属久泻不愈，大便不能控制，约束不制，又称滑泻，病属脾肾阳虚，肛门失约所致。肛门气坠：即肛门有下坠感，甚则脱肛，病属脾虚中气下陷形成。

　　（2）问小便：小便为津液代谢之排泄物，可以了解津液的盈亏和肺、脾、肾三脏的气化功能是否正常工作。健康成人一般日排尿 3～5 次，夜间一次，每昼夜排尿量1000～1800 毫升。尿次、尿量，受饮水、温度、出汗、劳累、年龄等因素影响。排尿异常大体分以下三个方面：

　　一是尿量异常。尿量增多：病人小便清长量多，畏寒喜暖，是虚寒证。寒则汗液不排，津液无伤，水液下渗，故小便清长量多。病人口渴、多饮、多尿，并见消瘦，是消渴病。病因肾阴亏虚，开多合少所致。尿量减少：病人小便尿赤、短少，多属实热证，是由汗、吐、下泻后伤津所致。热虚伤津，汗、吐、下亦伤津液，尿液化源不足，故小便短赤量少。病人尿少，并见浮肿，为水肿病。是因肺、脾、肾三脏功能失常，气化不利，水湿内停所致。

　　二是尿次异常。小便频频：病人小便短赤，频急，为淋证，是湿热蕴结下焦，膀胱气化不利所致。病人小便澄清，频数失禁等，是因肾气不足，膀胱失约所致。夜尿增多，小便清长，多见于老年人及肾病后期。病因肾亏虚，开阖失度，膀胱失约所致。癃闭：小便不畅，点滴而出，为癃；小便不通，点滴不出为闭，统称为癃闭。因湿热蕴结，或瘀血或结石阻塞者，多属实证；因老年气虚，肾阳不足，膀胱气化不利者，多属虚证。

　　三是排尿时感到异常。小便涩痛，排尿不畅，同时伴有急迫、疼痛、灼热感，为淋证。病因是湿热蕴结膀胱，气化不利所致。排尿后小便点滴不禁，多见于老年人，属肾气不固而形成。小便失禁：小便不能随意控制而自遗，称为尿失禁，病因属肾气不固，膀胱失约。若病人神志昏迷而小便自遗，病属危证。遗尿：即睡时不自主的排尿。病属肾气不足，膀胱虚衰。

12. 问妇女病理

妇女有月经、带下、妊娠、产育等生理、病理现象，可分以下三个方面问诊：

（1）问妇女月经。月经是发育成熟妇女所特有的一种生理现象，因每月有规律来潮，故称为月经。初潮年龄为 13 岁 ~ 15 岁，周期为 28 天左右，持续时间为 3 ~ 5 天，经色红无块。在妊娠期及哺乳期，月经不来潮。绝经期年龄大约在 49 岁左右。根据月经周期和量、色、质的异常变化，可诊断疾病的寒热虚实变化，参诊疾病所在。

①月经不调：月经周期及量、色、质的异常改变称之为月经不调。可分为月经先期、后期和不定期三种：

一是月经先期：月经周期提前 8 ~ 9 天以上称为月经先期。并见经色深红。质稠，量多者是血热，属邪热迫血妄行所致；经色淡红，质稀，量多者，属气虚，是气虚不能摄血所致。

二是月经后期：月经周期错后 8 ~ 9 天以上者称为月经后期。并见经色淡红质稀，量少者，属血虚，是经血不能按时满溢而致；后期色紫黯，有块，量少者，是又受寒冷经血凝滞，不能按时而下所致。

三是月经不定期：即月经前后不定，差错 8 ~ 9 天以上者。见经色紫红，有块量少，兼见乳房胀痛者，属气郁，是因情志郁结，肝失调达，气机逆乱所致。经期经色淡红，质稀，量多不定者，属脾肾虚损。因脾肾虚衰，冲经失调，脾虚失摄则先期量多，肾虚血亏则后期量少，故月经先后不定期，经量时多时少。

②行经腹痛：凡是在经期前后、行经期间发生阵发性下腹部疼痛，甚至剧痛难忍，并伴随月经呈周期性发作者，称为痛经。凡经前小腹胀痛，行经后痛减者属实证，多因气滞血瘀，不通则痛所致。凡经后小腹隐痛，并腰部酸痛者，属虚证，多因气血不足或肾虚，胞络失养所致。凡行经小腹冷痛，得热痛减者，属寒证，是因寒凝经脉，胞络收引，拘急所致。

③闭经：女子发育成熟后，月经应来不来，或曾来而中断，闭止在三个月以上者，称之为闭经。在问诊时要与妊娠、哺乳期、绝经期、暗经相鉴别。闭经的原因多由血瘀、肝气郁结、虚劳，及子宫病变等引起，必须六诊合参才能正确鉴别。

④崩漏：月经忽然大下不止谓之崩，长期淋漓不断称为漏。漏者崩之渐，崩者漏之甚，统称为崩漏。凡崩漏经色深红有块者，病属血热；经色淡红无块者，多见于任冲损伤或中气下陷，脾虚不能摄血所致。

（2）问妇女带下。在正常情况下，妇女可有少量白带分泌，若带下量多，淋漓不断，或色质改变，或有臭味，即为带下病。

若带下色白，量多，质清稀，无臭味者称为白带，病属寒湿，由于脾虚不运，寒湿下注所致。

若带下色黄，量多，质黏稠，味臭秽者，称为黄带，病属湿热下注所致。

若带下色红黏稠，或赤白相混，少有臭味者，称为赤带，多因情志不舒，肝郁化热，损伤胞络所致。

若绝经后仍见赤带淋漓不断者，可由癌症引起，应尽早检查治疗。

（3）问妊娠。如已婚妇女平素月经正常，突然停经而又无病理表现，脉象滑数冲和者，是喜脉，即妊娠。妊娠妇女出现厌食、恶心、呕吐，甚则反复呕吐不能进食者，称为妊娠恶阻。如症见神疲倦怠，口淡腹胀者，是因胃气虚弱，妊娠后冲脉气盛上冲，胃失和降所致；如症见抑郁易怒，口苦吐酸者，是肝郁化火，肝火犯胃所致；如症见脘闷纳呆，呕吐痰涎者，是痰浊上逆，胃失和降所致。妊娠后小腹下坠疼痛，腰部酸痛，并见漏红者，称为胎动不安，为堕胎小产之前兆。若见面色暗滞，头晕耳鸣，尿频者，为肾虚不能顾护冲任所致；兼见面白无华，神疲倦怠者，为气血亏虚不能养胎所致。若跌仆闪挫后出现腹痛漏红者，为外伤损伤冲任所致。

（4）问产后。产后血性恶露淋漓不断，持续二十天以上者，称为产后恶露不绝，可由气虚、血瘀等引起。若恶露量多色淡质稀，并见面色萎黄，神疲乏力者为气虚下陷不能升摄所致。恶露量多、色深红、质稠，并见面赤口渴，便秘尿赤者，为血热妄行所致。恶露黯紫有块，并见小腹刺痛拒按，舌隐青或有瘀斑者，为瘀血内停所致。

产后发热持续不退，甚至壮热者，称为产后发热，可由感受外邪，火邪内盛，阴虚生热等因引起。如病人发热恶寒，并见头身重等表症者，为外感所致。病人高热烦躁，口渴饮冷，便秘尿赤者，为火邪内盛所致。病人产后低热，腹痛绵绵，头晕面白，大便干结，为血瘀化燥生热所致。

13. 问诊小儿

医者要依靠问其父母、保育员取得病情。问诊时，除了解一般问诊的内容外，还要结合小儿的生理、病理特点进行询问。

小儿的生理特点是：脏腑娇嫩，生机蓬勃，发育迅速。病理特点是：发病较快，变化较多，抵抗力差，易虚易实。故对小儿病症，必须诊断正确，治疗及时。在问诊时，着重询问下列几个方面：

一是问出生前后情况。新生儿出生后至一个月的疾病多与先天因素和分娩有关，故应着重询问母亲妊娠期及产乳期的营养健康状况，是否难产、早产等，可了解小儿先天情况。婴幼儿 1～3 周，发育较快，需要营养多，喂养不当易患营养不良、五软五迟、血虚等症，故应重点询问小儿的喂养情况和坐、爬、立、行、出牙、语言的迟早，以了解小儿后天喂养和发育情况是否正常。

二是问预防接种，传染病史和传染病接触史。小儿 6 个月～5 周岁，先天免疫已消失，而后天免疫力尚未形成，且接触感染机会较多，易患水痘、麻疹等儿科传染病，故要询问预防接种情况；如小儿已作过预防接种即考虑排除一些疾病。

三是问易使小儿致病的原因。婴儿神志发育不完善，易受惊吓，易致高热、惊风，出现惊叫、抽搐等症。脾胃嫩弱，消化力差，易患伤食、呕吐、腹泻、疳积等症；对外界环境适应力差，易患外感疾病。

14. 问诊小结

医生通过问诊病人或其亲属、保姆，可了解疾病的发生、发展、治疗过程。因疾病的发生与病人的内外环境关系密切，故询问既往史、居住条件、饮食、嗜好、食欲和家庭病史，可作诊察现在疾病的参考。

问疾病的发生、发展和治疗经过，可了解发病原因或诱因，疾病发展转变的全过程和过去的治疗情况及效果，亦可对疾病作综合诊断。

问现在症状，则是临床辨证的重要依据，侧重询问与中医辨证有关的病情，如恶寒发热的感觉，有汗无汗，疼痛的部位和性质，头身胸腹情况，四肢情况，及睡眠、饮食、二便、经带、婚姻、情志等情况，并着重询问病人何处最痛苦、最难受，即使是难言之隐，也应"病不羞医"。

问诊时态度要认真、耐心、细微，要关心和同情病人，取得病人的信任和合作，根据病人的主诉和其他三诊的资料合参取得诊断依据。

（四）脉诊的辨证

诊脉全靠医生手指灵敏的触觉来体验病者血脉跳动和流向，即脉象，因此要准确地分辨寸、关、尺部位的脉象，除了熟习诊脉的理论之外，还要多作实践练习，做到既有理论又有技巧，才能掌握这一诊法。

1. 脉象形成的原理

心主血脉，心脏跳动把血液排入血管而形成脉搏。心脏的跳动和血液在血管里的运行均由宗气所推动，宗气积于胸中出于喉咙，以贯心脉。血液循环于脉管中，流布全身，环周不休，运行不息，除心脏的主导作用外，还必须有各脏器的协调作用配合。肺朝百脉，即是循行于周身的血脉均汇集于肺，因肺主气，通过肺气的敷布，血液才能散布全身；脾胃为气血化之源，脾主统血，血液的循行有赖脾气的统摄；肝藏血，主疏泄以调节循环血量；肾藏精，精化气，是人体阳气的根本，各脏腑组织功能活动的原动力，且精可以化生血，是生成血液的物质基础之一。故脉象的形成，是与各脏腑气血运行有密切相关的。脉象也就是各脏腑运行的形象。

2. 诊脉的临床意义

脉象的形成既然和各脏腑气血运行关系密切，那么脏腑气血发生病变，血脉运行受到影响，脉象就有变化，故通过脉诊可察脉象，可以判断疾病的病位，推断疾病的康复情况，判断疾病的病位、性质和邪正盛衰。疾病的表现尽管极为复杂，但以病位的浅深来说，不是在表，就是在里，而脉象的浮沉，常反映病位的浅深，脉浮病位多在表，脉沉病位多在里。疾病的性质可分寒证与热证，脉象的迟数可以反映疾病的性质，如迟脉多主寒证，数脉多主热证。在病变过程中，邪正斗争的消灭和长久，产生虚实病理变化，而脉象有力无力，能反映疾病的虚实证候。脉虚无力是正气不足的虚证，脉实有力是邪气亢盛的实证。

诊脉对于推断疾病的进退预后，有一定的临床意义。如久病脉见缓和，是胃气渐复，病退向愈之兆；久病气虚、虚劳，或失血，久泄而见脉洪大，则多属邪盛正衰危证。外感热病，热势减退，脉象出现缓和，是病渐愈之兆；若脉急数，烦躁，则病加重。又如战汗，汗出脉平静，热退身凉，为病退康复；若脉急疾，烦躁者则是病加重的危候。欲察之病进退吉凶者，但当以胃气为主，如今日尚和缓，明日更弦急，知邪气愈进，邪愈进，则病愈甚矣。今日之弦急，明日稍和缓，知胃气之渐至，胃气至，则病渐轻矣。如顷刻间，初急后缓者，胃气之来也；初缓后急者，胃气之去也。此是诊察邪正进退脉象之法。

必须指出，脉与病的关系十分复杂，在一般情况下，脉象和病症是相应的，但也有脉症不相应的特殊情况，故有"舍脉从症"或"舍症从脉"之说法。临床运用应六诊合参，才能取得到正确的诊断。

3. 脉诊的部位

脉诊的部位有遍诊法、三部诊法、寸口诊法三种诊脉方法。

一是遍诊法：切脉的部位有头、手、足三部分，每部分各分天、地、人，三而三之，合而为九，故称三部九候诊法。其具体部位如下表：

上部（头部）	上部上：面额之动脉（太阳穴），以诊候头角之气。
	上部中：耳前之动脉（耳门穴），以诊候耳目之气。
	上部下：两颊之动脉（巨髎穴），以诊候口齿之气。
中部（手部）	中部上：手太阴（寸口脉），以诊候肺之气。
	中部中：手少阴（神门穴），以诊候心之气。
	中部下：手阳明（合谷穴），以诊候胸中之气。
下部（足部）	下部上：足厥阴（太冲穴），以诊候肝之气。
	下部中：足太阴（冲阳穴），以诊候脾、胃之气。
	下部下：足少阴（太溪穴），以诊候肾之气。

二是三部合诊法：即人迎、寸口、趺阳三脉。其中以寸口候十二经，以人迎、趺阳分候胃气。也有加上足少阴（太溪穴）以候肾脉的。以上两种诊法用于急重症。

三是寸口诊脉法：寸口脉分寸、关、尺三部脉。以鱼际至高骨，为之寸；寸后尺前为之关。即以高骨为标准（桡骨茎突），其稍为内方的部位为关；关前（腕端）为寸，关后肘端为尺。两手各有寸、关、尺三部，共六部脉。

寸、关、尺三部可分浮、中、沉三候，这就是寸口诊法的三部九候。三部者，寸、关、尺也；九候者，浮、中、沉也。

手腕左	寸脉可诊候：心、膻中、心包络
	关脉可诊候：肝、胆与膈
	尺脉可诊候：肾、膀胱、大肠、小肠
手腕右	寸关可诊候：肺、胸中
	关脉可诊候：脾、胃
	尺脉可诊候：肾、大肠

寸、关、尺分配脏腑，其所候的是五脏六腑之气，而不是脏腑脉出于何部。实际两手六部脉皆是肺经之脉，但五脏六腑之气都是运行于肺经之气候脉。

病情危重，老人、虚人、久病、产后虚弱可按浮中沉诊脉。左诊心、肝、肾，右诊肺、脾、命门，以候各脏腑病变预后情况。

4. 诊脉的方法和注意事项

一是诊脉时间：诊脉的时间最好是清晨，因为清晨时病人不受饮食、活动、情绪、疲劳等各种因素的影响，体内外环境比较安静，气血经脉处于少受干扰情况下，故容易鉴别病脉。总的来说，诊脉时要求有一个安静的内外环境，诊脉之前先让病人休息片刻，使气血平静，诊室也需要保持安静，以避免外界环境的影响和病者的情绪波动，这样有利于医者体会脉象。在特殊情况下，应随时随地诊察病人，不拘泥于条件。

二是诊脉体位：让病人取坐位或卧位，手臂放平和心脏近于同一水平，直腕，手心向上，并在腕关节背部垫上布枕，以便于切脉。不正确的体位会影响气血的运行而影响脉象。

三是诊脉的指法：医生和病人侧向坐，用左手按病人的右手脉，用右手按病人的左手脉。诊脉下指时，首先用中指按压在掌后高骨的内侧关脉部位，接着用食指按关前的寸脉部位，无名指按关后的尺脉部位，三指应呈弓形，指头平齐，以指腹接触脉体。用指腹感觉较为灵敏，布指疏密要和病人身体相适应。身高臂长者，布指宜疏；身矮臂短者，布指宜密。部位取准确后，三指平布，同时用力按脉，称为总脉。为了重点体会某一部脉象，也可用一指单按其中一部脉象，如诊小肠时，微微提起中指和无名指；诊关脉则微提起食指和无名指；诊尺脉则微提起食指和中指。临床诊断脉象总按、单按配合使用。寸、关、尺的点按和拉琴一样需要点指。

诊小儿脉可用一指定关法，而不细分三部，因小儿寸口短，不宜三指定寸、关、尺，由其易哭闹不合作。

四是诊脉的举按寻：这是诊脉时运用指力的轻重和移动，来寻探脉象的一种手法。持脉要有三：举、按、寻。轻手循之为举，重指取之为按，不轻不重求之为寻。初持脉轻手按之，脉见皮肤之间者，阳也腑也，亦心肺之应也；重手得之，脉伏于肉下者，阴也脏也，亦肝肾之应也；不轻不重，中而取之，其脉应于血肉之间者，阴阳相适，冲和之应，脾胃之候也。若浮中沉之不及见，则委曲求之；若隐若现，则阴阳伏若之脉也，三部皆然。用轻指力按在皮肤上叫举，又叫浮取轻取；用重指力按在筋骨间叫按，又叫沉取或重取；指力不轻不重，还可以亦轻亦重，以委曲求之为寻脉。因此诊脉必须注意体会举、按、寻之间的脉象变化。

五是平息诊脉：一呼一吸叫作一息，诊脉时，医者的呼吸要自然均匀，用一呼一吸的时间来计算病者的脉搏次数，如脉之迟数，均以息计算。医生诊脉时要心情平静，思想集中，全神贯注地体会脉象。持脉有道，肃静为要。

六是诊脉五十动：每次诊脉必满五十动。即每次切脉时间，每侧脉搏跳动不应少于五十次，其意义是了解脉搏跳动五十次中，有没有出现结、代、促脉。但必要时需延长第二个、第三个五十次，以达到辨清脉象为目的，所以每次候脉时间为3~5分钟为宜。

5. 诊平脉

平脉是正常人的脉象，人一呼脉再动，一吸脉亦再动，呼吸定息，脉五动，间以太息，为无病也。平脉形态是三部有关，每分钟70~80次，不浮不沉，不大不小，从容和缓，柔和有力，节律一致，尺脉沉取有一定力量，并随生理活动和气候环境不同而有相应正常变化。平脉有胃、神、根三个特点。

一是胃气。胃为水谷之海，后天之本，是人体营卫气血之源，人之生死，决定于胃气有无，所谓有胃气则生，无胃气则死，因此脉之胃气为本。总的来说，平人脉象不浮不沉，不快不慢，从容和缓，节律一致，是为有胃气。即使是病脉，不论浮沉迟数，但有徐和之脉象，便是有胃气。诊察胃气的有无、盛衰，对判断疾病的预后有一定的临床意义。

二是脉神。脉贵有神，心主血而藏神，脉为血之府，血气充盈，心神便健旺，脉象自然有神。脉神的形态是柔和有力，即使微弱的脉，微弱之中不至于完全无力即是有神。弦实的脉，弦实之中仍带有柔和之象的为有神。总之脉中有胃气，有脉神，都是具有冲和之象，有胃即有神，所以有胃有神的脉象一致。

三是脉根。肾为先天之本，是人体脏腑组织功能活动的原动力，肾气足，反映于脉象必有根。沉以候脉，尺以候脉，尺脉沉取应指有力，就是有根的脉象形态。若病中肾气犹存，先天之本未绝，尺脉沉取尚可见，便还有生机。

平脉随人体内外因素的影响而有相应的生理性变化。

四季气候：由于气候的影响，平脉有春弦、夏洪、秋浮、冬沉的变化，因为春季虽然阳气已升，但寒未尽除，气机有约束之象，故脉稍弦；夏天阳气隆盛，脉气来势盛而去势衰，故脉稍洪；秋天阳气欲敛，脉象来势洪盛已减轻如毛，故脉稍浮；冬天阳气潜藏，脉气来势沉而搏指。

地理环境：地理环境也能影响脉象。南方地处低下，气候偏湿，空气湿润，人体肌腠缓疏，故脉多细软或略数；北方地势高，空气干燥，气候偏寒，人体肌腠紧缩，故表现为沉实。

性别：妇女脉象较男子濡弱而略快。妇女妊娠，脉常见滑数而冲和。

年龄：年龄越小，脉搏越快，婴儿脉搏 120～140 次/分；5～6 岁幼儿，脉搏 90～110 次/分；随着年龄的增长则脉象逐渐和缓。青壮年脉搏有力，老年人气血虚弱，精力渐衰，脉搏较弱象。

体格：身材高大的人，脉的显现部位较长；矮小的人，脉的显现部位较短。瘦人肌肉薄脉长浮，肥胖的人皮下脂肪厚，脉常沉。凡常见六脉沉细等同，而无病象的叫作六阴脉；六脉常见洪大等同，而无病象的叫作六阳脉。

情志：一时性的精神刺激，脉象也会发生变化，如喜则伤心而脉缓，怒则伤肝而脉急，惊则伤气而脉动等。情绪恢复正常平静之后，脉象也就恢复正常。

劳逸：剧烈运动脉多急疾，入睡之后脉多迟缓，脑力劳动之人脉多弱于劳动之人。

饮食：饭后、酒后脉多数而有力，饥饿时脉象稍弱而无力。

有些人脉见于寸口，而尺部斜向手臂，为斜飞脉。脉出现在寸口的背侧，叫反关脉。还有出现在其他位置的，都是生理特异的脉位，即桡动脉解剖位置的变异，不属病脉。

6. 诊病脉

疾病反映在脉象的变化，叫作病脉。脉象是通过位、数、形、势四个方面来体察：如浮沉是脉位的不同，迟数是至数的不同，虚实是力量强弱的不同。有些脉象，又是几个方面相结合的，如洪、细则是形态和气势的不同。下边列举二十八病脉、脉象、主病。

（1）浮脉：脉象轻取而得，重按稍减而不空，举之泛泛有余。主病：表证、虚证。浮脉主表，反映病邪在肌表。邪袭肌腠，卫阳抵抗外邪，则脉气鼓动于外，应指而浮。但久病体弱，也有见浮脉的，多浮大无力。

（2）沉脉：脉象轻取不应，重按则得。主病：里证。有力为里实，无力为里虚。邪在里，气血内困，则脉浮沉有力；若脏腑虚弱，正气不足，阳虚气陷，不能升举，脉气鼓动无力，故脉沉无力。

（3）迟脉：脉来迟慢，每分钟脉搏跳动 60 次以下，一息不足四至。主病：寒证。有力为积寒，无力为虚寒。寒凝气滞，阳失健运，故脉象见迟。迟而有力为冷积实证；迟而无力，多属虚寒。但邪势结聚，阻滞血脉流行，也见迟脉，但迟而有力，按之必实，如伤寒阳明病脉迟，故脉迟不可一概认为寒证，应脉症合参。久经锻炼的运动员，脉迟有力，不属病脉。

（4）数脉：一息脉来五至以上，相当于每分钟脉搏在 90 次以上。主病：热证。有力为实证，无力为虚证。邪热亢盛，气血运行加速，故见数脉，并数而有力；久病阴虚，虚热内生，脉也见数，并数而无力；若阳虚外浮而见数脉，是数大而无力，按之豁然而空。上述三者鉴别，必须脉症合参。

（5）洪脉：脉象洪大，状如波涛汹涌，来盛去衰。主病：气分热盛。内热充斥，脉道扩张，气盛血涌，故脉见洪象；若久病气虚，或虚劳、失血、久泻等病证见洪脉，则多属邪盛正衰的危候。

大脉：脉体扩大，但无汹涌之势，这是与洪脉区别的要点。脉大主邪盛病进，又主虚。辨别邪正的盛衰，区别于大脉的有无和无力。

（6）微脉：脉象极细极软，按之欲绝，若有若无。主病阳衰少气，阴阳气血皆虚。阳衰气微无力鼓动，故见微脉。轻取之似无是阳气衰，重按之似无是阴气竭。久病脉微，是正气将绝；新病脉微，主阳气暴脱，但邪不太深重者尚可救。

（7）细脉：脉细如线，但应指明显。主病：气血两亏，诸虚劳损，又主湿病证。脉细为气血两虚所致。营血亏损不能充营脉道，气不足则无力鼓动血液运行，故脉体细小而软弱无力。或湿邪阻压脉道，也见细脉。若湿热病神昏谵语见细数脉，是热邪深入营血或邪陷心包的证候。小脉即细脉。

（8）散脉：脉象浮散无根，至数不齐。主病：元气离散。散脉举之浮散而不聚，稍用力按之则无，漫无根底，表示正气耗散，脏腑之气将绝的危候。

（9）虚脉：三部脉举之无力，按之空虚。主病：虚证。气不足而运其血，故脉来无力，血不足而充其脉，则按之空虚，故虚脉主包括气血两虚及脏腑虚。

（10）实脉：三部脉举按均有力。主病：实证。邪气亢盛而正气不虚，正邪相搏，气血壅盛，脉道坚满，故应指有力为实脉。

（11）滑脉：脉象往来流利，如珠走盘，应指圆滑。主病：痰饮、食滞、实热。实邪壅盛于内，气实血涌，故脉往来十分流利，应指圆滑。平人脉滑而冲和是营卫充实之象，故亦为平脉。妇女怀孕亦常见滑脉，是气血充盈而调和的表现。

（12）涩脉：脉象往来艰涩不畅，如轻刀刮竹，与滑脉相反。主病：伤精，少血，气滞血瘀，挟痰，挟食。精亏血少，不能濡养经脉，血行不畅，脉气往来艰涩，故脉涩无力；气滞血瘀或食痰胶结，气机不畅，血行受阻，则脉涩而有力。

（13）长脉：脉象首尾端直，超过本位。主病：肝阳有余，阳盛内热等有余之证。若脉长而和缓，是中气充足，升降流行畅通，气血无亏损，是健康人之脉象，所谓长则气治。若肝阳有余，阳盛内热，则脉象长而弦硬。凡长而有兼脉多是病根。

（14）短脉：脉象首尾俱短，不能满部。主病：有力为气郁，无力为气损。短脉是指脉来觉短常度，气虚不足，无力鼓动血行，故脉短而无力。所谓短则气病，有因气郁血瘀，或痰滞食积，阻碍脉道，以致脉气不伸而见短脉，但短而有力，故短脉不可一概作不足论，应注意脉之有力和无力辨证。

（15）弦脉：脉象端直而长，如按琴弦。主病：肝胆病、痛证、痰饮、疟疾。弦脉是脉气紧张的表现。肝主疏泄，调畅气机，以柔和为贵。邪气滞肝，疏泄失常，气机不利，诸痛、痰饮阻滞气机，脉气因而紧张，则出现弦脉。疟疾脉弦，内伤、中气不足，肝病乘脾，亦常见弦脉。若弦而细劲，便是胃气全无，病多难治。春季时平人常见脉弦而柔和者，不属病脉。

（16）芤脉：脉象浮大中空，如按葱管。主病：失血，伤阴等证。芤脉浮大无力，按之中空，即上下两旁皆脉形，而中间独空。因突然失血过多，血量减少，营血不足，无法充脉；或津液大伤，血不得充，血失阴伤则阳无所附而散于外，故见芤脉。

（17）紧脉：脉来绷急，状如牵绳转索。主病：寒、痛、宿食等证。寒邪侵袭人体，阻碍阳气，寒邪与正气相搏，以致脉道紧张而拘急，故见紧脉。邪在表，脉见浮紧；寒邪在里，脉见沉紧。剧痛、宿食之紧脉，也是寒邪积滞与正气相搏的缘故。

（18）缓脉：脉象一息四至，来去缓慢。主病：湿病，脾胃虚弱。湿性黏滞，气机为湿所困，或脾胃虚弱，气血不足无以充盈鼓动，故脉见缓慢。有病之人脉转和缓，是正气恢复之兆。若脉来从容不迫，均匀和缓，是常人的脉象，不属病脉。

（19）革脉：脉象浮而搏指，中空外坚，如按鼓皮。主病：亡血、失精、半产、漏下等。革脉是外强中空，恰如绷紧之鼓皮，由于正气不固，经血不能藏，以致气无所依而浮越于外，所以亡血、失精、半产、漏下多见革脉。

（20）牢脉：脉沉按实大弦长。主病：阴寒内实，疝气、癥瘕等证。牢脉实大弦长，轻取、中取均不应，唯沉取始得，坚牢不移。多因病气牢固，证属阴寒内积，阳气沉潜。牢脉主实证，但有气血之分，癥积形成肿块，是实在血分；无形痞结是实在气分。若牢脉见于失血，是阴虚等证，病属危重证候。

（21）弱脉：脉象极软而沉细。主病：气血不足之证。弱脉沉取方得，细软无力，不任重按。气血不足之证，血虚脉道不充，气虚则搏动乏力，病后正虚，见脉弱为顺；新病邪实，见脉弱为逆。

（22）濡脉：脉浮而细软。主病：诸虚，又主湿证。濡脉脉位表浅，细软无力，轻取可以触知，重取反不明显。虚证和湿证均可出现，精血虚而不荣于脉，故主诸虚；但湿气阻压脉道，也见濡脉。

（23）伏脉：脉象重手推筋按骨始得，甚则伏而不见。主病：邪闭，厥证，也主痛极。伏脉较沉脉部位更深，着于筋骨。常见于邪闭、厥证、痛极。因邪气内伏，脉气不得宣通所致。若两手脉潜伏，同时太溪与跌阳脉都不见，属危证。

（24）动脉：脉形如豆，厥厥动摇，滑数有力。主病：痛证、惊证。动脉是阴阳相搏，升降失和，使其气血冲动，故脉道随气血冲动而呈滑数有力，但脉体较短。痛则阴阳不和，气为血所阻滞；惊则气血紊乱，脉行躁动不安，故痛与惊则能出现动脉。

（25）促脉：脉来数而有时止，止无定数。主病：阳盛实热，气血痰饮宿食停滞，亦主肿痈之证。阳虚实热，阴不和阳，故脉来急数而时见时止；凡气血痰饮，肿痛等实热证，均可见脉促有力；若促而细小无力，多是虚脱之象，临床应辨证合参。

（26）结脉：脉来缓有时止，止无定数。主病：阴虚气结，寒痰血瘀，癥瘕积聚。阴虚而阳不和，故脉缓慢有时止。凡寒痰瘀血，气痰不疏，脉气阻滞，故见结脉。

（27）代脉：脉来一止，止有定数，良久方来。主病：脏气衰微，风证，痛证、七情惊恐、跌打损伤。脏气衰微，气血亏损，元气不足，以致脉气不能衔接而上有定数。至于风证、痛证、七情惊恐、跌打损伤诸病而见代脉，是因病而致脉气不能衔接，脉亦见歇止；体质异常或妇女怀孕，也可见代脉。这些与脏气衰弱，或一脏无气之代脉有所不同，不可概作病脉论治，要六诊合参。

（28）疾脉：脉来急疾，一息七八至。主病：阳极阴竭，元气将脱。疾脉是真阴竭于下，孤阳亢于上，而气短已极之象。伤寒、温病在热极时往往有疾脉，疾而按之益坚，是阳亢真阴垂危之候；若疾而虚弱无力是元气将脱之证；劳瘵病亦可见疾脉，多属危证候。婴儿脉来一息七至是属平脉，不作疾脉论治。

7. 相似脉的鉴别

上述28种病脉中，有些很相似，容易混淆不清，必须加以鉴别，即用近似脉象相比的比类法，还有用相反脉象对比的对举法，这些都是鉴别相似脉象的好方法。现列举如下：

（1）浮脉与虚脉、芤脉、散脉：四者相似，脉位均表浅，但不同的是浮脉举之泛泛有余，重按少减而不空，脉形不大不小；虚脉形大无力，重按空虚；芤脉浮大无力，中间独空，如按葱管；散脉浮散无力，漫无根蒂，稍用力则按不着。

（2）沉脉与伏脉、牢脉：三者脉位皆在深部，轻取则不应，不同的是沉脉重取乃得；伏脉较沉脉部位更深，着了筋骨，故重按亦无，须推筋着骨始得，甚则渐时伏而不见；牢脉沉取实大弦长，坚牢不移。

（3）迟脉与缓脉：均以息计，迟脉一息不足四至；缓脉稍快于迟，一息四至，脉来有冲和余缓之象。

（4）数脉与滑脉、疾：数脉与滑脉有相似之处，滑脉流利圆滑似数脉。但滑指形与势，数指至数言，一息五至以上；疾脉更快于数脉，一息七八至，相当于每分钟脉搏在140次以上。

（5）实脉与洪脉：在脉势上都是充实有力，但洪脉状若波涛汹涌，盛大满指，来盛去衰，浮取明显；而实脉长大坚实，应指有力，举按皆然，来去俱盛，故有浮沉皆得大而长，应指无虚幅幅强之说。

（6）细脉与微脉、弱脉、濡脉：四者都是脉形细小且软弱无力。但细脉形小而应指明显；微脉则极细极软，按之欲绝，有时至数不清，起落模糊；弱脉沉细而无力；濡脉浮细而无力，即脉位与弱脉相反，轻取可以触知，重按反不明显。

（7）芤脉与革脉：二脉都有中空之象，但芤脉浮大中空无力，如按葱管，显示脉管柔软；革脉浮大搏指，弦急中空，如按皮鼓，显示脉管较硬。

（8）弦脉与长脉、紧：弦脉与长脉相似，但长脉超过来部位，如循长竿，长而不急；弦脉虽长但脉气紧张，指下如按琴弦。弦脉带急，长脉带缓，弦脉有似紧脉，二者脉气均紧张，但弦脉如按在琴弦上无绷急之势；紧脉如按在拉紧的绳索上，脉势绷急，在脉形上紧脉比弦脉大。

（9）短脉与动脉：二者在脉形上均有短缩之象，但短脉是形状短缩且涩常兼迟，不满三部；动脉其行如豆，常兼滑数有力。动脉形滑而且数，短脉形涩而必迟。

（10）结脉、代脉、促脉：三者都属于节律失常而有歇止的脉象，这是三脉共同之处。但结脉、促脉都是不规则的间歇，歇止的时间短；而代脉则是有规律的歇止，且歇止的时间较长，这是结脉、促脉与代脉的不同之处。结脉与促脉都有不同规则的间歇，但结脉是迟而歇止，促脉是数而歇止。

（11）脉象的对举方法：

一是浮脉与沉脉：是脉位浅深相反的两种情况脉象。浮脉脉位表浅，轻取即得，主表属阳；沉脉脉位深，轻取不应，重按而得，主里属阴。

二是迟脉与数脉：是脉搏快慢相反的两种脉象。迟脉搏动比正常脉慢，即一息不足四至；数脉搏动则比正常脉快，即一息五至以上。迟主寒而数主热，亦主虚证。

三是虚脉与实脉：是脉的搏动力量强弱相反的两种脉象。虚脉三部举按均无力，实脉举按均有力，分主虚实证。

四是滑脉与涩脉：是脉的通畅度相反的两种脉象。滑脉往来流利通畅，指下圆滑；涩脉往来艰难滞涩，极不流利。

五是洪脉与细脉：是脉体大小和气势均相反的两种脉象。洪脉脉体扩大，充实有力，来势盛去势衰；细脉脉体细小如线状，多软弱无力，但应指明显。

六是长脉与短脉：是脉气长短相反的两种脉象，长脉超过本部，即指脉气搏动超过本部的状态；短脉则形态短缩，不及本部，即指脉气搏动范围短小，不及本部的状态。

七是紧脉与缓脉：是脉的紧张力相反的两种脉象。紧脉紧张有力，如按转绳；缓脉势缓，一息四至。

（12）怪脉：凡脉无胃、神、根便是怪脉，又称真脏脉、败脉、死脉、绝脉。多见于疾病的后期，脏腑之气衰竭，胃气败绝的病证。怪脉列举如下：

①釜沸脉：脉在皮肤，浮脉之极，至数不清，如釜中沸水，浮泛无根。为三阳热极，阴液枯竭之证候，主脉绝，多是临死之前脉象。

②鱼翔脉：脉在皮肤，头定而尾摇，似有似无，如鱼在水中游动。此为三阴寒极，阳亡于外之证候。

③虾游脉：脉在皮肤，如虾游水，时而跃然而去，须臾又来，其急促躁动之象仍如前。为孤阳无依，躁动不安之证候，主大肠气绝。

④屋漏脉：脉在筋肉之间，如屋漏之残滴，良久一滴，即脉搏极迟慢，溅起无力。是为胃气营卫将绝之兆。

⑤雀啄脉：脉在筋肉之间，连连数急，三五不调，止而复发，如雀啄食之状，此为脾无谷气已绝于内之脉。

⑥解索脉：脉在筋肉之间，乍疏乍密，如解乱绳状。这是一种时快时慢，散乱无序的脉象，为肾与命门之气皆亡之兆。

⑦弹石脉：脉在筋肉之下，如指弹石，毫无柔和软缓之象，此为肾气竭绝之象。

⑧真脏脉：真脏脉绝大部分是心律失常的脉象，而其中绝大部分又是心脏器质性病变所造成，也有少数是功能性的。除少数功能性外，真脏脉的出现，预示疾病已发展到极为严重的阶段，但并非必死无疑，仍应尽最大努力救治。

28 脉分类比较表

脉纲	脉名	脉象	主病
浮脉类	浮	轻取即得，重取稍弱而不空	表证，亦主虚证
	洪	指下极大如波涛汹涌，来盛去衰	热邪亢盛
	濡	浮而细软	主虚又主湿
	散	浮散无根，至数不齐	元气离散，脏腑之气将绝
	芤	浮大中空，如按葱管	失血伤阴
	革	弦急中空，如按鼓皮	精血湿寒
沉脉类	沉	轻取不应，重按始得	里证
	伏	重按推筋，着骨始得	邪闭，厥证，痛极
	牢	沉按实大弦长	阴寒内实，疝气，癥瘕
	弱	柔细而沉	气血不足
迟脉类	迟	脉来迟缓，一息不足四至	寒证
	缓	一息四至，脉来急缓	湿证，脾虚
	涩	往来艰涩，如轻刀刮竹	气滞血瘀，精伤血少
	结	脉来缓慢，时见时止，止无定数	阴虚气结，寒痰血瘀
数脉类	数	一息五至以上	热证，亦主虚证
	促	脉来急数，时见一止，止无定数	阳盛实热，气滞血瘀
	疾	一息七至以上，脉来急疾	阳极阴竭，元气将脱
	动	脉短如豆，滑数有力	痛证，惊吓证
虚脉类	虚	举之无力，按之空虚	热证，多为气血两虚
	微	极细极软，似有似无，至数不明	阴阳气血诸虚，阳虚危证
	细	脉细如线，但应指明显	气血两虚，诸虚劳损，主湿
	代	脉来一止，止有定数，良久方来	脏气衰微，跌打损伤
	短	首尾俱短，不及本位	有力为气郁，无力为气损
实脉类	实	举按均有力	实证
	滑	往来流利，应指圆滑，如盘走珠	痰饮、食滞、实热
	紧	紧张有力，如转绳索	寒、痛、宿食
	长	首尾端直，超过本位	阳气有余，热证
	弦	端直以长，如按琴弦	疟疾、肝胆病、痛证、痰饮

8. 诊妇女脉

妇女有经、孕、带、产等特有的生理变化和疾病，有关这方面的脉象分述如下：

（1）诊月经脉：妇女左手关尺脉，忽洪大于右手，口不苦，身不热，腹不胀，是月经将至。寸关脉调和，而尺脉绝不至的，月经多有疾。闭经：妇女闭经有虚实之分。尺脉虚细涩，是血少的虚闭证；尺脉弦涩，是实闭证。

（2）诊妊娠脉：女子婚后月经停止，脉来滑数冲和，兼有饮食异于平常，嗜酸或呕吐等现象者，即是身怀孕。若午睡初起，脉必滑急有力，不可遽断为胎孕脉象。手少阴脉动甚者，是孕脉。左寸脉滑动，这是血欲聚以养胎的现象。阴搏阳别，谓之有子。是说尺脉属阴，为肾所主，因胞系于肾，胎气鼓动，故两尺脉脉象滑数搏指，异于寸部阳脉的，便是有孕之脉，但是病脉和孕脉必须鉴别。闭经脉，多虚细涩或弦涩；积聚脉，多弦紧沉结或沉浮，而孕脉必滑。胎孕有数脉，劳损亦有数脉，但劳损脉之数多兼涩；胎孕脉之数，必兼滑。

（3）诊死、活胎脉：寸口洪而涩，洪则为气，涩则为血，气动丹田，其形必温，涩死于下，胎冷若冰。阳气胎活，阴气必死。欲别阴阳，其下必僵。假令阳终，俨然若杯。这是说：凡妊娠必阳气动于丹田，脉见沉洪，才能温养胎形。如果涩脉见于沉候，是经血不足，胎便受其影响。所以沉按脉象仍是洪强者，才是有阳气的活胎；如果沉候阳气衰绝，则胞中所有的已是死胎，或是痞块。

（4）诊临产脉：孕妇将产，其脉象特点为尺脉急转如切绳转珠者，即产也。妇人两中指顶节之两旁，非正产时则无脉，不可临产；若此处脉跳，腹连腰痛，一阵紧一阵，二目乱出金花，乃正产时也。

9. 诊小儿脉

诊断小儿脉与成人有所不同。小儿寸口部位狭小，难分寸、关、尺。小儿善哭闹，气乱脉也乱。诊小儿脉，用一指三部诊法：用左手握小儿手，对三岁以下儿童，用右大拇指按在高骨脉上，分三部以定息数；对四岁以上小儿则以高骨中线为关，以一指向两侧滚转寻三部；八岁以上可以移动拇指诊三部；十岁以上可以次节下指依寸、关、尺三部诊脉；十五岁以上可按成人诊脉法进行。小儿脉象主病：三岁以下，一息八至为平脉；六岁，一息六至为平脉，七至以上为数脉，五至者为迟脉。只诊浮沉、迟数、强弱、缓急，以辨别阴阳寒热表里、邪正盛衰，不详求二十八脉。

浮数为阳，沉迟为阴，强弱可测虚实，缓急可测邪正。数为热，迟为寒，沉滑为痰饮，浮滑为风痰。紧主寒，缓主湿，大小不齐为滞。小儿肾气未充，脉气上于中候。不论脉体素浮素沉，重按多不见。如重按乃见，便与成人牢实脉同论。

10. 相兼脉与主病辨证

疾病是复杂的，脉象也是复杂的，二十八脉中，有些脉象本身就由几种脉合成。如弱脉由虚、沉、小三脉合成，牢脉由沉、实、大、弦、长五脉合成。这些脉象均属二十八脉之内，其主病已如上述。所谓相兼脉象以外的互相兼现来说，称为合脉。如浮脉与沉迟均合为二合脉，浮数而虚为三合脉，浮、数、滑、实为四合脉。这些相兼脉的主病，经常等于合脉所主病的总合，如浮为表，数为热，合而即为表热；浮为表，迟为寒，合之即为表寒。又如浮数而无力为表虚热，沉迟有力为里实寒，等等。

（1）浮紧脉：主外感寒邪的表寒证，或风痹疼痛。

（2）浮缓脉：主风邪伤卫，营卫不和，太阳中风的表虚证。

（3）浮数脉：主风热袭表的表热证。

（4）浮滑脉：主表证夹寒或主风痰，常见于素体痰湿盛而又感受外邪者。

（5）沉迟脉：主里寒证，常见于脾胃阳盛，阴寒凝滞的疾病。

（6）弦数脉：弦为肝脉，数脉主热。常见于肝郁化火，或肝胆湿热病证。

（7）滑数脉：主痰热，痰火，或内热食积等病症。

（8）洪数脉：主气分热盛，多见于外感热证。

（9）沉弦脉：主肝郁气滞，或水饮内停。

（10）沉涩脉：主血瘀，常见于阳虚而寒凝血瘀者。

（11）弦细脉：主肝肾阴虚，或血虚肝郁，或肝郁脾虚等疾。

（12）沉缓脉：主脾虚，水湿停留。

（13）沉细脉：主阴虚，血虚。

（14）弦滑脉：主肝火夹痰，风阳上扰，痰火内蕴等证。

11. 脉症顺逆

所谓脉症的顺逆，是指从脉象的相应、不相应来诊断疾病的顺逆。在一般情况下脉与症是一致的，即脉症相应。但有时候脉症不一致，也就是脉症不相应，甚至还会出现相反的情况。从诊断疾病顺逆来说，脉症相应者为顺，脉症不相应者为逆。

既然有脉与症不相应的情况，其中必有一真一假，或为症真脉假，或为症假脉真。所以临床上必须辨明脉症的真假以决定取舍，或舍脉从症，或舍症从脉。

舍脉从症：在症真脉假的情况下，必须舍脉从症。如症见腹胀病，疼痛拒按，大便燥结，舌红苔黄厚焦燥，而脉迟细者，则症反映的实热内结肠胃是真；脉所反映的内热结于里，阳滞血脉流行，出现迟细脉，是假象，此时应当舍脉从症。

舍症从脉：在症假脉真的情况下，必须舍症从脉。如伤寒热闭于里，症见四肢厥冷，而脉滑数，脉所反映的是真热；症所反映的是由于热邪内伏，格阴于外，出现四肢厥冷是假寒，此时应舍症从脉。

脉症从舍举例说明：脉浮为表，治宜汗之，此其常也；若脉浮大，心下硬，有热，属脏者攻之，不令发汗是也。脉沉为里，治宜下之，此其常也，而亦有宜汗焉。少阴病始得之，反发热而脉沉者，麻黄、附子、细辛汤微汗之是也。脉促为阳，常用葛根、芩、连清之也；若脉促厥冷为虚脱，非灸非温不可，此又非促为阳盛之脉也。脉迟为寒，常用干姜、附子温之矣；若阳明脉迟，不恶寒身体渐渐汗出，则用大承气汤，此又非迟为阴寒之脉矣，四者皆从症不从脉也。

表证汗之，此其常也。病发热头痛，脉反沉，身体疼痛，当救其里，用四逆汤，此从脉之沉也。里证下之，此其常也。日晡发热者，属阳明，脉浮虚者宜发汗，用桂枝汤，此从脉浮也。结胸症俱，常以大小陷胸下之矣，脉浮大者不可下，下者则死，是宜从脉而治其表也。身疼痛者，常以桂枝、麻黄解之矣，然尺中迟者，不可汗，以营卫不足故也，是宜从脉而调其荣矣。前者舍脉从症，后者为舍症从脉。

脉有从舍，说明脉象只是疾病临床表现的一个方面，因而不能作为诊断疾病的唯一依据，只有六诊合参，才能全面辨证求因，正确诊断。

（五）按诊

1. 按诊的方法

按诊就是用手直接按摸或按压患者的某些部位，来了解患处的异常变化，从而判断疾病的部位、性质和病情轻重等情况的一种诊病方法。

按诊的手法大体分为：按肌肤、按手足、按胸腹、按俞穴。按是以手指轻轻接按患者局部，如额、头、颈部及四肢皮肤等，以了解凉热、润燥等情况。摸是以手抚摸局部，如肿胀、疼痛部位等，可探明局部的病变、形态、温度等情况。按是以手按压局部，如胸腹肿胀部位，以了解病灶有无压痛，肿块的形态、质地，肿胀的程度、性质，等等。在临床诊断手法上可综合使用，常常是先按摸，后按压，由轻到重，由浅入深，可以了解病变情况、病情轻重、病的性质。

按诊时，医生要体贴病人，先告之检查目的，手法要轻柔，冷天要事先将手暖后再进行检查。同时嘱咐病人主动配合，随时反映自己的感觉。要边检查边观察病人的表情变化，了解其病苦所在。

按诊是六诊中不可忽视的诊辨手段，是在望、闻、问、脉、症的基础上，更进一步地深入探明疾病的部位、性质。对于胸腹部的疼痛、肿胀、痰饮、癥块等病变，通过按、摸，可更加充分了解病情。

2. 按诊的内容

按诊的范围较广。临床上常用于按肌肤、手足、胸腹、俞穴等。

（1）按肌肤：是为了探明全身肌热的寒热、润燥以及肿胀等情况，凡阳气盛则身多热，阳气衰则身多寒。按肌表不仅能从冷暖以知寒热，还可以知表里虚实。凡身热初按热甚，久按而减轻的，是在表；若久按反热甚，热自内向外蒸发者，为热在里。肌肉濡软而喜按者，为虚证；患处硬痛拒按者为实证。轻按即痛者，病在表浅；重按而痛者，病在深部。

皮肤干燥者，尚未出汗，干瘪者，津液不足；湿润者，身已出汗。皮肤甲错者，伤阴或内有干血。重手按压肿胀，可以辨别水肿和气肿。按之凹陷，不能立即起者，为水肿；按之凹陷，举手即起的为气肿。

在外科疮疾方面：按摸病变局部，肿而硬木不热者，为寒证；肿处烙手，压痛者，为热证。根盘平塌漫肿为虚，根盘收束高起的属实。患处坚硬，多属无脓；边硬顶软，内必成脓。至于肌肉深部的脓肿，则以应手不应手，来决定有脓无脓。方法是将两手分放在肿物的两侧，一手时轻时重地加以压力，一手轻，静候深处有无波动感，若有波动感应手，则为有脓，根据波动范围大小，即可测知脓液的多少。皮肤热甚者，见于外感疾病时多属温热证。

（2）按手足：按手足主要是为了探明寒热。一般手足俱冷的是阳虚阴盛，属寒证；手足俱热者多为阳盛而阴虚，属热证。但也要注意内热炽盛，而阳郁于里不能外达四肢所致厥冷，即是里热实证。

诊手足寒热，还可以辨别外感病或内伤病。手足背部较热的，为外感发热；手足心较热的，为内伤发热。额上热甚手心的为表热；手心热甚于额上为里热。小儿指尖冷主惊厥，中指独热主外感风寒，中指指尖独冷为麻痘将发之象。诊手足的寒温还可测知阳气的存亡。阳虚之证，四肢犹温，是阳气尚存，尚可治疗；若四肢厥冷，其病多凶，预后不良。少阴病下利，若下利止，恶寒而蜷卧，手足温者，能治；少阴病恶寒身蜷而利，手足厥冷，不治之症。

（3）按胸腹：膈上为胸，膈下为腹，侧胸部腋下至第十二肋骨之间区域为胁，腹部剑突下方称为心下，胃脘相当于上腹部。大腹为脐上部位，小腹在脐下，少腹即小腹之两侧。

按胸腹是根据病情需要，有目的地对胸前区、胁肋部和腹部进行按摸、按压，必要时进行扣击，以了解局部病变情况。胸腹按诊分为按虚里、按胸胁、按腹部、按俞穴四个部分。

一是按虚里：虚里位于左乳下心尖搏动处，为诸脉所宗。探索虚里搏动情况，可以了解宗气的强弱、病之虚实、预后之吉凶，先贤对此颇为重视。正常情况下，虚里按之应手，动而不紧，缓而不急，其动微而显为不及，是宗气内虚；若动而应衣，为太过，是宗气外泄之象。按之弹手，洪大而搏，属于危证之证候；若见于孕妇胎前产后或劳瘵病者尤忌，应高度重视病变。至于惊恐、大怒或剧烈运动后，虚里脉动虽高，但休息片刻平复如常，即是生理现象不为病情。虚里其动欲绝无死候的，多见于痰饮之证。

虚里按诊对临床上诊断辨证帮助颇大，尤其遇到暴厥证，以及大虚大实之证时，脉象可能伏而不见，这时需细脉虚里，察知宗气存亡，可免误诊。

二是按胸胁：胸部为心肺所居，右胁是脏腑所在，两胁都有肝经分部，所以按胸胁可候心、肺、肝、胆的病变。前胸高起，按之气喘者，为肺胀证。胸胁按之胀痛者，是痰热气结或水饮内停之证候。肝脏位于右胁内，上界在锁骨中线处平第五肋，下界与右肋弓下缘一致，故在肋下不能扣及，若扣及肿大之肝脏，或软或硬，多属气滞血瘀；若凸凹不平，多属肝癌；右胁胀痛，摸有热感，手不可按之，为肝痈。疟疾日久，胁下出现肿块，称之为脾大疟母。

三是按腹部：按腹部主要了解凉热、软硬度、胀满、肿块、压痛等情况，以协助辨证诊断。辨凉热：通过按摸腹部凉热，可以得出寒热虚实。腹壁冷，喜暖手按抚之，属虚寒证；腹壁灼热，喜冷手按，属热证。凡腹痛喜按者属虚；拒按者属实。按之局部灼热，痛不忍者为内痈。凡腹胀满，按之有充实感觉，有压痛，叩之声音重浊者，为实满；腹部膨满，但按之不实，无压痛，叩之作空声，为气胀，证属虚满。腹部高度胀大，如鼓之状者，称为臌胀，是一种严重病态，可分为水臌和气臌。以手分置于腹之两侧，一手轻拍，另一只手可触及波动感，按之如囊裹水，且腹壁有凹痕者，为水臌。以手叩之如鼓，无波动感，按之亦无凹陷者，为气臌。另外有些高度肥胖者亦见腹大如鼓，但按之柔软，且无脐突等其他重病征象，当与臌胀鉴别。

辨痞满：痞满是患者自觉心下或胃脘部痞塞不适和胀满的一种症状。按之柔黏，无压痛者，属虚证；按之较硬，有时抗感和压痛者，为实证。脘腹按之有形而胀痛，推之辘辘有声者，为胃中有水饮。

辨结胸：胃脘胀闷，按之痛者属小结胸；胸脘腹硬满疼痛并拒按者属大结胸。

辨肿块：肿块的按诊主要注意其大小、形态、硬度、压痛等症情。

积聚：是指腹内的结块，或肿或痛。积与聚有别：痛有定处，按之有形而不移的为积，病属血分；痛无定处，按之无形，病属气分。左少腹作痛，按之有硬块者，腹中有宿囊。右少腹作痛，按之疼痛，有包块应手者为肠痈。腹中虫积：按诊有三大特点，一是形如筋结，久按会转移；二是指下有如蚯蚓蠢动；三是腹壁凹凸不平，按之起伏聚散，来往不定。

（4）按俞穴：是按在身体某些特定的穴位，了解这些穴位的变化与反应可推断内脏的病变。俞穴变化主要是出现结节或条索物象，其异常反应主要是压痛或敏感反应。如肺病可在肺俞穴摸到结节，或中府穴有压痛；肝病在肝俞和期门穴有压痛；胃病在胃俞穴和足三里穴有压痛；胆病在胆囊穴有压痛；肠痈在上巨虚、阑尾穴有压痛。胆道蛔虫腹痛：指压双侧胆俞则疼痛缓解。

俞穴按诊的原理是因为经络的气血在身体表面聚集，注入某些重点俞穴，所以机体内部的病理变化也常常在该处产生一定的反映。于是我们通过观察俞穴的变化反映，来推断体内脏腑的变化。

3. 按诊小结

脉诊是中医诊断精华之一，运用于临床，确有重要的意义。按诊内容虽不多，但临床非常实用，所以不可忽视。本节第一部分，除介绍脉象形成原理和意义的一些概念外，首述脉诊部位与配合脏腑，进一步说明脉诊的方式方法、脉象主病、脉症顺逆。脉象与主病是脉诊的主要内容。诊脉是需要很高悟性的一门技术，必须钻研理论，并和实践相结合，不断实践体会，才能掌握和运用，能望、闻、问、脉、按、症六诊合参，方可万全，方法运用越多，诊断辨证愈准确，治疗越有效，患者才能早日康复。

疾病诊断要着眼于人身整体，以及身体各个方面，掌握脏腑气血运行与阴阳表里变化。体质不同，病因有异，辨证求因，审因论治，治病当求其本，标本皆治，疗效方能突出，病者方能早日康复。治病要精益求精方无失误。

（六）症诊（临床症状的诊断）

1. 头痛

头痛是临床常见的症状，原因较为复杂，难于鉴别。头部本身疾病可以引起头痛，全身的疾病也可引起头痛，医者应努力寻找头痛的原因，采取适当的治疗措施，解决病人的痛苦。

病因分析：

（1）局部疾病：指头部本身的疾病。

①颅内疾病：脑震荡、脑脓肿、脑瘫、脑梅毒等。

②脑血管疾病：蛛网膜下腔出血、静脉血栓、脑血管硬化栓塞、梅毒等。

③脑膜疾病：流行性脑膜炎、化脓性脑膜炎、结核性脑膜炎、梅毒性脑膜炎。

（2）颅腔邻近的疾病。

①眼部疾病：近视、散光、青光眼、虹膜睫状体炎。

②耳部疾病：急慢性中耳炎、乳突炎。

③鼻部疾病：急性鼻炎、鼻窦炎、鼻咽癌。

④咽部疾病：急性咽炎、扁桃体炎。

（3）感染中毒性疾病：流行性感冒、伤寒、肺炎、疟疾、一氧化碳中毒、铅中毒、尿毒症、胆血症。

（4）心血管系统疾病：高血压、动脉硬化、贫血、主动脉闭塞、静脉充血、心力衰竭等。

（5）神经机能性疾病：神经衰弱、精神紧张、癔症、癫痫。

（6）外因性的疾病：腰椎穿刺后的头痛、药物性的头痛。

临床诊断：

（1）剧烈性头痛：颅内动脉破裂、脑膜炎、高热、高血压。

（2）中度性的头痛：脑瘤、脑囊肿、鼻窦炎、眼部疾病。

（3）疼痛的部位：鼻和眼部的疾病痛在前额；脑瘤早期，固定部位痛；神经紧张性的头痛常发于枕部，并伴有肌肉痛。

①头前额痛：远视、散光、青光眼、鼻炎、鼻窦炎、咽炎、扁桃体炎、贫血、发热、伤寒、疟疾等。

②头侧部痛：中耳炎、偏头痛、乳突炎、鼻咽癌、癔症等。

③枕部痛：高血压、肾炎、蝶窦炎、尿毒症、脑膜炎、脑瘤、精神紧张、蛛网膜下腔出血、癫痫等。

④头顶部痛：神经衰弱症。

⑤全头痛或位置不定的痛：神经衰弱、动脉硬化、脑脓肿、脑炎、脑梗死、脑梅毒、脑震荡、脑瘤、结核性脑膜炎、主动脉闭塞不全、心力衰竭、一氧化碳中毒、铅中毒、胆血症、脑动脉破裂。

⑥头痛发生的时间：高血压晨间发生，脑瘤、鼻窦炎上午较剧痛，眼部疾病常在下午发生，尤易阅读后发生。

⑦并发症状：恶心呕吐，厌食，头痛剧烈容易发生。呕吐无恶心常发生于脑瘤，鼻眼部疾病不呕吐。青光眼、脑瘤伴有视力减退，精神紧张性头痛和神经衰弱性头痛影响睡眠，脑瘤、鼻窦炎不影响睡眠，鼻窦炎、中耳炎头痛伴鼻流脓涕症状。

⑧六诊合参，配合仪器检查确诊后对症治疗，方能见效，早日康复。

2. 腰疼

腰疼是临床常见病症，许多疾病都能引起腰痛，医者必须详细检查，六诊合参，找出病因，对症治疗。

病因分析：

脊椎骨折、脊椎结核、风湿性脊柱炎、风湿样骶髂关节炎、骨关节炎、腰椎间盘破裂髓核突出症、坐骨神经痛、肾气虚、急性腰肌扭伤、腰肌纤维组织炎、肾盂肾炎、肾结石、输尿道结石、肾结核、肾周围脓肿、血红蛋白尿、男女性功能病、前列腺炎、盆腔炎等。

临床诊断：

了解患者劳动情况，如弯腰、挑重、举重时突然发生腰痛，则应考虑急性腰肌扭伤和腰椎间盘破裂髓核突出症的可能性。如果有脊椎直接外伤史，则考虑腰椎骨折骨裂的可能性；有肺结核史、血尿者，则考虑脊椎结核和肾结核；腰痛放射至下腹部或外生殖器时，则考虑泌尿结石；腰痛放射到一侧下肢则考虑血红蛋白尿腰痛症。男女下焦湿热引起腰骶痛，则考虑男女肾气虚腰痛，前列腺炎和盆腔炎腰痛。通过望、闻、问、脉、按、症六诊合参和仪器确诊，对症合理治疗，使患者早日康复。

3. 胸痛

当外伤或炎症等病变刺激肋间神经、膈神经、迷走神经的感觉神经纤维时，即引起胸痛。

病因分析：

（1）外伤或者炎症：肋间神经痛、带状疱疹、肌肉受伤、骨络外伤、骨髓炎。

（2）内脏疾病：胸膜炎、脓胸、气胸、肺梗死、大叶性肺炎、肺脓肿、肺瘤累及胸部、心绞痛、心肌梗死、主动脉瘤、心包膜炎、心脏神经官能症、纵隔炎症、瘤或气肿、急性食管炎均能引起胸痛。

临床诊断：

（1）病史和体格检查：疼痛的部位、放射区域、强度、性质时间，以及疼痛与咳嗽和呼吸关系。胸膜炎的疼痛常位于胸侧部。心绞痛常位于胸骨下或心前区，并常放射至右肩和左臂内侧。肋间神经痛的部位沿肋间分布，胸痛呈酸痛样。急性食管炎的疼痛呈灼痛。心绞痛常伴有压迫感。肋间神经痛或胸膜炎疼痛于呼吸或者咳嗽时加剧。食管炎疼痛常发生于吞咽食物时，而心绞痛则发生于剧烈运动时。急性食管炎有吞咽异物感或腐蚀剂的病史。

（2）胸痛的伴发症病史：气胸常伴有呼吸困难发绀症状，心肌梗死常伴有休克现象。

（3）注意检查胸部皮肤、肌肉、骨骼和神经情况，检查内脏、血压、白细胞计数，六诊合参，针对性检查及对症治疗。

4. 腹痛

腹痛是临床常见的症状，可由腹内器官或机能性病变所致，也可继发于腹外器官器质性病变。

病因分析：临床上分为急性腹痛和慢性亚急性腹痛。

（1）急性腹痛：

①消化系统疾病：急性胃炎，胃、十二指肠溃疡穿孔，急性胃肠炎，急性肠梗阻，急性阑尾炎，伤寒肠穿孔，急性胆囊炎，胆石症，胆道蛔虫病，急性胰腺炎，急性腹膜炎等。

②泌尿系统疾病：输尿管结石、急性肾盂肾炎等。

③女性生殖系统疾病：宫外孕破裂、急性输卵管炎和卵巢囊肿蒂扭转等。

④腹膜疾病：心绞痛、心肌梗死、下肺叶大叶性肺炎、干性膈胸膜炎。

（2）慢性和亚急性腹痛：

①消化系统疾病：胃、十二指肠溃疡，慢性胃炎，胃癌，胃神经官能症，幽门梗阻，小肠炎，肠结核，结肠癌，肠道寄生虫，钩虫，蛔虫病，结肠过敏症，肝炎，肝脓肿，肝癌，心力衰竭所致肝大，胰腺癌，结核性腹膜炎等。

②泌尿系统疾病：肾和膀胱结石、肾结核、膀胱炎。

③女性生殖系统疾病：痛经、盆腔炎等。

④胸部疾病：心包炎等。

⑤血液系统疾病：过敏性紫癜、脾梗死等。

临床诊断：

（1）了解腹痛发生的缓急，对疾病诊断大有帮助。

（2）了解腹痛的部位和牵涉部位，如胆囊炎、胆石症常牵涉痛至右肩胛区或者右肩，泌尿系结石可涉及外生殖器。

（3）腹痛性质的诊断：阵发性、起伏性的肠道疾病，绞痛常发生于泌尿系结石、胆结石、心力衰竭。肝大多发生胀痛。胃、十二指肠溃疡以隐痛和灼痛为主。

（4）和腹痛关联的症状：胆囊炎、胆石症常伴有黄疸；幽门梗阻和肠梗阻伴有呕吐；肠结核和小肠炎伴有水样腹泻和便秘交替症状；肠梗阻伴有便秘；宫外孕破裂伴有 1~3 个月闭经，不规则少量阴道出血，及昏厥现象；急性输卵管炎伴有白带增多；卵巢囊肿蒂扭转，腹部可摸到肿块。

（5）年龄和性别的分析对诊断腹痛大有帮助。

（6）体格检查，实验室检查，六诊合参对症治疗。

（7）常见腹痛疾病的临床鉴别诊断：

①胃、十二指肠溃疡穿孔：多发于成年人，发病急剧，剧痛开始在上腹中部，很快蔓延全腹，呈持续性，患者腹式呼吸减少或消失，腹部剧烈触痛，腹肌板样强直，肠鸣音消失，肝浊音消失，常出现休克症状，体温升高，白细胞增加两万左右。

②急性胰腺炎：多发于成年人，发病急剧，剧烈痛至上腹，并放射至左腰背，数小时后扩散至全腹，有胆道病史，常频繁呕吐，上腹偏左有触痛，左季肋有触痛，与暴饮暴食有关，血清胰淀粉酶升高。

③急性胆囊炎：多发于成年人，疼痛逐渐加剧在右上腹中部放射至右肩胛区，常有消化不良史，恶心呕吐，有时出现黄疸。右上腹有触痛，有时可扪及肿大的胆囊，低热，有时高热，白细胞明显增加。

④胆石症：多发于成年人，右上腹中部，阵发性绞痛，多放射至右肩胛区。绞痛时呕吐，常出现黄疸，并发胆囊炎或高热。

⑤急性肾盂肾炎：多见于 30 岁以上人群，女性为多，钝痛在病侧肾区，可放射至下肢部，伴有发热寒战和肾区钝痛，中度或高热，白细胞增加。

⑥急性胃肠炎：剧烈疼痛，腹痛前常有恶心呕吐、腹泻，多发于食物感染。

⑦急性阑尾炎：剧烈疼痛，阵发性加剧，初起脐周上腹，后转到右下腹疼痛，可伴恶心呕吐，右下腹触痛、肌肉痉挛、白细胞增加。

⑧子宫外孕破裂症：多见于 25~35 岁已婚女性，剧烈痛，先在下腹一侧，然后扩散至全腹，并可反射至右肩，有停经史、早孕史，子宫稍大，阴道有出血史，痛重可休克，妇科检查可确诊。

⑨急性输卵管炎：下腹双侧或全下腹持续性钝痛，平常白带增多，妇科检查双侧输卵管增大触痛，白带多，高热，白细胞增加。

⑩卵巢囊肿蒂扭转：持续性剧痛，在下腹一侧较明显，阴道流血，有停经史，腹内可触到肿块，触痛。妇科检查可确诊。

5. 腹泻

食物经过胃肠道消化，一般需要 24~48 小时将残渣自肛门排出。正常人每日排便一次，大便呈香蕉形，腹泻时便溏，次数增多，每日可达 5~10 次。

病因分析：

引起腹泻的原因很多，可分以下几种：

（1）胃原性腹泻：慢性萎缩性胃炎、胃瘤、胃手术引起的胃酸减少，而引起腹泻。

（2）肠原性腹泻：

①肠道感染，如细菌痢疾、阿米巴痢疾、伤寒、霍乱、肠结核、血吸虫病等；

②食物中毒，感染急性胃肠炎；

③结肠癌；

④肠道异性过敏；

⑤肠消化不良；

⑥肠道血循环障碍，如心脏病和肝硬化而发生门脉系统充血可致腹泻；

⑦肠道吸收缺陷，肠系膜淋巴结核，蛋白质和维生素缺乏；

⑧化学药物中毒，如砷中毒、氯化汞中毒。

（3）胰性和胆性腹泻：胰腺分泌障碍、胰腺炎、胰腺癌、胆囊炎、胆石症、胆切除等。

（4）肠外疾患所致腹泻：精神神经性腹泻、结肠过敏症、甲状腺功能亢进、尿毒症、肺炎、中耳炎、感冒、受凉、暴饮暴食、败血症、水土不服、妇科病、肾阳虚、脾阳虚等，均能引起腹泻。

临床诊断：

（1）慢性阿米巴结肠炎：患者成年人为多，痢疾常反复发作，排稀软臭便，有黏液和脓血性大便，右下腹有触痛，可摸到阿米巴肉芽肿块，可并发肝炎、肝脓肿，有黄疸，大便检查有阿米巴滋养体包囊。

（2）慢性细菌性痢疾：有急性痢疾史，大便稀有黏液或脓便，全腹触痛，大便检查有多量巨噬细胞。

（3）肠结核：有慢性咳嗽咯血史，发热，水样腹泻或便秘交替发生，右下腹痛可触及肿块，化验可找到结核菌。

（4）血吸虫病：成年人患者为多，有流行地区涉水史，急性发热腹泻有血和黏液，上腹部持续隐痛，肝脾肿大，化验有血吸虫卵。

（5）结肠癌：水样腹泻和便秘交替，右下腹轻痛，左下腹阵发性绞痛，下腹可触及坚硬的肿块，发生继发肝癌时有黄疸，大便有少量黏液和脓血。

（6）慢性胰腺炎：中年以上患者为多，有急性上腹疼痛史，脂肪性腹泻，上腹痛，腹胀。

（7）结肠过敏症：有精神创伤史的中年人为多，大便黏液多，左下腹痛，患者多为神经衰弱症。

6. 呕吐

呕吐是一种反射性动作，借以将胃中的容物从口腔中突然排出。呕吐分中枢性呕吐、周围性呕吐两种。

病因分析：

（1）中枢性呕吐：突然发生，有恶心先兆，由于高级神经活动障碍，精神过度紧张，嗅到难闻气味，引起胃神经官能症。颅内压增高，如脑瘤、脑脓肿、脑溢血、脑血管栓塞、脑外伤、脑炎和脑膜炎，产生喷射性呕吐，呕吐前无恶心先兆。

（2）新陈代谢障碍呕吐：尿毒症、传染病、糖尿病酸中毒、疟疾、猩红热、细菌感染、生理妊娠性呕吐等。

（3）药物性作用呕吐：大剂量的锑剂、依米丁、洋地黄、吗啡等药物，由于直接影响中枢神经而引起呕吐。

（4）胃迷走神经受到刺激性的恶心呕吐：由于胃黏膜受刺激而引起的呕吐，如口服水杨酸盐、氯化铵、氨茶碱、奎宁、磺胺类药物，食物中毒，过量饮酒等，引起呕吐。

（5）消化道阻塞性呕吐：如幽门痉挛或狭窄、小肠梗阻引起的呕吐，胃十二指肠溃疡、先天性肥厚、幽门梗阻而引起的呕吐。

（6）腹腔内器官的炎症可反射性引起恶心呕吐：如急性胃炎、阑尾炎、霍乱、胆囊炎、肝炎、腹膜炎、胰腺炎、女性生理疾病等引起的呕吐，以及心力衰竭、百日咳、晕车船、耳源性眩晕、咽喉受刺激、低血压等引起的反射性呕吐。

临床诊断：

详细询问病史，如呕吐发生时间和饮食有无关系，发生于饭后 5～10 分钟者可能是溃疡、胃神经官能症；发生于饭后 2～3 小时者可见于胃炎、胃癌、胃溃疡；发生在饭后 4～6 小时可见于胃、十二指肠溃疡；发生于饭后 6～12 小时而呕出前一日所进食物者，可见于幽门狭窄；呕吐含有粪便，表示小肠下部或大肠梗阻；呕吐为喷射性，可见于颅内压增高和先天性肥厚性幽门梗阻。进食物品种分析，药物使用服用分析，生理情况分析，如伴有昏迷，应考虑脑膜炎、脑瘤、尿毒症、糖尿病昏迷。腹部检查，实验室检查，呕吐物检查，血液常规检查，尿常规检查，血压测量，体温，六诊合参，查找病因，对症治疗。

7. 便秘

粪便在肠内停留过久，过于干燥、坚硬，排便困难，即是便秘。

病因分析：

排便动力减弱，膈肌、腹肌、肠壁平滑肌三种肌肉中的一种或多种衰弱，即会引起便秘。如慢性肺气肿、支气管哮喘和营养不良可致膈肌衰弱；长期发热，饮食不当，甲状腺机能减退等均可引起便秘；肠道器质病变如肠癌、肠结核、肠道狭窄、肠套叠、肠扭结、手术后肠粘连、结核性腹膜炎、妊娠、子宫肌瘤、卵巢囊肿均可引起便秘；工作压力、紧张情绪可产生习惯性便秘；精神抑郁、神经衰弱、肛门病变、长期卧床等均可引起便秘。

临床诊断：

肠套叠多发生于婴儿，肠结核多发生于中年人，直肠癌、结肠癌多见老年人。询问饮食习惯，伴有急性腹痛、腹胀和呕吐者可见于肠梗阻。如果粪便细小呈带状甚至带血者，可见于直肠炎、癌、狭窄等。肠镜检查和胃肠道 X 线检查可协助诊断。

8. 腹水

腹膜腔内液体的蓄积称为腹水。

病因分析：

（1）门脉性肝硬化、血吸虫病、肝炎、营养不良、肝癌、门静脉或肠系膜静脉血栓形成等均可见腹水。

（2）结核性腹膜炎和继发性腹膜炎可形成腹水。

（3）充血性心力衰竭、慢性缩窄性心包炎、肾炎、丝虫病、腹膜肉瘤、纵隔肉瘤等，可使胸导管或乳糜池梗阻破裂产生腹水。

临床诊断：

询问病史，是否到血吸虫病区，是否有涉水史，有无荨麻疹和痢疾病史，是否有过黄疸病、肝炎、肝硬化。结核性腹膜炎常有慢性咳嗽和咯血病史，腹泻和便秘常交替发生。肾炎所致的腹水常伴有全身性的水肿，并且水肿常由面部向下蔓延。心脏病的水肿即由下肢向上蔓延，有无劳动后心悸气促史。如经常饮酒，对诊断肝硬化有提示意义。

鉴别诊断：

（1）门脉性肝硬化：腹水常见于中年人，腹水量大。肝脏缩小而硬，脾脏肿大，可见贫血。积液亮黄色，有消化不良，消瘦无力等症状。

（2）充血性心力衰竭腹水：常见于中年人和青年人，腹水量小，中度肿大，表面光滑，有些波动，脾不肿大，有清亮黄色漏出液，不发热。自足向上蔓延至全身水肿，静脉压升高，心脏扩大有杂音，肺部有湿性啰音。

（3）肾炎腹水：常见于儿童、青年、中年人，腹水量中等，不肿大，但伴有心力衰竭时可见肿大，脾脏不肿大，不发热，有清亮黄色漏出液，可见贫血，自脸向下蔓延至全身水肿，尿中有蛋白、管形、红细胞和白细胞。

（4）结核性腹膜炎腹水：常见于青壮年，肝脾不肿大，常发热，有黄色和血色渗出液，贫血，消瘦无力，常伴有肺结核病史。

（5）腹膜恶性肿瘤腹水：常见于中老年人，腹水量大，肝大，常有混浊白色、乳糜样渗出液，有贫血，可伴发胃癌、肝癌。

（6）慢性缩窄性心包炎腹水：常见于中年人，肝中度肿大，脾不肿大，不发热，有清亮黄色漏出液。静脉压升高，心脏不扩大，心音轻而远。

9. 便血

血液自肛门排出称为便血，血色鲜红或暗红，量多少不一。便血为下消化道出血的特殊症状。

病因分析：

（1）肠道出血循环障碍：如肠壁静脉充血破裂、痔疮、脱肛、肛裂和肠套叠。

（2）肠道溃疡和炎症：如细菌性痢疾、阿米巴痢疾、血吸虫病、伤寒、胃十二指肠溃疡、肠结核等，均能引起便血。

（3）瘤、直肠癌、结肠癌、肠息肉等。

（4）损伤性出血：秘硬粪块擦破肠壁出血，直肠镜及乙状结肠镜检查可见损伤肠壁出血。

（5）血液病出血：如白血病和紫癜，维生素 C 和维生素 K 的缺乏症所致出血。

（6）药物刺激性出血：如砷、汞、磷使用造成出血。

（7）食管静脉曲张破裂，大量咯血和鼻出血时，血液被咽下去而迅速从肛门排出。

临床诊断：

（1）血液中混有黏液或脓应考虑直肠癌、结肠癌、血吸虫病、肠结核等。排便次数增加，里急后重，如粪便中混有血、黏液和脓，是痢疾的症状；如便血量较大，成暗红色或黑便，则是胃、十二指肠溃疡或伤寒病出血；如伴有发热，应考虑细菌性痢疾、伤寒或白血病。

（2）结合腹部、肛门、粪便、血液等检查，六诊合参，查找病因，对症治疗。

10. 咯血

呼吸道和喉部出血，由口腔排出者称为咯血。

病因分析：

（1）呼吸系统疾病：如肺结核、支气管扩张、肺肿瘤、肺脓肿、肺吸虫病、大叶性肺炎、肺尘埃沉着病，以及咽喉、气管、支气管的炎症或溃疡、百日咳等，均能引起咯血。

（2）心血管系统疾病：如心力衰竭引起肺充血、肺气肿、风湿性心脏病、二尖瓣狭窄肺充血、肺梗死、动脉硬化、高血压和主动脉瘤破裂流入呼吸道排出的咯血。

（3）血液系统疾病：如紫癜、白血病、血友病、胸外伤、肺异物、毒气吸入和代偿性月经等，都能引起咯血。

临床诊断：

有无咳嗽、咳痰、胸痛发热等症状，有无肺结核、气管扩张病史和咯血史。

有无心悸、气促、咳嗽等症状，有无心脏病史。牙龈、鼻孔有无出血现象。进行详细的鼻咽、口腔、呼吸道、心、肺检查，查看皮肤有无出血点、紫癜现象。

咯血和呕血的鉴别诊断：

咯血咳出前有喉部发痒症状，血色鲜红呈泡沫状，混有痰液，呈碱性反应。咯血后继有痰中带血，粪便无血，常伴有肺和心脏的病症。呕血于呕前有恶心和上腹部不适，呕出血暗红或棕色无泡沫，常混有食物，呕出物呈酸性反应，无血痰，粪便黑色呈柏油样，常伴有胃病、肝硬化。

11. 呕血和黑便

呕血和黑便的症状出现，是上消化道、食管、胃和十二指肠出血引起的。鼻、齿龈或咽喉部出血时，血液被咽下去后，可经过口腔再度呕出。有的因服药或食物原因，粪便亦可呈黑色，应加以鉴别。上消化道出血后，血液经由肠道排出是为黑便，往往呈柏油样闪烁有光泽。如出血量大，血液在胃停留时间较短，呕出的血液则为鲜红色；如停留较久，经胃酸作用后而呕出则为棕褐色。如出血量少而未引起呕吐，血液自肠道排出则成黑便。下部肠道出血如痢疾和痔核等，则为新鲜血液的色泽。故有黑便者，可无呕血，而出现呕血者多伴有黑便症状。

病因分析：

（1）上消化道疾病，如胃溃疡、肥厚性胃炎、胃糜烂、胃部恶性瘤、十二指肠溃疡、食管癌、食管溃疡和主动脉瘤破入食管。

（2）药物中毒引起消化道黏膜受伤而致呕吐，如砷、磷、汞中毒，强酸、强碱、来苏水等腐蚀剂中毒等。

（3）门脉性肝硬化引起食管静脉曲张破裂及胆道瘤出血。

（4）胰腺癌侵蚀十二指肠，肠结核和伤寒，均能引起黑便。

（5）血液病，如紫癜病、白血病都能引起内脏出血形成黑便。

（6）新陈代谢障碍，如尿毒症引起的内出血。

（7）药物、铁、铋、锰、碳粉等可使粪便变黑。

临床诊断：

（1）有无溃疡病病史，过去有无周期性的上腹痛、嗳气和泛酸病史。

（2）有无吞服强酸、强碱和其他特殊物品史。

（3）有无吞咽困难，疼痛症状史。

（4）有无血吸虫病、肝炎、酒精中毒、慢性肝损伤史。

（5）有无呕吐和黑便症状史，平时齿龈、鼻腔和皮肤等处是否容易出血现象。

呕血的鉴别诊断：

呕血前有恶心和上腹部不适症状，呕出物暗红色或棕色，无泡沫，常混有食物，呕出物呈酸性反应，无血痰，柏油样便。伴有胃病或肝硬化。

12. 血尿

血尿表示泌尿系统有严重疾病，如肿瘤、炎症、结核或损伤，故应详细检查，找到出血原因和部位。血尿可由全身性疾病、急性炎症或泌尿系统附近器官疾病引起，如阑尾炎、子宫癌等，但绝大部分是由于泌尿系统疾病所致。血尿的轻重程度不一，尿血轻者仅在显微镜下看到红细胞，重者可全为鲜红血液。

临床诊断：

（1）按照血尿的性质，可以初步鉴别血尿的来源。肾原性血尿常为均匀性的血尿，即排尿全程均是血尿，有时尿中可以发现长条形血块，是输尿管内形成的血块。膀胱疾病，特别是位于膀胱颈部的炎症或肿瘤引起的血尿，由于膀胱肌肉收缩的压迫，常为排尿末段有血尿，但在膀胱大量出血时，也可形成全程血尿。尿道的出血是在排尿前段内含血。鉴别血尿来源的方法：将前段尿液和后段尿液分别放入两个杯内，予以比较。

（2）根据血尿的伴随症状，对于血尿的病因也能做出初步鉴别。血尿伴有肾绞痛或在身体震动时腰部疼痛加剧者，是肾结石症状；伴有排尿疼痛的血尿，常为膀胱炎和膀胱结石。膀胱瘤在多次尿血后并发感染或肿瘤坏死后才有疼痛。伴有排尿困难或尿潴留的血尿，可见于前列腺炎肥大或者癌症。若发生血尿后才有排尿困难则可为血块阻塞尿道症状。经常伴有脓尿的血尿，是尿路感染症状或是肾脏结核。无痛血尿常为肾脏肿瘤的症状。少数热病或血液病出现血尿，但很少有大量血尿，伴有身体其他部位常有出血，并有全身症状。测定出血和凝血时间可有助于鉴别热病和血液病所致的血尿。

13. 皮肤出血

皮肤出血又称为皮内或皮下出血。出血点大小不等，针尖或点状大小的称为瘀血出血点，较大的出血称为紫癜，片状出血称为瘀斑。出血可发生于皮肤各层或皮下，往往一阵阵出现。出血斑的颜色由于出现时间的久暂而不同，新鲜的显红色，较陈旧的为紫色，以后变成黄色而消退，消退后不留下任何痕迹。

病因分析：

皮肤出血主要和毛细血管、血小板和血浆因素有关。

（1）感染：如败血症、脑膜炎、肺炎、斑疹伤寒、出血型麻疹、猩红热、伤寒和细菌性心内膜炎等。

（2）慢性病：如心脏病和肝病，及维生素 C、维生素 K 缺乏症状。

（3）药物性症状：如服用奎宁、非那西汀、水杨酸盐类、磺胺药、颠茄、铋和碘化物等。

（4）老年性紫癜、恶性病紫癜、过敏性紫癜、外伤冲击和跌撞等，原发性血小板减少性紫癜、继发性血小板减少紫癜。

（5）血液病引起的如白血病、骨髓瘤、障碍性贫血，都伴有血小板减少；肝硬化、脾机能亢进、黑热病、血丝虫病亦能使血小板减少；败血症，急性传染病如脑膜炎、脑结核、伤寒，均可伴血小板减少。

（6）血友病、肝炎、肝硬化、肝萎缩和瘤、维生素 C、维生素 K 缺乏、肠道和胆道疾病、阻塞性黄疸、长期服用水杨酸盐类药物等。

临床诊断：

（1）有无畏寒、发热和皮疹等急性传染病症状，有无服用水杨酸盐类和奎宁等药物历史。

（2）肝脾是否肿大，有无腹水、腹壁静脉曲张、蜘蛛痣、肝硬化等现象。是否伴有剧烈腹痛、关节红肿痛等现象。六诊合参，配合仪器检查，对症治疗。

14. 皮疹

常见的皮疹有斑疹、丘疹、斑丘疹、脓疱疹、出血性皮疹、带状疱疹等。

（1）斑疹：皮疹的表面平坦，具有限界性的皮肤色泽变化，手诊检查无异样的感觉，这种皮疹是由于真皮内的血管扩张充血或色素沉着所致。

（2）丘疹：皮疹的表面隆起，为高出于皮肤表面的限界性突起。

（3）斑丘疹：皮疹隆起程度介于丘疹和斑疹之间。

（4）水疱疹：皮疹隆起，内含透明的液体。

（5）脓疱疹：皮疹隆起，内含混浊脓样的液体。

（6）出血样皮疹：表面平坦或稍隆起，颜色鲜红或暗红，压之褪色。

（7）带状疱疹：多出现于腰部、面部等。皮肤隆起密密麻麻像腰带一样，较重时像水疱一样隆起，痒痛似火燎。

病因分析：

（1）斑疹：传染病引起，如麻疹和风疹的发疹早期、幼儿急疹、猩红热、伤寒、斑疹伤寒和梅毒二期等。

（2）药物疹：磺胺药、抗生素、镇静剂、砷剂、碘剂等。

（3）过敏性皮疹：接触性皮疹、湿疹、荨麻疹等。

（4）丘疹：传染病，如梅毒二期、天花和水痘发病期的开始。

（5）斑丘疹：传染病，如麻疹、风疹、幼儿急疹、猩红热、水痘、天花早期。

（6）水疱疹：传染病，如水痘、天花等、过敏性皮疹、湿疹、过敏性皮炎、皮肤感染单纯性疱疹、带状疱疹、脓疱疮早期等。

（7）脓疱疹：传染病，如天花，脓疱性的梅毒等，过敏性脓疱性湿疹疖病，脓疱病，天疱疮等。

临床诊断：

（1）麻疹：多发于1～5岁儿童，发疹自耳后、颈部开始，面部、躯干、四肢正常，3～5天出齐。斑疹、斑丘疹，晚期融和成片，细微脱屑，棕色痕迹历时3～4周，皮疹自上而下顺序清退。皮疹出现前即发热，皮疹旺盛时热度最高，皮疹消退则热退。有麻疹传染接触史，淋巴细胞增加，口腔黏膜有明显感冒症状，涕泪交流，结膜充血，常伴发支气管炎、肺炎、喉炎等。

（2）风疹：多发于1～5岁儿童，自面部至躯干到四肢，第一天即出齐，斑疹、斑丘疹、皮疹于2～4日消退，无脱屑和棕色痕迹，发热不高，1～2日后即热退，有风疹接触史，白细胞降低，淋巴细胞增加，发疹时耳后和枕部淋巴结常肿大。

（3）婴儿红疹：多见于6月至2岁儿童，自颈部和躯干开始至腰部、臀部，一日内出齐，玫瑰斑疹或斑丘疹，1～2日内消退，无脱屑，不留色素。发热，3～5天后出现皮疹，皮疹出现后热退。白细胞减低，淋巴细胞增加。一般状况良好，无并发症。

（4）猩红热病：2～8岁儿童多见，自颈部、胸部和腋下开始发疹，至躯干、上肢、下肢，数小时内出齐。淡红色针头大小之斑疹，呈弥漫性，鲜红色斑丘疹。皮疹之间的皮肤为鲜红色，压之褪色，可有大片脱皮或细微脱屑。出疹前即发热，出疹期热更高，皮疹出齐后热渐退，白细胞增加至1万～2万，中性白细胞增加至75%～90%；咽部细菌培养有溶血性链球菌，伴有咽部明显充血，扁桃体可见渗出物，杨梅舌，唇四周可有苍白圈，不治疗可并发脓毒血症。

（5）水痘：多发于2～6岁儿童，自躯干开始至头、面、四肢出现丘疹、水疱疹，变干结痂，至痂盖脱落，不留疤痕，各型皮疹同时存在，分批出现。发热和皮疹同时发生，或发热后一日见皮疹，历时1～5天热退或不发热。有水痘接触史，白细胞正常或高至 2 万，一般状况良好，少并发症。

（6）天花：未种过牛痘者于任何年龄段均可患天花。自额、腕部开始，至面、上肢、躯干、下肢，疹出暗红色小斑，至丘疹、水疱疹到脓疱疹变干结痂，痂盖脱落，留下永久性疤痕，皮疹多系同一类型。出疹前高热，丘疹出齐时热度下降，疹出时体温升高，结痂时热退。有天花接触史，早期白细胞减少，淋巴细胞增加，重度脓疱疹时白细胞增加。一般症状严重，皮肤常有继发感染，可伴败血症，常并发肺炎。

（7）药物疹：任何年龄均可发病，损害自红斑、风团丘疹、疱疹、水疱、紫癜，乳头状增生，以致坏死和溃疡均可发生，发热高低不等。发疹者有服药史，可伴有中毒性肝炎和肾脏病变，也可引起严重的血液变化，如白细胞减少和血小板减少等不良反应，因而要慎重考虑用药。

（8）脓疱疹：多见于 2~8 岁儿童，好发于颜面、手足和身体暴露部位。脓疱破裂后露出糜烂，有浆液性和化脓性分泌物，干燥结成密黄色或黄灰色痂，一般不发热，有脓疱病接触史，一般情况良好。

（9）早期先天性梅毒：多于 2~5 岁时发病，全身泛发性丘疹，以口和肛门周围、生殖器、臀部、手掌足趾等处特别明显。斑疹和丘疹可发生脓疱和水疱，一般不发热，父母有梅毒病史，血清检查、康氏反应或华氏反应均为阳性。患儿发育差，体质瘦弱，除皮疹外还会出现黏膜斑、鼻炎、甲沟炎、甲床炎、全身淋巴结肿大、脱发、软骨炎、骨膜炎、肝大。

（10）婴儿湿疹：多见于 1~3 岁儿童，多局限于脸部，但亦可泛发全身。皮疹多为对称性，呈弥漫性发红、水肿、糜烂、渗液、结痂，症状时轻时重，反复发作，一般不发热，护理不好可继发感染。

15. 发热

正常人的体温通常维持在 37℃ 或稍低的水平，此指口腔和肛门温度，腋下温度比此约低 0.5℃，每日波动不超过 1℃。体温的恒定主要靠产热和散热的互相协调。在大脑皮质控制下，视丘下部体温调节中枢通过各种反射作用进行人体温度调节，婴儿大脑皮层发育尚不完全，体温调节不够完善，故微小的刺激就容易引起发热。

病因分析：

（1）传染病发热：如流行性感冒、麻疹、风麻、天花、传染性肝炎、流行性乙型脑炎、脊髓灰质炎、斑疹伤寒、恙虫病、败血症、肺炎、猩红热、白喉、流行性脑膜炎、伤寒、细菌性痢疾、丹毒、结核病、布鲁氏菌病、心内膜炎、黑热病、血吸虫病、丝虫病等。

（2）局部感染发热：中耳炎、鼻窦炎、扁桃体炎、淋巴结炎、痈疗、肾盂肾炎、输卵管炎、子宫内膜炎、前列腺炎、胆囊炎、肝脓肿、关节炎、烧伤、骨折、恶性肿瘤、白血病、心肌梗死、肺梗死、手术后发热、大量出血、严重贫血等引起发热。

（3）药物反应发热：青霉素、链霉素、磺胺类、巴比妥等过敏。血清、异性蛋白过敏和注射液含有致热原等反应性发热。中暑、脑震荡、广泛性皮炎、风湿热、痛风、甲状机能亢进也能引起发热。

临床诊断：

（1）首先了解起病缓急、起病季节、当地流行性传染病的情况，有无疫病接触史，以及发热高低、类型、长短和经过等。

（2）发热在37℃~38℃，常见于肺结核、甲状腺功能亢进、贫血、慢性白血病和癌症等。高热多见于中暑和各种急性传染病。

发热的类型可分为下列6种：

①稽留热：体温较高，通常在39℃以上，每日波动范围不超过1℃以上，可见于伤寒、大叶性肺炎、流行性脑膜炎、斑疹伤寒等。

②弛张热：体温高度不一，早晚相差1℃以上，但体温并未下降至正常，可见于脓毒血症、败血症和肝脓肿等。

③消耗热：一日间体温变化很大，高可达40℃，低时可到正常以下，可见于严重的脓毒血症和重症肺结核等。

④间歇热：发热期和无热期规律出现，每隔1~2日交替一次，这是疟疾的典型表现。

⑤再发热：较长的发热期和无热期交替出现，可见于回归热病。

⑥波状热：体温逐渐上升下降，以后再度上升和下降，呈波浪状热，可见于布鲁氏菌病。

（3）经期发热可见于麻疹、水痘和猩红热等，此外可见于流行性感冒、疟疾、脑炎、脑膜炎、中暑、肺炎、白喉、痢疾、胆囊炎、肾盂肾炎和药物过敏。长期发热两周以上者可见于伤寒、结核病、细菌性心内膜炎、黑热病、急性血丝虫病、布鲁氏菌病、白血病和恶性肿瘤等。

（4）发热伴有头痛、呕吐、昏迷等，可为神经系统疾病。伴有咳嗽、咳痰、胸痛或气促者，应考虑心、肺、胸膜疾病。伴有腹泻，应考虑沙门氏菌感染、痢疾和血吸虫病的可能。伴有腹痛，应考虑腹膜炎、肝炎、阑尾炎等腹部疾病。如有肾区或腰部疼痛和尿频、脓尿、血尿，应想到泌尿系统感染。

（5）患者情况差而找不到病灶时，应考虑败血症。

（6）皮肤和黏膜检查：注意有无皮疹、黄疸、瘀点，以及出疹性传染病、肝胆疾病、败血症、细菌性心内膜炎和血液病等。

（7）检查淋巴结是否肿大，有无触痛，如有全身淋巴结肿大，则考虑结核病、白血病或何杰金氏病。

（8）胸部检查：有无肺和胸膜病变，有无心脏病。

（9）腹部检查：肝脾是否肿大，如肝大，应考虑传染性肝炎、肝脓肿和肝癌等；如肝脾均明显肿大，应考虑黑热病、血丝虫病、疟疾和白血病等；脾肿大者，见于败血症、粟粒性结核、疟疾、伤寒和传染性大单核细胞增多症。注意腹部有无触痛、肝炎、阑尾炎、腹膜炎和肿块等。

（10）检查咽部、口腔是否充血，有无溃疡，扁桃体是否肿大，鼻旁窦有无触痛，外耳道有无流脓，乳突部有无触痛，直肠和前列腺检查。

（11）神经系统症状：脑膜炎、脑炎、脑脊髓灰质炎等，可伴有头痛、呕吐、惊厥、昏迷、颈项强直和瘫痪等神经系统表现。

（12）大叶性肺炎可出现黄疸、腹泻、腹痛和昏迷，高热者可发生脑膜炎，败血症时可伴有中毒性脑炎、肠炎和肝炎等，腹膜炎可引起腹泻，这些都是由于毒素作用，电解质平衡紊乱或反射作用所致，在诊断中予以鉴别处理，找出病因，对症治疗。

16. 肝脾肿大

正常人的肝脏浊音界上缘在锁骨中线第五肋间水平，下缘在肋缘后面，当深呼吸时，肝的下缘一般不能触及，如果肝脏在肋下易于触及，则表示肝大，但须注意下列两种情况：①少数正常人的肝可触及；②如肝上缘低于第五肋，而下缘又可触及时，则应诊为肝下垂。正常人的脾脏浊音带在胸部左侧第 9～11 肋间，宽度 4～7 厘米。正常脾脏不能触及，如脾脏可触及，则表示脾已比正常肿大 3 倍。

病因分析：

（1）肝脏肿大：如肝充血性肿大，见于充血性心力衰竭；肝炎性肿大，见于传染性肝炎、回归热和肝脓肿等；肝寄生虫病肿大，见于阿米巴肝炎、肝脓肿、中华支睾吸虫病和包虫病等；肝瘤肿大，见于原发性和继发性肝癌等。

（2）脾脏肿大：感染性脾肿大见于败血症、葡萄球菌、链球菌、沙门氏菌等感染。粟粒性结核和急性疟疾等也能引起脾肿大。充血性脾肿大，见于晚期肝硬化、脾静脉或门静脉血栓形成等。血泡性的脾肿大，多见于血小板减少性紫癜和脾机能亢进、脾淋巴瘤等。

（3）肝脾均肿大的原因有感染性肝脾肿大，多见于血吸虫病、疟疾和黑热病等。小儿感染性疾病，常见肝脾肿大。胆汁性肝硬化也引发肝脾肿大。

临床诊断：

（1）询问患者是否在长江流域黑热病传染区、血吸虫病传染区、疟疾流行区居留过。包虫病以畜牧区为多。

（2）肝癌患者以 30～50 岁为多，肝硬化和慢性髓性白血病患者以中年人为多，黑热病患者以儿童和青年人为多。

（3）疟疾有特殊的定期寒热交替发作；黑热病有长期不规则发热，体温每日可有 2 次升降。血吸虫病在急性期亦可长期发热，败血症和肝脓肿均有弛张热，癌坏死也可发热。

（4）黄疸：常见于传染性肝炎患者，也可发生于疟疾和回归热。胆汁性的肝硬化患者有反复黄疸发作史。肝癌患者也可以有黄疸。

（5）腹痛和下痢：胆汁性肝硬化患者常有反复的黄疸和腹痛发作。肝脓肿时，右上腹疼痛剧烈。充血的肝大和肝癌时亦可有右上腹疼痛。阿米巴肝脓肿和血吸虫病患者常有下痢病史。

（6）出血：白血病和血小板减少紫癜患者，可有皮肤出血；黑热病患者常有鼻衄和牙龈出血；肝硬化患者，可因食管静脉破裂而大量呕血和黑便。

（7）肝硬化：肝癌和黑热病患者常伴有明显消瘦。疟疾、黑热病、肝硬化和白血病患者常见贫血。肝硬化患者的皮肤可有蜘蛛痣。

（8）肝脏一般向下肿大，而且肿大超过脐水平。肝脏向上肿大，常见于阿米巴肝脓肿和包虫病，此时有下肺受压迫，或因肋膜炎而产生浊音和呼吸减弱的体征。

（9）检查肝脏肿大，应注意是弥漫性肿大或是结节性肿大。充血性肝大和炎性肝大均表现为弥漫性肝大，而肝癌和肝硬化可表现为结节性肿大。肝癌的结节性最易查出，且质坚如石。肝硬化的结节不太明显，仅肝表面不如充血性肝大那样平滑。肝脏在炎性和充血性肿大时均可有触痛，肝脓肿、肝包虫病肝无触痛但有囊肿感觉。

（10）最大的脾脏常见于慢性髓性白血病，脾肿大至脐水平以下的为慢性疟疾、黑热病和晚期血吸虫病。中度肋下3厘米处至脐之间的脾肿大见于胆汁性肝硬化、血小板减少性紫癜和脾肿瘤。黑热病的脾肿大经治疗后可明显缩小。脾肿大质软且伴有触痛者，多见于传染病所致的脾肿大。黑热病患者脾脏较慢性髓性白血病、血吸虫病和慢性疟疾等患者的脾脏柔韧。

（11）慢性髓性白细病周围血液中的白细胞显著增加，有高达80万者，有大量未成熟的白细胞。伴有脾机能亢进的疾病，如疟疾、黑热病、血吸虫病的门脉性肝硬化，均可表现白细胞减少。

17. 黄疸

黄疸是由于血液中的胆红素浓度增高，引起巩膜、黏膜和皮肤发黄所致。

病因分析：

临床上比较常见的黄疸原因如下：

（1）溶血性黄疸：由于红细胞破坏过多所致，见于先天性溶血性黄疸、新生儿生理性黄疸和恶性疟疾形成的黄疸。

（2）肝细胞性的黄疸：由于肝细胞受阻，肝脏机能减弱，排泄胆红素的能力降低所致，常见于传染性肝炎、肝癌、肝脓肿和晚期门脉性肝硬化。其他如回归热病、沙门氏菌感染、钩端螺旋体病和肺炎球菌全身性感染等，也可发生黄疸。

（3）阻塞性黄疸：主要见于肝外胆道梗阻的疾病，如胆石症、胰头癌、胆道蛔虫病、先天性胆道狭窄和慢性胰腺炎等。

临床诊断：

询问病史、年龄。婴儿黄疸多见于先天性胆道狭窄，儿童和30岁以下的人群以传染性肝炎为多，30岁以上的人群以癌性胆道阻塞为多，疟疾患者有阵发性寒热和出汗的症状，胆石症患者有反复胆道绞痛和黄疸病史，肝硬化患者有长期饮酒史、营养不良或血吸虫病史，胆道蛔虫病患者有吐出蛔虫或大便排出过蛔虫病史。持续性腹痛可见于腹内瘤，阵发性疼痛可见于胆石症，传染性肝炎患者腹部无疼痛现象。

（1）黄疸时间短的常为胆石所致，大多数传染肝炎患者的黄疸时间较短。黄疸若持续不退，且逐渐加深者，可能为癌性胆道梗阻。一般患者皮肤为淡黄色，若皮肤为暗黄色或深绿色者，可能为完全阻塞性黄疸。

（2）肝脏和胆囊的状态：黄疸伴有迅速肝缩小时，应考虑急性黄色肝萎缩。伴有肝大而质软又有触痛者，可见于肝炎。伴有进行性肝大，肝质坚硬而表面又呈结节状者，多见于肝癌。黄疸伴有无痛性胆囊肿，大多见于胰头癌或慢性胰腺炎患者。炎性所致的胆囊肿大可有触痛和腹膜刺激征。结石阻塞胆囊管而又伴有胆总管结石者，可发生黄疸、胆囊积水或积脓，此时胆囊明显肿大。

（3）脾肿大：黄疸伴有脾肿大，多见于疟疾、传染性肝炎、胆汁性肝硬化和癌性胆道梗阻伴有门脉或脾静脉阻塞者。

（4）腹水：重度黄疸伴有腹水者常见于癌症，其中以肝癌为多见。腹水亦见于晚期肝硬化和亚急性黄色肝萎缩患者。

（5）常见黄疸鉴别诊断：

①溶血性黄疸：多见于先天性溶血性黄疸，常见于儿童和青年，直系亲属有患病史。初起皮肤轻度黄疸，以后有时加深，有时减轻，无瘙痒，溶血现象时可有腹痛，肝脏稍大，脾肿大，胆红素阴性，尿胆素原大增。

②肝细胞性的黄疸：多见于传染性肝炎，儿童和 30 岁以下患者较多，短期内皮肤呈橘黄色，无腹痛，肝脏肿大，质软有触痛。见于门脉性肝硬化和亚急性肝萎缩，可有腹水，尿黄色或深黄色，大便淡黄，有时呈灰白色。胆红素阳性，尿胆素原增加。

③胆石阻塞性黄疸：多见于胆道结石患者，30 岁以上患者多见，女性患者较男性患者多。黄疸暗黄或深绿色，短期内有波动性。腹绞痛，小便褐色或深黄色，大便灰白色，胆红素阳性。

④癌阻塞性黄疸：常见于胰头癌，40 岁以上人群多见，好酒者男性多见。皮肤暗黄或深绿色，长期进行性加深，皮肤瘙痒，腹部持续疼痛，身体消瘦明显，肝脾多见肿大并有触痛，可形成腹水，小便尿褐色或深黄色，大便灰白色，胆红素阳性，尿胆素原减少或消失。

18. 水肿

当人体组织间隙中有过多的液体潴留时，则称为水肿。

病因分析：

（1）全身水肿：各种心脏病，如风湿性、高血压和梅毒性心脏病等，到达心力衰竭阶段时，均可引起全身性的水肿。急性和慢性血管球性肾炎也可引起全身水肿。肝硬化、肝癌、长期营养不良、脚气病和钩虫病，亦能引起全身水肿。药物性水肿，如注射或服用考地松或促肾上腺皮质激素后可引起全身水肿。肾上腺皮质机能亢进和黏液性水肿等，妊娠后期或妊娠毒血症亦能引起全身水肿。

（2）局部水肿：当静脉由于血栓性静脉炎或血栓形成而血流不畅时，可以出现局部或一侧水肿。四肢静脉多次注射高渗葡萄糖水、锑剂和砷剂等刺激性药物时，即可出现局部水肿。外来的压迫和肿大的淋巴结和肿瘤等，也可引起局部水肿。妊娠的子宫或腹内肿瘤等压迫下腔静脉可引起下肢水肿。纵隔瘤、主动脉瘤，由于压迫上腔静脉，可引起面颈、上肢和上胸部水肿。丝虫病和慢性淋巴管炎可引起淋巴阻塞引起水肿。蜂窝组织炎和毒蛇咬伤可引起感染中毒性水肿。荨麻疹、食物和药物过敏反应，亦可引起水肿。

临床诊断：

（1）详细询问病史对诊断甚有帮助。如水肿的发生时间、发展过程，水肿的部位和水肿程度，有无心脏病等。肾病、尿少、浮肿的病史，近期饮食情况，有无注射服用药物，有无炎症和外伤。

（2）全身性水肿：见于肾炎、心力衰竭、肝硬化或营养不良。

（3）眼睑或颜面水肿：见于肾炎早期、小儿百日咳和局部感染等。

（4）身体上部水肿：见于纵隔瘤和动脉瘤等。

（5）胸腹、腰部水肿：如伴有红肿触动，则为局部感染。

（6）双侧下肢水肿：多见于肾炎、心力衰竭、妊娠及卵巢囊肿压迫静脉所致。见于一侧下肢是静脉阻塞、淋巴管阻塞、血吸虫病或蜂窝组织炎等局部感染所引起。

（7）水肿的性质：凹陷性水肿见于肾脏病和心脏病水肿。血吸虫病和黏液性水肿则为弥漫性非凹陷性水肿。如局部红肿触痛见于炎症性水肿。心力衰竭患者伴有呼吸困难和口唇发绀现象，心脏增大，有杂音。肝脏因充血而肿大及肝硬化患者，腹水均很明显，腹壁静脉曲张，脾脏肿大。营养不良由于多种维生素缺乏而致水肿。

（8）常见水肿的鉴别诊断：

①心脏病的水肿：先出现于踝部，然后逐渐上延，皮肤发绀，心脏扩大，有收缩期和舒张期杂音，伴肝脏肿大，呼吸困难，尿可见少量蛋白、白细胞和管型，静脉压升高等。

②肾脏性的水肿：水肿先出现于眼睑，然后遍及全身，皮肤苍白，红细胞计数减少，尿有蛋白、血球管型。

③肝脏性水肿：水肿见于下肢，多伴有腹水，皮肤可出现黄疸和蜘蛛痣，肝脏缩小或肿大。

④营养不良性水肿：先见于下肢，然后遍及全身，皮肤粗糙苍白，干燥有鳞屑。心尖处和肺动脉瓣区可能有收缩期杂音，肝脏稍有肿大，红细胞计数减少。

19. 咳嗽

咳嗽是一种反射性动作，也是保护性动作，借以将呼吸道的异物、分泌物排出。炎症、异物或刺激性气体等对呼吸道的刺激，通常经过迷走神经传到咳嗽中枢，反射性引起咳嗽。

病因分析：

（1）呼吸系统疾病：咽喉急性或慢性炎症、白喉、喉头结核和喉头癌等，支气管急慢性炎症、支气管扩张、支气管哮喘、百日咳、异物和肿瘤等，气管炎、肿瘤、异物和气体刺激等，肺炎、肺结核、肺脓肿、肺癌、肺气肿、肺尘埃沉着病、胸膜炎等。

（2）纵隔疾病引起的咳嗽：主动脉瘤、纵隔瘤、纵隔淋巴结肿大等压迫气管和神经时，均可引起刺激性咳嗽。

临床诊断：

询问咳嗽的时间、轻重，痰量多少和性质，咳嗽的季节关系。百日咳多发于儿童，为一阵阵痉挛性咳嗽，伴有鸡啼声和呕吐。支气管哮喘的发作常与气候有关，咳嗽伴有呼吸困难和哮鸣音。喉炎和白喉可见高亢如犬吠样的咳嗽并伴有声嘶。纵隔疾病压迫气管时，可引起金属声音的咳嗽即铜声咳嗽。咽喉疾病、胸膜炎和纵隔疾病引起的咳嗽，一般无痰；而支气管扩张、肺脓肿、肺水肿和肺结核（有空洞形成者）患者痰量甚大；肺炎可有铁锈痰；肺结核、支气管扩张、肺脓肿、肺癌、肺血吸虫病、肺充血和肺水肿可见咯血痰；肺脓肿痰有恶臭；肺水肿痰常为粉红色泡沫状。咳嗽伴有心悸和呼吸困难多见于心脏疾病。支气管扩张和肺脓肿的痰静置 24 小时后可分三层，上层为白色泡沫，中层为浑浊的液体，下层为黄绿色沉渣。

20. 呼吸困难

呼吸困难是指病人在呼吸时感到吸气不足，自觉呼吸费力，客观上可以看出呼吸频率、深度和节律上方面的变化，此时呼吸肌和辅助呼吸肌均参加呼吸运动。呼吸是由呼吸中枢调节，而呼吸中枢又受大脑皮质的不断影响和调节，呼吸中枢通过对其直接化学性刺激和精神性刺激而进行呼吸调节。

病因分析：

呼吸困难可由各种原因产生，且有各种表现，现简述如下：

（1）呼吸急促：亦称气促和气急，即呼吸次数增加，可见于下述病症。

①心血管系统疾病：各种心脏病所引起的心力衰竭，如心源性哮喘和肺水肿等。

②呼吸系统疾病：如肺炎、肺气肿、肺梗死、胸膜腔积液、肺不张和气胸等。白喉、百日咳、异物吸入、胸部肿瘤、支气管哮喘，及支气管、气管、咽喉发生痉挛和阻塞时，可见强烈性呼吸困难，此时呼吸带哮鸣音，呼吸很费力，但换气量并不增加。癔症和剧烈胸痛可见呼吸急促。高度贫血、发热、腹部过度膨胀如腹水和腹内瘤，也能引起呼吸急促。

（2）呼吸减慢：

①毒性因素：如尿毒症、糖尿病昏迷、肝昏迷和巴比妥中毒等。

②机械因素：如脑溢血和脑肿瘤引起颅内压升高时。

③呼吸加深：呼吸深而慢可见于深度昏迷和酸中毒。

④呼吸表浅：胸膜、胸壁、肋骨或腹部病变有剧烈疼痛时呼吸浅表而快。

（3）呼吸不规则：呼吸呈周期性增强、减弱并有间歇，以后又由浅而深，如是周而复始，多见于脑部疾病如脑溢血、脑肿瘤、尿毒症、药物中毒、心力衰竭、脑动脉硬化。此种呼吸出现多预后不佳。

临床诊断：

（1）如有咳嗽、咳痰、咯血、胸痛和发热等症状，则可能为呼吸系统疾病。

（2）如伴有心悸、发绀、心脏增大、心脏杂音、肝脏肿大和水肿等症状，多见于心源性的呼吸困难。

（3）发作性呼吸困难，多见于支气管哮喘，多伴有哮鸣。左心衰竭的呼吸困难多在夜间发生。

（4）吸气性呼吸困难：可见于喉或气管狭窄和阻塞。如白喉、急性喉炎和异物吸入，吸气时带有蝉鸣和喘鸣症状。

（5）呼气性呼吸困难：可见于肺气肿和支气管哮喘，呼气时伴有哮鸣音。

（6）混合性呼吸困难：呼气和吸气均感困难，呼吸次数增加，是由于肺部呼吸面积减少所致，可见于肺炎、胸膜腔积液和各种心脏病。

（7）酸中毒时呼吸深而慢，尿毒症呼吸有尿臭味，糖尿病昏迷患者呼吸时有水果味。

21. 发绀（青紫）

皮肤或黏膜呈现暗蓝色，即称为发绀。口唇、甲床、耳垂、鼻尖和口唇周围等处常较早出现，这是因为该处皮肤较薄，血管网易于透露的缘故。发绀是由于皮肤表面的毛细血管中还原血红蛋白增加所致，一般如增加到50g/L以上，则出现发绀。血液中有变性血红蛋白或硫血红蛋白时也可引起发绀。

病因分析：

（1）肺部疾病：如肺炎、肺气肿、重症肺结核、肺梗死、肺水肿、肺不张、气胸和大量胸膜腔积液等均能引起发绀。

（2）呼吸道阻塞：如支气管性哮喘、喉炎、白喉、气管异物和肿瘤等。

（3）心脏血管疾病：如先天性心脏病、心力衰竭、动脉或静脉阻塞等。

（4）血液中含有变化性血红蛋白或硫化血红蛋白，大多由于药物的毒性所引起。

临床诊断：

（1）有无肺部疾病，如哮喘和肺结核。有无异物吸入的病史。

（2）发绀出现的时间：如自幼就有，多见于先天性心脏病。

（3）有无药物、化学药品使用接触史。

（4）由动脉和静脉闭塞所引起的发绀常为局限性，如发绀仅出现于头、颈、躯干上部和上肢则考虑上腔静脉阻塞，此种情况常伴有局部水肿和颈静脉怒张。

（5）心力衰竭或呼吸系统疾病出现发绀时，多伴有显著的呼吸困难症状。

（6）心脏和喉部的检查：如有肺实变的体征，则应考虑肺炎、肺结核、肺气肿和支气管哮喘等。

（7）先天性心脏病或慢性肺部疾病，常伴有杵状指。

（8）实验室检查：红细胞计数、白细胞计数和血红蛋白测定，咽部涂片查白喉杆菌，痰抗酸染色检查（结核杆菌）。

22. 心悸

心悸是自觉心跳或心前区有搏动感，心跳过快，心律不规则均可引起心悸。

病因分析：

（1）心律不齐：心脏额外收缩，心房纤维性颤动和阵发性心动过速。

（2）心室肥大：见于各种心脏病。

（3）甲状腺功能亢进、贫血、急性出血和发热等。

（4）心脏神经官能症。

（5）药物反应：如使用肾上腺素和麻黄碱药物。

（6）健康人精神兴奋或劳动过量，或因烟、酒、茶过量，也会出现心悸。

临床诊断：

病史和体格检查，六诊合参。

（1）心悸发作的时间和运动、劳作、饮食、药物使用、精神状况的关系。

（2）心脏神经官能症除心悸外，常伴有头晕、心前区痛、呼吸困难、乏力、焦虑和失眠等症状。

（3）检查心脏和甲状腺，测量脉搏和血压。

（4）检查红细胞计数和血红蛋白。

23. 昏厥

突然发生暂时性失去知觉和行动能力的情况，称为昏厥，大部分原因是脑部突然缺血造成。

病因分析：

（1）脑部血液供应不足：血管方面的原因，由于神经引起的反射，急性广泛的小血管扩张；刺激性因素多见于神经不稳定的人，如听到极悲痛的消息、见到血液、各种穿刺、针灸、剧烈疼痛、惊吓等。

（2）急性感染、创伤、疲乏、妊娠、气候闷热、发热、精神紧张等。

（3）直立性血压过低：长期卧床突然起立，或正常人久蹲后突然起立。

（4）急性大量出血：如咯血、呕血、动脉瘤破裂和宫外孕等引起出血。

（5）心律失常、心动过缓、心脏停搏、心室纤维性颤动和阵发性室性心动过速等，这些心律失常可由过敏性颈动脉窦反射引起，也可能由心肌病变或药物中毒所致，如洋地黄、奎尼丁、酒石酸、锑、钾。

（6）心脏病：主动脉瓣狭窄和先天性心脏病伴有发绀者。

（7）大脑局部血液循环阻碍，如高血压性脑病、急性肾炎、妊娠、毒血症所引起的脑血管痉挛。

（8）血液成分的改变：如血液缺氧、窒息、一氧化碳中毒、高度贫血、血糖过低、饥饿或注射胰岛素过量等。

（9）精神神经系统疾病：如癔症、癫痫发作等。

临床诊断：

（1）发生昏厥病史与体位、劳动、饮食、情绪的关系。

（2）发作缓急和时间长短：由于心脏节律紊乱所引起的，发作多突然，而血糖过低的昏厥则多逐渐发生。一般的昏厥持续时间较短，血糖过低和癔症发作时时间较长。

（3）伴发症状：由反射性小血管扩张或血糖过低所引起的昏厥，伴有头晕、恶心、脸色苍白、出汗和四肢无力等症状。癫痫、心脏停搏和心室纤维颤动患者的昏厥，可伴有惊厥。

（4）检查妊娠情况：详问月经病史，有无感染和宫外孕。

（5）脉诊心律情况、血压脉搏变化情况，六诊合参，找出病因，对症治疗，方能早日康复。

24. 惊厥

惊厥是大脑皮质机能紊乱所引起的一种运动障碍，是突然发生的、短时间的、不随意的肌肉抽动症状，常伴有一过性知觉丧失，有时有发作后昏迷。抽动可以是全身性的，也可以仅限于身体的某一部分，发作时常有先驱症状。婴幼儿中枢神经系统尚未发育成熟，故很容易发生惊厥。

病因分析：

（1）精神神经系统病变，如癫痫、脑外伤、难产、小儿出生时脑外伤、脑血管意外、脑肿瘤、脑寄生虫病和癔症。

（2）感染性惊厥：由于毒性作用或炎性刺激而产生惊厥，常伴有高热。流行性脑膜炎、结核性脑膜炎、脑炎、脑型疟疾、大叶性肺炎、麻疹、百日咳、猩红热、疟疾、急性肠胃炎、中毒性消化不良、小儿伤风或支气管炎时，也可发生高热惊厥。狂犬病和破伤风也可出现惊厥。

（3）新陈代谢障碍惊厥：如尿毒症、糖尿病昏迷、血糖过低症、妊娠、毒血症、酸中毒、碱中毒、酒精中毒、一氧化碳中毒、铅中毒。

（4）缺氧性惊厥：窒息、百日咳、高血压性脑病、心脏节律紊乱等所致的脑组织缺氧性惊厥。

临床诊断：

（1）注意患者的年龄，既往病情发作史，既往健康状况，是否患过肾炎、糖尿病、癫痫，是否有脑外伤、被狗咬过，是否有高热、酸中毒、碱中毒现象。

（2）伴有呕吐时应考虑脑膜炎、脑炎、脑瘤、脑外伤和脑部寄生虫病，注意检查皮肤有无皮疹，注意瞳孔和神经系统检查。

（3）癫痫患者：有多次惊厥发作史，伴有视觉异常、眩晕、胸部不适和肢体麻木等先兆，突然高叫一声失去知觉，继则四肢抽搐，眼球上翻，口吐白沫，并可能咬破舌头，大小便失禁，抽搐短时间停止，进入昏睡状态。

（4）癔症患者的惊厥发作，常由情绪波动而引起，发作时神智并不丧失，而且伴有叫喊和哭笑等，四肢挣扎乱动，但无咬舌、大小便失禁和昏睡现象。

（5）妊娠毒血症的惊厥发生于妊娠的后半期，常伴有高血压、眼花、水肿和蛋白尿等症状。

（6）破伤风患者有皮肤损伤史，发病时牙关紧闭，肌肉强直，角弓反张。

（7）狂犬病患者有被狂犬咬伤史，患者有恐水、怕风、畏光、烦躁不安和精神失常症状。

（8）实验室检查：尿粪常规检查、血尿常规检查、脑脊液检查、血压和眼底检查、血糖检查。

25. 昏迷

当大脑皮质机能受到严重抑制时，患者的意识、感觉和随意运动就完全丧失，这种状态称为昏迷。深度昏迷时，患者呈现肌肉弛缓，无自主运动，咽食困难，大小便失禁，各种反射完全消失，但呼吸和循环功能仍然存在。昏迷是一种严重的病理状态。

病因分析：

（1）传染病：如脑膜炎、脑炎、脑型疟疾、中毒性痢疾、大叶性肺炎、败血症等。

（2）新陈代谢障碍病：如尿毒症、肝昏迷、糖尿病、血糖过低、高血压性脑瘤、妊娠毒血症等。

（3）脑部疾病：如脑震荡、脑外伤、脑溢血、脑血管栓塞、蛛网膜下腔出血，脑脓肿、颅内瘤、颅内肉芽肿（肺吸虫、血吸虫、囊虫等所致的脑部病变）癫痫等。

（4）中毒性的昏迷：如乙醇、一氧化碳、吗啡、安眠药（巴比妥盐类）、阿托品、煤酚（来苏）、食物中毒、有机磷化物中毒等。

（5）物理因素昏迷：如中暑、高空病、触电和溺水等。

临床诊断：

（1）发病时环境，是否一氧化碳中毒、中暑，是否服过药物和接触其他特殊物品，是否中毒，有无外伤，如发病前剧烈头痛则可能是蛛网膜下腔出血。

（2）伴随症状：突发昏迷者多为脑外伤、脑溢血、脑血管栓塞、脑炎、癫痫；缓起者多为尿毒症、肝昏迷、各种中毒和脑瘤等病。如伴有失语和偏瘫，多为脑溢血和脑血管栓塞。如有高热、惊厥、呕吐，应怀疑急性传染病引起昏迷。确认昏迷前是否有传染病及心、肝、肾疾病和高血压、糖尿病。

（3）皮肤：皮肤干燥温度高，可能为中暑；如皮肤有失水现象，可能为酸中毒；如有水肿则应考虑高血压性脑病、妊娠毒血症或尿毒症。皮肤有瘀点或紫癜，则提示有出血的倾向或细菌感染。如皮肤出现显著黄疸，则可能为肝昏迷。一氧化碳中毒时唇黏膜和甲床呈樱桃红色，外伤者头部有伤痕或血肿症状。

（4）呼吸气味：糖尿病酸中毒者，呼吸深而慢，有水果气味；尿毒症者有尿臭味；急性酒精中毒者有酒味；脑溢血者和急性酒精中毒者呼吸时有鼾声；吗啡和巴比妥盐类中毒者，呼吸浅而慢。

（5）神经系统的体征：瞳孔、吗啡和有机化学磷中毒时瞳孔缩小如针尖大，而酒精中毒瞳孔扩大，两侧瞳孔不对称时，可能有脑外伤、脑血管栓塞或脑肿瘤。一侧身体瘫痪为对侧脑部疾病。颈项强直，布氏征和克氏征阳性者，表示有脑膜刺激现象。

（6）心律是否规则，心脏是否增大，有无杂音，是否有风湿性心脏病、心内膜炎等，是否有高血压、动脉硬化病。

（7）常见昏迷鉴别诊断：

①脑外伤：起病急，头部有伤痕，眼、耳、鼻、口腔可能出血，体温正常或发热，脉初快后慢，呼吸初快后慢，可有潮式呼吸，瞳孔两侧大小不等，反应迟钝，反射消失，有神经瘫痪现象，有外伤史，脑脊液为血性，且压力增加。

②脑血管意外（中风）昏迷：起病急，脸部潮红，不对称，头和眼可转向一侧，脉慢而有力，体温正常。呼吸慢而深，鼾声或潮式呼吸，瞳孔缩小或两侧大小不等，反应迟钝，常伴有偏瘫和失语。巴宾斯基征阳性，深反射消失。有高血压和动脉硬化病史，心脏增大，脑脊液压力增高，其中可能含有血液。

③流行性脑膜炎昏迷：起病急，皮肤温度高，可有瘀点，亦可出现惊厥症状，高热，脉搏初快后慢，呼吸加快，瞳孔反应迟钝，颈项强直，可有角弓反张，布氏征、克氏征阳性，反射消失，脑脊液浑浊，压力增高，血液中白细胞增加。

④脑型疟疾昏迷：起病急，皮肤温度高，伴有惊厥，体温中度或高热，脉搏快，呼吸加快，瞳孔两侧对称，伴脾脏肿大，血液中白细胞增高，血液检查有疟原虫。

⑤糖尿病酸中毒昏迷：起病缓慢，皮肤苍白干燥，有脱水现象，体温降低，脉搏细弱而快，呼吸深大快或慢，有水果气味，瞳孔缩小，反应迟钝，深部反射消失，眼球较软，压力低，小便中有大量的糖，酮体阳性，血液中白细胞增多。

⑥血糖过低昏迷：起病急，皮肤苍白，湿而有汗，伴有惊厥症状，体温正常或偏低，脉搏正常或稍快，呼吸正常，瞳孔正常或扩大，深部反射亢进，眼球压力正常，巴宾斯基征阳性，血压下降，有饥饿感。注射胰岛素过量，或严重肝病史引起。

⑦尿毒症昏迷：起病缓慢，皮肤苍白，可有脱水或水肿，有时可见一层白霜，可伴有肌肉颤或惊厥现象，体温正常，脉搏正常或稍快，呼吸慢而深，有尿臭味，后期出现潮式呼吸，瞳孔两侧对称，反应迟钝，深部反射亢进，血压增高，可伴有心力衰竭及心包炎症状，小便中有蛋白、管型和血球，肾机能减退，伴有贫血现象。

⑧急性酒精中毒性昏迷：起病急，皮肤初潮红后苍白湿冷，体温正常或较低，脉搏初慢而有力，后快而弱，呼吸慢，有鼾声，有酒精味，瞳孔扩大，体征反射消失，最后可因呼吸麻痹而死亡，病前大量饮酒。

⑨一氧化碳中毒性昏迷：起病急，皮肤和口唇呈潮红色，可伴有惊厥，中度发热，脉搏快而弱，呼吸加快而不规则，瞳孔扩大，深反射亢进。有煤气中毒病史，严重者可窒息死亡。

二、八纲临床辨证运用

阴、阳、表、里、虚、实、寒、热为八纲，是辨证审因论治疾病的最基础理论之一。它是经过望、闻、问、脉、按、症六诊，掌握辨证资料之后，根据病情轻重，病邪的性质盛衰、人身正气的强弱，加以综合分析，归纳为八类证候，称之为八纲辨证。

疾病的表现尽管极为复杂，但总的来说都可以用八纲概括归纳。如疾病的类别可分为阴证和阳证；病位的深浅可分为里证和表证；疾病的性质可分为寒证和热证；病邪的盛衰，邪盛为实，正虚为虚证。这样临床运用八纲辨证，就能将错综复杂的病情归纳为阴、阳、表、里、虚、实、寒、热八种纲领性的证候，从而找出疾病的关键，掌握其要领，确定其类型，为治疗指出方向。其中阴阳两纲可以概括其他六纲；即表、热、实证为阳；里、寒、虚证为阴，故阴阳又是八纲中的总纲。

八纲是分析疾病共同性的辨证方法，是各种辨证的总纲，适用于临床各种辨证。八纲辨证是相互配合，相互联系不可分割的一个总体，不是划分为八个区域。如表里与寒热、虚实相联系，寒热与虚实表里相联系，虚实又与寒热表里相联系。由于疾病的变化不是单纯的，经常会出现表里、寒热、虚实交织在一起的复杂情况，如表里同病，虚实夹杂，寒热混淆。在一定情况下，疾病还会出现不同程度上的转化，如表邪入里，里邪出表，寒证化热，热证转寒，实证转虚，因虚致实等。疾病发展到一定阶段，还可以出现一些与疾病性质相反的假象，如真寒假热、真热假寒、真虚假实、真实假虚等现象。阴证、阳证也是如此，阴中有阳，阳中有阴，病疾可由阳入阴，由阴出阳，又可以从阴转阳，从阳转阴。因此，进行八纲辨证，不仅要熟练掌握各类证候的特点，还要注意到它们之间的相兼转化，真假夹杂，才能正确全面认识疾病，诊治疾病。

（一）表里辨证

表里是辨别疾病病位内外和病势深浅的两个纲领。它是一个相对的概念，如躯壳和脏腑相对言之，躯壳为表，脏腑为里；脏与腑相对而言，腑为表，脏为里；经络和脏腑而言，经络为表，脏腑为里；经络中的三阳经和三阴经相对比而言，三阳经为表，三阴经为里。从病势深浅来论外感病，病邪入里一层，病深一层，出表一层，病轻一层。这种相比较概念的认识，对伤寒六经辨证和温病卫气营血辨证尤为重要。狭义的表里，是指身体的皮毛、肤腠、经络为外，脏腑、骨髓为内。外有病属表，内有病属里。

表里辨证，适应于外感病，可察知病情的轻重。表证病浅而轻，里证病深而重；

表邪入里为病重，里邪出表为病退。了解疾病轻重进退就能掌握疾病演变的规律，取得治疗上的主动权，是采取解表法与攻里法等治疗的依据。

1. 表证

表证是指六淫邪气经过皮毛、口鼻侵入时所产生的病症。表证多见于外感病初期，具有起病急、病程短的特点。

临床表现：发热，恶寒或恶风，头身痛，舌苔薄白，脉浮。并见鼻塞流涕、咳嗽等症。

辨证分析：六淫邪气侵于皮毛肌表，阻遏卫气的正常宣发，郁而发热。卫气受遏，失其温分肉、肥腠理的功能，肌表不能得到正常的温煦，故出现恶风寒的症状。邪气郁滞经络，气血流行不畅，以致头痛、身痛。邪未入里，舌象尚无明显变化，出现少许薄白苔。外邪侵表，正气奋起抗邪，脉气鼓动于外，故脉浮。肺主皮毛，鼻为肺窍，邪气从皮毛，口鼻而入，内应于肺，肺失宣肃，出现鼻塞流涕，咽喉痒痛，咳嗽，甚至喘促等症状。

2. 里证

里证是疾病深入于脏腑、气血、骨髓的证候。它与表证相对而言，多见于外感病的中、后期或内伤病。里证的形成原因有三：一是外邪不解，由外传里侵犯脏腑所致；二是外邪直接侵犯脏腑而形成；三是情志内伤、饮食、劳倦等因素，直接损伤脏腑，使脏腑功能失调，气血逆乱，而出现种种症状。

临床表现：里证病因复杂，病变部位广泛，症状繁多，详见寒热虚实辨证、脏腑辨证等。总的表现有：壮热，烦躁，神昏，口渴，腹痛，便秘或腹泻，呕吐，小便短赤，舌苔黄或白厚腻，脉沉等证候。

辨证分析：热邪内传入里，或寒邪化热入里，里热炽盛，则见壮热；热邪灼伤津液，因而口渴，小便短赤；热扰心神，则烦躁神昏谵语。若寒邪直入脏腑或寒湿之邪直犯脾胃，寒邪凝滞中焦，则腹痛；寒湿困阻脾胃，脾胃运化失司，则腹泻；胃失和降则呕吐，苔黄或白厚腻，脉沉。

3. 半表半里证

外邪由表内传，尚未入于里；或邪在里透表，尚未至于表，邪正相搏于表里之间，称为半表半里证。

临床表现：寒热往来，胸胁苦满，心烦喜呕，默默不欲饮食，口苦咽干，目眩，脉弦等。详见六经辨证中的少阳病证表现。

4. 表证与里证的辨证鉴别重点

辨别表证和里证，主要是审察病证寒热、舌象、脉象等变化。一病知表里，全在识别发热与潮热，恶寒与恶热，头痛与腹痛，鼻塞与口燥，舌苔之有无，脉之沉浮等辨证要点。如发热恶寒，头痛鼻塞，舌上无苔或少薄白苔，脉象浮，此应为表证；如潮热恶热，腹痛口燥，舌苔黄黑，脉象沉，应为里证。外感病中发热恶寒同时出现的均属表证，但发热不恶寒或暂寒不热的属里证。表证舌苔少有变化，里证舌苔多有变化；脉浮呈表证，脉沉主里证。

5. 表证和里证的辨证关系

人体的肌表与脏腑，通过经络联系沟通，取得表里相通。疾病发展过程中，在一定的条件下，可以出现表证、里证错综复杂的互相转化，如表里同证，表邪入里，里邪出表时的症状。

一是表里同病。表证和里证在同一时间出现，称为表里同病。这种情况的出现，多见于初病见表证又见里证的病证；多因表证未罢，又及于里，或表证未愈，又加它病；如本有内伤，又加外热，或先有外感，又伤饮食，又伤房事等。

表里同病出现寒热、虚实并见，常见的有表寒里热，表热里寒，表虚里实，表实里虚等（详见寒热虚实辨证篇）。

二是表里出入。表邪入里：凡病表证，表邪未解，内传入里称为表邪入里，多因机体抗邪能力差，或邪气过盛，或用药不当，或护理差，或又行房事伤精，抵抗力下降等多种原因所致。如病于表证，本有恶寒发热，若恶寒自消，不恶寒反恶热，并见渴饮、舌红苔黄、尿赤等症状，便是表邪入里的证候。

里邪出表：有些里证，病邪从里透达于外，称为里邪出表。多因治疗、护理、保养得当，机体抵抗力强。如内热烦躁，咳逆胸闷，继而发热汗出，喉见痧瘰，或有疹点，是病邪由里达表的证候，由病转愈之兆。

表邪入里病势加重，里邪出表病势减轻，掌握表里出入的变化，对于推断疾病的发展、加重、转愈有着重要意义。

（二）寒热辨证

寒热是辨别疾病性质的八纲中的两个纲领。寒证与热证反映机体阴阳的盛衰，阴盛或阳虚的表现为寒证，阳盛阴虚的表现为热证。阳盛则热，阴盛则寒；阳虚则外寒，阴虚则内热。

寒热辨证，不能单独地根据个别症状作判断，而是要通过六诊合参，对疾病本身所反映的各种症状进行综合辨证分析。热证是指有热象的症状和体征，寒证是指身体有寒象症状和体征。例如：表寒证，发热，恶寒重，口淡不渴，舌苔薄白润，脉浮紧，故应诊断为表寒证；表热证，恶寒发热重，口微渴，舌边尖红赤，脉象浮数，故应诊为表热证。须提醒的是恶寒、发热、寒证、热证有所不同。寒热辨别在治疗上有重要意义。寒者热之，热者寒之，就是说寒证要用热药，热证要用寒药。

1. 寒证

寒证是感受寒邪，或阴盛阳虚所表现的证候。临床多因外感阴寒邪气，或因内伤久病，阳气耗伤，或过服寒凉所致。寒证包括表寒、里寒、虚寒、实寒等。

临床表现：恶寒喜暖，面色㿠白，肢冷蜷卧，口淡不渴，痰、涎、涕清稀，小便清长，大便溏稀，舌淡苔白而润滑，脉迟或紧等。

证候分析：阳气不足或外邪所伤，不能发挥温煦肌体的作用，故见形寒肢冷，面色㿠白；阴寒内盛，津液未伤，故口淡不渴；阳虚不能温化水液，以致痰、涎、涕、尿等皆清冷；寒邪伤脾或脾阳久虚，运化失司而见大便稀溏；阳虚不化，寒湿内生，则舌淡苔白而润滑；阳气虚弱，鼓动运行血脉力不足，故脉象迟；寒主收引，受寒则脉道收缩而拘急，故见紧脉。

2. 热证

热证是感受热邪，或阳盛阴虚，人体的生理功能活动亢进所表现的证候。临床多因外感火热之邪，或寒邪化热入里；或因七情过激，郁而化热；或因饮食不节，积蓄为热；或房事劳伤，劫夺阴精，阴虚阳亢所致。热证包括：表热、里热、虚热、实热等。

临床表现：恶热喜冷，口渴喜冷饮，面红目赤，烦躁不安，痰、涕黄稠，吐血、衄血，小便短赤，大便干结，舌红苔黄而干燥，脉象数。

证候分析：阳热偏盛，则恶热喜冷；大热伤阴，津液被耗，故小便短赤；津液补充需饮水自救，所以口渴喜冷饮；火行上炎，则见面红目赤；热扰心神，则烦躁不宁；津液被阳热煎熬，形成痰、涕则黄稠；火热之邪灼伤血络，迫血妄行，则吐血、衄血；肠热津亏，传导失司，因而大便燥结；舌红苔黄，为热证，舌干少津为伤阴；阳热亢盛，加速血行，故见脉数。

3. 寒热证的鉴别辨证的要点

鉴别寒证与热证，不能单独根据某一症状作判断，应对疾病的全部症状综合观察，尤其是根据寒热的喜恶、口渴与不渴、面色的赤白、四肢的冷温、二便变化、舌象、脉象等方面综合分析，六诊合参。

一病知寒热，全在口渴与不渴，渴而消水与不消水，饮食喜热与喜冷，烦躁与厥逆，溺之长短赤白，大便之溏结，脉之迟数而分析之。假如口渴而能消水，饮食喜冷，烦躁，溺短赤，便结脉数，是热证。口不渴或假渴而不消水，喜饮热汤，手足厥冷，溺清长，便溏，脉迟，是寒证。

寒证、热证鉴别表

证别	寒热	口渴	面色	四肢	二便	舌象	脉象
寒证	恶寒喜热	不渴	白	冷	大便稀溏，小便清长	舌淡，苔白腻	迟或紧
热证	恶热喜冷	渴喜冷饮	红赤	热	大便干结，小便短赤	舌红，苔黄	数

4. 寒证与热证的辨证关系

寒证与热证虽有阴阳盛衰的本质区别，但又互相联系，二者可以在病人身上同时出现，表现为寒热交错的证候；又可以在一定的情况下相互转化，出现寒证化热，热证转寒。在疾病发展的过程中，特别是危重阶段常会出现假象。

一是寒热错杂，有上热下寒，上寒下热，表寒里热，表热里寒等交错。上热下寒：患者在同一时间内，上身表现为热，下身表现为寒的证候，如既见胸中烦热，频欲呕吐的上热证，又见腹痛喜暖，大便稀溏的下寒证，这就是寒热错杂的证候。

上寒下热：病人在同一时间内，上部表现为寒，下部表现为热的证候。例如：胃脘冷痛，呕吐清涎，同时又兼见尿频、尿痛，小便短赤，此证为寒在胃而热在膀胱之证候。寒在上者，为吞酸，为噎膈，为饮食不化，为嗳腐胀哕。热在下为腰足肿痛，为二便秘涩，或热痛遗精，或溲混便赤。上热下寒，上寒下热，病因多由寒热错杂，病理为阴阳之气不相协调，或为阴盛于上、阳盛于下，或阳盛于上、阴盛于下所致。

表寒里热：寒在表，热在里，是表里寒热错杂的一种表现。患者已有内热，又外感风寒；或外邪传里化热而表寒未解。如：恶寒发热无汗，头痛身痛，气喘，烦躁，口渴，脉浮紧，这是寒在表而热在里的证候。

表热里寒：是表里寒热错杂的一种临床表现，多见于素有里寒而复感风热；或表热证未解，误下以致脾胃阳气损伤的病证。如平时脾胃虚寒，又感风热，临床表现为发热、头痛、咳嗽、咽喉肿痛的表寒证；又可见到大便溏泄，小便清白，四肢欠温的里寒证。

寒与热同时并见，除了要分清表里上下经络脏腑之外，还要分清寒热孰多孰少和标本先后的主次，这些鉴别十分重要，是治疗用药的准绳。

二是寒热转化。寒证转化为热证：病本寒证，后热证出现寒证消失。临床多因治疗不当，过服温燥药物；或失治，寒邪未能及时温散，而机体的阳气偏虚，寒邪从阳化热所致。如病初出现恶寒重，发热轻，苔薄白润，脉浮紧之表寒证；后由于误治、失治而出现壮热，不恶寒，反恶热，心烦，口渴，舌红，苔黄，脉数之里热证，这就是由寒证转化为热证的证候。

热证转化为寒证：病本属热证，后寒证出现而热证消失。临床上是因为失治、误治，损伤阳气，或因邪气过盛，耗伤正气，正不胜邪，机能衰退所致。这种转化有突变者，如高热病人由于大汗不止，阳从汗泄，或吐泻过度，阳随津脱，而出现体温骤降，四肢厥冷，面色㿠白，脉微欲绝的虚寒证，即亡阳证；又有病情迁延，日久不愈而渐变者，如热痢日久不愈，转化为虚寒痢者，都是由热证转化为寒证的证候。

寒热证的互相转化，反映邪正盛衰的变化情况，由寒证转化为热证，是人体正气尚盛，寒邪郁而化热；热证转化寒证，多属邪盛正虚，正不能胜邪。

三是寒热真假辨证，当疾病发展到寒极或热极的时候，有时会出现与疾病本质相反的一些假象。如寒极似热，热极似寒，即所谓真寒假热，真热假寒，这些现象常见于病人生死存亡的危重关头，必须细察分析，避免误诊。

真寒假热：是内有真寒而外见假热的证候。临床产生机理是由于阴寒内盛，格阳于外，阴阳寒热格拒而成，又称阴盛格阳。其临床表现为身热、面红、口渴、脉大，似属热证；但却见身热反欲盖被取暖，口渴喜热饮，饮而不多，脉大无力，兼见四肢厥冷，下利清谷，小便清长，舌淡苔白等一些寒证象。

真热假寒：是内有真热而外见假寒的证候。其产生机理是由于阳热内虚，格阴于外，阳盛格阴，内热愈盛则肢冷越严重，即所谓热深厥亦深。其临床表现为手足厥冷，脉沉，似属寒证，但肢冷身热，不恶寒反恶热，脉沉数而有力，更见烦渴喜冷饮，咽干、口臭、谵语、小便短赤，大便燥结或热痢下重，舌质红，苔黄而干等症。这种情况的手足厥冷，脉沉，就是假寒的现象，而内热才是疾病的本质。

辨别寒热的真假，必须了解病情的全过程，还要注意体察以下两个方面：

一是假象出现，多在四肢、皮肤和面色方面，而脏腑气血、津液等方面的内在表现，如实反映了病情的本质，故辨证时应以里证、舌象、脉象等作为诊断的依据。

二是假象毕竟和真象不同，如假热面赤之面色，白而仅在颧颊上浅红娇嫩时隐时现，而真热的面红是满面通红；假寒常表现为四肢厥冷，而胸腹部却是大热，按之灼手，或周身寒冷而反不欲盖衣被，真寒是身卧，欲得衣被。以冷水少试之，假热者必不喜水，或有喜者，服后见呕，便当以温药解之；假寒者必多喜水，或服后反快，而无所逆者，便当以寒凉药解之，运用此方法可以辨寒热真假，有助于诊断。

5. 寒热与表里的辨证关系

寒证、热证与表里互相关系，可形成多种证候，除上述表寒里热、表热里寒，尚还有表寒、表热、里寒、里热等证候。

一是表寒证，是寒邪侵袭肌表所表现的证候。

临床表现：恶寒发热，头痛，脉浮紧。

证候分析：恶寒侵表，卫阳损伤，不能温煦肌表而恶寒；正与邪斗争，阳气被遏而发热，寒为阴邪，故恶寒重而发热轻；寒邪凝滞经脉，经络气血不利则头痛身重。寒邪收敛，腠理闭塞故无汗；寒邪束表，如见脉浮紧之象。

二是表热证，是温热病邪侵袭肌表所表现的证候。

临床表现：发热、微恶风寒、头痛，口干微渴，有汗，舌边尖红赤，脉浮数。

证候分析：热邪犯表，卫气被郁，故发热恶寒；热为阳邪，故发热重而恶寒轻，兼见口干微渴；热性升散，腠理疏松则汗出；热邪上扰故头痛，舌边尖红，脉浮数，为温热在表之证候。

三是里寒证，是寒邪直中脏腑，或阳气虚衰所表现的证候。

临床表现：形寒肢冷，面色㿠白，口淡不渴，或渴而喜热饮，安静少言，小便清长，大便溏稀，舌质淡，苔白润，脉沉迟。

证候分析：寒邪直入脏腑或阳气衰弱，不能温煦形体，故形寒肢冷，面色㿠白；阴寒内虚，津液未伤，故口淡不渴，或渴喜热饮；寒属阴，阴主静，机能衰减则静而少言。尿清便溏，舌淡苔白润，脉沉迟，均为里寒之证候。

四是里热证，多由外邪转里化热，或热邪直中脏腑致使里热炽盛所表现的证候。

临床表现：面红身热，口干烦渴，喜饮冷水，烦躁多言，小便黄赤，大便干结，舌质红，苔黄，脉数。

证候分析：里热炽盛，蒸腾于表，故见面红身热；热灼津伤，引水自救，故口干烦渴，喜饮冷水；热属阳，阳主动，机能亢进，则烦躁动不安而多言；热伤津液，故小便黄赤；肠热津亏，传导失司则大便干结。舌红苔黄，脉数，均为里热证。

（三）虚实辨证

虚实是辨别邪气、正气盛衰的两个纲领。虚指正气不足，实指邪气盛实，邪气盛则实，精气夺则虚。精气则正气也。

病证有虚实之分，而虚实又与表里、寒热有相互联系，故其疾病证候的出现较为复杂。在疾病的发展过程中，虚实既可相互转化，又可出现虚实错杂的证候，通过虚实辨证，我们可以掌握病人邪正盛衰的情况，为治疗提供依据。实证宜攻，虚证宜补，只有虚实辨证，才能攻补适宜，六诊合参，方可免犯治疗失误。

1. 虚证

虚证是对人体正气虚弱各种临床表现的病理概括。虚证的形成有先天之不足、后天失调两个方面，但以后天失调为主。如饮食失调，七情劳倦，内伤脏腑气血，房事过度，耗伤肾脏元真之气；手术、流产损伤元气；久病失治、误治，损伤正气；贪恋酒色，久赌伤神，吸毒、吸烟危害正气，等等，均可形成虚证。虚证包括阴、阳、气、血、精、津以及脏腑各种不同的虚损。

临床表现：面色淡白或萎黄，面斑，精神萎靡，身疲乏力，心悸气短，形寒肢冷，自汗，大便滑脱，小便失禁，舌淡胖嫩，脉虚沉迟。

证候分析：虚证的病机主要表现在伤阴和伤阳两个方面。伤阳者：以阳气虚的表现为主。由于阳失温运与固摄功能，所以见面色淡白，形寒肢冷，神疲乏力，心悸气短，大便滑脱，小便失禁等症状。伤阴者：以阴血虚的表现为主。由于阴不制阳，失去其濡养滋润的作用，故见手足心热，心烦，心悸，面色萎黄、暗斑或颧红，潮热盗汗等症。阳虚则阴寒盛，故舌胖嫩，脉虚沉迟。阴虚则阳偏亢，故舌红干少苔，脉细数。

2. 实证

实证是对人体感受外邪，或体内病理产物积蓄而产生的各种临床病理表现的概括。实证的形成原因有二：一是外邪侵入人体，二是由于内脏功能失调造成痰饮、水湿、瘀血等病理产物停留积蓄体内所致。

临床表现：发热，腹胀痛拒按，胸闷烦躁，神昏谵语，呼吸气粗，痰涎壅盛，大便秘结，下利，里急后重，小便不利，淋沥涩痛，舌质苍白，舌苔厚腻，脉实有力等。

证候分析：邪气过盛，正气与之抗争，阳热亢盛，故发热；实邪扰心，蒙蔽心神，故烦躁神昏谵语；邪阻于肺，则宣降失调而胸闷，喘息气短粗，痰涎壅盛；实邪积于肠胃，腑气不通，大便秘结，腹胀痛拒按；湿热下攻，可见痢疾，里急后重；水湿内停，气化不行，所以小便淋沥涩痛；湿热下注膀胱，致使便赤尿痛；邪正相争，搏击于血脉，故脉实有力；湿浊蒸腾，故见舌苔厚腻。

3. 虚证与实证的辨证鉴别要点

从证来看，同样的症状，有实证，有虚证。如腹痛，喜按者为虚，拒按者为实。又如阳虚者为畏寒，表实证亦有恶寒。

虚证与实证辨证表

	虚证	实证
气	肺气虚：气喘息短，自汗，言语无力	肺气实：胸痞头晕，痰多气壅不得卧
	中气虚：四肢微冷，腹胀痛而喜按，纳呆，便溏或泻	胃气实：中满嘈杂，嗳腐吞酸，呕吐呃逆
		肠气实：腹胀满，绕脐痛，大便秘结，痢赤白，潮热谵语
	元气虚：虚阳上浮，两颧嫩红，带白，耳鸣，虚聋，头晕心跳，手发战。	肝气实：头痛目眩
血	唇淡面白，心烦不寐，精神衰弱，津液不足，夜虚热盗汗，手颤抖。	血在腠理，则局部青肿疼痛；在经络则身疼筋挛。瘀在上焦，则胸膈、肩膊刺痛；在中焦，则脘腹窜痛；在下焦，则小腹胀满刺痛。凡瘀血作痛，痛处不移，或大便黑色。
五脏	心虚：心虚多悲	心实：神志失常，喜笑不休
	肝虚：目眇眇无所见，阴囊缩，筋挛，善恐。	肝实：两胁、少腹痛，多怒
	脾虚：四肢不用，饮食不化，腹疼满，善忧	脾实：腹胀便秘，身肿
	肺虚：少气息微，皮毛不泽	肺实：气逆喘咳
	肾虚：头晕眼花，腰酸痿厥，大便虚秘，小便失禁，遗精，五更痢。	肾实：下焦壅闭，或痛或胀。

4. 虚实错杂辨证、转化和真假辨证

疾病是一个复杂的发展变化过程，由于体质、年龄、病程轻重、治疗、护理诸因素的影响，使虚证与实证发生虚实错杂，虚实转化，虚实真假等证候的临床变化，必须六诊合参，仔细观察，防止误诊。

（1）虚实错杂辨证

凡虚证中夹杂实证，或实证中夹杂虚证，有时虚实齐见的，都是虚实错杂证候。例如：表虚里实，表实里虚，上虚下实，上实下虚等。虚实错杂的证候，由于虚实错杂互见，所以在治疗上便应攻补兼施。但在攻补兼施中，还要分别虚实的轻重，因而用药就有轻重主次之分。

一是实证夹虚。临床常发生于实证中正气受损的病人，并可见原来体虚而新感外邪的病人。它的特点是以虚邪为主，正邪为次。例如：外感伤寒，经发汗，或经吐病程后，病人心下痞硬，噫气不除，这是胃有痰湿浊邪致使胃气受损的实中夹虚证候。

二是虚证夹实。临床见于实证深重，病延日久，正气大伤，余邪未尽的病人；亦可见素体大虚，复感邪气的病人，以正虚为主，实邪为次。例如：春温病的肾阴亏损证，出现于病的晚期，是邪热劫烁肝肾之阴而呈现邪少虚多的证候。症见低热不退，口干，舌质干绛，治法以滋阴养液，扶正为主，兼清除余邪为辅。

三是虚实并重。原为严重的实证，迁延日久，正气大伤，而实邪未减者。原来正气甚弱，又感受较重外邪的病人，正虚与邪实均十分明显，病情都比较严重。例如：小儿疳积，大便泄泻，完谷不化，腹部膨大，瘦弱，午后烦躁，贪食不厌，舌苔厚浊，脉细稍弦，病起因于饮食积滞，损伤脾胃，虚实并见，治宜消食化积与健脾同用。

（2）虚实转化辨证

疾病的发展过程就是邪正斗争的过程，邪正斗争主要表现为虚实的变化。在疾病的过程中，有些病人本来是实证，由于病邪久留，损伤正气，而转化为虚证；有些病人由于正虚，脏腑功能失调，而致痰、食、气、血、水等凝结阻滞为患，因虚致实。例如：高热、口渴、汗出、脉大之实证，由于治疗不当，日久不愈，导致津气损耗，而见肌肉消瘦，面色枯白，不欲饮食，虚弱少气，舌上少苔，或光净无苔，脉细无力等，证由实转虚。又如：病者本心脾气虚，见心悸气短，久治不愈，突然心痛不止，这是气虚血滞，心脉瘀阻所致。虚证已转变为实证，治当活血化瘀止痛。

（3）虚实真假辨证

在疾病的发展过程中，虚证的实证有真假疑似之分，辨证时，要从错杂的、转化的证候中，辨别真假，去伪存真，才不致误诊。现指出以下要点：

一是假实：病起七情，饥饱劳倦，酒色所伤，先天不足及其他病，则多为身热、便秘、戴阳、胀满、虚狂、假斑等证候，似为实证，而实由不足。心下痞痛，按之则上，**色悴声短，脉来无力，虚也**；甚则胀极而不得食，气不舒便不利，是虚证而有盛证候。大抵虽腹满而不似实证之不减；腹虽胀急，但时胀时不胀，不似实胀之常急；**腹满按之不痛，或按之痛减**；脉弦硬多与沉迟并见，等等，都是假实。

二是假虚：外感之邪未除，而留伏经络；饮食之滞不消，而积聚于脏腑；或郁结逆气，有所未散；或顽痰瘀血，有所留藏。病久致羸，似乎不足；不知病本未除，还当治本。聚积在中，按之则痛，面红气粗，脉来有力，实也；甚至默默不欲言，肢体不欲动，眩晕昏花，泄泻不实，是大实有羸状。虽默默不语，然语时多声高气粗，泄泻而得泻反快；虽不食，亦有思食或有时能食；虽倦态，而稍动则觉舒适；胸腹满，**按之痛剧**，或痛处不移，等等，都表现为假虚证候。

虚实真假总的关键所在，祖辈多以脉象为根据，虚实之要，而定于脉。如脉力真有力，真有神者，方是真正的实证；脉似有力，似有神者便是假实证也。辨证真假虚实应注意下述几点：

脉象有力无力，有神无神，浮候、沉候如何；舌质的嫩胖与苍老；语言发声的高亮与低怯；病人的体质强弱，发病的原因，病的新久，以及治疗的经过如何。综上所述，六诊合参，辨别真假虚实的要点，便可审时论因，辨证求因，审因论治。治病当求其本，标本皆治，病者可早日康复。

5. 虚实与表里寒热的辨证关系

虚实常通过表里寒热几个方面反映出来，形成多种证候。临床常见的有表虚、表实、里虚、里实、虚热、实热、虚寒、实寒等类型。

（1）表虚证

表虚证有两种：一是指感受风邪所致的表证，以恶寒有汗为特征，称表证表虚。二是肺脾气虚，卫气不能固密，肌表疏松，经常自汗，易被外邪侵袭的表虚证，属内伤表虚。

临床表现：

外感表虚：头痛，颈强，发热，汗出，恶风，脉浮缓。内伤表虚：平时常自汗，容易感冒，兼有面色淡白，短气，动则气喘，倦怠乏力，纳少便溏，舌淡苔白，脉细弱等气虚表现。

证候分析：外感之表虚证，是感受风邪所致的一种表证。由于风邪外束于太阳经，所以头痛颈强；正气卫外，阳气浮盛而发热；肌腠疏，玄府不固，故汗出而恶风；风邪在表，故脉象浮缓。内伤之表虚证，主要因肺脾气虚。肺主皮毛，脾主肌肉，其气虚则肌表疏松，卫气不固，而自汗；卫外力差，故常易感冒。肺脾气虚，必见气虚的一般表现，如面色淡白，短气，动则气喘，倦怠乏力，纳少便溏，舌淡苔白，脉象细弱等。

（2）表实证

表实证是指外邪侵袭，阳气集中于肌表，正邪交争，腠理密闭所出现的证候。临床表现除有表证病状外，以无汗，头身疼痛，脉浮紧为特征。多见于外感寒邪的表寒证。

（3）里虚证

里虚证的内容较多，各脏腑经络、阴阳气血亏损，都属于里虚证的范围。**里虚证应按其寒热划分，可分为虚寒证、虚热证两类，详见于后。**

（4）里实证

里实证包括内容也较多，不但有各脏腑经络之分，而且还有各种不同邪气之别。许多具体证型将在以后各篇辨证中介绍。里实证应按寒热划分，亦可分实寒证、实热证两大类，详见于后。

（5）虚寒证

虚寒证是由体内阳气虚衰所致的证候。

临床表现：精神不振，面色淡白，畏寒肢冷，腹痛喜按，大便溏薄，小便清长，少气无力，舌质淡嫩，脉微或沉迟无力。

证候分析：虚寒证的病机是阳气虚衰，阳气的推动、气化功能不足，则精神不振，面色淡白，少气乏力，舌质淡嫩，脉微或沉迟无力；阳气温煦不足，则畏寒肢冷，心腹寒痛，大便溏薄，小便清长。

（6）虚热证

虚热证是由于体内阴液亏虚所致的证候。

临床表现：两颧红赤，身体消瘦，潮热盗汗，五心烦躁，咽干口燥，舌红少苔，脉细数。

证候分析：阴液损耗，故人体消瘦；阴虚不能制阳，虚火内扰故心烦，手足心热，潮热盗汗；虚火上升，则两颧部红赤，咽干口燥，舌红少苔；阴血不足，**故脉细数。**

（7）实寒证

实寒证是寒邪侵袭人体形成的病证表现。

临床表现：畏寒喜暖，面色苍白，四肢欠温，腹痛拒按，肠鸣腹泻，或痰鸣咳喘，口淡多涎，小便清长，舌苔白腻，脉紧迟。

证候分析：寒邪侵于体内，阻遏阳气，故畏寒喜暖，四肢欠温；阴寒凝泣，**经脉**不通，不通则痛，故见腹痛拒按；阳气不能上荣于面，则面色㿠白；寒邪困阻中阳，运化失职，故肠鸣腹泻。若寒邪客肺，则痰鸣咳喘，口淡多涎，小便清长，舌苔白润，皆为阴寒之证；脉迟或紧，是寒凝血行迟滞的表现。

（8）实热证

实热证是阳热之邪侵入体内，由表入里所致的实热证候。

临床表现：壮热喜冷，口渴饮冷，面红目赤，烦躁或神昏谵语，腹胀拒按，大便秘结，小便短赤，舌红苔黄干，脉洪滑数实。

证候分析：热邪内盛，故身见壮热喜冷；火热上炎，面红目赤；热扰心神，轻则烦躁，重者神昏谵语；热结肠胃，腹胀满痛拒按，大便秘结；热伤阴液则小便短赤，口渴饮冷，引水自救；热邪入内则舌红苔黄干，舌干为津液受伤；热为阳邪，鼓动血脉，所以脉象洪滑数实。

（四）阴阳辨证

阴阳是八纲辨证的总纲。在诊断上，可根据临床证候所表现的病理性质，将一切疾病分为阴阳两个方面。善诊者，察色切脉，先别阴阳。凡诊脉施治，必先审阴阳，乃为医祖之纲领。由此可见阴阳辨证在疾病辨证中的重要地位。

1. 阴证和阳证

阴盛则阳病，阳盛则阴病；阳虚则外寒，阴虚则内热；阳盛则外热，阴盛则内寒。阳气有余，为身热无汗；阴气有余，为多汗身寒。发热恶寒者，发于阳也；无热恶寒者，发于阴也。

（1）阴证：里证、寒证、虚证皆属于阴证的范围。

临床表现：面色暗淡，精神萎靡，身重蜷卧，形寒肢冷，倦怠无力，语声低怯，纳差，口淡不渴，大便腥臭，小便清长，舌淡胖嫩，脉沉迟或弱或细涩。

证候分析：精神萎靡，乏力，声低是虚证的表现。形寒肢冷，口淡不渴，大便溏腥臭，小便清长都是里寒证的表现。阴虚虚寒，表现为舌淡胖嫩，脉沉迟、微弱、细涩等。

（2）阳证：表证、热证、实证均属于阳证的范围。

临床表现：面色偏红，发热，肌肤灼热，神烦，躁动不安，语声粗浊，或辱骂无常，呼吸气粗，喘促痰鸣，口干渴饮，大便秘结奇臭，小便短赤，舌质红绛，苔黄黑生芒刺，脉象浮数、洪大、滑实。

证候分析：阳证是表证、实证、热证的归纳。恶寒发热并见是表证的特征。面色偏红，神烦躁动，肌肤灼热，口干渴饮，为热证的具体表现。语声粗浊，呼吸气粗，喘促痰鸣，大便秘结，是实证的表现。舌质绛红，苔黄黑起刺，脉洪大、数、滑、实均为实热之证。

（3）阴证和阳证辨证鉴别要点

阴证和阳证的辨别鉴别，按六诊对照列表如下：

六诊阴证、阳证辨证对照表

六诊	阴证	阳证
望	面色㿠白或暗，身重蜷卧，乏力，萎靡不振，舌淡胖嫩，舌苔滑润	面色潮红，身热喜凉，狂躁不安，口唇燥裂，舌质红绛，苔黄黑裂或生芒刺
闻	语声低微，静而少言，呼吸气弱，气短语低，大便腥臭	语声壮厉，躁而多言，呼吸气粗，喘促痰鸣，狂言叫骂，便臭
问	饮食减少，口中无味，不烦不渴，喜热饮，小便清长或短少	大便秘结，口干，渴饮，小便短赤
脉	脉沉细、涩、迟、无力	脉浮、洪大、数、滑、实、有力
按	腹痛拒按，身热足暖，牙齿松动，盗汗、骨蒸潮热	腹痛喜按，身寒足冷，水肿
症	口燥咽干、头晕耳鸣、健忘，男子遗精，女子闭经	腰膝酸软，男子早泄、滑精，女子宫寒不孕

阴阳消长是相对的，阴盛则阳衰，阳盛则阴衰。治疗之法，应使之阴阳平衡。如诊断脉象洪大，舌红苔燥，并见口渴，壮热等，便可知其是阳盛阴衰，即当抑阳滋阴；如诊脉象沉迟，舌白苔薄，并见腹痛、腹泻等症候，便可知其阴盛阳衰，即当温阳摄阴。临床有些病人只是阴虚而阳不盛，或只是阳盛阴不虚，只要治其阴虚的一面或阳盛的一面，阴阳亦可得其平衡。例如：潮热病人脉象细数无力，舌红少津无苔，并见颧赤唇红、五心烦热、咳嗽盗汗等症状，即可知是属阴虚潮热，治当滋阴潜阳。如诊得脉象沉而有力，舌苔黄燥生刺，兼见烦躁喘满，大便秘结者，谵语狂乱等症，即可知是阳盛潮热，治当抑阳存阴。阴阳错杂的变化，已在前面各节中述过。

2. 真阴不足和真阳不足的辨证

真阴不足与真阳不足，就是指肾阴不足和肾阳不足。肾是先天的根本，足与不足关系到病人体质问题。先天禀赋不足，则肾阴肾阳较弱，又由于发病的情况不同，而有真阴不足或真阳不足的证候表现。

真阴不足：虚火时炎，面白颧红，唇若涂丹，口燥，舌干红无苔，咽干心烦，头晕眼花，耳鸣，腰腿酸软无力，骨蒸盗汗，恶梦遗精，二便秘结，手足心热，脉数无力等。

真阳不足：面色㿠白，唇舌色淡，口中无味，咳喘身肿，自汗，头晕，纳呆，腹大胫肿，肌冷便溏，五更泄泻，阳痿，两足痿弱，脉大无力等。

阳虚阴虚皆属肾。阳虚者，肾中真阳虚也，真阳即真火也，实是火虚，右尺必弱，只宜大补真元，亦不可伤阴气。阴虚者是肾中真阴虚也，真阴即是肾水也，实是肾水虚，脉左尺必细微，只宜大补真阴，亦不可伐阳气。

3. 亡阳与亡阴的辨证

疾病发展到危险证候为亡阳亡阴，辨证一差，救治稍退，死亡立见。临床在高热大汗，或发汗太过，或呕吐过度，失血过多的情况下，出现大汗，容易亡阴与亡阳。阳虚者：寸脉弱，不可发汗，发汗则亡阳。阴虚者：尺脉弱，不可发汗，发汗多亡阴。汗是阴液，血也是阴液，大汗或大出血，则阴随血汗而消亡。由于阴阳互根，阴液消耗，阳气即失其凭依而消散，故亡阴的阳气亦散，而亡阳的阴液亦必损，但主次不同，治法有别。

夺血者无汗，夺汗者无血。血属阴，是汗多而亡阴也。故止汗之法，必用凉心敛肺之药。何也？因心主血，汗为心之液，故当清心火；汗必从皮毛出，肺主皮毛，故又当敛肺气。此为正确治疗之方法。惟汗出太甚，则阳气上竭，而肾中龙雷之火，随水而上，若以寒凉折之，其火愈炽，惟用大剂量人参、附子，保以咸降之品，如童便、牡蛎之类，冷饮一碗，直达下焦，引其真阳下降，则龙雷之火平乎其位而汗随止。此与亡阴之汗，真大相悬殊。故亡阴亡阳，其治法截然不同，而机转在顷刻。当阳气之未动也，以阴药止汗，及阳气之既动也，以阳药止汗，而龙骨、牡蛎、黄芪、五味子收涩之药，则两方皆可随宜用之。医者能于亡阴、亡阳之交划清界限，则用药无误也。

其亡阴与亡阳辨证之法如何？亡阴之汗，身畏寒，手足温，肌热，汗亦热而味咸，口渴喜冷饮，气粗，脉沉实证候，以此验知；亡阳之汗，身反恶寒，手足冷，肌冷，汗冷而味淡微黏，口不渴而喜热饮，气微，脉象浮数而空，以其验知证候，分清界限，而投药治之。

总的来说，阴阳消长是相对的。亡阴者，因阴虚则阳亢，表现一系列热象，但究属虚证，故脉虽似洪实而躁疾，按之无力。亡阳者，因阴衰则寒，表现一系列寒证，以虚阳外越，故脉象浮数而空，甚微细敛绝。且亡阴之际，舌红而干；亡阳之顷，舌白面润者，都是辨证应掌握的。

亡阴亡阳辨证简表

证候诊断	汗	四肢	舌	脉象	其他
亡阴	汗热，味咸	温和	红干	洪实或躁疾，按之无力	肌热，气粗，渴喜饮冷
亡阳	汗冷，味淡	厥冷	白润	浮数而空，微细欲绝	肌冷，气微，不渴，喜热饮

（五）八纲医案举例

1. 阳证似阴病例：患者精神困倦，腰膝痛不可忍，皆按肾主腰膝而用桂附汤，绵延两月未愈，反觉四肢痿软，腰膝寒冷，遂改服热药。继诊之，脉伏于下，极重按之，振指有力，似阳证又似阴，乃火热过极，小便短赤，必畏沸汤。询之果然。仍以黄柏 15 克，龙胆草 10 克，黄芩、黄连、栀子各 8 克。加生姜 7 片为引，趁热顿服。服后便觉腰间畅快，4 剂痛除病愈。

2. 阴虚格阳病例：患者上热下寒，乃阴盛格阳证，面赤足蜷，躁烦不得眠，腹泻。会诊医者意见不一，有的主张治以主寒，有的主张主湿。实为上焦之热弥甚，投以紫雪折之，徐引辛甘以温里，此热因寒用也，4 剂除。

3. 暑伤胃肺病例：患者发热持续不退，热势多午后升高，或稽留不退，气候愈热发热愈高，口渴引饮，头额较热，皮肤干燥灼热，无汗或少汗，小便频数而清长，精神烦躁，口唇干燥，舌质红，苔薄黄，脉数。投以陆氏清暑益气汤，4 剂见效，8 剂病除。清暑益气汤：黄连、竹叶、荷梗、麦门冬、石斛、知母、西洋参各 8 克，西瓜衣 25 克，甘草 6 克。水煎服，每日一剂，分三次服。4 剂见效，8 剂病除。

4. 外感伤咽病例：患者低热 37.5℃，咽喉痛，口干，声音嘶哑，舌红，苔淡黄，脉数。病系化脓性扁桃体炎，投以陆氏金银花解毒汤，8 剂见效，16 剂愈。金银花解毒汤：金银花、板蓝根、大青叶、野菊花、射干、玄参、麦门冬、山豆根、八爪金龙各 12 克，桔梗 10 克。水煎，每日一剂，分三次服。

5. 小儿麻疹前期病例：症见发热恶风，咳嗽，声嘶，喷嚏，流涕，烦闷，目赤羞明，泪水汪汪，纳差，颊黏膜接近白齿处可见麻疹黏膜斑，并见鼻衄，呕吐，腹泻，舌白淡，苔淡黄，脉洪数。投以陆氏解肌透疹清热解毒汤，8 剂见效，16 剂愈。组方：金银花、连翘、葛根各 12 克，桔梗、荆芥、赤芍、牛蒡子各 8 克，薄荷 2 克（后下），芦根 15 克，蝉蜕 3 克，甘草 4 克，升麻 5 克。水煎，每日一剂，分三次服。4 剂见效，8 剂愈。

6. 小儿麻疹出疹期病例：症见疹已出，兼见壮热，咳嗽，呼吸气粗，烦躁不安，纳差，呕吐，腹泻，舌淡红，苔白腻，脉数。投以陆氏解毒透疹清热凉血汤：河柳、蝉蜕、葛根、金银花、连翘、生地、赤芍各 12 克，升麻 4 克，紫草根、丹皮各 8 克。水煎，每日一剂，分三次服，8 剂愈。

7. 小儿麻疹逆风邪所闭病例：患儿麻疹为风邪所闭，症见发热 4 天，疹应出不出，疹出不畅，恶寒，无汗，口不渴，咳嗽，气喘鼻煽，苔薄白，脉浮紧。投以陆氏疏风散寒宣肺透疹汤：升麻、枳壳、竹叶、甘草各 5 克，葛根、防风、前胡、牛蒡子、连翘各 10 克，荆芥 15 克，桔梗 8 克，木通、蝉蜕 4 克。水煎，每日一剂，分三次服。8 剂见效，16 剂愈。

8. 小儿麻疹逆火毒所闭病例：患儿发热，面赤，肌肤灼热，舌唇皆燥，扬手掷足，喜近凉处，大便闭塞或泻痢，舌质红，苔黄燥，脉洪数。投以陆氏清热解毒凉膈通便汤：金银花、山栀子各 12 克，鲜芦根 15 克，黄芩 8 克，熟大黄、牛蒡子、知母、甘草各 5 克，薄荷 2 克（后下）。水煎，每日一剂，分三次服。8 剂见效，16 剂愈。

9. 小儿麻疹风邪闭肺合并肺炎病例：症见高热不退，咳嗽痰喘，呼吸迫促，口唇紧，指甲青紫，发绀，鼻翼煽动，无汗或少汗，舌质红绛，苔黄，脉浮紧而数。投以陆氏宣肺透疹清热解毒汤：板蓝根、鱼腥草各 20 克，连翘 15 克，生石膏 12 克，麻黄、生甘草各 4 克，杏仁、黄芩、桔梗、紫草根各 8 克。水煎，每日一剂，分三次服。8 剂见效，16 剂愈。

10. 小儿麻疹热毒内陷合并肺炎病例：症见高热、烦渴、神昏谵语，面赤唇干，皮紫疹暗有斑，兼见鼻衄，舌质红绛，舌绛生刺，脉数紧。投以陆氏凉血清心清热解毒汤：生石膏 20 克（先煎），知母、玄参各 15 克，炙甘草 8 克，犀角（以水牛角代）粉 2 克（三次冲服）。水煎，每日一剂，分三次服。8 剂见效，16 剂愈。

11. 小儿麻疹惊厥抽搐合并肺炎病例：症见项强，两目上视，角弓反张，牙关紧闭，四肢震颤，苔薄黄，脉弦紧。投以陆氏平肝熄风止疼汤：石决明、菊花各 12 克，钩藤、天麻、白芍、干地龙各 8 克，鲜桑枝 15 克，黄芩 12 克，蝉蜕、甘草各 5 克。水煎，每日一剂，分三次服。8 剂见效，16 剂愈。

12. 小儿水痘内热炽盛病例：症见壮热，烦躁不安，口干唇红，颜面红赤，尿短色棕黄，痘型大而密，色紫暗，疱浆微混浊，口腔黏膜出水疱溃破，苔干黄而厚，脉数洪大。投以陆氏渗湿、清热解毒汤：板蓝根 25 克，连翘、金银花、紫花地丁、车前子（包煎）各 12 克，腊梅花、蝉蜕、甘草、木通各 5 克，赤芍 8 克，黄连 1.5 克。水煎，每日一剂，分三次服。4 剂见效，8 剂愈。

13. 小儿白喉风热病例：症见发热恶寒，头痛，遍身关节酸痛，无汗或微汗，咽红肿，附有点片白腐，舌质红，苔薄白，脉浮数。投以陆氏辛凉解表清热解毒汤，组方：葛根、金银花、枇杷叶、桑叶、土牛膝根各 12 克，生地 15 克，淡竹叶、贝母各 8 克，木通、甘草各 5 克，薄荷 2 克（后下）。水煎，每日一剂，分三次服。4 剂见效，8 剂愈。

14. 小儿白喉毒热病例：症见高热面赤，烦躁口臭，便秘尿赤，咽喉红肿，疼痛难忍，喉间有较厚的黄白色或灰黄色假膜，舌质红，苔黄腻，脉洪数。投以陆氏清咽解毒汤：板蓝根、生石膏各 20 克，龙胆草、玄参、白芍、黄柏各 8 克，马勃、生栀子各 6 克，生地 12 克，瓜蒌 10 克，生甘草 3 克。水煎，每日一剂，分三次服。4 剂见效，8 剂愈。

15. 心脾积热鹅口疮病例：口腔舌面布满白屑，面赤唇红，烦躁不安，啼哭，口干渴，大便干结，小便短黄，舌质红，脉滑。投以陆氏心脾积热清泄汤：黄连、山栀、黄芩各 8 克，石膏、生地各 15 克，茯苓 12 克，灯心草 4 克。水煎，每日一剂，分三次服，8 剂愈。

16. 脾胃积热口疮病例：口腔溃疡较多，满口糜烂，周围红赤，疼痛拒食，烦躁多啼，口臭涎多，小便短黄，大便干结，发热面赤，舌质红，苔黄，脉滑数。投以陆氏通腑泻火汤：黄芩、连翘、栀子、大黄各 8 克，竹叶、白蜜各 12 克，芒硝 4 克冲服三次，甘草 5 克，薄荷 4 克（后下）。水煎，每日一剂，分三次服，8 剂愈。

17. 心火上炎口疮病例：舌上糜烂或溃疡，色红疼痛，饮食困难，心烦不安，口干欲饮，面赤，舌红尖赤，苔薄黄，脉细数。投以陆氏清心泻热汤：生地 15 克，黄连、木通、甘草各8克，竹叶12克。水煎，每日一剂，分三次服。

18. 小儿疳积病例：吐乳腹泻，大便臭腐，粪便有不消化食渣，烦躁啼哭，两腮红赤，苔白腻，脉细数。投以陆氏消食导滞汤：砂仁、神曲、麦芽各8克，香附12克，陈皮5克。水煎，每日一剂，分三次服，4剂愈。

19. 小儿脾胃虚弱疳积病例：形体消瘦，肌肉松弛，腹如舟状，按之无物，食欲低下，大便稀溏不消化，兼见吐泻，啼哭烦躁，精神萎靡，舌质淡，苔白，指纹淡红。投以陆氏资生健脾汤：党参、山药、莲子肉、白术、茯苓、薏苡仁、藿香、麦芽各12克，山楂、扁豆、泽泻各8克，砂仁5克（后下）。水煎，每日一剂，分三次服，8剂愈。

20. 小儿脾虚积滞疳积病例：形体消瘦，毛发枯槁，困倦喜卧，乳食懒进，脘腹胀满拒按，五心烦热，午后微热，口臭磨牙，食则呕吐，大便酸臭，小便黄浊，或如米泔，面色无华，苔厚腻，脉细无力。投以陆氏消积理脾汤：党参、茯苓、熟地、槟榔、麦芽各12克，白术、白芍、当归、山楂各8克，川芎4克。水煎，每日一剂，分三次服。8剂见效，16剂愈。

21. 小儿气虚血滞麻痹病例：退热后肢体麻痹，痿软无力，瘫痪，面色萎黄，易汗。投以陆氏补阳还五汤：黄芪20克，当归、川芎、地龙、桃仁各8克，赤芍12克，红花5克。水煎，每日一剂，分三次服。8剂见效，24剂愈。

22. 小儿肝肾亏损麻痹病例：患儿肢体肌肉明显萎缩，与健侧对比明显短而细、变形，骨及脊柱呈歪斜凸出。投以陆氏强筋壮骨汤：知母、黄柏、锁阳各8克，龟板、虎骨（以人工虎骨代）各12克，熟地15克，陈皮、白芍、干姜各4克。水煎，每日一剂，分三次服。8剂见效，32剂愈。

23. 热毒蕴结腮帮病例：壮热烦躁，头痛，口渴饮水，食欲不振，呕吐，腮部漫肿，胀痛，坚硬拒按，咀嚼困难，咽红肿痛，舌质红，苔黄，脉滑数。投以陆氏软坚散结汤：黄芩、连翘、板蓝根、牛蒡子、桔梗各12克，黄连、玄参、马勃、僵蚕、柴胡、甘草各8克，升麻、陈皮、人参各4克。水煎，每日一剂，分三次服。4剂见效，8剂愈。

24. 肾阳不足小儿遗尿病例：小儿睡中经常遗尿，多则一夜数次，醒后方知，神疲乏力，面色苍白，肢凉怕冷，下肢无力，腰腿酸软，智力差，小便清长，舌淡，尺脉弱。投以陆氏补肾阳固涩汤：菟丝子、肉苁蓉各12克，附子、五味子各8克，牡蛎15克（先煎）。水煎，每日一剂，分三次服。8剂见效，16剂愈。

25. 肾虚不孕病例：月经后期，量少色淡，面色晦暗有斑，腰酸腿软，性欲淡漠，小便清长，大便不实，舌质淡，苔白，脉沉细。投以陆氏调补冲任汤：紫河车、茯苓、白芍、菟丝子、杜仲各15克，丹参、党参各20克，熟地25克，香附8克，白术、鹿角霜各12克，当归15克，川椒10克。水煎，每日一剂，分三次服。配合针灸治疗，三个月经周期后怀孕，生一男孩。

26. 肝郁不孕症病例：婚后多年不孕，男方无病，经期先后不定，经来腹痛，行而不畅，量少色黯，有小血块，经前乳房胀痛，精神抑郁，烦躁易怒，舌质红，苔薄白，脉弦。投以陆氏舒肝解郁汤：当归、茯苓各 15 克，白术、丹皮、香附、酸枣仁、路路通各 12 克，白芍 25 克，天花粉 15 克。水煎，每日一剂，分三次服。配合针灸治疗，两个月经周期后怀孕，生一女孩。

27. 脾胃虚弱妊娠恶阻病例：怀孕之后恶心呕吐，纳呆，神疲思睡，舌质淡，苔白，脉缓滑无力。投以陆氏健脾和胃止呕汤：党参 25 克，白术、法半夏各 12 克，茯苓 18 克，甘草、陈皮、木香（后下）、砂仁（后下）各 8 克，生姜 3 片，大枣 8 枚。水煎，每日一剂，分三次服。8 剂愈。

28. 月经不调，气血不和不孕症病例：患者 28 岁，结婚三年，月经不调，行经量少，血虚有热，月经提前 6 天，腹痛，体形肥胖，白带多，舌淡，苔薄白，脉沉弦。投以陆氏调经治血汤：党参、当归、生地、白术、香附、白芍、茯苓各 18 克，川芎、台乌药、陈皮、枳壳、车前子各 15 克，广木香、甘草各 10 克，黄芩、黄柏各 15 克，延胡索、山楂、苍术各 15 克，芡实 18 克，半夏 12 克。水煎，每日一剂，分三次服。服用 32 剂怀孕。

29. 经期失调，经少闭经，肾虚不孕病例：宋某，35 岁，婚后八年不孕，月经 2～3 月一行，量少，腰酸形寒，舌质淡白，苔白腻，脉细涩。投以陆氏补肾养血汤：当归、熟地、香附各 12 克，巴戟、菟丝子、苁蓉、丹参各 18 克，白芍、山萸肉各 15 克，川芎 8 克，桃仁、红花各 12 克，益母草、仙茅各 15 克，白术、木香各 12 克。水煎，每日一剂，分三次服。配针灸治疗 4 个月经周期后怀孕，生双胞胎男孩。

30. 月经失调不排卵不孕症病例：李某，女，28 岁，婚后 3 年未孕，经行腹痛，阴虚内热，乳胀，经常闭经，有时 3 月一次，面多暗斑，舌红，边有瘀斑齿痕，脉沉弦。投以陆氏补肾调经汤：菟丝子、生蒲黄、苏木、赤芍、鸡血藤、益母草、刘寄奴、女贞子、枸杞、白芍、泽兰、淮牛膝、覆盆子各 10 克，柴胡 8 克，青皮、香附、木香各 12 克，延胡索、川楝子、茜草、归尾、红花各 10 克。水煎，每日一剂，分三次服。配合针灸治疗三个月经周期怀孕，生一女孩。

31. 输卵管阻塞不孕症病例：王某，女，29 岁，婚后 6 年不孕，经查输卵管不通。经前期下腹刺痛，烦躁易怒，苔薄边有齿痕，脉弦。属经气郁。投以陆氏活血化瘀通胞汤：柴胡、郁金各 9 克，当归、川芎、生茜草、路路通、皂角刺、石菖蒲、赤芍、白芍、红花各 10 克，桃仁 3 克，海螵蛸、制香附各 12 克，败酱草、红藤、生苡仁各 15 克。水煎，每日一剂，分三次服。配合针灸治疗三个月经周期怀孕，生一女孩。

32. 盆腔炎引起输卵管阻塞性不孕症病例：刘某，女，28 岁，婚后怀孕小产，后不孕，经期如常，量偏多，色黯夹块，临经乳胀，平时腰膝酸软，经行加剧，带下绵绵，腹胀嗳气，苔薄，脉细。证属肝郁肾虚，胞脉瘀阻不通，治以益肾疏肝，活血通卵管。投以陆氏补肾益肝通胞汤：柴胡 6 克，路路通 20 克，玄胡索、败酱草各 15 克，熟地、当归、川芎、鹿角霜、红花、肉苁蓉、仙灵脾各 10 克，桃仁 3 克，菟丝子、制香附各 15 克。水煎，每日一剂，分三次服。配合针灸治疗两个月经周期后怀孕。

33. 肝郁血瘀性不孕症病例：马某，女，38 岁，结婚十八年尚未生育，形体消瘦，面黄泛青，暗淡不华，精神忧郁，表情苦象，头晕纳差，失眠多梦，胸胁胀痛，经色紫夹瘀块，量少，舌质黯，边有齿痕瘀斑，苔少，脉弦滑。证属肝郁血瘀痛经。投以陆氏疏肝调经汤：党参、茯苓、肉苁蓉、菟丝子各 25 克，鹿角片、韭菜子各 30 克，生苡仁 40 克，白术、白芍各 15 克。水煎，每日一剂，分三次服。配合针灸治疗四个月经周期后怀孕。

34. 脾虚妊娠水肿症病例：怀孕四月，面目四肢浮肿，遍及全身，肤色淡黄，皮薄光亮，胸闷气短，口淡无味，纳呆，大便溏薄，舌质胖嫩，苔薄白腻，舌边有齿痕，脉缓滑无力。证属脾肾虚弱，主水失司。投以陆氏健脾肾行水汤：蜜炙白术 15 克，茯苓 20 克，大腹皮 15 克，生姜皮 12 克，陈皮 8 克。水煎，每日一剂，分三次服，8 剂愈。

（六）八纲辨证小结

八纲是辨证审因论治的纲领，六诊与八纲是紧密相连的。对疾病全面了解，必须六诊合参，分析疾病掌握要领，合理运用八纲辨证。阴阳、表里、虚实、寒热，八大纲领不出阴阳范围，因此阴阳又是八纲的总纲。

阴阳有消长离合等关系，可以用于探究疾病的属性和变化等。阴证与阳证，是疾病的证候综合概括。表里、寒热、虚实，每两纲都有单纯证候出现，也有错杂证候同时并见，更有真像和假象的分别，其中错杂真假，必须细心鉴别。表里、寒热、虚实也常同时并见，如表热里虚，表寒里实等。可见八纲不能机械使用，必须深究灵活分析掌握。八纲辨证要有较深的医学素质，熟练的技巧，必须多在实践中钻研理论，医案对照，狠下功夫，悟出道理，才能达到更高的水平，提高治愈率，使病者早日康复，不致误诊。

三、辨　证

辨证是在望、闻、问、脉、按、症六诊所得资料基础上进行审因论治，辨证求因，抓住疾病的根本，得出疾病的病因，为论治提供可靠的依据。六诊、八纲、辨证是诊断疾病求本的深化过程。

证与症，文字学上两者可以通用。但是严格区分，症是指病人的症状；而证是证候是辨证所得的结果，如太阳证、少阳证等，可见其渊源甚古。

证与病的概念是不一样的，一病多证，多证一病，如感冒一病可出现发热、恶寒、头痛、鼻塞、流涕多种证候。

辨证的方法有多种，如病因辨证、经络辨证、气血津液辨证、脏腑辨证、六经辨证、卫气营血辨证、三焦辨证等。其中病因辨证着重从病因角度去辨别证候，是外感病辨证的基础；六经辨证是伤寒的辨证法则；卫气营血辨证是外感病中温病的辨证法则。经络辨证、气血津液辨证及脏腑辨证适用于杂病的辨证，但脏腑辨证是杂病辨证的重点辨证法则，经络辨证与气血津液辨证可以看作是与脏腑辨证互为补充的辨证法则。

（一）病因辨证

疾病发生的原因是复杂多样的，概括起来可分为六淫、七情、饮食劳逸、外伤四个方面。临床上没有无原因的证候，任何疾病证候都是在致病的因素下产生，都是患者机体所产生的某种病态反应。病因辨证，就是通过分析患者的这些病态反应、症状、体征，根据各种病因的致病特点，来推求患者的病因所在、根源，从而为治疗提供依据。

六淫、疫疠是外感疾病的病因。六淫包括风、寒、暑、湿、燥、火；疫疠是传染性极强的致病因素。

1. 风淫证候：风为百病之长，其性清扬善行数变，具有发病迅速，消退快，游走不定的特点。

临床表现：发热恶风，头痛，出汗，咳嗽，鼻塞，流涕，苔薄白，脉浮缓。或肢体麻木，强直痉挛，四肢抽搐，角弓反张，皮肤瘙痒。

证候分析：风邪侵袭皮表，伤人卫气，腠理疏松，卫气不固，故发热恶风，头痛汗出；风邪上扰，侵肺则肺失宣，而气管、咽喉、鼻窍皆属肺系，故咳嗽、鼻塞、流涕；脉浮缓，苔薄白，为风邪侵卫之证候。风邪袭于肌腠，则成麻木；风袭经络，则强直痉挛抽搐，角弓反张；风郁皮肤则瘙痒难忍。

2. 寒淫证候：寒为阴邪，其性清冷、凝滞、收引，伤人阳气，阻碍气血运行。

临床表现：恶寒发热，无汗，头痛，身痛，咳喘，苔薄白，脉浮紧。手足拘急，四肢厥冷，脉微欲绝，或腹痛肠鸣，泄泻，呕吐等。

证候分析：寒邪入表，玄府不通，卫气不能宣发，故发热恶寒无汗；寒郁于经脉，则头痛身痛；肺主皮毛，皮毛受邪，内舍于肺，肺失宣降，故咳喘、鼻塞、脉浮紧，苔薄白，乃寒袭于表的证候；若寒邪郁结于经脉，阳气损伤，壅遏气机，则手足拘急；寒邪凝结，阳气不达四肢，则四肢厥冷；寒邪凝，气失温煦，筋脉收缩，而脉微欲绝。若寒中于里，损及脾胃之阳，升降失常，运化不利，则见腹痛，肠鸣，呕吐，泄泻。

3. 暑淫证候：暑性炎热升散，耗气伤津，且暑多夹湿，常与湿邪相混淆致病。

临床表现：伤暑，恶热，汗出，口渴，疲乏，尿黄，舌红，苔白或黄，脉象虚数。中暑，发热，猝然昏倒，汗出不止，口渴，气急，甚至昏迷惊厥，舌绛干燥，脉濡数。

证候分析：伤暑是感受暑湿之邪，汗出过多，耗伤津液所致。暑性炎热，蒸腾津液，则恶热，出汗多而口渴，尿黄；暑病汗多，气随汗出，故疲乏而脉虚数；暑夹湿邪，湿泛上焦，苔白或黄。至于中暑，是人在夏令高温下劳累过久，暑热炎蒸，上扰清窍，内灼神明，因而猝然昏倒。暑热灼气伤津，故发热，口渴，出汗，气急；暑热夹湿，蒙蔽清窍，内陷心包，则神昏；暑热伤津耗气，肝风内动，阳气不达四肢，则惊厥；暑热炽甚，营阴受灼，舌绛干燥，脉濡数。

4. 湿淫证候：湿性重着黏滞，病变缠绵不易速去。

临床表现：伤湿，头胀痛，胸前闷，口不渴，身重而痛，发热体倦，小便清长，舌苔白滑，脉濡而缓。感冒夹湿，则头如裹，遍体不舒，四脉懈怠，脉象濡弱。湿伤关节，则关节酸重，屈伸不利。

证候分析：湿淫之邪感受之后，最伤人体皮肤、肌肉、筋骨；湿从外进，束于体表形成伤湿，故见头胀痛、胸闷以及脉濡缓等证候。

感冒夹湿多得于云瘴山岚，或受阴天淫雨，晴后湿蒸，初感其气，似乎有物蒙首，故见头如裹等证候。湿为土浊之气，头为诸阳之会，其位高，其气清，其体虚，清阳之气均系于头，故头胀痛如裹，是湿邪为病的特点。湿邪侵入关节，气血不畅，故酸痛；湿性重滞，故感重痛，着痹。

5. 燥淫证候：燥性干燥，易伤津液，临床表现有凉燥、温燥两种。

临床表现：

凉燥：头微痛，恶寒，无汗，咳嗽，喉痒，鼻塞，舌白而干，脉象浮。

温燥：身热有汗，口渴，咽干，咳逆，胸痛，重者痰中带血，鼻干燥，舌干苔黄，脉象浮数。

证候分析：

凉燥：多因深秋气候已凉，气寒而燥，身受其邪，寒燥侵入肺卫，故其症在外，有头微痛，恶寒，无汗，咳嗽，鼻塞，咽痒，舌干，脉象浮等肺燥的证候。

温燥：初秋气候尚热，炎暑未消，气偏于热，燥热迫于肺卫灼伤津液，故身热有汗，口渴咽干；燥伤肺系，故咳嗽鼻干；燥伤肺络，炼液成痰，则痰中带血。

6. 火淫证候：火与热是一类型，都为阳盛之象，故火热常混称。但是严格来说，火与热是有区别的，热轻火重，温邪与火热同性，火是热之极，温为热之渐。由于温邪也是外感热病的病因，所以温热也常并论。总之，火、热、温邪其性灼，耗伤津液，都可导致筋脉失润而动风，逼血妄行而动血。

临床表现：壮热，口渴，面红目赤，烦躁，谵语，衄血，吐血，斑疹，胀痛，狂越，舌质红绛，脉象洪或细数。

证候分析：火、热、温邪，灼气分，故壮热，口渴，面红目赤，脉洪数。火热入营血，耗血动血，逼血妄行，则吐，衄，发斑，发疹；火热燥灼，心肝受灼，则狂躁；火热郁积不解，腐肉成脓，为痈的主要病机。舌绛红，脉细数，是火热深入营血之证候。

7. 疫疠证候：疫疠又名温病，是由于感染病毒而引起的传染性疾病。可分以下三种。

一是温疫证候：因感疫毒而引起的证候。其特点是发病急剧，证情险恶，并且有传染性。

临床表现：初起恶寒而后发烧，日后但热不寒，初得三日，其脉不浮不沉而数，头身痛，昼夜发热，午后热大，苔白如积粉。

证候分析：邪在膜原，向外影响于卫，故见寒热身疼痛。瘟疫病毒，秽浊蕴积，故苔白如积粉。疫疠初起，与伤寒太阳和阳明病外证相类似，然太阳、阳明头痛不至如破，而疫则头痛如劈；伤寒无汗，而疫则下身无汗，上身有汗，惟头汗更甚，头为诸阳之首，火性炎上，毒火盘踞于内，五液受到熬煎热气上蒸，如笼上熏蒸之露，故头汗独多。头痛虽同，但汗出各异，应当注意。

二是疫疹证候：初起发热，头痛如劈，因感染燥热疫毒而引起的发疹性证候。

临床表现：初起发热遍体炎炎，头痛如劈，斑疹透露，或红或赤，或紫或黑，脉数。初起六脉细数沉伏，面色青，昏迷，四肢逆冷，头汗如雨，其痛如劈，腹内搅肠欲吐不吐，欲泄不泄，摇头鼓颔为闷疫。

证候分析：疫毒从皮毛或口鼻而入，侵袭肺胃，肺朝百脉，胃为十二经之海，肺胃能敷布十二经，荣养百骸，毫发皮毛，靡所不贯，毒既入于肺胃，势必敷布十二经脉，伤害百骸，而出现发热，头痛，斑疹透露。疫疹脉数，为毒热郁蒸之象。脉知其吉凶，浮大而数者，其毒发扬；沉细而数者，其毒已深；不沉不浮而数者，为热陷于半表半里，膜原之间的证候。至于初起六脉细数沉伏的闷疫，则由热毒深伏于内，不能发露于外所致。

三是瘟黄证候：因感受瘟毒挟有湿热而引起猝然发黄的病候。

临床表现：初病发热恶寒，随之猝然发黄，全身齿垢，白眼珠黄色深。严重者变证蜂起，四肢逆冷，神昏谵语，直视，遗尿，甚至舌卷囊缩，循衣摸床。

证候分析：瘟黄为瘟毒挟有湿热，湿热与瘟毒蕴郁于皮肤肌腠之间，则寒热而猝然发黄；疫毒内于五脏，阴阳格拒则四肢厥冷；内扰心神则神昏谵语；上于脑系，蒙蔽清窍，则直视；下犯于肝肾，下焦失固则遗尿而囊缩；少阴精气脱绝，则舌卷而循衣摸床。这些都是疫毒内固于五脏，精气耗竭危候。

以上瘟疫的证候，其特点为起病时都类似伤寒，要注意鉴别。瘟疫春、夏、秋三季都有发生，皆因天气风雨，地之湿热郁蒸，邪气蔓延，触之即病。其传入途径，可从皮毛，可从鼻口，抵五脏，达三焦，正闭邪盈，因而阳格于内，营卫运行之机阻于表。病初起时必恶寒，甚至表现为厥逆，厥回之后则见表里皆热，昏沉自汗，此时邪伏膜原，虽然汗出，发热而病仍然不解；必候其内伏之邪渐溃，表气入内，精气达表，战栗而大汗，邪气才得外出。但应注意，病人战汗之后，虽已脉静身凉，这时还可有伏邪未尽，而再见先恶寒，再发热，以致伏邪发生，又显变证。总的说来，瘟疫病毒的发展，一是从外解，二是从内陷。从外解者，多表现为烦，战汗，自汗；从内陷者，表现为胸膈痞满，腹满胀痛，燥结便秘，热结下痢，或恶心呕吐，谵语神昏，舌黄，苔黑生芒刺等。

（二）七情证候辨证

七情：喜、怒、忧、思、悲、恐、惊。七情证候均见于内伤杂病。其发病都因为外界刺激，使精神发生变化，造成情志过度兴奋或抑制，从而损伤内脏而形成各种疾病。七情致病主要表现在阴阳气血的变化，如：暴喜伤阳，暴怒伤阴，气郁化火，气逆血乱，并能直接伤及五脏，表现出五脏的证候。

临床表现：喜伤，则心神不安，或语无伦次，举止失常。怒伤，则肝气逆，甚者血菀于上，可神昏暴厥。忧伤，则神志抑郁，闷闷不乐，神疲乏力，食欲不佳。思伤，则健忘，怔忡，睡眠不佳，形体消瘦。悲伤，则面色惨淡，神气不足。恐伤，则神情不安，常欲独户闭门，怕见人。惊伤，则情绪不宁，神志错乱，语言举止失常。

证候分析：过喜则伤心而气缓，可见心气缓散不守，出现语无伦次。过怒则伤肝，暴怒则肝气逆而血乱，引起暴厥。过忧则伤肺亦可伤脾，忧愁者气闭塞而不行，闷闷不乐，久之则伤脾，食欲不佳。过思伤脾，心脾受伤则怔忡，健忘，失眠，消瘦。过悲则伤肺，肺主气，肺伤则气消，而见面色惨淡。心气虚则悲，故神气不足。过恐伤肾，肾伤则肾气亏虚，气血内怯，令人善恐，表现为神情不安，怕见人。过惊则气乱，惊则心无所倚，神无所归，虑无所定，故气乱矣。气乱内动心神，神气被忧，则情绪不宁，神志错乱。由于七情证候与内伤诸证有着密切关系，临床辨证时，必须结合脏腑、气血进行辨证分析，六诊合参。

（三）饮食劳伤辨证

饮食、劳倦、房事所伤，在询问发病情况时，还可根据特定的临床症状进行辨证。

1. 饮食所伤

临床表现：饮食伤在胃，则胃痛，恶闻食臭，食欲不振，胸膈痞满，吞酸嗳腐，舌苔厚腻，脉滑有力。饮食伤在肠，则腹痛，泄泻，脉见滑沉实，舌苔厚腻或黄。若不慎误食毒品，则恶心呕吐，吐泻交作，腹绞痛。

证候分析：饮食为营养的源泉，任其嗜好，没有节制，运化失常，即能致病，形成饮食所伤的证候。胃主受纳，饮食伤在胃，胃气失降，纳食无根，故有胃痛，胸膈痞满等症候。肠失受承，大肠失于传导，肠道功能紊乱，食积停滞，则腹痛，泄泻。食滞于中，脉气壅滞，故脉滑沉实；由于食滞与胃气失降的浊气相蒸，故舌苔厚腻，口臭。误食有毒食品大伤胃肠，气机紊乱，则吐泻发作。

2. 劳逸所伤

临床表现：过度劳累，超负荷工作，则倦怠无力，嗜卧懒言，食欲减退，脉象缓大、浮、细等。缺乏锻炼，贪图享受，体胖行动困难，动则喘，心悸短气，肢软无力。

证候分析：劳逸皆可致病。操劳过度，享受安逸，都能使气血、筋骨、肌肉失其生理常态，而产生病理证候。过度劳累损伤元气，导致精神倦怠，疲劳无力。嗜睡安逸，郁滞气机功能，血脉流通不畅，则心悸、咳喘，肥胖，行动困难。久视伤血，久卧伤气，久坐伤肌，久立伤骨，久行伤筋，汗出过多伤津耗气，肺劳伤气，心劳伤神，脾劳伤食，肝劳伤血，肾劳耗精，等等。

3. 房事所伤

临床表现：阴虚咳嗽带血，骨蒸潮热，心悸盗汗。阳虚阳痿早泄，手足清冷，腰酸腿软，梦遗滑精。

证候分析：行房过度，伤精耗气，造成虚劳证候。人出生之后，先天之元气是生命之本，因此精足神旺。精虚气虚，阴虚阳必亢，阳亢阴必亏，火炎痰聚，因而生痰助火，故有咳嗽，咯血，骨蒸潮热盗汗等症。阳气虚则精气不固，因而梦遗滑精；筋脉失养，故有阳痿，腰膝酸软，手足清冷等症。房事劳伤患者是否有兼证应加以考虑，合参辨证诊治。

4. 外伤

外伤是指身体外部所受损伤，如跌打损伤、刀伤、创伤、压伤、狗咬伤、毒虫所伤等局部所伤和整体所引起的证候。

一是金属刀伤：

临床表现：局部破损失血，疼痛红肿发炎；若筋骨折伤，流血不止，疼痛尤为剧烈，表现为出血过多，面色苍白，头晕，眼花，虚脱证候。伤处风邪、毒气侵入，则表现寒热，牙关紧闭不开，面如苦笑，阵发抽搐，角弓反张，痰涎壅盛，即是破伤风证候。

证候分析：刀伤肢体、皮肤、肌肉，脉络破损、断裂，脉伤而血外溢。由于脉络断裂，气血郁滞于脉络之外，局部红肿疼痛；筋伤骨折，脉络损伤，则气外泄血流不止，因此疼痛更为剧烈，严重者出血过多，气随血脱，导致虚脱。风邪毒气从局部伤口。侵入经络而形成破伤风，则寒热筋惕；邪入肌腠半表半里之间，则牙关紧闭，筋肉抽搐，角弓反张。

二是虫兽所伤：是指蛇、犬、蜂、蝎等对人身的损伤。

临床表现：局部红肿，疼痛，麻木，发痉。重者引起四肢麻木，疼痛，头晕，胸闷，发痉，瘀斑，出血等。如被狂犬咬伤，发作时恐水，畏光，畏声等。

证候分析：虫兽伤分有毒致伤和无毒致伤两种。无毒者仅见局部红肿疼痛，一般进行消毒处理便可自愈。若有毒者，局部红肿疼痛、麻木，甚者出血不止，毒随血气窜及全身经络，严重者头晕，胸闷。狂犬咬伤，其病毒在体内停留一段时间，然后发病，发病时间长短与年龄、伤口部位、伤口大小、深浅、病毒量大小、体质好坏、劳累都有一定关系。发病之后病毒内扰神明，神志、经络调节失常，经气逆乱，因而出现恐水、畏光、畏声等现象。

三是跌打损伤：跌、打、闪、压而致的创伤。

临床表现：伤处疼痛，肿胀，破损，出血；骨折，脱血等。若因挤压或高处坠下，还会引起内伤、吐血、下血、脑伤、头晕、直视、不言语、昏厥等。

证候分析：跌打损伤，经络气血瘀滞，伤处疼痛、肿胀，伤及血络则出血；伤筋，骨折，关节受伤，造成气血阻，肿胀疼痛。如高空坠下，内伤脏腑吐血下血；伤其脑部而元神失其元主，则失神直视，不能言语，昏厥等。

临床辨证医案病例

1. 心肾亏虚精浊：于某，男，39岁。尿道口时时流溢出米泔样或糊状浊物，滴沥不断，日久不愈，阴茎不痛不痒，经常目眩，心悸，神疲乏力，腰膝酸软，舌淡嫩，苔薄，脉细弱。证属心肾亏虚形成精浊。投以陆氏宁心益精固肾汤：山药、红枣、芡实、茯苓、金樱子各15克，远志、五味子、炙甘草各8克，人参、白术各12克。水煎，每日一剂，分三次服。

2. 命门火衰阳痿：李某，男，29岁。阳事不举，精液清稀，头晕目眩，纳呆，耳鸣，面色白或晦黯，精神萎靡，畏寒肢冷，腰膝酸软，舌质淡红，苔白，脉细。投以陆氏温肾壮阳汤：熟地30克，白术、炒杜仲、仙茅、山茱萸各15克，当归、仙灵脾、巴戟天、肉苁蓉、炒韭菜子、蛇床子各12克，枸杞子18克，肉桂8克（冲服）。水煎，每日一剂，分三次服。8剂见效，16剂愈。

3. 恐惧伤肾阳痿：刘某，男，32岁。阳痿，举而不坚，胆怯多疑，心悸易惊，面白少气，失眠不宁，精神不振，舌质淡，苔薄白腻，脉弦细。投以陆氏益肾宁神汤：茯苓、山药各20克，菖蒲、白术、生枣仁、远志、柴胡、人参、巴戟天各12克，甘草8克，当归15克。水煎，每日一剂，分三次服。8剂愈。

4. 抑郁伤肝阳痿：曹某，男，32岁。阳痿举而不坚，精神抑郁不悦，胸胁满闷，沉默寡言，纳呆，紧张，焦急，疑虑，舌质淡红，苔薄白，脉弦。投以陆氏舒肝解郁汤：柴胡15克，芍药18克，枳壳、香附、川芎各12克，甘草8克。水煎，每日一剂，分三次服。8剂见效，16剂愈。

5. 败精阻窍阳强：方某，男，36岁。性欲旺盛，阳强不倒，房事之后仍然持续勃起不痿，阴茎硬刺痒，少腹拘急，舌淡红，苔薄腻，脉弦细腻。投以陆氏通窍柔筋汤：穿山甲12克，鳖甲、大黄、赤芍、路路通各10克，当归15克，益智仁、甘草各8克。水煎，每日一剂，分三次服。

6. 寒入厥阴阴缩：方某，男，39岁。阴茎、阴囊冷缩，牵引少腹拘急而痛，面唇青紫，四肢畏冷，舌质青晦，苔薄白润，脉沉弦。投以陆氏温散寒邪汤：山茱萸15克，吴茱萸12克，马兰花、青皮、小茴香各6克，山药15克，肉桂3克（冲服），木香10克。水煎，每日一剂，分三次服。

7. 少阴虚寒阴缩：郁某，36岁。阴茎、阴囊冷缩，畏寒，四肢逆冷，面黑气喘，出冷汗，甚则不省人事，舌质紫黯，苔白，脉沉细欲绝。投以陆氏回阳温经汤：熟附子、白术、炮姜各12克，木香10克。水煎，每日一剂，分三次服，配针灸，服药16剂愈。

8. 阳明热盛阴缩：刘某，男，37岁。阴茎、阴囊缩，身热恶寒，四肢厥冷，面色青晦，烦躁不安，扬手甩足，神志不清不识人，大便秘结，舌红，苔黄燥，脉沉数滑伏。投以陆氏泄热通阳汤：大黄20克，厚朴、枳实各12克，芒硝9克（冲服）。水煎，每日一剂，分三次服，16剂愈。

9. 瘟热蕴结癃闭：孙某，男，41岁。小便点滴不通，量少而短，赤灼热，小腹胀满急痛，口苦黏腻，口渴不思饮，大便不畅，舌质红，苔黄腻，脉滑数。投以陆氏清热利湿通便汤：木通、车前子、萹蓄、瞿麦、大黄、山栀子各12克，滑石25克，甘草8克。水煎，每日一剂，分三次服。配合针灸，8剂愈。

10. 尿路阻塞癃闭：柳某，男，46岁。小便点滴而下，或如细线，或阻塞不通，或时通时阻塞，小腹胀满急痛，亦有不满不通者，舌质紫黯，或有瘀斑齿痕，舌苔浊腻，脉涩弦。投以陆氏消瘀结通水道汤：大黄12克，当归、穿山甲、桃仁各10克，生地25克，芒硝10克（分三次冲服），肉桂6克（分三次冲服）。水煎，每日一剂，分三次服，8剂愈。

11. 肝气郁滞癃闭：于某，男，48岁。小便不通，通而不畅，情志抑郁，烦躁易怒，善太息，肋腹胀满，小腹胀满，舌淡红，苔薄白或薄黄，脉弦。投以陆氏行气散结汤：沉香6克（后下），石韦、丹皮、冬葵子、王不留行各10克，滑石30克，当归15克，白芍20克，甘草6克。水煎，每日一剂，分三次服。配合针刺，16剂愈。

12. 津液亏损癃闭：郝某，男，52岁。小便点滴不通或全无，皮肤干瘪，唇焦口燥，毛发不荣，肌肉消瘦，眼眶凹陷，舌燥无津，苔少而干，脉细弱或沉微。投以陆氏养津增液汤：人参、天门冬、麦门冬、枳壳、枇杷叶、泽泻各10克，黄芪30克，生地20克，熟地25克，石斛12克，甘草6克。水煎，每日一剂，分三次服。配合针灸，服药 32 剂愈。

13. 阴虚火旺，相火偏亢，精液不液化不育：胡某，男，28 岁，结婚 5 年不育，经查精子不液化，伴有夜寐多梦，遗精，易怒，口干，腰膝酸痛，大便干结，小便黄短，舌尖边红，少苔，脉细弦数。诊为阴虚火旺，相火偏亢所致精液不液化不育病。投以陆氏补肾阴清相火汤：熟地 30 克，山茱萸、山药、麦门冬、茯苓、丹皮、玄参、泽泻各 15 克，知母、黄柏、五味子各 12 克，枣仁、柏子仁、百合各 15 克，麦芽、谷芽各 30 克，鸡内金 15 克。水煎，每日一剂，分三次服。配合针灸服药 32 剂，妻子怀孕生一男孩。

14. 肾精亏损男子不育：吕某，男，36 岁。婚后 10 年不育，妻子无病。阳痿，遗精，早泄，精虫少，活力低，精液少，头晕，神疲，腰酸腿软，背痛，舌淡红，苔白，脉沉细无力。诊辨为肾精亏损，病因为房劳过度。投以陆氏补肾填精固精汤：菟丝子、党参、黄芪、淮山药、熟首乌各 20 克，枸杞子、肉苁蓉、淫羊藿、茯苓、女贞子、旱莲草各 15 克，巴戟天、锁阳、郁金各 12 克，白芍 15 克，牡丹皮 12 克，陈皮 8 克，鹿角霜、龟版胶各 10 克（烊化冲服）。水煎，每日一剂，分三次服。配合针灸，服药 48 剂，妻子怀孕。

15. 痰湿内盛男性不育：尤某，男，38 岁，婚后 12 年不育。阳痿，早泄，精虫少，活动低下，或不射精，形体肥胖，痰多欲吐，恶心胸闷，眩晕头重如蒙，气短懒言，食少多寐，舌质淡红，苔白腻，脉濡滑。合诊辨证为痰湿内盛所致不育症。投以陆氏健脾和胃祛痰汤：陈皮、甘草、砂仁（后下）各 8 克，法半夏、白术、竹茹各 12 克，党参、麦芽各 30 克，茯苓 15 克。水煎，每日一剂，分三次服。妻子配合针灸，服药 24 剂怀孕，生龙凤胎。

16. 肾阳虚阴冷不育：王某，男，30 岁。婚后六年不育，阴冷，前阴寒冷，畏寒喜热，性欲淡漠，精冷不育，腰膝疲软，精神萎靡，阳痿早泄，小便清长，夜尿量多，舌质淡肥嫩，苔白，脉沉细弱。辨证为肾阳虚，阴冷不育证。投以陆氏补肾壮阳温精散寒汤：紫石英、仙灵脾、巴戟天、附子、当归各 12 克，熟地、山药各 25 克，女贞子、菟丝子各 15 克，艾叶、肉桂（冲服）各 6 克。水煎，每日一剂，分三次服。

17. 犯寒前阴阴冷不育：刘某，男，37 岁。婚后 12 年不育，阴冷，症见前阴部位寒冷，有时阴缩，形寒肢冷，面色白，倦卧，口淡不渴，痰涎清稀，小便清长，大便稀溏，舌质淡，苔白而滑润，脉迟或紧。病因辨证为患者冬季捕鱼犯寒，致使前阴阴冷。投以陆氏补肾壮阳温精祛寒汤：麻黄、白芷、干姜、陈皮、甘草、巴戟天、肉桂（冲服）各 8 克，苍术、厚朴、半夏、茯苓、桔梗、枳壳、川芎、附子、淫羊藿、巴椒各 12 克，当归、白芍各 15 克。水煎，每日一剂，分三次服。服药 32 剂，妻子配合针灸，怀孕生一女孩。

18. 相火妄动性欲亢进不育：李某，男，34 岁。婚后 8 年不育，性欲亢进，症见性欲要求强烈，性交频繁，强禁房事则梦交遗精，五心躁热失眠，头晕耳鸣，腰背、足跟、腿酸痛，舌质红，少苔，脉细数。病因辨证为相火妄动，性欲亢进，性交频繁,恶性循环而致不育。投以陆氏滋肾阴泻相火汤:熟地、山萸肉、山药各 30 克,泽泻、丹皮、茯苓、知母、黄柏各 15 克。水煎,每日一剂,分三次服。服药 48 剂,配合针灸,妻子怀孕生一男孩。

19. 心肾气虚心悸不育:王某,男,28 岁。婚后 4 年未育,性感异常,症见性交前心中怵惕,见情生畏,表情苦闷,焦虑,有时神志呆郁,如有人将捕之状,胆战心惊,舌质淡,无苔,脉细弱无力。病因辨证为因受惊吓,性感异常,肾气虚弱。投以陆氏补心益肾定神汤:人参、柏子仁、茯神、枳壳各 12 克,五味子、甘菊花、桂心(冲服)各 8 克,熟地、山萸肉各 25 克,枸杞子 15 克。水煎,每日一剂,分三次服。配合针灸,服药 24 剂愈。

20. 肝郁痰结型异常不育症:吕某,男,36 岁。婚后 8 年不育。性交时阴茎有不畅异感,泄精不畅有异物阻塞感觉,但无疼痛,小便正常,腰膝酸软,性情急躁易怒,脘中痞塞,时吐痰涎,舌质淡,苔白腻,脉弦滑。辨证为肝郁痰结,治以化痰开结,疏达肝气。投以陆氏疏肝化痰汤:半夏、枳壳、佛手、厚朴、郁金、鸡内金各 12 克,茯苓、芡实、苍术各 20 克,生姜 6 克,大枣 8 枚。水煎,每日一剂,分三次服,服药 32 剂生育。

21. 肾阳亏虚性异常不育症:李某,男,36 岁。婚后 10 年不育,性感异常,症见性交前后阴茎奇痒,性交时心烦急躁,四肢骚动不安,头昏,腰膝酸软,畏寒肢冷,舌质淡,苔薄,脉细弱。病因辨证:婚后房事频繁不育,性急求成反而恶性循环,致使肾阳亏虚异常不育。治以温补肾阳,调补冲任,节制房事。投以陆氏调补肾阳冲任汤:肉桂(冲服)8 克,附子、肉苁蓉、巴戟天、白术、白蒺藜各 12 克,山药 25 克,石斛、萆薢各 15 克。水煎,每日一剂,分三次服。妻子配合针灸,服药 36 剂,妻子怀孕生双胞胎男孩。

22. 湿热蕴结,浊气犯肾,血精不育症:于某,男,34 岁。婚后六年不育。症见性交血精,尿频,尿痛,尿黄,尿血。小腹、腰部、会阴疼痛,恶寒发热,口干而黏,舌红,苔黄腻,脉弦滑。病因辨证:湿热蕴结精宫,浊气犯肾,致使血精。治以清热凉血,化湿泄浊。投以陆氏清热凉血化浊汤:苍术、黄柏、荔枝核、小蓟各 12 克,丹皮、青黛、连翘各 15 克,生苡仁、土茯苓各 30 克,车前草、板蓝根、土牛膝各 15 克,萆薢、败酱草各 30 克,生地 30 克,仙鹤草 30 克。水煎,每日一剂,分三次服。配合针灸,服药 28 剂,妻子怀孕。

23. 肾精亏虚,精液少不育症:李某,男,37 岁。婚后 12 年未育。症见性交精液极少,表情苦闷,懒言,神志呆郁,性欲减退,健忘,耳鸣,失眠。舌质淡黯少苔,脉细弱。病因辨证:婚后房事过劳,致使肾精亏虚。治以填补肾精,节制房事。投以陆氏生髓育子汤:人参、鹿茸、龟版胶(烊化冲服)、山茱萸、柏子仁各 12 克,山药、肉苁蓉、当归、麦门冬各 15 克,菟丝子、紫河车、枸杞子、桑椹子各 18 克,熟地 30 克,五味子 10 克。水煎,每日一剂,分三次服。妻子配合服药、针灸治疗,服药 48 剂,妻子怀孕生一女孩。

24. 精道阻塞，精量少不育症：王某，男，39 岁。婚后 15 年不育，症见精液量少，胸肋痞闷，食欲不振，少腹引痛，射精时尤甚，低热，口燥咽干，舌质黯有瘀点，面斑无华，舌质红，苔白腻，脉沉弦。病因辨证为房劳过度，精道阻塞，致使不育，治以疏通精道，清理瘀浊。投以陆氏精脉疏通汤：急性子、穿山甲、延胡索、川牛膝各 12 克，路路通、王不留行各 15 克，丹参 30 克，桃仁、锁阳各 12 克，红花 8 克，川芎 10 克，荔枝核 30 克，菟丝子、车前子各 15 克。水煎，每日一剂，分三次服。配合针灸，服药 36 剂，妻子怀孕生一女孩。

25. 肾气不固，精液量多不育症：尚某，男，30 岁。婚后 6 年不育，症见性交精液量多，腰酸背痛，乏力，滑精，早泄，小便频数清长，尿后余沥，舌淡，脉细弱。病因辨证：性交过甚，肾气不能固精，因而精液量大，致使精子成熟低下，因而不育。治以补肾固精，生精助育。投以陆氏固精汤：鹿茸 8 克，附子、肉苁蓉、阳起石、巴戟天、韭菜子、赤石脂、鹿角霜各 12 克，龙骨、桑螵蛸、覆盆子、茯苓各 15 克。水煎，每日一剂，分三次服。服药 38 剂生育。

26. 肾虚无精子不育症：王某，男，32 岁。婚后 7 年不育，症见：化验无精子，睾丸偏小偏软，性欲减退，阳痿早泄，腰膝酸软，头晕耳鸣，自汗盗汗，面色少华，失眠心悸，舌偏红淡，苔薄白，脉细弱。病因辨证：房劳过度，损伤睾丸造成无精症。治以补肾育精，活血化瘀。投以陆氏补肾聚精汤：鱼鳔、胎盘、鹿茸各 12 克，生地黄 25 克，沙苑、首乌、山萸肉、白芍各 15 克，当归 12 克，川芎、红花各 10 克。水煎，每日一剂，分三次服，48 剂愈。

27. 肾阳不足精冷不育：许某，男，34 岁。症见精冷肾阳不足，精子凝集阳性，腰膝酸软，畏寒肢冷，小便清长，头晕耳鸣，舌淡、苔白，脉沉细。病因辨证属肾阳虚，经脉失养，精冷而不育。治以补肾壮阳，益精化凝。投以陆氏增精化凝汤：附子、韭菜子、仙灵脾、菟丝子、鹿茸、鹿角胶（烊化冲服）、人参各 12 克，肉桂 6 克（冲服），雄蚕蛾 6 克，白芍 25 克，黄芪 30 克。水煎，每日一剂，分三次服。配合针灸夫妻同治，服药 36 剂，妻子生一男孩。

28. 肾亏损精子凝集不育症：邵某，男，28 岁。婚后三年不育，症见精子凝集阳性，肾亏不育，耳鸣，眩晕，腰膝酸软，失眠多梦，舌红，苔薄白，脉沉细。病因辨证：阳气虚则精筋脉失于温养，精子凝集而不育。治以益肾增精，补虚消凝。投以陆氏益肾补精汤：鹿茸、五味子各 8 克，淫羊藿、菟丝子、女贞子、车前子各 15 克，黄精 30 克，人参、紫河车各 12 克，鹿角胶（烊化冲服）10 克。水煎，每日一剂，分三次服。配合针灸服药 48 剂，妻子怀孕。

29. 肝经湿热精子凝集不育症：张某，男，38 岁。婚后 12 年不育。症见精子凝集阳性，精黏不育，低热，胸肋痞满，渴不欲饮，小便黄少，舌苔黄腻，脉滑数。病因辨证：肝气逆而血乱，肝经湿热，精子凝集阳性而致不育。治以清热化湿，分浊清凝。投以陆氏清热除湿消凝汤：龙胆草、黄柏、丹皮、苍术各 12 克，苦参、淡竹叶、泽泻、汉防己各 15 克，赤茯苓 20 克。水煎，每日一剂，分三次服。配合针灸，服药

58 剂，妻子怀孕生一男孩。

30. 肾气虚死精子不育症：王某，男，36 岁，婚后 10 年不育。症见腰酸膝软，性欲淡漠，射精无力，早泄，耳鸣失聪，头晕健忘，神疲乏力，气短自汗，小便频数，夜尿量多，舌质淡，苔薄白，脉细弱。病因辨证：肾气虚，筋脉失于温养，则见阳痿，早泄，腰膝酸软，精子失养，致使精死不育。治以益肾养精，扶持肾气。投以陆氏生精种子汤：仙灵脾、枸杞子、桑椹子各 15 克，川续断、车前子各 12 克，菟丝子、何首乌、覆盆子、当归各 18 克，黄芪 30 克，五味子 8 克。水煎，每日一剂，分三次服。配合针灸，夫妻共同治疗。服药 48 剂，妻子生一女孩。

31. 肾阳不足，精子动力异常不育症病例：毛某，男，32 岁。婚后 7 年不育。症见精子功能异常，阳痿早泄，腰膝酸软，形寒肢冷，眩晕耳鸣，小便清长，夜间尿多，舌质淡肥胖，脉沉细。病因辨证：由于房劳过度导致肾阳虚，阳痿早泄，手足清冷，腰酸腿软，梦遗滑精，致使精子异常不育。治以温补肾阳，节制房事。投以陆氏温补肾阳汤：巴戟天、肉苁蓉、续断、杜仲各 15 克，附子、鹿茸、桂枝各 12 克，菟丝子、干地黄、山茱萸、桑螵蛸各 18 克，五味子 8 克。水煎，每日一剂，分三次服。

32. 肾精亏虚，精子动力异常不育症病例：周某，男，37 岁。婚后 10 年不育。症见精少，精子动力异常，腰膝酸软，耳鸣，耳聋，眩晕，神疲乏力，失眠，健忘，发脱齿摇，舌淡，苔薄白，脉细沉。病因辨证：房劳过度，肾精亏虚，精子活动力异常致使不育。治以补肾益精，限制房事。投以陆氏补肾益精汤：鱼鳔、鹿角胶（烊化冲服）、白术、麦门冬、酸枣仁各 12 克，地黄 30 克，枸杞子、山萸肉、茯苓各 18 克，巴戟天、杜仲、菟丝子、沙苑、蒺藜、泽泻、当归各 15 克，五味子 8 克。水煎，每日一剂，分三次服。配合针灸，夫妻共同治疗，服药 48 剂，妻子生一男孩。

（四）气血津液辨证

气血津液辨证，是分析气、血、津液的病变，辨认其所反映的不同证候。由于气、血、津液都是脏腑功能活动的物质基础，而他们的生成及运行又赖于脏腑的功能活动，因此在病理上，脏腑发生病变，可以影响气血津液的变化；而气血津液的病变，也必然影响到脏腑的功能。所以说气血津液的病变，是与脏腑密切相关的。气血津液辨证应与脏腑辨证互相参照。

1. 气病的辨证

百病生于气，气病有其广泛性。临床常见的证候可分为气虚、气陷、气滞、气逆四个方面。

（1）气虚证：是脏腑组织机能减退所表现的证候。常是久病体虚，劳累过度，年老体弱等引起。

临床表现：少气懒言，神疲乏力，头晕目眩，自汗，活动时诸症加剧，舌淡苔白，脉虚无力。

证候分析：本证以全身机能活动低下为辨证要点，人体组织脏腑功能活动强弱与气的盛衰有着密切的关系，气盛则机能旺盛，气衰则机能活动减退。由于元气亏损，脏腑组织机能减退，所以气少懒言，神疲乏力；气虚清阳不升，不能温养头目，则头晕目眩；气虚毛窍疏松，外卫不固则自汗；劳则耗气，故活动时诸证加剧；气虚无力鼓动血脉，血不上营于舌而见舌淡苔白；运血无力，故脉象按之无力。

(2) 气陷证：指气虚无力升举而反下陷的证候。临床多见于气虚进一步发展或劳累耗力过度，损伤某一脏气所致。

临床表现：头晕目眩，少气倦怠，久痢久泻，腹部有坠胀感，脱肛或子宫下垂，胃下垂等，舌淡，苔白，脉象弱。

证候分析：气陷证以内脏下垂为主要特征。人体内脏固定于一定体位，是与正气的旺盛，升举有力而分不开的。若正气不足，升举无力，则导致内脏下垂。本病多由气虚发展而来，故兼见头晕目花，少气倦怠，舌淡苔白，脉弱等症状。若中气亏虚，脾运失健，清阳不升，气陷于下，则久泻久痢；胃腑下垂，常感腹部坠胀；肝肾下垂，腹部亦有重坠感。但与胃下垂的部位有所不同，胃下垂多见于脐腹中部，肝下垂多见于右侧胁下，肾下垂多见于少腹两侧。脱肛多见于久泻久痢，是中气下陷之象，但也有因小儿正气未充，或大便干燥，排便时用力过度而致者。子宫脱垂是气虚下陷之症，多因产后过早用力而致子宫脱垂，并不兼见全身气虚证候，但同样可作气虚下陷症。

(3) 气滞证：是人体某一脏腑、某一部位气机阻滞，运行不畅所表现的证候。凡是病邪内阻，七情郁结，以及阳气虚弱，温运无力等，均能导致气机郁滞。

临床表现：胸闷、疼痛。

证候分析：气滞证以胀闷，疼痛为诊断要点。随着病变的部位不同而有限于局部的胀痛，或疼痛攻窜移动的不同表现，故常胀痛、窜痛、攻痛，为气滞疼痛的特征。人体气机以通畅为贵，一有郁滞，轻则胀闷，重则疼痛，无论脏腑经络、肌肉、关节皆能反映这一现象。气机郁滞是机体内部的病理变化，而引起气滞的原因很多，因而在辨证时必须根据辨证求因的原则，首先辨别病因。如食积胃脘，而致胃气郁滞，瘀阻经脉，可使脉道之气阻滞等。其次要联系病位，如胸痛以心肺病变居多，胁痛以肝胆病变常见，四肢关节痛多见于关节经络病变等，必须辨明病因，确定病位才有实际意义。

(4) 气逆证：是指气机升降失常，逆而向上所引起的证候。临床以肺胃之气上逆和肝气升发太多的病变为多见。

临床表现：肺气上逆则见咳嗽喘急；胃气上逆则见呃逆，嗳气，恶心，呕吐；肝气上逆，则见头痛，眩晕，昏厥，呕血等。

证候分析：肺气上逆，多因感受风邪或痰浊壅滞，使肺气不得宣发肃降，上逆而发喘咳。胃气上逆，可由寒饮、痰浊、食积停留于胃，阻滞气机，或外邪犯胃，使胃失和降，上逆而为呃逆，嗳气，恶心，呕吐。肝气上逆，多因郁怒伤肝，肝气升发太过，气火上逆而见头痛，眩晕，昏厥；血随气逆而涌，可致呕血。

2. 血病的辨证

血行于脉中，内流脏腑，外至肌肤，无处不到。若外邪干扰，脏腑失调，使血的生理功能失常，就可以出现寒热虚实的证候。临床血病常见证候可分为血虚、血瘀、血热、血寒四种。

(1) 血虚证：是血液亏虚，脏腑百脉失养，表现为全身虚弱的证候。血虚证的形成，有因先天禀赋不足；或脾胃虚弱，生化乏源；或各种急慢性出血；或久病不愈；或思虑过度，暗耗阴血；或瘀血阻络，新血不生；或肠道寄生虫等。

临床表现：面白无华或萎黄，唇色淡白，爪甲苍白，头晕眼花，心悸失眠，手足发麻，妇女经血量少色淡，或闭经，舌淡苔白，脉细无力。

证候分析：血虚证以体表肌肤黏膜组织呈现淡白，以及全身虚弱为特征。人体脏腑组织，赖血液之濡养，血盛则肌肤红润，体壮身强；血虚则肌肤失养，面唇爪甲舌体皆呈淡白色。血虚脑髓失养，睛目失滋，所以头晕眼花。心主血脉而藏神，血虚心失所养则心悸，神失所养而失眠。经络失滋则手足发麻，脉道失充则脉细无力。女子以血滋经，血液充盈，月经按期而至，血液不足，经血乏源，故经量减少，经色变淡，经期迁延，甚至闭经。

(2) 血瘀证：凡离经之血不能及时排出和消散，停留于体内，或血行不畅，壅遏于经脉之内，或瘀积于脏腑组织器官，均称血瘀证。由瘀血内阻而引起的病变，即为血瘀证。引起血瘀的病因临床常见有寒凝、气滞、气虚、外伤等。

临床表现：疼痛如针刺刀割，痛有定处，拒按，常在夜间加剧，肿块在体表者，色呈青紫；在腹内者，坚硬按之不移，称为癥积。出血反复不止，色泽紫黯，中夹血块，或大便色黑如柏油，面色黧黑，肌肤甲错，口唇爪甲紫黯，或皮下紫黯，或肌表结状如缕，或腹部表筋外露，或下肢筋青胀痛等。妇女常见经闭，舌质暗黯，或见瘀斑、瘀点，脉象细涩。

证候分析：血瘀证，以痛如针刺，痛有定处，拒按，肿块，唇舌、爪甲紫暗，脉涩等为辨证要点。瘀血内停，经络不通，气机受阻，不通则痛。瘀血为有形之邪，阻碍气机运行，故疼痛剧烈，如针刺刀割。部位固定不移，按压则气机更窒，故疼痛拒按；夜间阳气入脏，阴气用事，阴血凝滞更甚，所以疼痛更剧。瘀血凝聚局部，日久不散，便成肿块，紫色主瘀，肿块在肌肤组织之间者，可见青紫色；肿块在腹腔内部者，可触及有形坚硬块状物，推之不动，按之疼痛，称为癥积。瘀血阻塞络脉，阻碍气血运行，致血涌络破，不得循经而外溢，其离经之血，排出体外者，则见出血；停聚体内者，凝结为瘀，转而堵塞脉络，成为再次出血的原因。因而瘀血引起的出血，其特点是出出停停，反复不已，血色多见紫黯，且有血块夹杂之中。瘀血内阻，气血运行不利，肌肤失养，则面色黧黑，皮肤粗糙如鳞甲，甚至口唇爪甲紫黯。由于瘀阻内部位不同，症状表现亦不一致。如瘀阻皮下，则皮下紫斑；瘀阻肤表络脉，则皮肤表面出现丝状如缕；瘀阻肝脉，则腹部青筋暴露；瘀阻下肢，常见小腿青紫暴起，弯曲，甚至蜷曲成团。瘀血内阻，新血不生，则妇女可见经闭。舌体紫黯，脉象细涩，常为瘀血之征。

（3）血热证

血热证是脏腑火热炽盛，热迫血分所表现的证候。临床多因烦劳、嗜酒、恼怒伤肝、房室过度引起。

临床表现：咳血，吐血，尿血，衄血，舌绛红，脉弦数。

证候分析：血热证以出血和热象为主要审证要点。血之运行，有其常道，脏腑火热，内迫血分，血热沸腾，致络伤不能循其道而血溢，由于所伤脏腑不同，故出血部位有异。如肺络伤多见咳血，胃络伤多见吐血，膀胱络伤多见尿血。衄血有鼻衄、齿衄、舌衄、肌衄之不同，皆与所属脏腑之火热炽盛，络脉损伤有关。血热为实证，气血充盈脉络，故舌质红绛；脉行加速，血流涌盛，故脉象弦数有力。

（4）血寒证

血寒证指局部脉络寒凝气滞，血行不畅所表现的证候。常由感受寒邪而引起。

临床表现：疼痛多见于手足，肤色紫暗发凉，喜暖恶寒，得温痛减或少腹疼痛，形寒肢冷，月经衍期，经色紫黯，夹有血块，舌淡黯，苔白，脉沉迟涩。

证候分析：血寒证以手足局部疼痛，肤色紫暗为主要表现。寒为阴邪，其性凝敛，寒邪侵袭血脉，脉道收引，血行不畅，致手足脉络瘀滞，气血不得畅达，而见局部冷痛，肤色紫暗；血得温则行，得寒则凝，所以喜暖怕冷，得温痛减。此证常见于妇女，在经产期贪凉饮冷致寒客血脉，宫寒血瘀，而少腹冷痛；阳气被遏，不能外达肌肤，则形寒肢冷，瘀滞胞宫，经血受阻，所以经色紫黯，夹有血块。寒凝经脉气血运行受阻，不能上营于舌，故舌质淡黯苔白。沉脉主里，尺脉主寒，涩脉主瘀，为血瘀寒凝之脉象。

3. 气血同病辨证

气和血具有相互依存，相互资生，相互为用的密切关系，因而在发生病变时，气血常可相互影响，既见气病，又见血病，即为气血同病。气血常见的病证有气滞血瘀、气虚血瘀、气血两虚、气不摄血、气随血脱等。

（1）气滞血瘀证

气滞血瘀证是气机郁滞而致血行瘀阻所出现的证候。多由于情志不遂或外邪侵袭导致肝气久郁不解所引起。

临床表现：胸胁胀闷，走窜疼痛，性情急躁，胁下痞块，刺痛拒按。妇女可见经闭或痛经，经血紫黯，夹有血块等，舌紫黯，脉涩。

证候分析：本证病程较长，以肝脏经脉部位出现的疼痛和痞块为审证要点。肝主疏泄，具有条达气机，调节情志的功能，情志不遂，或外邪侵袭肝脏，导致疏泄失职，肝气郁滞而致胸胁胀闷，走窜疼痛；肝性失制，则性情急躁易怒。肝郁日久不解，脉络失和，血行不畅，终致瘀血内停，渐成胁下痞块。气滞与血瘀同病，互为因果，始由气滞导致血瘀，终因瘀阻而反碍气机，故疼痛益甚如针刺刀割，部位不移而拒按。肝主藏血，为妇女经血之源，肝血瘀滞，经血不畅，继发闭经。肝脉绕阴器，抵小腹，肝气郁滞，血行不畅，而致痛经。舌紫脉涩，均为瘀血内阻之常见脉象。

（2）气虚血瘀证

气虚血瘀证是气虚运血无力，血行瘀滞而表现的证候。常由久病气虚，渐致瘀血内停而引起。

临床表现：面色淡白或晦滞，身倦乏力，少气懒言，疼痛如刺，常见于胸胁，痛处不移，拒按，舌淡黯或紫斑，脉沉涩。

证候分析：本证虚中夹实，以气虚和血瘀的证候表现为诊断依据。面色淡白，身倦乏力，少气懒言，为气虚之证。气虚运血无力，血行缓慢，终致瘀阻络脉，故面色晦暗。血行瘀阻，不通则痛，故疼痛如刺，拒按不移。临床以心肝病变为多见，故疼痛多在胸胁部位。沉脉主瘀，是为气虚血瘀证候之常见脉象。

（3）气血两虚证

气血两虚证是指气虚与血虚同时存在的证候。多由久病不愈，气虚不能生血，或血虚不能化气所致。

临床表现：气血两虚证以气虚与血虚的证候共见为审证依据。少气懒言，乏力自汗，为脾肺气虚之象；心悸失眠，为血不养心所致。血虚不能充盈脉络，见唇甲淡白，脉细弱。气血两虚不得上荣于面、舌，则见面色淡白或萎黄，舌淡嫩；不得外养肌肉致形体瘦弱。除掌握气血两虚证候外，必须密切联系脏腑，找寻原发病，以揭病变本质，才有审治实际依据。

（4）气不摄血证

气不摄血证是气虚不能统摄血液而见失血的证候。多由于久病气虚或慢性失血，气随血耗，转而气虚不能摄血所致。

临床表现：吐血，便血，崩漏，皮下瘀斑，气短，倦怠乏力，面色白而无华，舌淡，脉细弱等。

证候分析：气不摄血证以出血和气虚证共见为辨证要点。血液能循行脉内而不溢于脉外，全赖气的统摄作用，如气虚统摄无权，血即离经而外溢，溢于胃肠则吐血、便血；溢于肌肤，则见皮下瘀斑。脾虚统摄无权，冲任不固，渐成月经过多和崩漏。气虚则气短，倦怠乏力，血虚则面白无华。舌淡，脉细弱，皆为气血不足之证候。

（5）气随血脱证

气随血脱证是指大出血时引起气脱的证候。多因肝、胃、肺等脏器本有宿疾，而脉道突然破裂；或外伤；或妇女崩漏，分娩等引起。

临床表现：大出血时突然面色苍白，四肢厥冷，大汗淋漓，甚至昏厥，舌质淡，苔白，脉微细欲绝，或脉浮大而散。

证候分析：气随血脱证以在大量出血时，随之出现气脱之证为诊断依据。气血有相互依存的关系，大量出血，则气无所附，而随之外脱。气脱阳亡，不能上荣于面，则面色㿠白；不能温煦四肢，则手足厥冷；不能温固肌表，则大汗淋漓；神随气散，神无所主，则为晕厥。血失气脱，正气大伤，舌体失养，则色淡，脉道失充而微细欲绝。阳气浮越外亡，脉见浮大而散，证情更为危险，必须加以抢救。内出血亦能突然出现气脱阳亡之证，应予以特别注意加以抢救。

4. 津液病证辨证

津液是人体正常水液的总称，有滋养脏腑，润滑关节，滋养肌肤的作用，其生成与输布主要与脾的运化，肺的通调，肾的气化功能有着密切的关系。津液病变可概括为津液不足和水液停聚两个方面。

（1）津液不足证：又称津亏和液亏，是指由于津液亏少，全身或某些脏腑组织器官失其濡润滋养而出现的证候，属内燥证。津液不足的产生原因有生成不足与丧失两个方面：脾胃虚弱，运化无权，致津液生化减少；或因过分限制饮食及某些疾病引起长期饮食减少，使津液来源缺乏，均可导致津液生成减少。因热盛伤津耗液，大汗、呕吐、泄泻等导致津液大量耗失，均能造成津液不足的证候。

临床表现：口燥咽干，唇燥而裂，皮肤干枯无泽，小便短少，大便干结，舌红少津，脉细数。

证候分析：津液不足证以肌肤、口唇、舌咽干燥以及尿少便干为审证依据。机体脏腑肌肤，均有赖于津液的濡养。津液亏耗，上不能滋润口舌，则口燥咽干，唇燥而裂；外不能滋养肌肤，则皮肤干燥枯槁；下不能化生小便，滋润大肠，则尿少便干。津液不足，血液化生亦减少；津血亏虚致生内热，故舌红少津，脉见细数。本病致病因素很多，临床辨证要审因论治，找出原发病根审因论治，才能有针对性。

（2）水液停聚

凡外感六淫，内伤七情，影响肺、脾、肾输布排泄水液功能，皆能成为水液停聚的病症。现论述水肿与痰饮如下：

一是水肿。体内水液停聚，泛滥肌肤，引起面目、四肢、胸腹甚至全身水肿，称为水肿。临床辨证应分清阳水与阴水以明虚实。

阳水肿：水肿性质属实证者为阳水肿。多为外感风邪或水湿侵注等因素引起。

临床表现：头目浮肿，自眼睑开始，继而遍及全身，小便短少，来势迅速，皮肤薄而光亮。常并见恶风，恶寒，发热，肢节酸重，苔薄白，脉浮紧。或咽喉肿痛，舌红而脉浮数。或全身水肿，来势较缓，按之没指，肢体沉重困倦，小便短少，脘闷纳呆，泛恶欲吐，舌苔白腻，脉沉。

证候分析：阳水肿以发病急，来势猛，先见眼睑头面，上半身肿甚者为辨证要点。肺主宣发肃降，通调水道，外合皮毛，因感受风邪，肺卫受病，宣降失常，通调失职，水津失布，泛溢肌肤，风与水合而成水肿，故又称风水相搏水肿证。肺位于上焦，宣发受阻，水液停滞，所以水肿先见于眼睑头面，肃降失常，水津不能输布，溢于肌肤，迅速波及全身；三焦不利，膀胱气化失司，故小便短少。本病上焦失宣，中焦失布，下焦失司，三焦俱病，水无去路，泛溢皮肤，所以来势凶猛，很快漫及全身，肤表发薄发亮。由于风邪引发，故首先出现恶风，恶寒，发热，肢节酸重，咽痛等卫表证候。风水相搏其证属实。苔薄白，脉浮紧，是风水偏寒；舌红，脉浮数是风水偏热。

若水湿浸淫，脾土受困，运化失职，水泛肌肤，而致水肿，亦属阳水肿之范畴。其水肿逐渐遍及全身，来势较缓。脾主四肢肌肉，水湿困脾，湿溃肢体，则沉重困倦。脾气受困，膀胱气化失司，则小便短少。脾胃相为表里，脾病及胃，湿蕴中焦，不能腐熟水谷，则脘闷纳呆；胃气上逆，则泛恶欲吐，舌苔白腻，脉沉。

阴水肿：水肿性质属虚者，称为阴水肿，临床多因久病正虚，劳倦内伤，房事不节等因素引发。

临床表现：水肿以腰以下为甚，按之凹陷不起，小便短少，脘闷腹胀，纳呆便溏，面色㿠白，神倦肢困，舌质淡，苔白滑，脉沉。有的水肿日益加剧，小便不利，腰膝酸冷，四肢不温，畏寒神疲，面色㿠白或灰滞，舌质淡肥，苔白滑，脉沉迟无力。

证候分析：阴水肿以发病缓为特征，水肿以先从足部开始，腰以下甚者为辨证要点。脾虚不能运化水湿，肾虚不能升清降浊，均能导致水液代谢障碍，泛溢肌肤，而为阴水肿。水势趋下，故肿从足部开始，尤以腰以下最严重，按之凹陷不起。脾虚不能温运水湿，导致膀胱气化失司，故小便不利。肾阳虚不能温养腰膝，则酸痛而冷；不能温煦肢体，则四肢厥冷，畏寒神疲，面色㿠白，为阴虚水停之象；面色灰滞为肾虚水泛之征。舌淡胖，苔白滑，脉沉迟无力，皆为肾阳虚衰，水寒之气内盛，气血失其温运的表现。

二是痰饮。痰和饮多是由脏腑功能失调，水液代谢障碍而引发的病证。

痰证：是指水液凝结，质地稠厚，停聚于脏腑、经络、组织之间而引起的病证。常由外感六淫，内伤七情，导致脏腑功能失调而形成。

临床表现：胸闷，咳喘，吐痰，脘痞不舒，恶心纳呆，呕吐痰涎，头晕目眩，神昏癫狂，喉中痰鸣；肢体麻木，半身不遂，瘰疬气瘿，痰核乳癖，喉中异物感；舌质白，苔白腻或黄，脉滑等。

证候分析：痰阻于肺，宣降失职，肺气上逆，则咳嗽，气喘，咯痰；气为痰阻，肺气不利则胸闷不舒。痰滞于胃，胃失和降则脘痞纳呆，胃气上逆则恶心呕吐。由于胃气为痰所遏，清阳不得上升，所以头晕目眩。痰迷于心，心神受蒙，可见神志昏迷；癫证、狂证亦与痰迷心窍有关，但癫证多为痰浊，狂证多为痰火，病变性质有所不同。痰迷心窍，喉中有痰声，这是痰随气逆的证候。痰停经络，气血运行不利，可见肢体麻木，半身不遂；痰结皮下肌肉，局部气血不畅，凝集成块，在颈多见瘰疬、气瘿，在肢体多见痰核，在乳房多见乳癖，在咽喉多见梅核气。痰证舌苔多腻，白腻为痰湿，黄腻为痰火，脉滑为有痰之证候。

饮证：是指水饮质地清稀，停滞于脏腑之间所表现的证候。多由脏腑机能衰退或障碍等原因引起的病证。

临床表现：咳嗽气喘，胸闷，痰液清稀，色白量多，喉中痰鸣，喘息不能平卧，心悸，下肢浮肿，脘痞腹胀，水声胃肠鸣，泛吐清水，纳呆，胸胁胀闷作痛，咳喘引痛，舌淡，苔白滑，脉弦等。

证候分析：饮停于肺，肺气上逆则咳喘胸闷；饮为阴邪，质地稀薄，故痰液清稀，色白量多；饮阻气道，肺气逆而不降，故喉中痰鸣，喘息不能平卧。本病证易反复发作，日久不愈，导致心阳受伤，水饮凌心而见心悸；脾胃阳虚，可见下肢浮肿；饮停胃肠，气机不畅，故脘痞腹胀。水在胃，胃中有振振水声；水在肠，肠间有漉漉水鸣声。由于水饮内停，腐熟功能失常，胃气逆而向上，故见泛吐清水，食欲减退；饮停胸胁，胸胁为气机升降之道，气道受阻，络脉不利，故胸胁胀闷作痛。饮邪内阻于肺，肺气上逆，可见咳嗽气喘，并有牵引疼痛。饮为阴邪，故苔见白滑。弦脉为饮病常见脉象。

（六）脏腑辨证

脏腑辨证，主要是根据脏腑的生理功能、病理表现，对疾病证候进行分析归纳，推究病机，判断病变的部位、性质、正邪盛衰情况的一种辨证方法。是临床各科的诊断基础，是辨证体系中的重要组成部分。

脏腑辨证包括脏病辨证、腑病辨证、脏腑兼病辨证三个部分。

1. 心病与小肠病辨证

心居胸中，心包络围护心周，为心主的宫城。其经脉下络于小肠，两者相为表里。心主血脉，又主神明，开窍于舌。小肠分清泌浊，具有化物的功能。心的病证有虚有实，虚证多因久病伤正，禀赋不足等因素，导致心气心阳受损，心阴心血亏损；实证多由痰阻、火扰、寒凝、瘀滞、气郁等引起。心病的常见症状：心悸怔忡，心烦，心痛，失眠多梦，健忘，谵语等。

（1）心气虚、心阳虚、心阳暴脱辨证

心气虚、心阳虚、心阳暴脱是论述心脏阳气虚衰，功能减退以及阳气暴脱所表现的证候，多由久病体弱，暴病伤正，禀赋不足或年高脏气亏虚等因素引起。

临床表现：心悸怔忡，胸闷气短，活动后加重，面色淡白或苍白，或有自汗，舌淡苔白，脉虚，为心气虚。若兼畏寒肢冷，心痛，舌淡胖，苔白滑，脉微细，为心阳虚。若突然冷汗淋漓，所致厥冷，呼吸微弱，面色㿠白，口唇青紫，甚至模糊或昏迷，则是心阳暴脱的危象。

证候分析：心气虚表现为心脏及全身机能活动衰弱；心阳虚证，在气虚证的基础上出现虚寒症状；心阳暴脱证，在心阳虚的基础上出现虚脱亡阳症状。心气虚衰，心中空虚，轻则心悸，重则怔忡。心位于胸中，心气不足，胸中宗气运转无力，则胸闷气短。劳累耗气，稍事活动则心气虚弱，症情即随之加剧。气虚卫外不固则自汗。心气不足，血液运行无力，不能上荣则面色淡白或苍白，舌淡苔白，脉血失其鼓动则脉虚无力。若病进一步发展，气虚及阳，损伤心阳，不能温煦身体，故见畏寒肢冷；阳虚则寒盛，寒凝经脉，气机郁滞，心脉痹阻不通，所以心暴痛，痛势剧烈。舌淡胖，苔白滑，是阳虚寒盛之证。阳虚阴盛，无力推动血行，脉道失充，则脉象微弱。若心阳衰败而暴脱，阳气衰亡不能卫外，则冷汗淋漓；不能温煦肢体，故四肢厥冷。心阳衰，宗气泄，不能助肺以行呼吸，故见呼吸微弱不续。阳气外亡，无力推动血行致络脉瘀滞，血液不能外荣肌肤，所以面色㿠白，口唇青紫，心神失常、涣散，致神志模糊，甚则昏迷。

（2）心血虚与心阴虚辨证

心血虚与心阴虚，是指心血不足与心阴亏虚，不能濡养心脏而表现的证候。常由久病耗损阴血，或失血过多，或阴血生成不足，或情志不遂，气火内郁，暗耗阴血等因素引起。

临床表现：心悸怔忡，失眠多梦，为心血虚和心阴虚的共有证。若兼见眩晕，健忘，面色淡白无华或萎黄，口唇色淡，舌色淡白，脉象细弱等症，为心血虚。若见五心烦热，潮热，盗汗，两颧发红，舌红少津，脉细数，为心阴虚。

证候分析：心阴虚的常见症状与心血虚证共见。心血虚的常见症状与心阴虚证共见为阴虚证。血属阴，心阴心血不足，皆能使心失所养，心动不安，而见心悸怔忡，心神不得阴血的濡养，致心神不宁，出现失眠多梦的共同症状。但血与阴毕竟有所不同，所以两者表现必然有别。血虚则不能濡养脑髓，而见眩晕健忘；不能上荣，则见面白无华，唇舌色淡；不能充盈脉道，则脉象细弱。阴虚则阳亢，虚盛内生，故五心烦热，午后潮热；寐则阳气入阴，营液受蒸则外流为盗汗；虚热上炎则两颧发红，舌红少津；脉细，主阴虚，数主有热，为阴虚内热的脉象。

（3）心火亢盛辨证

心火亢盛证是心火内炽所表现的证候。常因七情郁结，气郁化火，或火热内邪侵袭，或嗜肥腻厚味以及烟酒等物，久而化热生火所致。

临床表现：心胸烦热，夜不能眠，面赤口渴，尿黄便干，舌尖红绛，或口舌生疮，腐烂疼痛，脉数有力。或见狂躁谵语，或见吐血，衄血，或见肌肤疮病，红肿热痛。

证候分析：心火亢盛证，以心及舌、脉等有关组织出现实火内炽的症状为审证要点。由于心位胸中，心火内炽，故自觉心胸部烦闷发热。心主神明，火热内扰心神则失眠，甚则狂躁谵语。面赤，口渴，尿黄，便干，脉数有力，这是里热证象。心开窍于舌，舌尖与心有内在联系。心火亢盛，火热循经上炎，故舌尖红绛；灼伤脉络则生疮疼痛。心主血脉，心火炽盛血热妄行，可见吐血，衄血。肌肤疮疡红肿疼痛，常为火毒壅滞脉络，局部气血不畅的病理现象。心火亢盛证与心阴不足证都能反映心病的常见症状和炽热象，但心火亢盛为实证，心阴不足属虚证，有着本质不同，应鉴别治疗。

（4）心脉痹阻辨证

心脉痹阻证是指心脏脉络在各种致病的因素影响下，导致痹阻不通所反映的证候。常因年高体弱或久病正虚，以致瘀阻，痰凝，寒滞，气郁而发作。

临床表现：心悸怔忡，心胸憋闷疼痛，痛引肩臂，时发时止，若痛如针刺，舌见紫黯、紫斑点，脉细涩或结代，为瘀阻心脉；若体胖痰多，身体困倦，闷痛甚，舌苔白腻，脉沉滑，为痰阻心脉；若剧痛发作，得暖痛缓，畏寒肢冷，舌淡苔白，脉沉迟或紧，为寒凝之象；若疼痛而胀，其发作与情志因素有关。舌淡红或黯红，苔薄白，为心脉气滞之征。

证候分析：心脉痹阻证以胸部憋闷疼痛，痛引肩背内臂，时发时止，为临床特征。临床多因正气先虚，阳气不足，心失温养，故见心悸怔忡。由于阳气不足，血液运行无力，容易继发瘀血内阻，痰浊停聚，阴寒凝滞，气机阻滞等病理变化，以致心脉痹阻，气血不得畅通而发生疼痛。手少阴心经之脉直行上肺，出腋下，循内臂，心脉不通则经脉气血运行不畅，因而疼痛反映于经脉循行线路上，这是诊断心脉痹阻的主要依据。本证多属本虚标实，当疼痛发作时由于实邪阻滞心脉的关系，因而在辨证上必须分清瘀、痰、寒、气的不同点，才能做出正确的诊断。

瘀阻心脉的疼痛以刺痛为特点，兼见舌色紫黯、紫斑点，脉细涩或结代等瘀内阻的症状。痰浊停聚心脏的疼痛以闷痛为特点，病者多见体胖痰多，身重困倦，舌苔白腻，脉象沉滑等痰浊内盛的症状；阴寒凝滞，心脉痹阻的疼痛，以痛势剧烈，突然发作，得温痛减为特点，兼见畏寒肢冷，舌淡苔白，脉象沉迟或沉紧等寒邪内盛的症状。气滞心脏痹阻的疼痛以胀痛为特点，其发作与情志因素有关，脉见弦象，气滞影响血行，则舌淡红或黯红。

（5）痰迷心窍辨证

痰迷心窍证是痰浊蒙蔽心窍的表现证候。临床多因湿浊酿痰，或情志不遂，气郁生痰而引起。

临床表现：面色晦暗，脘闷作乱，意识模糊，语言不清，喉有痰鸣，甚则昏不知人，舌苔白腻，脉滑。或精神抑郁，表情淡漠，甚至痴呆，喃喃自语，举止失常。或突然仆地，不省人事，口吐痰涎，喉中痰鸣，两目上视，手足抽搐，口中如作猪羊叫声。

证候分析：痰迷心窍，以神志不清，喉有痰声，舌苔白腻为辨证依据。亦须排除热象和虚象。本证常见于癫痫疾病和危重病的危重阶段，亦可见于外感湿浊之邪，困阻中焦，酝酿为痰，上蒙心窍者。

癫证为精神失常的疾患。临床多由肝气郁结，肝郁生痰，痰浊上蒙心窍所致。肝气郁结，疏泄失职，故多疑善虑，精神抑郁，表情淡漠；痰迷心窍，心神受蔽，不能自主，故意识痴呆，喃喃自语，举止失常。痫证常因脏腑功能失调，痰浊内伏心经，一旦肝风内盛，挟伏痰上蒙心窍，则呈发作状态。肝风易动，发则痰随风升上迷心窍，故突然仆地，不省人事，口吐痰涎，喉中痰鸣；肝主筋，肝风动，目系急，筋膜紧，所以目睛上视，手足抽搐；肝气上逆，喉中痰涌，痰为气激，故口中出声如猪羊叫。

外感湿浊之邪，湿浊郁遏中焦，清阳不升，浊气上泛，故见面色晦暗；胃失和降，胃气上逆，则胃脘作恶闷胀。湿邪留恋不化，酝酿成痰，痰随气升则喉中痰鸣；

上迷心窍，神识受蒙，则意识模糊，语言不清，甚则人事不省。舌苔白腻，脉滑，是痰浊内盛证候。

（6）痰火扰心辨证

为痰火扰乱心神所出现的证候。临床多因精神受刺激，思虑郁怒，气郁化火炼液为痰，痰火内盛；或外感热邪，热灼液熬为痰，热痰内扰所引起。

临床表现：发热气粗，面红目赤，痰黄稠，喉间痰鸣，躁狂谵语，舌红苔黄腻，脉滑数。失眠心烦，痰多胸闷，头晕目眩，语言错乱，哭笑无常，不避亲疏，狂躁妄动，打人毁物，力逾常人。

证候分析：痰火扰心证候以外感热病的高热，痰盛，神志不清为审证要点；内伤杂病中以轻者失眠心烦，重者心神狂乱为审证要点。

外感热病，邪热亢盛，热灼于里，炼液为痰，上扰心窍所致；里热蒸腾充斥肌肤故见高热；火势上炎，则面红目赤；热盛机能亢进，而见呼吸气粗；邪热灼津为痰，故痰液发黄，喉间痰鸣；痰与火结，痰火扰心，心神昏乱，故躁扰发狂，胡言乱语；舌红苔黄腻，脉滑数，是为痰火内盛之证候。

内伤病中，因痰火扰心而见失眠，常与心烦共见；若痰阻气道，则胸闷痰多；清阳被遏，故又兼见头晕目眩。若出现神志狂乱，称为狂证。狂证的发生多与七情有关，如剧烈的精神刺激导致气机逆乱，心火腾达，灼津为痰，上扰心窍。因痰火扰心，心神被扰，神识昏蒙，所以语无伦次，时哭时笑，不避亲疏；火属阳，阳主动，故病则狂躁妄动，打人毁物，力大过人。

（7）小肠实热辨证

小肠实热证是小肠里热炽盛所表现的证候，多由于心热下移小肠所致。

临床表现：心烦口渴，口舌生疮，小便赤涩，尿道灼痛，尿血，舌红苔黄，脉数。

证候分析：小肠实热证以心火炽热及小便赤涩，尿道灼痛为辨证要点。心与小肠相表里，小肠有分清泌浊的功能，使水液入于膀胱。热下移小肠，故小便赤涩，尿道灼痛，热甚灼伤阴络则可见血尿；心火内炽，热扰心神则心烦，津为热灼则口渴；心火上炎则口舌生疮。舌红，苔黄，脉数，为里热之证。

小肠常见的病证除小肠实热证之外，尚有小肠虚寒和小肠气痛，分别见于脾阳虚和寒滞肝脉的辨证。

心病与小肠病医案例

（1）胸痹症：刘某，男，49岁。患者间歇不规性胸前闷堵感有月余，现感阵发性喉间窒闷不适，重则头晕胸闷，劳累、阴天加重，舌淡苔薄，脉弦。病因辨证：证系心虚气滞，痰浊壅阻。治以养心调气，活血化瘀。选方陆氏养心活血汤：甘松、桔梗、柏子仁、五味子、紫苏、厚朴各12克，当归、丹参、云苓各18克，赤芍、制半夏各15克。水煎，每日一剂，分三次服。8剂见效。调方可查陆氏验方。

（2）冠心病心绞痛症：徐某，男，54岁。患者心慌，阵发性心前区闷痛五年。

现症：心前区有时刺痛，胸闷，劳累发作较频，头晕，耳鸣，有时心慌，舌质黯红，苔薄，脉左弦右缓。病因辨证：心系瘀浊阻滞，心脉失宣，肾阴不足，肝阳亢盛。治以活血化瘀通心脉，滋补肾阴以平肝阳。选方陆氏活血通脉汤：丹参、葛根、野菊花、钩藤、枸杞子、桑寄生各 18 克，赤芍、广郁金、红花各 12 克。水煎，每日一剂，分三次服。8 剂见效。据病调方，可查陆氏验方。

（3）心肌梗死真心痛症：郇某，男，45 岁。患者心前区剧痛，劳累活动后痛加剧，神疲乏力，舌质红暗，苔薄无津，脉细数弱，92 次/分。病因辨证：证属血瘀心虚，瘀阻心脉，不通则痛。治以养心益气阴，活血化瘀。选方陆氏养心益气化瘀汤：红参、五味子各 10 克，赤芍、红花、玄胡、郁金各 12 克，丹参 90 克，葛根、全瓜蒌各 15 克。水煎，每日一剂，分三次服。调方可查陆氏验方。

（4）阵发性心悸，心房纤颤：于某，男，70 岁。患者出现心慌、房颤，少则几分钟，多则 5 小时，舌红苔薄，脉弦结代。病因辨证：心肾两虚，血不养心，心神不宁。治以养心肾，活血宁神。选方陆氏补心肾活血安神汤：生晒参、五味子、三七片各 8 克，仙灵脾、麦门冬、赤芍、炙黄芪、丹参、当归各 18 克，制首乌、鹿衔草、川芎各 12 克。水煎，每日一剂，分三次服。8 剂见效。据病情调方可查陆氏验方。

（5）甲状腺功能亢进心悸症：刘某，女，62 岁。下肢浮肿，气喘，心悸胸闷，气喘夜间甚，动则气短，不能续息，舌质黯，苔薄，脉细涩呈雀啄，双下肢按之有明显压迹。病因辨证：心气不足，血运无力，因而瘀阻水停。治以养心益气，活血化瘀，加之利水。选方陆氏养心活血利水汤：生黄芪 25 克，麦门冬、生山楂、丹参、赤芍、川芎、茯苓、猪苓各 18 克，红花、苦参各 12 克。水煎，每日一剂，分三次服。8 剂有效。调方可查陆氏验方。

（6）小肠实热口舌生疮症：杜某，男，31 岁。症见口疮反复发作，久治不愈，常伴有口燥咽干，口渴饮冷，头晕目眩，心烦急躁，手足心热，失眠多梦，腰膝酸软，大便干结，小便赤黄，舌质红，舌尖更红，苔薄黄，脉细弦。病因辨证：心热下移小肠，心火上炎则生口疮。治以滋阴降火，解毒散结。选方陆氏滋阴清热解毒汤：生地、熟地各 20 克，白芍、黄芩、地骨皮、玄参、山药、生甘草、丹皮、桔梗、女贞子各 15 克，麦门冬、天门冬、栀子各 12 克。水煎，每日一剂，分三次服。

（7）口舌生疮小便尿血症：周某，男，36 岁，心烦口渴，舌红生疮，口腔干燥，小便尿痛、灼热，尿血，舌红苔黄，脉数。病因辨证：心与小肠相表里，心热下移小肠，故小便赤涩，尿痛，尿血；心火上炎，则口舌生疮。治以养阴生津，泻火，解毒。选方陆氏滋阴润燥解毒汤：白茅根、玉竹各 30 克，生地、太子参、葛根、女贞子各 20 克，天门冬、麦门冬、知母、白芍、玄参各 15 克。水煎，每日一剂，分三次服。临床根据证情选用方药，灵活加减，标本兼治。

2. 肺与大肠病辨证

肺居胸中，经脉下络于大肠，与大肠经相为表里。肺主气司呼吸，主宣发肃降，通调水道，外合皮毛，开窍于鼻。大肠主传导，负责排泄糟粕。肺的病证有虚实之分，虚证多见于气虚和阴虚，实证多见于风寒燥热等邪气侵袭或痰湿阻肺所致。大肠病证有湿热内侵，津液不足以及阳气亏虚等。肺的常见症状有咳嗽，气喘，胸痛，咯血等。

（1）肺气虚：肺气虚是指肺功能活动减弱所表现的证候，多由久病咳喘，或气的生化不足所致。

临床表现：咳喘无力，气少不足以息，动则更甚，痰液清稀，声音低怯，面色淡白或㿠白，神倦体倦，自汗，畏风，易感冒，舌淡苔白，脉虚。

证候分析：肺气虚证以咳喘短气，动则更甚，全身机能活动减弱为审证要点。肺气消耗，宗气不足，呼吸功能减弱，因而咳喘无力，气少不足喘息，动则耗气，所以喘息加重。肺气不足，输布水液功能相应减弱，则水液停聚肺系，随肺气而上逆，所以出现清稀痰液。喉为发音器官，赖肺以充养，肺气旺则声音洪亮，肺气虚则声音低怯。面色淡白或㿠白，神疲体倦，是气虚常见症状。肺气不能宣发卫气于肌表，腠理不密，卫表不固，所以自汗畏风，防御功能降低，易受外邪侵袭而患感冒。舌淡苔白，脉虚，为气虚之证候。

（2）肺阴虚：肺阴虚证是肺阴不足，虚热内生所反映的证候。临床多由咳伤肺阴，痨核袭肺，或热病后期阴津损伤所致。

临床表现：咳嗽无痰，痰少而黏，口咽干燥，形体消瘦，午后潮热，五心烦热，盗汗，颧红，痰中带血，声音嘶哑，舌红少津，脉细数。

证候分析：肺阴虚证为肺病常见证，和阴虚内热证共见，为诊断要点。肺主肃清，性喜柔润，肺阴不足，虚热内生，肺被热蒸，气机上逆为咳嗽；津被热灼，炼液成痰，量少黏稠；肺阴亏虚，上不能滋润咽喉则咽干口燥，外不能濡养肌肉即形体消瘦。虚热内炽则午后潮热，五心烦热，热扰营阴为盗汗；虚热上炎而颧红；肺络受灼，络伤血溢则痰中带血；喉失阴津濡润，是为虚火所盛，而致声音嘶哑。舌红少津，脉象细数，均为肺阴内热之证候。

（3）风寒束肺证：是感受风寒，肺气被束所表现的证候。

临床表现：咳嗽痰稀薄色白，鼻塞流清涕，微微恶寒，轻度发热，无汗，舌苔白，脉浮紧。

证候分析：风寒束肺证以咳嗽为主症，并见风寒表证的特征。感受风寒，肺气被束，不得宣发，逆而为咳；寒属阴，故痰液稀薄色白。鼻是肺窍，肺气失宣，鼻窍通气不畅，致使鼻塞而流清涕。肺主气属卫，卫气郁遏而恶寒，正气抗邪而发热，毛窍郁闭则无汗。由于邪未内传，故舌苔未变，脉浮主表，脉紧主寒，为感受风寒之证候。本证与风寒表证的临床表现很相似，但辨证要点各有侧重。风寒束肺证以咳嗽为主证，兼见风寒表证，且表证轻；风寒表证，以恶寒发热为主症，咳嗽为辅，即使出现而较轻，这是两者区别。

（4）寒邪客肺证：是由寒邪内客于肺所引起的证候。

临床表现：咳嗽气喘，痰稀色白，形寒肢凉，舌淡苔白，脉迟缓。

证候分析：寒邪客肺证以咳嗽突然发作，伴见寒象为特征。感受寒邪，内客于肺，阳气被郁，肺气上逆，则为咳嗽气喘。寒为阴邪，所以痰稀色白，阳气被郁而不达，不能温煦肌肤，故形寒肢凉。寒性阴凝，气血运化不利，血不上荣于舌，则舌淡苔白；凝滞脉道，故脉象迟缓。

寒邪客肺证与风寒束肺证皆以咳嗽痰稀色白为主症，所不同者，寒邪客肺证有气喘，形寒肢冷，不发热的证候，且咳嗽较剧，病程较长；风寒束肺证除恶寒发热的表证外，咳嗽较缓，病程较短，病情较轻，这是两者主要区别。

寒邪客肺证与饮证中的饮停于肺证也有相似之处，如咳嗽，气喘，痰稀色白等；但病变性质、发病的特点、痰液数量均有不同，所以辨证应认真鉴别。

一是两证痰液皆稀薄色白，但寒邪客肺痰量较少，饮停于肺证痰量较多，且痰液稀薄如水，呈泡沫状。

二是病史不同。寒邪客肺证突然发生呈急性过程，无既往发作史；饮停于肺证有反复发作史，且每在秋冬发作，春夏缓解，呈慢性过程。

三是病变性质不同。寒邪客肺证为实证，饮停于肺证为本虚标实证。

（5）痰湿阻肺证：是痰湿阻滞肺系所表现的证候。常由脾气亏虚，或久咳伤肺，或外感寒湿等病而引起。

临床表现：咳嗽痰多，性黏色白而易咯，胸闷，气喘痰鸣，舌淡苔白，脉滑。

证候分析：痰湿阻肺证以咳嗽痰多、质黏、色白易咯为辨证要点。本证可见于急慢性疾患，而以慢性病多见。在急性病中，大多由寒湿外邪侵袭肺脏，使之宣降失常，肺不布津，水液停聚而为痰湿。在慢性疾病中，多由脾气亏虚，输布失常，水湿凝聚为痰，上溃于肺，或久咳伤肺，输布功能减弱，聚湿酿痰，阻致肺系所致。由于痰湿阻肺，肺气上逆，故咳嗽多痰，痰液黏腻色白易于咯出。痰湿阻滞气道，肺气不利，则为胸痛，甚则气喘痰鸣。舌淡苔白腻，脉滑，是为痰湿内阻之证。

（6）风热犯肺证：是由风热侵犯肺系，卫气受病所致的证候。

临床表现：咳嗽痰稠色黄，鼻塞流黄浊涕，身热，微恶风寒，口干咽痛，舌尖红苔薄黄，脉浮数。

证候分析：风热犯肺证以咳嗽与风热表证共见为特点。风热袭肺，肺失清肃则咳嗽。风热为阳邪，灼液为痰，故质稠色黄。肺气失宣，鼻窍不利，津液为风湿所熏，所以鼻塞不通，涕流黄浊。肺卫受邪，卫气抗邪则发热，卫气郁结则恶风寒，风热上扰，津液被耗则口干，咽喉不利故咽痛。肺位在上，舌尖主上焦病变，肺为风热侵袭，所以舌尖发红。苔薄黄为有热之证。浮脉主表，脉数主热，浮数并见，为风湿犯肺的脉象。

（7）热邪壅肺证：是指热邪内壅肺金所表现的证候。多因温热之邪从口鼻而入，或风寒、风热入里从阳化热，内壅于肺所致。

临床表现：咳嗽痰稠色黄，气喘息粗，壮热口渴，烦躁不安，鼻翼煽动，衄血，咯血，胸痛，咳吐血腥臭痰，大便干结，小便短赤，舌红苔黄，脉滑数。

证候分析：热邪壅肺证以肺病常见证状和里热证共见为诊断依据。热邪炽盛，内壅肺脏，肺气上逆为咳嗽；炼液为痰，则痰稠色黄，清肃之令不行，故气喘息粗，呼吸困难；里热蒸腾，充斥体表则皮肤灼热；内灼阴津，故口渴欲饮；热扰心神，则心烦不安；若痰炽交阻，壅滞肺系，气道不利，肺气郁闭，可见鼻翼煽动危象。若热伤肺络，络伤血溢，可见鼻衄、咯血；若痰热堵滞肺络，导致气滞血壅，络脉气血不得通畅，则出现胸痛；血腐化脓，则咳吐血腥臭痰。里热炽盛，津液被耗，肠失滋润则大便干结；化源不足，则小便短赤。舌红苔黄主热，脉象滑数为里热或痰疾的征象。

风热犯肺证与邪热壅肺证，皆有咳嗽痰稠色黄的临床表现，都属外感热病范围；但病变性质、病情轻重以及预后转变等方面则都有不同。风邪犯肺证邪在肺系，伴见风热表证，病情轻，病程短，预后佳。邪热壅肺证，热壅肺脏，病在里，伴见一系列里热证，病情重，病程长。

（8）燥邪犯肺证：是指秋令感受燥邪，侵犯肺卫所表现的证候。

临床表现：干咳无痰，或少而黏，不易咳出，唇、舌、咽、鼻干燥欠润，或身热恶寒，或胸痛咯血，舌红，苔白或黄，脉数。

证候分析：燥邪犯肺证以肺系证候干燥少津表现为审证要点。燥邪易伤肺津，由于肺津受伤，肺失滋润，清肃失职，故干咳无痰，或痰少而黏，不易咳出。伤津化燥，气道失其濡润，所以唇、舌、口、咽、鼻都见干燥现象。肺气通于卫，肺为燥邪所袭，故兼见身热恶寒的卫表现象。由于表证的寒热有轻重不同，所以有凉燥与温燥之分。凉燥性近于寒，故表证近似风寒；温燥性近于热，故表证近似风热。若燥邪化火，灼伤肺络，可见胸痛咯血。燥邪伤津，津伤阳亢，故舌质多红；邪偏肺卫，苔多白；燥邪侵肺，苔多黄。脉象亦随着变化病情而不同，燥邪犯肺多见脉数，邪偏肺卫多见于脉浮数，津伤较著多见脉细数。

（9）大肠湿热证：是指湿热侵袭大肠所表现的证候。多因感受湿热外邪，或饮食不节等因素引起。

临床表现：腹痛，下泻赤白黏冻，里急后重，或暴注下泻，色黄而臭，兼见肛门灼热，小便短赤，口渴，或有恶寒发热，舌红苔黄腻，脉濡数或滑数。

证候分析：大肠湿热证以大便排泄次数增多，或下利黏冻，或下泻黄色稀水，与湿热风阻现象共见为审证要点。湿热侵袭大肠，胶结不解，壅阻气机，故腹中疼痛；熏灼肠道，脉络损伤，血腐为脓，则见黏冻脓血便；热蒸肠道，机能亢奋，急欲排便，故有腹中急迫感；湿阻大肠，气机壅滞，大便不得畅通，所以肛门滞重。湿热侵袭大肠，津为热迫而下注，则大便次数增多，下黄色稀水便。热炽肠道，则肛门灼热，水液从大便外泄，故小便短少黄赤；口渴亦为热盛侵津之证。若表现邪未解，则可见恶寒发热；邪热在里，则热而不寒。舌红，苔黄腻，为湿热之象。湿热为病，有湿重、热重之分。湿重于热，脉象所见濡数；热重于湿，脉象多见滑数。

（10）大肠液亏证：是指大肠津液不足，不能濡润大肠所表现的证候。多由素体阴虚，或久病伤阴，或热病后津液未复，或妇女产后出血过多等所致。

临床表现：大便秘结干燥，难以排出，常多日一行，口干咽燥，伴见口臭，头晕等症，舌红少津，脉细涩。

证候分析：大肠液亏证以大便干燥难于排出为主症。津液不足，肠失濡润，以致粪便干结，难于排出，经常三五日，甚则十余日一行。阴伤于内，口咽失润，故口干咽燥。大便日久不解，浊气不得下泄而上逆，故致口臭，头晕。阴伤则阳亢，故舌红少津，津亏脉道失充，故脉象细涩。

（11）肠虚滑泻证：是指大肠阳气虚衰不能摄控的证候。多由泻、痢久延不愈所致。

临床表现：利下无度，或大便失禁，甚至脱肛，腹痛隐隐，喜热喜按，舌淡苔白滑，脉象沉弱。

证候分析：肠虚滑泻证以大便失禁为主症。下利伤阳，久泻久痢，阳气虚衰，大肠失固摄，因而下利无度，甚则大便失禁或脱肛。大肠阳气虚衰，阳虚则阴盛，寒从内生，寒凝气滞，所以腹部隐痛，喜热喜按。舌淡苔白滑，脉沉细，均为阳虚阴盛之征象。

肺病与大肠病的辨证临床医案举例

（1）风寒感冒：朱某，男，44岁。外感风邪，症见恶寒发热，头晕胀痛，四肢酸痛，鼻塞流涕，打喷嚏，咳嗽吐痰，咽干痒痛，咽部充血，苔薄白，脉浮。病因辨证：外感风寒时疫，属风寒外感。治宜辛温解表，宣肺止咳，清解蕴热。选方陆氏解表宣肺止咳汤：荆芥穗、羌活、白芷、杏仁各12克，板蓝根40克，前胡18克，黄芩18克，淡豆豉35克。水煎，每日一剂，分三次服。3剂愈。

（2）风热感冒：李某，女，36岁。夏季外感风热，症见发热恶寒，头痛，身重，乏力，舌质红，苔薄黄，脉浮数。病因外感风热病邪。治宜清热解毒，辛凉透表。选方陆氏清解退热汤：薄荷、黄芩、紫苏、红花各12克，生石膏25克，板蓝根30克，芦根、白芍、玄参、连翘各15克。水煎，每日一剂，分三次服，盖被休息出汗愈。

（3）体虚经常感冒：石某，男，45岁。体弱经常感冒。阳虚气弱，外感风寒，症见发热恶寒，头身无汗，肢冷，倦怠嗜卧，面色苍白，语言低微，舌质淡，苔白，脉沉无力。治以助阳益气，祛寒解表。选方陆氏滋阳补气汤：黄芪15克，人参6克，桂枝、芍药、甘草、熟附子、羌活、防风、川芎各8克，细辛5克，生姜6克，大枣6枚。水煎，每日一剂，3剂愈。

（4）风热咳嗽：李某，53岁。疲劳过度，感受风热入肺咳嗽。治以清热解毒，宣肺止咳。选方陆氏解毒宣肺止咳汤：金银花、连翘、芦根各15克，黄芩、桑叶、桔梗、杏仁、淡竹叶各12克，板蓝根35克，蒲公英25克，荆芥、甘草各8克。水煎，每日一剂，分三次服，4剂愈。

（5）热燥伤肺咳嗽：冯某，男，37岁。劳累过度，燥邪犯肺，症见头痛身热，干咳无痰，气逆而喘，咽喉干燥，鼻燥，心烦口渴，舌质干无苔，脉象浮数。治以清燥润肺，益气生津。选方陆氏清燥救肺汤：桑叶、石膏各25克，杏仁、人参各6克，麦门冬 10 克，阿胶、炒胡麻仁、炙枇杷叶、甘草各 8 克。水煎，每日一剂，分三次服，6 剂愈。

（6）肺阴虚咳嗽：刘某，48 岁。肾肺阴亏，虚火上炎。症见咳嗽气喘，痰中带血，咽喉燥痛，手足烦热，舌质红，少苔，脉细数。治以养阴清热，润肺化痰。选方陆氏百合固金汤：百合、当归、炒白芍、玄参、贝母、桔梗、甘草各 5 克，生地黄 8 克，熟地黄 12 克，麦门冬 15 克。水煎，每日一剂，分三次服，8 剂愈。

（7）邪热壅肺肺痈：周某，男，63 岁。邪热壅肺，症见壮热，汗出，口渴，咳嗽，胸痛，咳痰黄稠带有血丝或吐腥臭痰，舌质红，苔黄干，脉浮数。治以清热化痹，活血行瘀。选方陆氏千金苇茎汤：芦根 80 克，生苡仁 50 克，冬瓜子 35 克，桃仁 18 克。水煎，每日一剂，分三次服。8 剂见效，16 剂愈。

（8）寒邪入肺哮证：尤某，女，48 岁。寒邪入肺，症见冷哮，发热恶寒，咳嗽，气喘，痰稀白，舌质淡紫，苔白滑，脉浮紧。治以解表散寒，温化寒饮。选方陆氏小青龙汤：麻黄、桂枝、芍药、干姜、细辛、法半夏各 9 克，五味子、甘草各 6 克。水煎，每日一剂，分三次服，4 剂愈。

（9）风热犯肺哮症医案：于某，男，39 岁。风热犯肺，喘息哮鸣，胸高气粗，痰稠黏胶黄，烦闷不安，汗出，口渴喜饮，舌质黯红，苔黄腻，脉滑数。治以清热宣肺，化痰降逆。选方陆氏化痰降逆汤：银杏、桑白皮、款冬花、半夏、苏子、杏仁、黄芩各 12 克，麻黄、甘草各 8 克。水煎，每日一剂，分三次服。16 剂愈。

（10）肺络受伤，气虚支气管扩张：孙某，男，48 岁。咳嗽，痰多泡沫样，并见大量咯血，黯红色，平时痰稀，口干欲饮，易于自汗，舌红苔薄，脉弱。病因辨证：痰热内伏，肺络受伤，久延气虚，支气管扩张。治以清理肺热，化痰益气。选方陆氏清热益气化痰汤：北沙参、炒黄芩、天门冬、麦门冬、杏仁、川贝母、百合、冬瓜仁、瓜蒌皮各 12 克。白参 8 克。水煎，每日一剂，分三次服。8 剂见效，24 剂愈。

（11）肺肾虚，邪痰伏肺咳嗽：朱某，男，56 岁。慢性咳嗽伴哮喘已六年，冬季加重，感冒诱发久治不愈。症见哮喘发作，肺气肿，咯白色泡沫痰，痰黏色白，舌黯质胖，苔薄白，边有齿痕，脉滑数。病因辨证：长期咳喘，肺肾本虚，邪痰伏肺，因风寒诱发，肺失宣降。治以清肺化痰，宣降肺气，后期扶持肺肾。选方陆氏清热化痰扶肺汤：炙麻黄、桑白皮、半夏、甘草、白果各 12 克，款冬花 15 克，鱼腥草 20 克，地龙 15 克，石韦 30 克，仙灵脾、枸杞子、黄芪各 18 克。水煎，每日一剂，分三次服。8 剂见效，24 剂愈。

（12）慢性支气管炎继发感染咳喘：于某，男，61 岁。慢性咳喘反复发作 25 年，现症：咳嗽夜甚，痰多而黏稠，咯吐不爽，咽燥口干，息急气短，舌质黯，苔薄白偏干，脉沉细而数。病因辨证：外感引动伏邪，痰热炽盛，阻塞肺气，肃降失宣。治以清热化痰，宣降肺气。选方陆氏千金定喘汤：麻黄、杏仁、生甘草、炒黄芩、炙马兜铃、款冬花、桑白皮、半夏、白果各 10 克，鱼腥草 30 克，生石膏 30 克，川贝粉（三次冲服）6 克。水煎，每日一剂，分三次服。8 剂后见效，根据病情重新调换处方。

（13）喘息性气管炎：尹某，男，32岁。咳嗽反复发作六年，近年加重，咳嗽痰多，发作重时不能平卧。常在夏秋两季发作严重，兼见咽喉发痒痰稀白，满肺哮鸣喘息，舌质淡白，苔薄白，脉弦滑。病因辨证：属过敏性哮喘，呈季节性发作，发则肺气不宣，肃降失常，故咳喘不能平卧，病久肾气受伤，过用激素使虚者更虚。治以补肾纳气，宣肺化痰。选方陆氏肃降肺气补肾纳气汤：仙灵脾、菟丝子、制半夏、地龙各15克，炙甘草、仙茅、橘红、枸杞子、炙麻黄各10克，紫河车粉（三次冲服）6克。水煎，每日一剂，分三次服。8剂后诸症好转，再服补肾化痰宣肺汤8剂即愈。

（14）支气管哮喘：闻某，女，58岁。自幼哮喘反复发作，每逢夏秋发作较频，发则哮喘，喉间水鸣声，不能平卧，吐白色泡沫痰，甚至憋气出汗。现症：哮喘发作，入夜加重，泡沫痰，色白而多，不能平卧，动则气短出汗，舌质紫黯苔腻，脉沉细数，口唇指甲轻度发绀，呼吸短促，桶状胸，双肺满布哮鸣音，未闻湿啰音，心率100次/分。病因辨证：宿痰伏肺，久病伤阴，外感激发，肺失宣降，久病肾虚不能纳气。治以化痰定喘宣肺，佐以补肾。选方陆氏化痰宣肺定喘补肾汤：黄芪30克，炙麻黄、杏仁、甘草、知母、贝母各12克，黄荆子、地龙、制半夏、仙灵脾、补骨脂各15克。水煎，每日一剂，分三次服。8剂见效，24剂愈。

（15）肺热肺炎症：冯某，男，69岁。低热37.5℃，干咳，面无华，活动少喘，无痰，舌淡红，苔薄黄干，脉弦滑。病因辨证：肺热痰瘀胶结，年高肾虚，故邪恋不解。治以清肺化痰，佐以滋肾。选方陆氏清肺滋肾汤：鱼腥草25克，白花蛇舌草30克，生苡仁、黄芪各20克，北沙参、炒黄芩、女贞子、枸杞子各15克，野菊花12克。水煎，每日一剂，分三次服。8剂见效，24剂愈。

（16）肺脓肿，肺痈症：杜某，男，32岁。发热咳嗽，胸痛，咯黄脓痰。后咳脓血痰，腥臭量多，面色灰紫，舌红苔黄腻，脉滑数。病因辨证：邪热痰瘀蕴结，灼热酿脓，发为肺痈。治以清热解毒，祛痰化痰排脓。选方陆氏治痈汤：生苡仁、冬瓜仁、鱼腥草、芦根、金银花各30克，桃仁、桔梗各12克，蒲公英、连翘、黄芩各15克，生甘草8克。水煎，每日一剂，分三次服，见效调方。

（17）湿热毒邪坏死性肠炎：牛某，女，15岁。突然腹痛阵作，逐渐加剧，大便呈红色水样，每日4～5次，体温38.5℃，神疲，面色苍白，痛苦面容，腹部胀满，压痛明显，舌红苔黄腻，脉弦而数。脉症合参，此乃湿热邪毒，灼伤脉络，瘀血内阻，经气不行。治宜清热解毒，除湿化痰，通经止痛。选方陆氏白头翁汤：白头翁、赤小豆、金银花、秦皮、鸡血藤各30克，黄连、甘草、田七各5克，白芍20克，当归、地榆炭各12克，大黄、厚朴各8克。水煎，每日一剂，分三次服。8剂见效，16剂愈。

（18）大肠液亏，大便干燥秘结。赵某，男，26岁。咳嗽夜甚，口干欲饮，胸闷时痛，痰稠而多，大便干燥，舌尖红，苔灰黄黏腻，脉滑数。病因辨证：痰热阻痹，入睡阳气入阴，里热更甚，肺热气滞，阴伤于内，口咽失润，故口干咽燥，大便日久不解，肠液灼亏。治宜清化痰热，肃肺通便。选方陆氏清化痰热汤：桃仁、杏仁、炙枇杷叶各12克，炒苡仁、冬瓜仁、海浮石、煅蛤壳各15克，鲜芦茎35克，石韦18克。水煎，每日一剂，分三次服。8剂见效，16剂愈。

（19）肠虚滑泻脱肛：王某，男，38岁。由于长期腹泻，久痢肛门脱出10年之久，久治无效，近期肛门脱出加重，需用手托方能入内。兼见消瘦乏力，食少便溏，舌质淡，苔薄白，脉细无力。病因辨证：久泻久痢，阳气虚衰，大肠失固，大肠阳气虚衰致使脱肛。治宜补中健脾举陷固摄。选方陆氏补中益气汤：黄芪35克，党参25克，淮山药30克，升麻、焦白术、诃子、煅牡蛎各18克，柴胡15克，陈皮12克，炙甘草8克，熟地、白芍各15克，肉桂10克。水煎，每日一剂，分三次服。8剂见效，24剂愈。

3. 脾病与胃病的辨证

脾胃同居中焦，经脉互为络属，具有表里的关系。脾主运化水谷，胃主受纳腐熟，脾升胃降，共同完成饮食的消化吸收与输布，为气血生化之源，后天之本。脾又具有统血，主四肢、肌肉的功能。

脾胃病证，皆有寒热虚实之不同。脾虚病以阳气虚衰，运化失调，水湿痰饮内生，不能统血为常见。胃病以受纳腐熟功能障碍，胃气上逆为主要病变。

脾病的常见证候：腹胀痛，泄泻，便溏，浮肿，出血等。胃病多见脘痛，呕吐，嗳气，呃逆等症。

（1）脾气虚证：是脾气不足运化失司所表现的证候。多因饮食失调，劳累过度，以及其他急慢性疾病耗伤脾气所致。

临床表现：纳少，腹胀，大便溏薄，肢体倦怠，少气懒言，面色萎黄或苍白，浮肿，消瘦，舌质淡苔白，脉缓弱。

证候分析：脾气虚证以运化功能减退和气虚证共见为判断依据。脾气不足，运化失司，消化迟缓，输布精微乏力，致水湿内生，脾气反为所困，因而形成虚性腹胀；脾胃相为表里，脾气不足，胃气亦弱，腐熟功能失职，故纳呆食少。食后脾气益困，腹胀愈甚，所谓食入不运，其病在脾，即指脾虚腹胀而言。水湿不化流注肠中，则大便溏薄，或先干后溏；脾主四肢肌肉，脾气不足，肢体失养，可见倦怠乏力；中气不足则少气懒言。脾虚失运，水湿侵淫肌表，则面色㿠白，浮肿。气血两虚，肌肤失去血的濡养和温煦，可致形体逐渐消瘦，面色萎黄。舌淡苔白，脉象缓弱，是脾气虚之征。

（2）脾阳虚证：是指脾阳虚衰阴寒内盛所表现的证候。多由脾气虚发展而来，或过食生冷，或肾阳虚，火不生土所致。

临床表现：腹胀纳少，腹痛喜温喜按，大便溏薄清稀，四肢不温，肢体困重，周身浮肿，小便不利，或白带量多质稀，舌质淡胖，苔白滑，脉沉迟无力。

证候分析：脾阳虚证以脾运失健和寒象表现为审证要点。脏腑阳气虚衰，运化失健，则腹胀纳少。阳虚阴盛，寒从内生，寒凝气滞，故腹痛喜温喜按。水寒之气内盛，水湿不化，流注肠中，故大便质地较脾气虚所致便溏更为清澈稀薄，甚则完谷不化。四肢禀气于脾胃，脾阳虚不能外温四肢，所以四肢不温。中阳不振，水湿内停，膀胱气化失司，则小便不利，流溢肌肤，则四肢困重，甚则全身浮肿；妇女带脉不固，水湿下渗，可见白带清稀量多。舌质淡胖，苔白滑，脉沉迟无力，皆为脾阳虚，水寒之气内盛之征。

脾阳虚证，由于寒象明显，胃阳也虚，故又称脾虚寒证，或脾胃虚寒证。

（3）脾中气下陷：是指脾气亏虚，升举无力，反而下陷表现的证候。多由于脾气虚进一步发展，久泄久痢或劳累过度所致。

临床表现：脘腹重坠作胀，食少，便意频繁，肛门坠重，或久痢不止，甚则脱肛或妇女子宫下垂；或小便混浊如米泔，兼见气少乏力，肢体倦怠，声低懒言，头晕目眩，舌淡苔白，脉弱。

证候分析：脾中气下陷证以脾气虚证和内脏下垂为审证要点。脾胃为气血生化之源，脾气不足，运化失健，内脏得不到精微的供养，可使脏气虚衰，升举无力而下垂。脾主散精，脾虚气陷致精微不能正常输布，反而下流膀胱，故小便混浊如米泔。中气不足，全身功能活动减退，所以少气乏力，肢体倦怠，声低懒言。清阳不升则头晕目眩。舌质淡苔白，脉弱，皆为脾气虚弱的表现。

（4）脾不统血：是指脾气亏虚不能统摄血液所表现的证候。多由久病脾虚，或劳倦伤脾等引起。

临床表现：便血，尿血，肌衄，齿衄，或妇女月经过多，崩漏等。兼见食少，便溏，神疲乏力，少气懒言，面色无华，舌淡苔白，脉细弱等症。

证候分析：脾不统血以脾气虚证和出血共见为诊断依据。脾有统摄血液的功能，脾气亏虚，统血无权，则血溢脉外，而见出血诸症。如溢于胃肠则见便血，溢于膀胱则见尿血，溢于皮下则为斑，血溢毛孔而出则为肌衄。脾虚统血无权，冲任不固则妇女月经过多，甚则形成崩漏。除各种出血外，同时具有脾气亏虚的证候：如运化失健则食少便溏；中气不足则神疲乏力，少气懒言；反复出血，营血亦虚，肌肤失养，则面色无华。舌淡苔白，脉象细弱，均为虚象。

（5）寒湿困脾证：是寒湿内盛，中阳受困而表现的证候。多由饮食不节，过食生冷，淋雨涉水，居住潮湿，以及内湿素盛等因素引起。

临床表现：脘腹痞闷胀痛，食少，便溏，泛恶欲吐，口淡不渴，头身困重，面色暗黄，或肌肤面目发黄，黄色晦黯如烟熏，或肢体浮肿，小便短赤，舌质淡胖，苔白腻，脉濡缓。

证候分析：寒湿困脾证以脾的运化功能发生障碍和寒湿中遏的表现为审证要点。脾性喜燥恶湿，寒湿内侵，中阳受困，脾气被遏，运化失司，故脘腹部痞闷不舒，重则作胀疼痛，饮食减退。湿注肠中，则大便溏薄，甚至出现泄泻；胃失和降，故泛恶欲吐。寒湿属阴邪，阴不耗津，故口淡不渴。脾主肌肉，湿性重着，则肌体沉重，清阳失展，故头重如裹。湿阳气滞，气血运行不利，不能外荣肌肤，所以面色黄晦。脾为寒湿所困，阳气不宣，胆汁随之外泄，故肌肤面目发黄，黄色灰暗如烟熏。阳气被寒湿所遏，不得温化水湿，泛溢肌表，可见肢体浮肿；膀胱气化失司，则小便短少。舌淡胖，苔白腻，脉濡缓，皆为寒湿内盛的现象。

寒湿困脾和脾阳虚都有脾运失健、寒象以及湿阻的表现，但两者重点不同。鉴别要点如下：

寒湿困脾证是寒湿内侵，中阳受阻，性质属实证。病程短，苔白腻，脉濡缓。

脾阳虚证是阳虚失运，寒湿内生，性质属虚证。病程长，苔白滑，脉沉迟。

（6）湿热蕴脾证：是湿热内蕴中焦所表现的证候。常因感受湿热外邪，或过食肥、甘、酒、酪，酿湿生热所致。

临床表现：腹部痞闷，纳呆呕恶，便溏尿黄，肢体困重，面目肌肤发黄如橘色，皮肤发痒，身热起伏，汗出而热不解，舌红苔黄腻，脉濡数。

证候分析：湿热蕴脾证以脾的运化功能障碍和湿热内阻证候为诊断依据。湿热之邪蕴结脾胃，受纳运化失职，升降失常，故脘腹痞闷纳呆，呕恶；脾主肌肉，湿性重着，脾被湿困，则肢体困重。湿热蕴脾，交阻下迫，故大便溏泄不爽，小便短赤。湿热内蕴脾胃，蒸熏肝胆，致胆汁不循常道，外溢肌肤，故皮肤发痒，面目发黄如橘子。湿遏热伏，热处湿中，湿热郁蒸，故身热起伏，汗出而热不解。舌红苔黄主热，白腻主湿；脉濡主湿，数主热，均为实热内盛之征。

湿热蕴脾证和寒湿困脾证，在病理上都由湿邪郁遏脾气所致，而主要区别在于兼寒兼热属性的不同：一为寒湿，一为湿热，所以两者表现有同有异。

（7）胃阴虚证：是胃阴亏虚所表现的证候。多因胃病久延不愈，或热病后期阴液未复，或平时嗜食辛辣，或情志不遂，气郁化火导致胃阴耗伤。

临床表现：胃脘隐痛，饥不欲食，口燥咽干，大便干结，脘痞不舒，或干呕呃逆，舌红少津，脉细数。

证候分析：胃阴虚证以胃病的常见症状和阴虚共见为审证要点。胃阴不足则胃阳偏亢，虚热内生，热郁胃中，胃气不和，脘部疼痛，饥不欲食。胃阴亏虚，上不能滋润咽喉，则口燥咽干；下不能濡润大肠，故大便干结。胃失阴液滋润，胃气不和，可见脘痞不舒；胃阴热扰，胃气上逆，可见干呕呃逆。舌红少津，脉象细数，是阴虚内热的征象。

（8）食滞胃脘证：是饮食内滞胃脘不能腐熟所表现的证候。多由饮食不节，暴饮暴食，或脾胃素弱，运化失健所引起。

临床表现：胃脘闷胀，甚至疼痛，嗳气吞酸或呕吐酸腐食物，吐后胀痛缓解，或矢气便溏，泻下物酸臭，舌苔厚腻，脉象滑。

证候分析：食滞胃脘证以胃脘胀闷疼痛，嗳腐吐酸为主要表现。胃气以降为顺，食滞胃脘胃气郁滞，则脘部胀闷疼痛。胃失和降而上逆，胃中腐败谷物挟腐浊之气随之上泛，故见嗳腐吞酸或呕吐腐败食物。吐后实邪得消，胃气通畅，故胀痛得减。若食积气滞，湿邪内生，湿食下移，肠腑气窒，可到矢气频频，臭气如败卵，大便溏泄，泻下物酸腐臭秽；食滞内停，胃中浊气上腾，则舌苔厚腻。正气抗邪，气血充盈，故脉来滑利有力。

（9）胃寒证：是阴寒滞胃腑所表现的证候。多因腹部受凉，过食生冷，或劳倦伤中，复感寒邪所致。

临床表现：胃脘疼痛，重则拘急剧痛，遇冷加剧，得暖则减，口淡不渴，兼见神疲乏力，肢冷喜温，食后痛减，胃脘有水声，口泛清水，舌淡苔白滑，脉迟或弦。

辨证分析：胃寒证以胃脘疼痛和寒象共见为诊断依据。寒邪侵入人体，阳气伤者，则为虚寒证；阳气被遏者，则为实寒证。寒邪凝滞胃腑，络脉收引，气机郁滞，因而胃脘痛；寒为阴邪，得阳始化，得冷则凝泣不行，故痛遇冷加剧，得暖则减；口淡不渴，是阴不耗津，寒邪内盛之征。胃寒属实证，若病程长，疼痛反复发作，阳气耗伤，则出现虚象，则由实转虚。中气不足则神疲乏力；肢体失阳气温煦，故肢冷喜暖；进食后阳气得振，所以疼痛得到缓解。胃气虚寒，不能温化精微，致水液内停而为水饮，饮停于胃，因而可听胃脘水声漉漉；随胃气上逆，可见口泛清水。本证阳气不足为虚，水饮内停为实，病情演变有时虚中夹实。阴寒内盛，胃虚停饮，则舌淡白，苔白滑。迟脉主寒，水饮脉弦。

（10）胃热证：是胃中火热炽盛所表现的证候。病因平时嗜食辛辣、肥腻，化热生火，或情志不遂，气郁化火，或热邪内犯等所致。

临床症状：胃脘灼痛，吞酸，嘈杂，食入即吐，喜喝冷饮，消谷易饥，或牙龈肿痛溃烂，齿衄，口臭，大便秘结，小便短赤，舌红苔黄，脉滑数。

辨证分析：胃热证以胃病常见症状和热象共见为辨证依据。热炽胃中，胃腑脉络气血壅滞，因而脘部灼热疼痛；肝经郁火，横逆于土，肝胃气或上逆，则吐酸嘈杂，呕吐，或食入即吐。胃热炽盛，耗津灼液，则嗜饮冷饮；机能亢进，则消谷善饥。胃络在龈，胃火循经上熏，气血壅滞，致使牙齿肿痛，重则化脓溃烂；血络受伤，血热妄行可见齿衄；胃中浊气上逆，故口臭。热盛伤津，大肠失润，则大便秘结；小便化源不足，则尿少色赤。舌红苔黄为热证，热则气血运行加速，故脉象滑数有力。

脾病与胃病临床医案举例

（1）脾机能亢进：尚某，女，28岁。患者去年作输卵管结扎手术，五月来先牙痛，偶见鼻衄出血，后见牙龈出血，食少神疲，低热37.8℃，形体消瘦面苍，手按脾大平脐，骨髓穿刺诊为脾机能亢进。病因气结于经，久则血伤入络，经络系于脏腑，气血紊乱，脏腑功能失去常度。治宜活血化瘀，软坚破结。拟方陆氏活血软坚汤：炙山甲、炙鳖甲各30克，红花、丹参、黄芪、陈皮各25克，三棱、莪术各10克。共研为细粉，每日三次，每次7克，白开水冲服。8剂见效，16剂愈。

（2）胃炎：周某，男，45岁。近期嗜食冷饮，胃痛发作，空腹尤甚，得食稍缓，喜暖喜按，嗳气，嘈杂泛酸，胃有振水声，大便先硬后溏，舌质淡红，苔白滑，脉象沉细或弦。病因寒邪凝滞胃腑，络脉收引，气机郁滞，故胃脘疼痛；胃气虚寒，致水饮内停致病。治宜益气健中，调胃止痛。拟方陆氏益气健中调胃汤：党参、海螵蛸、茯苓各20克，白术、降香各12克，姜半夏、公丁香、炙甘草各8克。水煎，每日一剂，分三次服。8剂见效，12剂愈。

（3）心脾积热鹅口疮：尹某，女，21岁。口舌布满白屑，面赤唇红，烦躁不安，口干或渴，大便干结，小便短黄，舌质红，脉滑。病因心脾胃积热，灼伤津液形成口疮。治宜清泄心脾胃积热。拟方陆氏三黄汤：黄连、黄芩、黄柏各10克，山栀10克，石膏、生地各25克，茯苓18克，灯心草6克。水煎，每日一剂，分三次服。4剂见效，8剂愈。

（4）胃炎：郝某，女，30岁。呕吐烂肉物三天，胃脘痛四月，近月来每晚饭后吐食，夜间加重，吐出物先为饮食后为酸水，胃脘胀痛且连肩背，若得嗳气则觉舒服。近日每晚吐烂肉状物，每日5～6块，形如红粉笔，舌淡，苔厚腻，脉滑。病因中焦虚寒，健运失司，痰饮食积。治宜温中散寒，健脾化饮，清导开结。拟方陆氏健中散结汤：党参、茯苓、瓦楞子、代赭石、瓜蒌仁各30克，生山楂50克，白术25克，肉桂、枳壳、大黄、川朴各10克，苏子8克，甘草5克，生姜8克，大枣6枚。水煎，每日一剂，分三次服。8剂见效，16剂愈。

（5）胃窦炎：史某，男，35岁。胃脘部疼痛，近月来加剧，疼痛靠右侧，胃脘部似有物顶感，大便干燥，舌质红，脉细弦。病因胃病久之入经，兼有瘀血。治宜调气化瘀。拟方陆氏理气化瘀汤：广木香、青皮、陈皮各10克，制香附、延胡索、当归、赤芍、白芍、金铃子各12克。红花、炙甘草各5克，丹参15克。水煎，每日一剂，分三次服。8剂见效，16剂愈。

（6）慢性胃炎（脾胃虚寒）：王某，男，30岁。胃脘胀痛三年，时痛时止，按之痛减，喜暖畏寒，口吐清水，痛时肢冷，舌质淡，苔薄白，脉沉迟。证属脾胃虚寒，感受外邪，脾阳不运，寒凝气滞所致。治宜温中散寒，理气止痛。拟方陆氏温胃止痛汤：桂枝、炮姜各6克，白芍、云苓、当归、延胡索各10克，茱萸、砂仁各8克，白术15克，大红枣6枚，丁香4克。水煎，每日一剂，分三次服。

（7）萎缩性胃炎：赵某，男，38岁。经常上腹隐痛，时轻时重，食欲不振，曾数次呕血，黑色大便，面色㿠白，舌质紫黯，苔白，脉虚细。证属脾胃虚弱挟瘀形成萎缩性胃炎。治宜荣胃散瘀。拟方陆氏荣胃散：西洋参65克，三七、石斛、木耳、蘑菇、灵芝各60克。共研为细粉，每次3克，每日三次。

（8）胃黏膜下垂（脾阳虚，中气不足，胃气不和）：朱某，男，43岁。患者形体肥胖，平时嗜饮，胁脘胀闷不舒，痛时若进食痛更剧，嗳气或矢气则稍缓，稍停又痛，脘痛纳呆，痛喜热按，畏寒，肢冷神怠乏力，舌胖，苔灰腻，脉象细弦。证属脾胃阳虚，中气下陷，胃气不和。治宜调胃补中益气，温肾升阳。拟方陆氏补中益气益肾升阳汤：党参、当归、熟地、杜仲、白芍、肉苁蓉各15克，柴胡、升麻、肉桂、刺猬皮各6克，黄芪30克，陈皮10克，甘草、沉香各3克，桔梗5克，黑附块5克。水煎，每日一剂，分三次服。8剂见效，16剂愈。

（9）胃下垂（脾胃气虚，中气下陷）：尚某，男，40岁。脘腹胀满下坠，嗳气，纳呆，大便不爽，舌淡红，苔白腻，脉沉弦缓。证属脾虚气滞，升降失调，中气下陷。治宜补中益气，健脾和胃。拟方陆氏补元复胃汤：党参、鸡内金各 15 克，白术、云苓、防风各 12 克，砂仁、蔻仁、陈皮、枳壳、厚朴、麦芽、谷芽、神曲、山楂、木香、甘草各 8 克，黄芪 20 克，山药 15 克，大红枣 8 枚。水煎，每日一剂，分三次服。

4. 肝病与胆病的辨证

肝居于右胁，胆附于肝体，肝胆经脉相互络属，故为表里。肝主疏泄又主藏血，主筋，开窍于目，其华在爪甲。胆制造、储藏、排泄胆汁，以助杀菌消化，并与情志活动有关。

肝的病证有虚实之分，虚证多见血亏及阴伤；实证多见气郁火盛，及寒邪、湿热等侵犯。肝病的常见症状：胸胁少腹胀痛、窜痛，烦躁易怒，头晕脑胀，肢体震颤，手足抽搐，以及目疾、月经不调、睾丸胀痛等。胆病常见口苦，发黄，惊悸，失眠等症。

（1）肝气郁结证：是肝失疏泄，气机郁滞所表现的证候。多因情志抑郁，精神刺激，及其他病邪侵扰而发病。

临床症状：胸胁及少腹胀闷，窜痛，胸闷气粗，情志抑郁易怒，梅核气，颈部瘿瘤，乳房胀痛，痛经，闭经，月经不调。

辨证分析：肝气郁结证以肝经不畅，胀闷疼痛，情志抑郁，月经不调为诊断主要依据。肝气郁结，经气不畅，胸胁、乳房、少腹胀闷疼痛，或窜痛。肝主疏泄，具有调节情志的功能，气机郁结，不能通达排泄，则情志抑郁，久郁不解，失其通达舒畅，故情绪急躁易怒。气郁生痰，痰随气逆，循经上行，搏结于咽则梅核气；积聚于颈项为瘿瘤。气病及血，气滞血瘀，冲任不调，经行腹痛，及月经不调，气聚血结，可酿成癥瘕。

（2）肝火上炎证：是肝经气火上逆所表现的证候。多因情志不遂，肝郁化火，或热邪内犯等引起。

临床症状：头晕脑胀，面红目赤，口苦咽干，急躁易怒，失眠多梦，胁肋灼痛，便秘尿黄，耳鸣如潮水，耳内肿痛流脓，或吐血、衄血，舌红苔黄，脉弦数。

辨证分析：肝火上炎证以肝脉循行部位的头、目、耳、胁表现的实火炽盛之证候作为判断依据。火性炎上，肝火循经上攻头目，气血涌盛络脉，故头晕胀痛，面红目赤；肝胆互为表里，肝热传胆，胆气循经上溢，则口苦；津为火热所灼，故口干；肝失条达柔顺之性，所以急躁易怒；火热内扰，神魂不安则失眠多梦；肝火内炽，气血壅滞肝络，使胁肋灼热疼痛；热盛耗津，故便秘、尿黄。足少阳胆经入耳中，肝热循经上冲，则耳鸣如潮水。热蒸耳道，壅遏营气络脉不通，可使耳内红肿热痛，重则溃烂化脓；灼伤络脉，血热妄行，可见吐血、衄血。舌红苔黄，脉弦数，是肝经实火炽盛之征。

（3）肝血虚证：是肝脏血液亏虚所引起的病证。多因脾肾亏虚，生化之源不足，或慢性病耗伤肝血，或失血过多引起。

临床症状：眩晕耳鸣，面白无华，爪甲不荣，失眠多梦，视力减退或雀盲。或见肢体麻木，关节拘急不利，手足颤抖，肌肉蠕动，月经量少，色淡，甚者闭经。舌淡苔白，脉弦细。

辨证分析：肝血虚证以筋脉、爪甲、两目、肌肤等失血濡养，及全身血虚的病理表现为审证依据。肝血不足不能上荣头面，故眩晕耳鸣，面白无华，爪甲失养，则干枯脆薄；血不足不能安魂定志，则失眠多梦；目失所养，所以视力减退，甚者雀盲。肝主筋，血虚筋脉失养，则拘挛急迫，感觉迟钝，因而发生肢体麻木，关节拘急屈伸不利，手足震颤，肌肉蠕动等虚风内动之象。妇女肝血不足，不能充盈冲任之脉，所以月经量少而色淡，甚者闭经，舌淡苔薄白，脉细。

（4）肝阴虚证：是肝脏阴液亏虚表现的证候。多由情志不遂，气郁化火，或肝病、温热病后期耗伤肝阴引起。

临床症状：头晕耳鸣，两目干涩，面部烘热，胁肋灼痛，五心烦热，潮热盗汗，口咽干燥，手足蠕动，舌红少津，脉弦细数。

辨证分析：肝阴虚证以肝病症状和阴虚证共见为诊断依据。肝阴不足，不能上滋头目，则头晕耳鸣，两目干涩；虚火上炎，则面目烘热；肝络为虚火所灼，而见胁肋灼热疼痛；虚热内蒸，则五心烦热，午后潮热；虚火内扰营阴，则为盗汗。阴液亏虚不能上润，而见口咽干燥；肝阴亏虚，筋脉失养则手足蠕动。舌红少津，是阴虚内热之征。脉弦为肝病，细脉为阴虚，数脉有热，肝阴不足，虚热内炽，脉象弦细数。

肝阴虚证与肝火上炎证均有热象的证候，但肝阴虚为虚热，肝火上炎为实火，有着本质的不同，临床辨证应注意审视。

（5）肝阳上亢证：是指水不涵木，肝阳偏亢所表现的症状。多因肝肾阴虚，肝阳失潜，或情志恼怒焦虑，气火内郁，暗耗阴津，阴不制阳所致。

临床症状：眩晕耳鸣，头目胀痛，面红目赤，急躁易怒，心悸健忘，失眠多梦，腰膝酸软，头重脚轻，舌红，脉弦有力或弦细数。

辨证分析：肝阳上亢证是以肝阳上亢在上，肾阴亏在下的证候表现作为辨证要点。肝肾之阴不足，肝阳抗逆无制，气血上冲，则眩晕耳鸣，头目胀痛，面红目赤；肝性失柔，故急燥易怒；阴虚心失所养，神不得安，则心悸健忘，失眠多梦；腰为肾府，膝为筋府，肝肾阴虚，筋脉失养，故腰膝酸软无力；肝阳亢在上为上盛，阴虚液亏在下为下虚，上盛下虚，所以头部重，两足漂浮，头重脚轻，步履不稳。舌红，脉弦有力或弦细数，为肝肾阴虚，肝阳亢盛之象。肝气郁结，肝火上炎，肝阴不足，肝阳上亢，四证的病理机制时时变化。如：肝气久郁可以化火；肝火上炎，火热炽盛，可以灼烁肝阴；肝阴不足，可致肝阳上亢；而肝阳亢盛又可化火。所以在辨证上，既要掌握好临床上的各种特征，又要分析其内在联系的不断变化，才能及时作出判断。

（6）肝风内动证：病人出现眩晕欲仆，抽搐，寒颤，动摇为特点的症状，即是肝风内动证候。临床常见有肝阳化风，热极生风、阴虚动风、血虚生风四种。

①肝阳化风证：是肝阳抗逆无制而表现的动风证候。多因肝肾阴久亏，肝阳失潜而暴发。

临床证候：眩晕欲仆，头摇而痛，项强肢颤，语言謇涩，手足麻木，步履不正，或猝昏倒，不省人事，口眼歪邪，半身不遂，舌强不语，喉中痰鸣，舌红苔白腻，脉弦有力。

辨证分析：根据患者平时有肝阳上亢的现象，结合当前突然出现肝风内动的症状，即可做出诊断。肝肾之阴素亏，不能潜藏肝阳，而肝阳日亢，中风危机早已潜伏。肝阳化风，肝风内旋，上扰头目，则天旋地转，眩晕欲倒；或摇动不能自制，气血随风阳上逆，壅滞络脉，故头痛不止；风动筋挛，则项强肢颤；足厥阴肝脉络于舌本，风阳窜扰络脉，则语言謇涩，发音含糊不清；肝肾阴虚，筋脉失养，故手足麻木；风动于上，阴亏于下，上盛下虚，所以步履不正，行走飘浮，摇摆不稳。风阳暴升，气血逆乱，肝风挟痰上蒙清窍，心神昏愦，故突然昏倒，不省人事；风痰窜扰脉络，患侧气血运行不利，弛缓不用，反受健侧牵拉，以致口眼歪斜，半身不遂，偏向一侧，不能随意运动；痰阻舌根，舌体僵硬，不能言语；痰随风升，则喉中痰鸣。舌红为阴虚之象，白苔提示邪未化火，腻苔为挟痰之征，脉弦有力是风阳扰动的病理反应。

②热极生风证：是热邪亢盛引动肝风所引起的证候表现。多因邪热扩张，灼伤肝经而发病。

临床表现：高热昏迷，躁扰如狂，手足抽搐，颈项强直，角弓反张，两目上视，牙关紧闭，舌红或绛，脉弦数。

辨证分析：以高热与肝风共见为诊断要点。热邪蒸腾，充斥肌肤，故按之灼手如焚；热传心包，心神扰乱，致神识昏糊，躁扰不安，如同发狂；络伤肝经，津液受烁引动肝风，见手足抽搐，颈项强直，角弓反张，两目上视，牙关紧闭等筋脉挛急现象。热邪内犯营血，则舌色红绛，脉象弦数，为肝经火热之证。

③阴虚动风证：是阴液亏虚，引动肝风所表现的证候。多因外感热病后期阴液耗损，或内伤、久病，阴液亏虚而发病。本病的临床症状和辨证分析，属外感热病后期出现者，可查卫气营血辨证；内伤久病所致者，已见肝阴虚证。

④血虚生风证：是血虚筋脉失养所表现的动风证候。多由急慢性出血过多，或久病血虚所引起。本证的临床症状和辨证分析已见肝血虚证。

（7）寒滞肝脉证：是寒邪凝滞肝脉所表现的证候。因感受寒邪而发病。

临床表现：少腹牵引睾丸坠胀冷痛，或阴囊收缩引痛，受寒则甚，得热则缓。舌苔白滑，脉沉弦或迟。

辨证分析：以少腹牵引睾丸坠胀冷痛为主要表现。厥阴肝经绕阴器抵少腹，寒邪侵袭肝经，阳气被遏，气血运行不畅，故少腹牵引睾丸坠胀冷痛；寒为阴邪，性主收引，筋脉拘急，可致阴囊收缩引痛；寒则气血凝涩，热则气血通利，故疼痛遇寒加剧，得热则减。阴寒内盛，则舌苔白滑。脉沉主里，弦主肝病，迟为阴寒，是寒滞肝脉之证。寒滞肝脉证，常见于疝气病重的寒疝，因此具有小肠从小腹下垂阴囊而致气坠胀痛的特征，故又称小肠气痛证。

（8）肝胆湿热证：是湿热蕴结肝胆所表现的证候。由于感受湿热之邪，或偏食甘肥、厚腻酿湿生热，或脾胃失健，湿邪内生，郁而化热所致。

临床症状：胁肋部胀痛灼热，或有痞块，厌食，腹胀，口苦泛恶，大便不畅，小便短赤，舌红苔黄腻，脉弦数。寒热往来，身目发黄，阴囊湿疹，瘙痒难忍，睾丸肿胀热痛，妇女带下黄臭，外阴瘙痒等。

辨证分析：以右胁肋部胀痛，纳呆，尿黄，舌红苔黄腻为辨证要点。湿热蕴结肝胆，疏泄失职，肝气郁滞，故右侧胁肋部出现通胀灼热。气滞血瘀，可致胁下痞块。肝木横逆侮土，脾胃受病，运化失健，则厌食，腹胀；胃气上逆，故泛恶呕吐；胆气随之上溢，可见口苦。湿热内蕴，湿偏重则大便稀溏，热偏重则大便干结。湿热下注，膀胱气化失司，所以小便短赤。舌红苔黄腻，脉弦数，为湿热蕴结肝胆之征。若肝病影响胆腑，枢机不利，正邪相争，可见寒热往来；湿热熏蒸胆汁不循常道而外溢肌肤，则肌肤目睛发黄；肝脉绕阴器，湿热随经下注，浸淫阴囊，则形成湿疹，瘙痒难忍；郁蒸睾丸，络脉气血壅滞，故睾丸肿胀疼痛；妇女阴道为湿热熏蒸，则带下黄臭，外阴瘙痒。

（9）胆郁痰扰证：是胆失疏泄，痰热内扰所表现的证候。是由情志不遂，疏泄失职，生痰化火而引起。

临床症状：惊悸不眠，烦躁不安，口苦呕恶，胸闷胁胀，头晕目眩耳鸣，舌苔黄腻，脉弦滑。

辨证分析：胆郁痰扰证主要以失眠惊悸，眩晕耳鸣，舌苔黄腻为主要审证要点。胆失疏泄，气机郁滞，生痰化火，痰热内扰，胆气不宁，故见惊悸失眠，烦躁不安；热蒸胆气上溢，则口苦；胆热犯胃，胃气上逆，所以泛恶呕吐；胆气郁滞，可见胸闷胁胀；痰热循经上扰，则为头晕目眩耳鸣。舌苔黄腻，脉象弦滑，为痰热内蕴之证。

肝病与胆病的临床医案举例

（1）肝火内炽，肝风上扰眩晕：王某，男，50岁。患者阵发性眩晕，恶心，视物旋转，摇动，走路不稳，恶心呕吐，耳鸣闷，畏光怕声响，心烦，左侧头痛，全身乏力，有时心慌，食欲不振，尿少，大便秘结，舌苔薄黄，脉弦。诊为肝火内炽，肝风上扰，上蒙清窍眩晕。治宜清肝熄风止晕。拟方陆氏龙胆泻肝汤：龙胆草、山栀、黄芩、半夏各10克，柴胡8克，车前子、泽泻、生地黄、钩藤、石决明各16克。水煎，每日一剂，分三次服。8剂见效，16剂愈。

（2）眩晕（肝阳亢，化风上扰高血压）：李某，女，62岁。高血压20年，经常头晕，近期开始头晕迷糊，不能坐起，有天旋地转之感，心慌，难受不能入眠，胸闷，口干，舌质红，苔薄黄，脉弦紧，有力。辨证为肝阳亢进，化风上扰，心神不宁。治宜平肝潜阳熄风，清心安神降压。拟方陆氏清心安神汤：青木香、桑寄生、石决明、黄芩、炒枣仁、朱茯苓各18克，钩藤25克，龙胆草、知母、川芎各12克。水煎，每日一剂，分三次服。8剂见效，24剂愈。

（3）脑中风溢血（气血两虚，肝阳上盛）：孙某，男，58岁。双侧瞳孔等大等圆，左侧肢体不能活动，头晕恶心，左侧肢体麻木，嗜睡，呼之不应，头痛，左侧上下肢偏瘫，舌质淡苔薄腻，脉弦清。证属气血两虚，肝阳仍盛。治宜益气养血平肝。拟方陆氏益气养血平肝汤：黄芪25克，丹参、菊花、钩藤、赤芍、川芎、葛根、党参各15克，生参8克，三七粉（分三次冲服）6克。水煎，每日一剂，分三次服。

（4）中风脑梗塞（肝阳偏亢，血瘀络阻）：贾某，男，62岁。病人素有消渴、胸痹心痛、高血压等病。肾阴本虚，水不涵木，木少滋荣，故肝阳偏盛亢，挟痰阻于脑窍，发生中风偏枯。其本为虚，其标为实，急则治标。治宜平肝熄风，活血化瘀。拟方陆氏血行风灭汤：丹参、赤芍、川芎、海藻、菊花、黄芪、钩藤、海风藤各18克，桃仁、当归各12克，地龙15克。水煎，每日一剂，分三次服。

（5）胁痛（湿热伤肝，久病涉脾，肝脾不和，慢性肝炎）：张某，男，36岁。乏力，食欲不振，恶心有时呕吐，腹胀，偶有呃逆，无黄疸，两胁隐痛，大便稀，舌质淡红，苔白而腻，脉细弱。辨证为湿热伤肝，久病及脾，肝脾不和，慢性肝炎。治宜舒肝健脾，滋肾养肝。拟方陆氏舒肝健脾汤：柴胡、川朴、枳壳、青皮、陈皮、甘草各8克，制香附、白芍、云苓、苍术、枸杞子、苍术、白术各12克，制首乌15克，砂仁、广木香各5克，熟地10克。水煎，每日一剂，分三次服。

（6）胁痛（邪湿蕴结于肝，肝脾俱伤，早期肝硬化）：王某，男，41岁。右上腹及右胁背持续性隐痛，腹胀，有时恶心，食欲欠佳，面色不泽，巩膜轻度黄染，舌质淡红，苔薄，脉左弦右弱。病因辨证：平时贪于烟酒，邪湿蕴结于肝，病久肝脾两伤，胆汁外溢。治宜温化蕴结，健脾养肝，佐以利胆。拟方陆氏温化利胆汤：茵陈、金钱草各35克，党参20克，苍术、白术、甘草、炮附子、清半夏、木瓜各10克，云苓20克，陈皮、青皮各8克，生姜3克。水煎，每日一剂，分三次服。服药48剂愈。

（7）病毒性肝炎（肝失疏泄，络脉瘀阻）：于某，男，30岁。胃纳差，倦怠无力，面色黯黑，肝区疼痛，小便略赤，舌苔薄白腻，脉细涩。病因辨证：肝失疏泄，络脉瘀阻。治宜养肝降酶，温化活血。拟方陆氏悦肝汤：丹参、黄芪各20克，全当归、柴胡各15克，红花、绿萼梅各5克，桂枝3克，延胡索10克，平地木、六月雪、白花蛇舌草、鱼腥草各30克。水煎，每日一剂，分三次服。服药16剂见效，48剂愈。

（8）病毒性肝炎（湿热内蕴，阻滞中焦，脾胃不和，升降失司，熏蒸肝胆）：朱某，女，18岁。疲乏嗜睡，体倦懒言，精神萎靡，口苦咽干，胸胁胀满，呕恶纳呆，小便短黄，面色无华，舌苔薄黄，脉弦而数。病因辨证：此乃湿热为患，内阻中焦，脾胃不和，升降失常，熏蒸肝胆。治宜清热化湿，和胃降逆，疏肝利胆。拟以陆氏清肝利胆汤：茵陈60克，蒲公英30克，生山栀、柴胡、白芍、郁金、枳壳、山楂、甘草各10克，金银花12克，板蓝根15克，云苓18克，大黄6克。水煎，每日一剂，分三次服。8剂见效，24剂愈。

（9）急性黄疸型传染性肝炎（脾湿胃热，肝经瘀滞）：陈某，男，20岁。乏力，食欲不振，肝区闷痛，巩膜黄染，尿赤，头晕眩，舌苔白，脉弦。证属脾湿胃热，肝经瘀滞。治宜清化湿热，化瘀疏肝行气。拟方陆氏茵陈汤：茵陈40克，生栀子、板蓝根、蒲公英、忍冬花、碧玉散各15克，枳壳、黄芩、柴胡各10克，陈皮、麦芽各12克。水煎，每日一剂，分三次服。8剂见效，32剂愈。

（10）慢性肝炎活动期（肝胆郁热，胃和失降）：李某，女，36岁。两胁胀痛，纳呆，恶心，呕吐，精神疲乏，大便时溏时结，小便黄赤，口苦咽干，鼻内血痂，手心发热，舌红苔白腻，脉弦略数。证属肝胆郁热，胃失和降。治宜疏肝解郁，清热和胃。拟以陆氏四逆汤：柴胡、白芍、枳壳、郁金、神曲、藿香、茅根各12克，麦芽、连翘、丹参各18克，板蓝根25克，甘草8克。水煎，每日一剂，分三次服，68剂愈。

（11）胆囊炎，胆石症（肝胆湿热蕴结）：于某，男，32岁。症见身目黄疸，色泽甚深，胁痛，胆胀口苦，厌食，舌苔黄腻，脉弦数。辨证属实热蕴于中焦，纠结不解，致使肝胆疏泄失常，胆汁不下趋于肠道，而混于血行，发为黄疸。治宜疏肝利胆，清热除湿，理气和营，止痛散结。拟以陆氏疏肝利胆汤：茵陈30克，延胡索、柴胡、炒金铃子、白芍、炒枳实、车前子各12克，黄芩、郁金各10克，海金沙、赤茯苓各18克，厚朴、大腹皮、青皮各10克，滑石20克，猪苓、泽泻各12克。水煎，每日一剂，分三次服。8剂见效，48剂愈。

（12）急慢性胆囊炎、胆石症（温热中阻，蕴结阳明，肝胆失于疏泄，腑气失于通降，感染炎症，结石）：乔某，女，49岁。右胁痛引右肩背，伴有畏寒发热，头晕泛恶，食后作胀，大便不畅，胃纳差，舌苔薄黄中腻，舌质红，脉弦有数。诊为慢性胆囊炎，胆石症，伴急性胆道感染。证属湿热中阻，蕴结阳明，致使肝胆失于疏泄，腑气失于通降。治宜清泻肝胆，通泄阳明。拟方陆氏清肝疏胆、通腑排石汤：柴胡、赤芍、白芍、黄芩、制半夏、郁金、炒枳实各10克，玄明粉（三次冲服）12克，生大黄5克（后下），金钱草35克，鸡内金粉（分三次冲服）15克，茯苓20克。水煎，每日一剂，分三次服。8剂见效，48剂排石而愈。

5. 肾病与膀胱病的辨证

肾位于腰部，左右各一，其经脉与膀胱经相为络属，故两者互为表里关系。肾藏精，主生殖，为先天之本，主骨生髓充脑，在体为骨，开窍于耳，其华在发。又主水，并有纳气功能。膀胱具有贮尿排尿的作用。

肾藏元阴元阳，为人体生长发育之根，脏腑机能活动之本，一有耗伤则诸脏皆病，故肾多虚证。肾病常见者，有肾阳虚、肾阴虚、肾精不足、肾气不固、肾不纳气等证。膀胱多见湿热证。

肾病常见的症状：腰膝酸软而痛，耳鸣耳聋，发白早脱，齿牙动摇，阳痿遗精，精少不育，女子经少闭经，水肿，二便异常等。膀胱病常见尿频，尿急，尿痛，遗尿，尿闭，小便失禁等症。

（1）肾阳虚证：是肾脏阳气虚衰所表现的证候。多由素体阳虚，年高肾亏，久病伤肾，房劳过度等因素引起。

临床症状：腰膝酸软而痛，畏寒肢冷，尤以下肢为甚，头晕目眩，精神萎靡，面色㿠白或黧黑，舌淡胖苔白，脉沉弱。男子阳痿，女子宫寒不孕，大便久泄不止，完谷不化，五更泄泻，或腹肿以腰以下为甚，按之凹陷不起，甚则腹部胀满，全身肿胀，心悸咳喘等。

辨证分析：肾阳虚证以全身机能低下，并见寒象为诊断要点。腰为肾之府，肾主骨，肾阳盛衰，不能温养腰府及骨络，则腰膝酸软疼痛；不能温煦肌肤，故畏寒肢冷；肾处下焦，阳气不足，阴寒盛于下，所以两足发冷更为明显。阳气不足，心神无力振奋，故精神萎靡不振。气血运行无力，不能上荣于面，故面色㿠白。肾阳极度虚弱，浊阴弥漫肌肤，故面色黧黑无泽。舌淡胖苔白，脉沉弱，均为肾阳虚衰，气血运行无力的表现。

肾主生殖，肾阳不足，命门火衰，生殖机能减退，男子则阳痿不举，女子则宫寒不孕；命门火衰，火不生土，脾失健运，故久泄不止，完谷不化或五更溏泻。肾阳不足，膀胱气化功能障碍，水液内停，溢于肌肤为水肿；水湿下趋，肾处下焦，故腰以下肿甚，按之凹陷不起，水停泛滥，阻滞气机，则腹部胀满，水气凌心，心阳受损，则心中惊悸不安；上逆犯肺，宣降失常，则咳嗽气喘。

（2）肾阴虚证：是肾液不足所表现的证候。多因久病伤肾，或禀赋不足，房事过劳，或过服温燥劫阴之品所致。

临床症状：腰膝酸痛，眩晕耳鸣，失眠多梦，男子阳强易举，遗精，女子经少闭经，或见崩漏，形体消瘦，潮热盗汗，五心烦热，咽干颧红，尿黄，大便干结，舌红少苔，脉细数。

辨证分析：以肾阴虚证和阴虚内热证共见为审证依据。肾阴不足，髓少骨弱，骨络失养，故腰膝酸痛；脑海失充，则头晕耳鸣。心肾为水火既济之脏，肾水亏虚，水火失济则心火偏亢，致使心神不宁，因而失眠多梦；相火妄动，则阳强易举；君火不宁，扰动髓室，因而精泄梦遗。妇女以血为用，阴亏则经血来源不足，所以经量减少，甚至闭经；阴虚则阳亢，虚热迫血可致崩漏。肾阴亏虚，虚热内生，故见形体消瘦，潮热盗汗，五心烦热，咽干颧红，尿黄，大便干结，舌红少津，脉细数等症。

（3）肾精不足证：是肾精亏损所表现的证候。多因禀赋不足，先天发育不良，后天调养失宜或房劳过度，或久病伤肾所致。

临床症状：小儿发育迟缓，身材矮小，智力动作迟钝，囟门迟闭，骨骼痿软。男子精少不育，女子经闭不孕，性机能减退。成人早衰，耳鸣耳聋，健忘恍惚，动作迟缓，足痿无力，精神呆痴等。

辨证分析：肾精不足以生长发育迟缓，生殖机能减退，成人早衰为辨证依据。肾藏精主生殖，为生长发育之本。肾精不足，不能化气生血，充肌长骨，故小儿发育迟缓；身材矮小，无以充髓实脑，致使智力迟钝，动作缓慢；精亏髓少，骨络失养，生长迟缓，囟门迟钝，骨骼痿软，成年多见早衰。肾精主生殖，肾精亏损，男子精少不育，女子经闭不孕，性机能减退。肾之华在于发，精不足则发不长，易脱落；齿为骨之余，失精气乏充养，故齿动牙摇，甚则早脱；耳为肾窍，脑为髓海，精少髓亏，脑海空虚，故见耳鸣耳聋，健忘恍惚；精充则筋骨隆盛，动作矫健，精损则筋骨疲惫，转摇不能，所以动作迟缓，足痿无力。肾精衰，脑失充，则神机失运，记忆模糊，故老年人可见精神痴呆。

（4）肾气不固证：是肾气亏虚，固摄无权所表现的证候。多因年老肾气亏虚，或年幼肾气未充，或房事过度，或久病伤肾所致。

临床症状：面白神疲，听力减退，腰膝酸软，小便频数而清，或尿后余沥不尽，或遗尿，小便失禁，夜尿频多。男子滑精早泄，女子带下清稀，或胎动易滑。舌淡苔白，脉沉弱。

辨证分析：肾气不固证以肾与膀胱不能固摄所表现的证候为审证要点。肾气亏损则机能活动减退，气血不能上充于耳，听力逐渐减退，骨骼失肾气之温养，所以腰膝酸软乏力。肾与膀胱相表里，肾气虚膀胱失约，以致小便频繁，量多清长，甚至小便失禁；排尿机能无力，尿液不能全部排出，可使尿后余沥不尽。若肾气未充，脑髓未足，元神不能自主，小便自遗，故遗尿多见于小儿和先天禀赋不足的青少年。夜间阴气盛，阳气衰，故肾气不足者多见夜尿频多。肾之藏精，赖肾气的固摄，肾气不足则精关不固，精易外泄，故致滑精或早泄；带脉失固，常见带下清稀；任脉失养，胎元不固，易造流产。舌淡苔白，脉沉细，是肾气虚衰之象。

（5）肾不纳气证：肾不纳气是肾气虚衰，气不归元所表现的证候。多由久病咳喘，肺虚及肾，或劳伤肾气所致。

临床症状：久病咳喘，呼多吸少，气不得续，动则喘息益甚，自汗神疲，声音低怯，腰膝酸软，舌淡苔白，脉沉弱。或喘息加剧，冷汗淋漓，肢冷面青，脉浮大无根；或气短息促，面赤心烦，咽干口燥，舌红脉细数。

辨证分析：肾不纳气证以久病咳嗽喘，呼多吸少，气不得续，活动则甚，及肺肾气虚表现为辨证要点。肾虚则摄纳无权，气不纳元，故呼多吸少，气不得续，动则喘息益甚。骨骼失养，故腰膝酸软无力。肺气虚，卫外不固则自汗，机能活动减退，故神疲声音低怯。舌淡苔白，脉沉弱，为气虚之证。若阳气虚衰欲脱，则喘息加剧，冷汗淋漓，肢冷面青；虚阳外浮，脉见浮大无根。阴阳互为依存，肾气不足久延伤阴，或素体阴虚，均可出现气阴两虚之候。肾虚不能纳气，则气短息促；阴虚内生火，虚火上炎，故面赤心烦，咽干口燥。舌红，脉细数，为阴虚内热之象。

（6）膀胱湿热证：是湿热蕴结膀胱所表现的证候。多因感受湿热，或饮食不节，湿热内生，下注膀胱所致。

临床证状：尿频尿急，尿道灼痛，小便黄赤短少，小腹胀闷，或伴有发热腰痛、尿血，尿有沙石，舌红苔黄腻，脉数。

辨证分析：膀胱湿热证以尿频、尿急、尿痛、尿黄为辨证要点。湿热侵袭膀胱，热迫尿道，故小便次数频繁，并有急迫灼热疼痛感。湿热内蕴，膀胱气化失司，所以尿液黄赤短少，少腹胀闷。如湿热郁蒸，热淫肌表，可见发热，波及肾脏，则见腰痛；灼伤阴络出现血尿；久郁不解，煎熬尿中杂质成砂石，则尿中可见砂石。舌红苔黄腻，脉数，为湿热内蕴之象。

肾病与膀胱病临床医案举例

（1）膀胱湿热（急性泌尿系统感染）：邵某，女，44 岁。发热恶寒，尿急，尿频，尿痛，尿色深红，并见腰痛倦怠，舌苔黄腻，脉滑数。证属湿热内蕴，下注膀胱，引起泌尿系统感染。因其病程短，发病急，应急则治其标。治宜清热化湿解毒。拟方陆氏膀胱化湿解毒汤：大青叶 35 克，蒲公英、旱莲草各 18 克，川断、怀牛膝各 15 克，连翘、黄柏、滑石、知母各 12 克，栀子 6 克，海金沙、甘草各 5 克。水煎，每日一剂，分三次服。8 剂见效，16 剂愈。

（2）湿热下注蕴结膀胱（急性泌尿系统感染）：冯某，男，16 岁。尿频，尿急，排尿灼热涩痛，尿色红赤，伴见发热头痛，面浮肢痛，按之凹陷久久不起，纳呆，舌苔黄腻，脉象滑数。证系湿热下注，邪毒内蕴，气血瘀滞，水道不利，溢于皮肤而肿。治宜清热解毒，利尿通淋，佐以凉血化瘀止血。拟以陆氏金蒲消毒汤：金银花 25 克，蒲公英、金钱草各 30 克，丹参、小蓟、白茅根、浮萍各 15 克，香附 8 克，大腹皮 12 克。水煎，每日一剂，分三次服。8 剂见效，16 剂愈。

（3）肾阳虚（肾炎）：王某，男，62 岁。头面全身浮肿，按之没指，身重酸无力，腰痛小便不利，胸闷，气短，不欲食，舌苔白腻，舌质淡，两尺脉无力滑数。证属本寒标热，三焦气郁是主要矛盾，肺失宣降，三焦气闭，水湿停留，命门火衰，肾阳虚而水泛。治宜宣降肺气，开郁破滞，温阳利水。拟方陆氏苓皮导滞汤：猪苓、茯苓皮、大腹皮各 20 克，川朴、枳壳、陈皮、广木香、云苓、泽泻各 15 克，青皮、莱菔子、姜皮各 12 克，车前子 30 克，木通、竹叶、沉香各 6 克，灯心草 3 克。水煎，每日一剂，分三次服。

注：理气之药性急燥，用之太过易耗液伤阴，肿消之后应予减去，加养阴之药如当归、枸杞子，温煦肾脾之阳的附子、肉桂、干姜等，以善其后。

（4）湿热下注，灼伤肾与膀胱之阴（急性肾炎）：于某，男，19 岁。小便频急热痛尿血，腰痛，发热，头晕，浮肿，面色赤，舌质红，苔薄黄，呼吸急促，脉弦数，尺濡数。证属湿热下注，灼伤肾与膀胱之阴络血淋症。如脉弦数，尺濡数乃湿热之脉。面赤，舌红，苔薄黄，头晕，发热，均为实热之邪郁而上蒸之象；浮肿是湿热阻滞三焦气化失职，玄府不畅，湿邪留注之证；小便频急热痛，尿血腰痛是湿热注于下焦灼伤阴络之故。治宜清热利尿，凉血止血。拟方陆氏清热导赤汤：生地、木通、萹蓄、石韦、海金沙各 12 克，甘草 6 克，竹叶 10 克，大蓟、小蓟、白茅根各 30 克。水煎，每日一剂，分三次服。8 剂见效，24 剂愈。

（5）湿困中焦，外感风寒（急性肾炎）：高某，男，21 岁。外感风寒，恶寒发热，眼睑浮肿，继而四肢及全身皆肿，来势迅速，肢节酸重，小便不利，面色萎黄，头目眩晕，精神倦怠，四肢沉重，腰膝疼痛，尿量少，舌胖苔腻，舌尖红赤，脉象濡数。证属湿困中焦，外感风寒。治宜解表利尿，行气消肿。拟方陆氏风水汤：生黄芪25 克，蒲公英、鱼腥草、莱菔子各 18 克，玉米须 15 克，焦白术、桑白皮、陈皮、大腹皮各 12 克，沉香 3 克。水煎，每日一剂，分三次服。投 4 剂浮肿消退，头痛、腰痛亦减轻，尿量增多，脉象和缓，舌苔较薄。守方不变，原方去玉米须，鱼腥草、蒲公英减至 12 克，加山药 12 克，又投 4 剂病愈。服上药后，诸症皆除，遂以济生肾气汤又服 4 剂，并嘱忌盐、酱油、过咸食品，戒房事 100 天，后访三年未发。

（6）脾肾阳虚（慢性肾炎）：刘某，男，46 岁。患者八年前曾患急性肾炎，尔后病情反复，经多方治疗未见好转。就诊时面浮腹肿，腰酸痛，畏寒肢冷，面色㿠白，倦怠无力，舌体肥胖，脉沉弱。证属肾脾阳虚。治宜温阳利水，健脾补肾。拟方陆氏三草汤：鱼腥草、鹿衔草、益母草各 30 克，党参 25 克，云苓皮 25 克，车前子 15 克，附子、白术、泽泻各 10 克，桂枝 5 克。水煎，每日一剂，分三次服。15 天为一疗程，症状完全缓解后去附子，继续服用两疗程，以巩固疗效。

（7）脾肾阳虚，水湿内停，气血瘀滞（慢性水肿型肾炎）：杨某，女，28 岁。因患急性肾炎，此后水肿头昏，腰疼反复发作，面部及全身重度浮肿，面色㿠白，精神不振，懒言，头晕眼花，形寒肢冷，全身胀痛，腰酸腿软，尿少色清，闭经三年。舌质紫，苔白腻，舌边有瘀点，脉沉涩。证属脾肾阳虚，水湿内停，气血瘀滞。治宜活血化瘀，利水消肿。拟方陆氏化瘀消肿汤：益母草 30 克，丹参、当归、白茅根、车前子、泽泻各 15 克，红花、川芎、牛膝、白术各 12 克，麻黄 10 克。水煎，每日一剂，分三次服。投上方 8 剂后精神好转，尿量增多，浮肿减轻，但腰和四肢冷痛。拟方陆氏温养化瘀汤：前方去麻黄、茅根，加肉桂 4 克，巴戟天 15 克，补骨脂 12 克。又投 8 剂，浮肿基本消失，腰及四肢关节冷痛好转。拟以陆氏温肾健脾汤：制附片（先煎）、白术各 10 克，补骨脂、牛膝、枸杞子各 15 克，巴戟天、独活、茯苓各 12 克，肉桂（研粉冲服）3 克。又服 10 剂，全身症状消失，继服 8 剂巩固疗效，后访两年未见复发。

人体内水液运行依靠脾气的转输、脾气的通调，以及肾气的开阖。若肺、脾、肾三脏失职，则体内水液的正常运行发生障碍，水湿内停，遂泛溢而为水肿。湿为阴邪，最易阻塞气机，伤人之阳气，久则阳虚寒盛，寒湿凝滞则气血流通不畅，导致气血瘀滞。根据临床见证，用活血化瘀法治疗后，瘀滞通，气血畅，肺、脾、肾三脏恢复正常生理功能，水循通道，则症状消除。由于本病虚实夹杂，以治虚为本，故瘀滞消除后，应及时补虚治本，以求巩固疗效。

6. 脏腑兼证与临床医案举例

人体内各脏腑在生理上具有相互资生，相互制约的关系，在某一脏或某一腑发生病变的时候，不仅表现脏腑的证候，而且在一定条件下可影响其他脏腑器官发生病变而出现证候。凡同时见到两个以上脏腑器官的病证，即为脏腑兼证。脏腑病证的相互传变，具有表里、生克、乘侮关系的兼证容易发生，反之则较为少见，所以掌握脏腑病证的传变规律，对于临床分析判断病情的发展变化，有着重要辨证意义。脏腑兼证具有表里关系的病变已在五脏辨证中论述，现将其他脏腑的常见兼证述析如下：

（1）心肾不交证：是心肾水火既济失调所表现的证候。多因久病伤阴，房事不节，或思虑太过，情志郁而化火，或外感热病的火独亢等因素所致。

临床症状：心烦不寐，心悸不安，头晕耳鸣，健忘，腰酸遗精，五心烦热，咽干口燥，舌红，脉细数，伴见腰足酸困发冷。

辨证分析：心肾不交证以失眠为主症，伴见心火亢进，肾水虚的症状为辨证指导。心为火脏，心火下温肾水，使肾水下寒；肾为水脏，肾水上济心火，使心火不亢。水火互济，则心肾阴阳得以协调，故有心肾相交，水火既济的称呼。若肾水不足，心火失济，则心阳偏亢或心火独炽，下及肾水，致肾阴耗伤，均可形成心肾不交的病理变化。本证水亏于下，火炽于上，水火不济，心阳偏亢，心神不宁，故心烦不寐，心悸不安；水亏阴虚，骨髓不充，脑髓失养，则头晕耳鸣，记忆力减退；腰为肾府，失阴液濡养，则腰酸；精室为虚火扰动，故梦遗；五心烦热，咽干口燥，舌红，脉细数，为水亏火亢之证。心火亢于上，火不归元，肾水失于温煦而下凝，则腰足酸困发冷，这是肾阴肾阳虚于下，为心肾不交的证候。

（2）心脾两虚证：是心血不足，脾气虚弱所变现的证候。多因病久失调，或劳倦思虑，或慢性出血，导致心脾两虚。

临床证候：心悸怔忡，失眠多梦，眩晕健忘，面色萎黄，食欲不振，腹胀便溏，神倦乏力，或皮下出血，女子月经量少色淡，淋沥不尽等，舌质淡嫩，脉细弱。

辨证分析：心脾两虚以心悸失眠，面色萎黄，神疲食少，腹胀便溏，和慢性出血为判断要点。脾胃气血生化之源，又具有统血功能，脾气虚弱，生血不足，或统摄无权，血溢脉外，均可导致心血亏虚。心主血，血充则气足，血虚则气弱。心血不足，无以化气，则脾气亦虚。所以两者在病理上常可相互影响，成为心脾两虚证。心血不足，心失所养，则心悸怔忡；心神不宁，故失眠多梦；头目失养，则眩晕健忘；肌肤失荣，所以面色萎黄无泽。脾气不足，运化失健，故饮食不振，腹胀便溏；气虚机能减退，故神倦无力；脾虚不能摄血，可见皮下出血，妇女经量减少，色淡质稀，淋沥不尽。舌质淡嫩，脉细弱，皆为气血不足之证。

（3）心肝血虚证：是心肝两脏血液亏虚所表现的证候。多由久病体虚，或思虑过度，暗耗阴血所致。

临床症状：心悸健忘，失眠多梦，眩晕耳鸣，面白无华，两目干涩，视物模糊，爪甲不荣，肢体麻木，震颤，拘挛，妇女月经量少，色淡，甚则闭经，舌淡苔白，脉细弱。

辨证分析：心肝血虚证以心肝病变的常见症状和血虚证共见为诊断要点。心主血，肝藏血，主疏泄调节血量。若心血不足，则无所藏，肝血不足，则无以调节血液进入脉道，心血虚，心失所养，则心悸怔忡；心神不安，故失眠多梦；血不上荣，则眩晕耳鸣，面白无华。目得血而能视，肝血不足，目失滋养，可见两目干涩，视物模糊；肝主筋，其华在爪，筋脉爪甲失血濡养，爪甲干枯脆薄，肢体感觉迟钝，麻木不仁，筋脉发生拘挛，出现手足震颤，或拘急屈伸不利之状。妇女以血为本，肝血不足，月经来源告乏，使经量减少，色淡质稀，甚至月经停止来潮闭经。舌淡苔白，脉细弱，为血虚之证。

（4）心肾阳虚证：是心肾两脏阳气虚衰，阴寒内盛所表现的证候。多因久病不愈，或劳倦内伤所致。

临床症状：心悸怔忡，畏寒肢冷，嗜睡，小便不利，肢面浮肿，下肢为甚。唇甲淡暗青紫，舌淡黯或青紫，苔白滑，脉沉细。

辨证分析：心肾阳虚证以心肾两脏阳气虚衰，全身机能活动处于低下状态为审证要点。肾阳为一身阳气之根本，心气为气血运行，津液流注的动力，故心肾阳虚则常表现为阴寒内盛，全身机能极度降低，血行瘀滞，水气内停等病变。阳气衰微，心失温养，故心悸怔忡；不能温煦肌肤，则畏寒肢冷；心神失养，精神萎靡，嗜睡；三焦决渎不利，膀胱气化失司，则见小便不利；水液停聚，泛溢肌肤，肢面浮肿；由于水性下趋，故水肿以下肢为重；阳虚运血无力，血行瘀滞，可见口唇爪甲青紫。舌淡黯或青紫，苔白滑，脉沉微细，皆为心肾阳气衰弱，阴寒内盛，血行瘀滞，水气内盛之征。

（5）心肺气虚证：是心肺两脏气虚所表现的证候。多因久病咳喘，耗伤心肺之气，或禀赋不足，年高体弱等引起。

临床症状：心悸咳喘，气短乏力，胸闷，痰液清稀，面色㿠白，头晕神疲，声怯自汗，舌淡苔白，脉沉弱或结代。

辨证分析：心肺气虚证是以心悸咳喘与气虚证为辨证要点。肺主呼吸，心主血脉，赖宗气的推动作用，以协调两脏的功能。肺气虚弱，宗气生成不足，可使心气亦虚。反之心气克盛，宗气耗散，亦能致肺气不足。心气不足不能养心，则见心悸。肺气衰弱，肃降无权，气机上逆，为咳喘。气虚则气短乏力，动则耗气，故喘息亦甚。肺气虚，呼吸机能减弱，则胸闷不舒；不能输布精微，水液停聚为痰，故痰液清稀。气虚全身机能活动减弱，肌肤脑髓供养不足，则面色㿠白，头晕神疲，卫外不固则自汗；宗气不足故声怯。气虚则血弱，不能上荣舌体，见舌淡苔白。血脉气血运行无力或心脉之气不续，则脉见沉弱或结代。

（6）脾肺气虚证：是脾肺两脏气虚所表现的症状。多因久病咳喘，肺虚及脾，或饮食不节，劳倦伤脾，不能输精于肺所致。

临床症状：久咳不止，气短而喘，痰多稀白，食欲不振，腹胀便溏，声低懒言，疲倦乏力，面色㿠白，面浮足肿，舌淡苔白，脉细弱。

辨证分析：脾肺气虚证主要以咳喘、纳少、腹胀便溏、气虚证共见为审证要点。脾主运化，为生气之源，脾气不足，不能输精于肺，肺气日损，脾失健运，湿聚成痰，上溃于肺，故有脾为生痰之源，肺为贮痰之器之说。肺主一身之气，肺气不足，宣降失常，脾气受困，致使脾气亦虚。久咳不止，肺气受损，故咳嗽气短；肺气虚水津不布，聚湿生痰，则痰多稀白。脾气虚，运化失健，可见食欲不振，腹胀不舒；湿邪下注，则大便溏；气虚机能活动减退，故声低懒言，疲倦乏力，肌肤失养，则面色㿠白；水湿泛滥，可致面浮足肿。舌淡苔白，脉细弱，均为气虚之证。脾肺气虚证与心肺气虚证；均有气虚表现，所不同者，脾肺气虚证有脾病证候，心脾气虚证兼有心病证候。

（7）脾肾阳虚：是脾肾两脏阳气亏虚所表现的症状。多因脾、肾久病耗气伤阳，久泻久痢，水邪久踞，以致肾阳虚衰不能温养脾阳，或脾阳久虚不能充养肾阳，则脾肾阳气俱伤而形成。

临床表现：面色㿠白，畏寒肢冷，腰膝下腹冷痛，久泻久痢，五更泄泻，下利清谷不化，小便不利，面浮肢肿，腹胀如鼓，舌淡胖，苔白腻，脉沉细。

辨证分析：脾肾阳虚证以腰膝、下腹冷痛，久泻不止，浮肿等寒症并见为辨证要点。脾为后天之本，主运化，布精微，化水湿，有赖命火之温煦。肾为先天之本，温养脏腑组织，气化水液，须靠脾精的供养。若脾阳虚衰，久延不愈，运化无力，不能化生精微养肾，或水湿内阻，影响肾阳蒸化水液的功能，皆能导致肾阳不足，成为脾虚及肾的病证。反之肾阳先虚，火不生土，不能温煦脾阳，或肾虚水泛，土不制水而反为所克，均能使脾阳受伤，而为肾病及脾的病变。故脾肾之气在生理上具有相互资生，相互促进的作用，在病理上相互影响，无论脾阳虚衰或肾阳不足，在一定条件下，均能发展为脾肾阳虚证。

脾肾阳气虚衰，不能温煦形体，则面色㿠白，畏寒肢冷，腰膝冷痛；阴寒内盛，气机凝滞，故下腹出现冷痛。利久伤阳，脾虚及肾，命火衰微，脾阳更弱，故久泻久痢。寅卯之交，阴气极盛，阳气未复，肠中腐秽欲出，故五更黎明前泄泻。泻下清冷水液，中夹未消化谷物，是脾肾阳气虚衰，不能温化水谷的原因。阳气虚衰，无以温化水湿，膀胱气化失司，则小便不利；水无去路，泛溢肌肤，故面浮肢肿；土不制水，反受其克，则腹部水肿胀满如鼓。舌淡胖苔白滑，脉沉微，均为阳虚阴盛，水寒之气内盛的症状。

（8）肺肾阴虚证：是肺肾两脏阴液不足所表现的症状。多因久咳肺阴受损，肺虚及肾火肾阴亏虚，或房事过度，肾虚及肺所致。

临床症状：咳嗽痰少，痰中带血，咽干口燥，声音嘶哑，形体消瘦，腰膝酸软，骨蒸潮热，颧红盗汗，男子遗精，女子月经不调，舌红少苔，脉细数。

辨证分析：肺肾阴虚证以久咳痰血、腰膝酸软、遗精等症与阴虚证共见为辨证依据。肺肾阴液相互滋养，肺叶敷布以滋肾，肾精上滋以养肺，称为金水相生，所以在病理变化上，无论病起于何脏，其发展可能形成肺肾阴虚证。肺阴不足，虚热内生，清肃失职，故咳嗽痰少；热灼肺络，络伤血溢，则痰中带血；津不上润，故口燥咽干；虚火熏灼会厌，则声音嘶哑；肌肉失养，形体日渐消瘦。肾阴亏虚，失其濡养，则腰膝酸软无力；相火偏旺，虚火内蒸，所以自觉热自骨髓蒸腾而出，且午后热势明显，即骨蒸潮热。虚火上炎则颧红，内扰营阴则盗汗，火扰精室则遗精。阴血不足致女子经少，阴络受损见崩漏。

（9）肝肾阴虚证：是肝肾两脏阴液失调表现出的证候。多因久病失调，房事不节，情志内伤等引起。

临床症状：头晕目眩，耳鸣健忘，失眠多梦，咽干口燥，腰膝酸软，胁痛，五心烦热，颧红盗汗，男子遗精，女子经少，舌红少苔，脉细数。

辨证分析：肝肾阴虚证以胁痛、腰膝酸软、耳鸣遗精与阴虚内热证共见为辨证依据。肝肾阴液相互资生，肝阴充足，则下藏于肾，肾阴旺盛，则上滋肝木，故有肝肾同源之说。在病理上，肝阴虚可下及肾阴，使肾阴不足，肾阴虚不能上滋肝木，致肝阴亦虚，故两脏阴液的亏盈，表现为盛则同盛，衰则同衰的病理特点。肾阴亏盈，水不涵木，肝阳上亢，则头晕目眩，耳鸣健忘；虚火内扰，心神不安，故失眠多梦；津不上润，则口燥咽干；筋脉失养，故腰膝酸软无力。肝阴不足，肝脉失养，致胁痛。阴虚内生热，热蒸于里，故五心烦热；火炎于上，则两颧发红，内迫营阴，致使夜间盗汗；扰动精室，故见梦遗。任冲隶属肝肾，肝肾阴伤，则冲任空虚，因而女子经量少。舌红少苔，脉细数，为阴虚内热之证。

肝肾阴虚证与肺肾阴虚证，都有肾阴不足，虚火内炽的表现，所不同者，肝肾阴虚尚有肝阴虚、肝阳亢的症状，肺肾阴虚反映肺阴虚的现象。

（10）肝脾不调证：是肝失疏泄，脾失健运所表现的证候。多因情志不遂，郁怒伤肝，或饮食不节，劳倦伤脾而引起。

临床症状：胸胁胀满窜痛，喘粗气，情志抑郁或急躁易怒，纳呆，腹胀，便溏不爽，肠鸣矢气，腹痛欲泻，泻后痛减，舌苔白或腻，脉弦。

辨证分析：肝脾不调证以胸胁胀满窜痛，易怒，纳呆，腹胀，便溏为主要表现。肝脾两脏在生理上关系密切。肝主疏泄，有协助脾运化的功能，脾主运化，气机通畅，有助于肝气的疏泄，所以在发生病变时，可以相互影响形成为肝脾不调证。如肝失疏泄，气机不利，每致脾运失健，称为木横侮土。反之脾失运健，气滞于中，湿阻于内，亦能影响肝气的疏泄，而为脾病及肝，或称土壅侮木。肝失疏泄，经气郁滞，故胸胁胀闷窜痛；太息则气郁得达，胀闷得舒，故喜太息为快；气机郁结不畅，故精神抑郁；条达失职则气急易怒。脾运失健，气机郁滞，故纳呆腹胀；气滞湿阻，则便溏不爽，肠鸣矢气；胸中气滞则腹痛，排便后气滞得畅，故泻后疼痛得以缓解。本证寒热现象不显，故仍见白苔，若湿邪内盛，可见腻苔。弦脉为肝失柔和之征。

（11）肝胃不和证：是肝失疏泄，胃失和降表现出的证候。多因情志不遂，气郁化火，或寒邪内犯肝胃而发病。

临床表现：脘胁胀闷疼痛，嗳气呃逆，嘈杂吐酸，烦躁易怒，舌红苔薄黄，脉弦或带数象。巅顶疼痛，遇寒则甚，得温则减，呕吐涎沫，形寒肢冷，舌淡苔白滑，脉沉弦紧。

辨证分析：肝胃不和证临床上常见两种表现：一是为肝郁化火，横逆犯胃，以脘胁胀痛，吞酸嘈杂，舌红苔黄为主症；二是寒邪内犯肝胃，以巅顶痛，吐涎沫，舌淡苔白滑为主症。肝主升发，胃主下降，两者密切配合，以协调气机升降平衡。当肝气或胃气失调，常可演变为肝胃不和证。

肝郁化火，横逆犯胃，肝胃气滞，则脘胁胀闷疼痛；胃失和降，气机上逆，故嗳气呃逆；肝胃气火内郁，可见嘈杂吞酸；肝火条达，故急躁易怒。舌红苔薄黄，脉弦带数，均为气郁化火之象。

寒邪内犯肝胃，肝脉上达巅顶，阴寒之经循经上逆，经气被遏，故巅顶头痛；寒性阴凝，得阳始运，得寒则凝，所以头顶遇寒加剧，得温痛减。胃府受病，中阳受伤，水津不化，气机上逆，则呕吐清稀痰沫；阳气受伤，不能补温肌肤，则形寒肢冷，舌淡苔白滑。脉沉弦紧是为寒邪内盛之象。

（12）肝火犯肺证：是肝经气火上逆犯肺所表现的证候。多因郁怒伤肝，或肝经热邪上逆犯肺所致。

临床症状：胸胁灼痛，急躁易怒，头晕目赤，烦热口苦，咳嗽阵阵，痰黏量少色黄，咳血，舌红苔薄黄，脉弦数。

辨证分析：肝火犯肺证以胸胁灼痛，急躁易怒，目赤口苦，咳嗽为主要辨证要点。肝性升发，肺主肃降，升降相配，调节气机平衡，起到主要调节作用。肝脉贯膈上肺，肝气升发太过，气火上逆，循经犯肺，形成肝火犯肺证。肝经气火内郁，热壅气滞，则胸胁灼痛，阳性失柔，故急躁易怒；肝火上炎，可见头晕目赤；气火内郁，则胸中烦热，热蒸胆气上溢，则口苦；气火循经犯肺，肺受火灼，清肃之令不行，气机上逆，形成咳嗽；津为火灼，炼液成痰，故痰黄黏量少；火灼肺络，络伤血溢，则咳血。舌红苔淡黄，脉弦数，为肝经实火内炽之征。

医案举例

（1）心肾不交证（夜寐不安）：冯某，女，31岁。在某医院诊为神经官能症，现诊：夜寐不安，不易入睡，时时惊醒，疲乏无力，心悸健忘，胸闷气短，入夜咽干，纳谷不香，月经不调，日渐消瘦，舌质红绛无苔，脉细弦稍数。证属心肾不交，气阴皆虚。治宜活血通阳，补益心气，养育心神，宁神定志。拟方陆氏益心定志汤：当归身12克，丹参、煅牡蛎各15克，白檀香、五味子各6克，细砂仁4克，酸枣仁、炙远志、桔梗各8克。水煎，每日一剂，分三次服。患者服药24剂，已能安然香睡，胸闷、气短均消失。辨证分析：卫气不能入于阴，常留于阳，留于阳则阳气满，阳气满则阳跷盛，即发生不寐。治疗侧重养心阴，选投枣仁、五味子、远志等养心药则较合理，但治疗重点也不完全是养心阴，而在于通心阳，患者有明显的心气不足，气血流行不畅之见证，当以心气、心阳为重点，和血通心阳，方选丹参饮。丹参养血活血，檀香、砂仁，芳香开窍通阳气，桔梗升提引药入心经，牡蛎重镇，使浮越之阳入于阴，使阴平阳秘而取效。不寐之症十余种，临证之时当仔细辨证，实证宜治邪，如水病不寐、咳逆不寐、胃和不寐、六经不寐等，分而治之；虚证当益损，在心、在肝、在胃、在气、在血，须辨证投药，方可取得功效。

（2）心肾不交证（失眠）：焦某，女，25岁。患者失眠半年余，每夜仅睡一小时左右，近月来病情加重，头晕目眩，咽干，口渴，喜热饮，上半身自觉发热，下半身发凉，面赤神差，夜尿多，大便难，月经提前，色质黯红，八天始净，舌尖红，苔黄白。诊其六脉稍数，左三部沉细，右尺沉弱。详察病因：月经迁延量多，有痔疮，反复出血。六诊合参：此因出血量多，阴血亏虚，心阴不足，火不下承，乃致心肾不交。治宜滋阴降火，交通心肾。拟方陆氏滋阴降火汤：黄连、肉桂各8克，玄参45克。水煎，每日一剂，分三次服。另冲蜂蜜60克，三次冲服以通便润肠。

（3）心肝血虚火盛证（失眠）。孙某，男，42岁。头晕目眩，耳鸣心慌，少寐多梦，口干汗出，精神不安，长期失眠三年，每晚仅睡3小时，严重时通宵不眠，舌尖红，脉沉弦细，伴有高血压。证属心血不足，心肝血虚，心失所养，虚火上炎，心神不安，失眠多梦。治宜清热除烦，养心安宁柔肝。拟方陆氏养心安神柔肝汤：牛膝、地龙、浮小麦、牡蛎各30克，生枣仁、熟枣仁、竹叶各28克，炙甘草10克，大红枣8枚，灯心草3克。水煎，每日一剂，分三次服，8剂愈。

（4）心火上亢，肾阴不济证（失眠）：王某，女，48岁。心烦不寐一年余，近月来病情加重，彻夜不能入睡，烦躁多怒，自汗，手足灼热，大便秘结，面色不荣，精神萎靡，舌尖红少津无苔，脉弦数。证属心火上亢，肾阴不济。治宜滋阴潜阳，清热宁心，益智安神。拟方陆氏潜阳宁神汤：夜交藤、生赭石、生牡蛎各30克，熟枣仁、柏子仁、玄参、生地黄、生龙骨各20克，茯苓、远志各15克，川连10克，川大黄5克。水煎，每日一剂，分三次服。8剂见效，16剂愈，后访三年安康。

不寐之证临床多见，病机错综复杂，有心脾两虚者，胆郁痰扰者，胃气不和者，等等。临床上尤以阴虚阳亢，心肾不交者居多，久治难愈势必耗伤心阴，使心阳更亢，复不得入阴，而更不成寐。潜阳宁神汤正是基此而拟方，临床使用，要守方而用，循序渐进，待阴气得充，亢阳得平，心神安定，卧寐必宁。

（5）心阴不足，肝郁气滞证（失眠）：方某，女，44岁。患者近半月来夜不入眠，心烦，健忘，胸闷，时常长吁短叹，舌质红，苔薄黄，脉弦数。证属更年期肝郁气滞，化火伤阴，心阴不足，神无所附。治宜疏肝解郁，滋阴润燥，养心安神。拟方陆氏百合汤：百合、夜交藤、麦芽各50克，当归、郁金、香附、连翘、莲子心、甘草各15克，白芍、生地黄各20克，珍珠母30克，大红枣8枚。水煎，每日一剂，分三次服。8剂见效，16剂愈。

（6）心肾阳虚证（失眠）：朱某，女，39岁。失眠8月之久，常夜不能眠或稍能入睡。伴有头晕欲吐，胸闷，心悸，纳呆，口苦，乏力，面色黧黑无华，神萎，舌质绛，舌边紫绛，紫色瘀点八个，舌下静脉呈紫黑色，脉小弦略涩。六诊合参，证属心肾阳虚，血行瘀滞，瘀血内阻，瘀热扰心，心神不宁。治宜行气活血，化瘀清热，宁心安神。拟方陆氏血腑逐瘀汤：生地15克，川芎、红花、桔梗、桃仁各8克，当归、赤药、牛膝、柴胡、佩兰各12克，枳壳5克。水煎，每日一剂，分三次服。8剂见效，16剂愈，病获痊愈，追访五年未发。

（7）肝胃不和证（失眠）：刘某，男，50岁。患者不寐年余，日渐加重，乃至通宵不眠，伴有自汗，纳呆，时吐涎沫，周身乏困，耳鸣头晕，舌质胖嫩，脉沉。证属肝胃不和，阳不入阴，痰浊中阻，肝胃和降失司。治宜引阳入阴，交通阴阳。拟方陆氏舒肝调胃汤：高粱米（秫米）50克，法半夏、夏枯草、紫苏叶各15克，百合35克，桑寄生、川断各15克。水煎，每日一剂，分三次服。

方中半夏生于阳长之会，成于阴生之交，能使阳入阴而寐；秫米治阳盛阴虚夜不得眠；夏枯草禀纯阳之气，补厥阴血脉，能以阳治阴；百合花朝开暮阖，紫苏叶朝提暮垂，皆能引阳气而入阴分。诸药合用滋补肝阴，共奏交通阴阳之功，故治其不寐而收捷效。

（8）肝胃不和症（失眠）：陈某，女，19岁。患者埋头学习，刻苦攻读，致使一年来严重失眠，每晚入睡一小时许，食欲差，常有嗳气，舌质淡青，脉象弦细。六诊合参，证属肝阴不足，肝阳上亢，心火偏旺，胃失和降。治宜平肝潜阳，和胃安神。拟方陆氏平肝和胃汤：石决明、珍珠母、夜交藤、淮小麦各15克，钩藤、菊花、丹参、赤芍、合欢皮、鲜竹叶各12克，炙甘草5克，炒枣仁18克。水煎，每日一剂，分三次服，4剂见效，8剂愈。

（9）心肾不交证（失眠）：于某，男，20岁。因功课压力太大，精神紧张，经常失眠，深夜每难入睡，入睡片刻即惊醒，醒后心悸，心烦，不能再入睡，近月来病情发展严重，彻夜不眠，头晕，神疲，健忘，面色无华，食欲不佳，舌红，苔薄，脉细弱。此乃劳倦内伤，肾阴亏虚，水火未济，心肾不交。治宜当滋阴清热，交通心肾。拟方陆氏滋阴安眠汤：百合、制首乌、龟板各25克，炒枣仁、柏子仁、当归、远志各15克，龙骨、生黄芪、熟地各18克，冬葵子12克，陈皮8克。水煎，每日一剂，分三次服，8剂愈。

（10）肝肾阴虚证（失眠、阳痿）：孙某，男，36岁。腰以下怕凉，心悸气短，失眠健忘，小便后有白浊，有时滑精，房事不举，颜面青黑不泽，体质肥胖，舌质淡无苔，脉弦细无力，尺脉沉迟。证属阴阳两亏，肝肾阴虚，失眠，阳痿。治宜滋阴壮阳益肾。拟方陆氏益精壮阳丸：熟地、山萸肉、山药、枸杞子各18克，茯苓、肉苁蓉、白参、锁阳、炒枣仁、菟丝子各15克，淫羊藿30克，天门冬、甘草各12克，鹿茸8克。共研细粉，炼蜜为丸，每服9克，每日三次，白开水送下，忌食腥冷，禁房事、烟酒等。

（11）肝肾阴虚证（惊恐失眠）：周某，女，25岁。因上夜班突然受到惊吓，以后恍惚惊恐，心神不宁，坐卧不安，闻声则惧，彻夜不眠，纳呆，舌苔薄白，脉弦细。证系肝肾阴虚，虚火上炎，痰热内扰，胃和失降，神不内守，胃不和则卧不安。治宜清热化痰，和胃安神。拟方陆氏温胆汤：陈皮25克，法半夏20克，竹茹、枳实、远志、菖蒲、炙甘草各15克，茯苓30克。水煎，每日一剂，分三次服，8剂愈。

（12）肝郁化火证（失眠）：尚某，女，38岁。头晕失眠，近月来症状加重，每晚只睡两小时，伴多梦，晨起困倦、纳呆，小便短黄，口苦舌苔黄，脉弦数。证系肝郁气滞，郁久化火，热扰心神，神经衰弱，治宜清肝解郁，养心安神。拟方陆氏清肝宁心汤：钩藤、丹参各 30 克，枣仁、夏枯草各 18 克，生珍珠母 25 克，合欢皮 15 克，黄连 3 克，莲蕊、炙甘草各 3 克，麦芽、佛手各 12 克，沉香 5 克，当归、茯神各 10 克。水煎，每日一剂，分三次服，8 剂愈。

（13）肝肾阴虚证（失眠、性功能衰弱）：马某，男，31 岁。婚后五年未有生育，甚为苦闷，房事过度，洞房之时阴器不用，胁肋胀痛，腰膝酸软，心悸不寐，形寒体冷，纳呆，便溏，尿黄，舌苔薄白，脉弦细。多处求医，常服补肾壮阳之剂无效。六诊合参证系忧郁伤肝，肝气郁滞，足厥阴之筋而为病，故阴器不用。治宜舒肝理气，以兴阳事。拟方陆氏逍遥汤：柴胡、全当归、炒白术、金铃子各 12 克，白芍、云苓各 15 克，薄荷、炙甘草各 8 克，小茴香 4 克。水煎，每日一剂，分三次服。节制房事。

足厥阴之筋病，阴器不用，阳伤不举也，治此常责于肾肝，壮补，暖命门。而此系忧郁伤肝，肝气不舒，宗筋弛缓，临床少见，使用逍遥汤 8 剂见效，16 剂痊愈，后访年后生一女孩，身体康复。

（14）肾虚精亏证（性神经衰弱）：吴某，男，42 岁。阳器不举，腰酸膝软，头晕目眩，小便淋沥不尽，面色无华，舌质淡嫩，脉沉迟虚。六诊合参，证属长期房事不节，肾虚精亏，命门火衰之证。治宜补肾固精。拟方陆氏十子回阳汤：菟丝子、覆盆子、枸杞子各 25 克，金樱子、韭菜子、石莲子各 15 克，蛇床子、五味子、补骨脂各 6 克，车前子 10 克，大熟地、山药各 50 克，淫羊藿 25 克，鹿茸、红参各 10 克，肉桂 3 克（研粉冲服）。水煎，每日一剂，分三次服，16 剂愈。

（15）心肝营虚，心火内扰证（梦游症）：唐某，男，37 岁。头晕失眠，多梦，心悸，健忘，梦语，夜半不自主下床游走，神志模糊，观者劝阻，亦不能清醒，挟持强行上床休息，精神疲倦，四肢乏力，询其夜游，茫然无知。纳呆，口干舌苦，心烦，大便秘结，舌净，脉弦软。其病之原因，多由心肝二脏之虚所致。心主血而藏神，肝贮血而舍神，阳入于阴则寐，出于阴则醒，气血充盈，心神得养，肝魂得藏，睡眠自安，若阴血亏损，则肝火旺而心火自炎，故魂梦迷离，入寐不安，而致头昏目眩。治宜养血安神。拟方陆氏双枣汤：酸枣仁 18 克，大红枣 10 枚，甘草 15 克，小麦 30 克，草河车 12 克，柏子仁 15 克，生地 18 克。水煎，每日一剂，分三次服。8 剂见效，24 剂愈。

（16）心肾不足，肝虚火盛证（失眠梦游症）：尹某，男，18 岁。性情孤僻，精神不振，时有失眠，时而嗜睡，睡中梦语，惊悸，梦游，时有模糊表演，醒后不知，智力明显低下，不能坚持学习。曾停学一年治疗无效，近半年来日趋加重，伴有食欲不振，食量减少，精神萎靡，面色黯黄，头发枯黄，两眼周围黯青，唇干，舌质红，脉沉细而弱。六诊合参证属心肾不足，肝虚火盛，脾胃失和，痰热内阻，上扰神魂。治宜养心补肾，清热豁痰，健脾益胃，平肝益气。拟方陆氏养心补肾汤：生枣仁、熟枣仁各 15 克，炒柏子仁、茯神、生龙齿、天竺黄、白术、橘络、淡豆豉各 12 克，钩藤 15 克，菟丝子、生鸡内金各 15 克，胆南星 3 克，白豆蔻、白参各 8 克，山栀 5 克，灯心草 2 克。水煎，每日一剂，分三次服。配合针灸，8 剂见效，16 剂愈。

（17）肝胃不和证（胃痛、嗳气、嘈杂）：王某，男，36 岁。患者胃痛泛酸，上腹隐痛，进食缓解，饥则痛显，痛则有定处，发作有律，灼热嘈杂，脘闷腹胀，恶心呕吐，嗳气吞酸，心烦易怒，口苦，舌红，苔黄燥。证属肝胃不和，气机阻滞，邪郁胃脘。治宜健胃理气解郁。拟方陆氏解郁健胃粉：鸡子壳 100 克，甘草 25 克，贝母 20 克，佛手 25 克，枳实 15 克，石膏、芦根各 20 克，大黄 15 克，川楝子 12 克，郁金 15 克，鸡内金 15 克，麦芽、谷芽各 30 克，山药 20 克。治作方法：鸡子壳拣去杂质，洗净烘干，枳实放麦麸上炒微黄色，同其他药共研成细粉，放入塑料袋内密闭贮存，每日饭后一小时，白开水调服 4 克。

（18）肝脾不调证（胃痛、腹胀、嗳气、泛酸、嘈杂）：冯某，女，39 岁。脘部胀满疼痛，口苦，饮食减退，嗳气，泛酸，嘈杂，舌质红，苔薄白腻，脉弦细。辨证属肝胆疏泄功能减退，脾胃升降秩序失常，于是木郁化热，土壅酿湿，中焦湿热干扰，则脾胃燥润违和，故表现为脘部胀满疼痛，嗳气，泛酸，纳谷不香。证系肝火条达，少阳津气不展，郁热犯胃侵脾，气机郁滞所致。治宜当遵吴鞠通，中焦平衡，非平不安，调肝和胃，健脾安中。拟方陆氏安中汤：柴胡、炒六曲、苏梗各 8 克，炒黄芩、炒白术、扁豆、炒白芍、制香附、炙延胡各 12 克，炙甘草 4 克，八月札 18 克，谷芽 15 克，炒枳壳、连翘、旋覆花各 12 克，代赭石、煅瓦楞、海螵蛸各 15 克，山药、佩兰各 12 克。水煎，每日一剂，分三次服。配合针灸，服药 8 剂见效，16 剂愈。

（六）经络辨证

当外邪侵入人体，经气失常，不能发挥卫外作用，病邪会通过经络逐渐传入脏腑；反之如果内脏发生病变，也同样循着经络反映于体表。因此根据病人体表某一部位所出现的疼痛等症状，便可明确辨别某经、某脏、某腑的病变。例如：肝病者两胁下痛，痛引少腹，咳喘逆气，肩背痛。胁下、肩背、少腹，便是肝经循行之处。正由于经络系统能够有规律地反映出若干证候，因此临床根据这些证候，有助于推断疾病发生于何经、何脏、何腑，从而进一步确定性质及其发展趋势。

经络辨证：主要是根据十二经脉的病证及奇经八脉的病证，而加以概括。由于经络病常错杂于脏腑、气血病证之中，可相互参考。

人体十二经络病证：

人体十二经脉，内联脏腑，外络肢体，故掌握十二经脉的特征，便能辨明病之所生和病机虚实之所在。例如咳喘可见于手太阴肺经，也可见于足少阴肾经。这是因为足少阴肾经在体内循行，其直行的经脉从肾上贯肝膈入肺中，因此肾气不足，或肾受邪时也发生咳喘。至于怎么辨别其属肺属肾，则须从两经不同的症状来推求。一般肺经咳喘则兼肺胀，胸闷，缺盆中疼痛等；而肾经咳喘则心悬若饥，善恐等症状相伴出现。不难看出，当一症状发现于同一部位，而必须推求它是某脏、某腑或某一经脉的特发病变时，便当从同时出现的若干症状，或者是先后出现的一系列症状，来对照经与经之间的关系，以及经脉与脏腑之间的络属关系，才能知道某一症状是属于某一经的病变。掌握症状所属，可以帮助我们推求出病因、病机、病名。能辨别阴阳十二经者，即知病之所生。

1. 手太阴肺经病证

（1）经脉循行线路：手太阴肺经从胃中焦开始，向下与大肠经联络。再从大肠回转过来，沿着胃的上口，向上通过横膈进入肺脏。再从肺脏进喉咙部横出去，行走到腋窝下面。再沿上臂前面桡侧边缘，行于手少阴心经和手厥阴心包经的前面，向下走肘弯中，沿前臂的桡侧边缘到腕后的桡骨茎突内侧边缘，从腕后寸口到大鱼际，再沿着鱼际穴边缘，延展到拇指桡侧的末端即少商穴。它的分支，从腕后桡骨茎突出的上方列缺穴分出，向手背面一直走到食指桡侧的末端即商阳穴。

（2）联系脏腑：手太阴属肺络大肠经，通过横隔，并和胃、肾的经络有联系。

（3）临床症状：怕冷发热，无汗或汗出，鼻塞头痛，锁骨窝部及缺盆处疼痛，胸痛或肩背痛，手臂冷痛。咳嗽，哮喘，气急，胸部满闷，吐痰涎，咽喉干燥，尿黄赤，心烦或唾血，手心发热。可伴有脘腹胀满，大便溏泻。

（4）辨证分析：肺者生气之源，乃五脏之华盖。其脉起于中焦，循胃口上膈属肺，故病则肺胀，咳喘，胸满；缺盆虽是十二经络的通路，而与肺尤为接近，故肺病则痛。手太阴肺经，由中府出腋下，行肘臂间，肺之经气不利则臑臂内侧前廉作痛；如寒邪侵犯皮毛经络，卫阳受束，则洒淅寒热，伤风则自汗，肺虚则少气。

2. 手阳明大肠经病证

（1）经脉循行线路：手阳明大肠经（腑）从食指桡侧末端商阳穴起始，沿着食指桡侧上缘，行走出于第一、二掌骨间合谷穴，向上进入拇长伸肌腱和拇短伸肌腱的当中，沿着前臂背面的桡侧缘，走向肩关节前上方，在背部向上出于第七颈椎棘突下，交会于督脉的大椎穴。再经锁骨上缺盆直入向下和肺脏联络后，又通过横膈，一统于大肠腑。它的分支，从锁骨窝向上到颈部，通过面颊，进入牙床中，再回转过来，挟口唇，经足阳明经的地仓穴，然后交叉相会于人中水沟中央的人中穴。左边的经脉行到右边，右边的行到左边，分别向上分布在鼻翼两旁的迎香穴为终止。

（2）联系脏腑：属大肠腑，经肺脏，并同胃有直接联系。

（3）临床症状：发热，口燥渴，咽喉疼痛，鼻衄，牙痛，目赤痛，颈肿，肩胛和上臂痛，或红肿灼痛，或有寒冷感，大指、次指活动不便，脐腹部疼痛，或腹痛走窜无定处，肠鸣，大便溏泻或排出黄色黏液物，或气急喘逆。

（4）辨证分析：手阳明大肠经经脉病变可以出现一系列证候。由于手阳明的支脉，从缺盆上颈贯颊入下齿中，故病则齿痛，颈肿，喉痹；手阳明之别者合于宗脉，故目黄；大肠与肺相为表里，肺主气而敷布津液，故凡口干，大便秘结或泄，属大肠之病变，皆为津液所生的病变。大指、次指病不用，则为本经经脉所及的病变。

3. 足阳明胃经病证

（1）经脉循行路线：足阳明胃腑的经脉始于鼻两旁的迎香穴，上行而左右交会于鼻根颏部，向旁边交会足太阳经脉，向下沿着鼻外方进入到齿中，回转过来环绕口唇，向上交会于督脉的人中穴，向下交会于颏唇沟处任脉的承浆穴，退转回来沿着下颌的后下方，浅出于本经的大迎穴；沿着下颌角前下方的颊车穴，向上散布到耳前，经耳前颧弓骨上缘，与足少阳经上关穴交会，再沿着鬓发边缘交会于足少阳经脉悬厘穴、颔厌穴，到前额交会于督脉神庭穴。

它的分支，从大迎穴的前边向下到颈部喉结旁的人迎穴；沿着喉咙向下内行通过横膈，与任脉交会于上脘穴，中脘穴的深部统属于胃腑，并和脾脏联系。

它的另一条直行分体脉，从锁骨凹陷处直下，到乳部内侧边缘，向下挟者肚脐旁边距中线 2 寸进到腹股沟气冲穴。

另一条支脉起于胃下口，沿着腹腔深层，向下到气冲穴，同直行分布的脉相会合，由此向下到大腿上部前面的髀关穴，直到股前隆起的伏兔穴，向下进于髌骨经外膝眼穴，再向下沿着胫骨外侧走向脚背到第二趾的外侧端厉兑穴。

上述的这些支脉，还从膝下 3 寸的部位分出另一支，向下沿胫骨的外侧下行于足背，沿第二、第三跖骨之间，向下分布到中趾的外侧趾缝。同时在足背冲阳穴再分出一条支脉，沿着大趾内侧边缘下行，出于它的末端隐白穴。

（2）联系脏腑：足阳明胃腑经脉络脾，并与心、大肠、小肠直接联系。

（3）临床症状：高热或疟疾，面赤、汗出，神昏谵语，狂躁胃寒或目痛，鼻干燥，衄血，唇口生疮，咽喉疼痛，颈肿或口唇歪斜，胸膺疼痛，腿足红肿疼痛或发冷。腹部膨大，胀满水肿，睡卧不安，癫痫，狂，消谷善饥，尿黄。

（4）辨证分析：足阳明之经脉行于身前，故气虚发热以身前为甚；其脉起于鼻之交颏中，循鼻外，挟口环唇，其支者循喉咙，从缺盆下乳内廉，挟脐腹入气街中，由股下入中趾，胃火循经上炎则鼻痛，鼻衄，喉痹，齿痛，颈肿；风中经脉则口喝；经气不利则本经经脉延线发生病变，如膝膑肿痛，乳痛，气街、股、伏兔、胫外廉、足面皆痛，足二趾不用等。

4. 足太阴脾经病证

（1）经脉循行路线：足太阴脾脏经脉起始于足大趾内侧的末端隐白穴，沿着足大趾内侧面掌侧和背侧交界线的赤白肉际，经第一跖趾关节突起的核骨的后面，向上到内踝前边，上行经小腿内侧，沿着胫骨的后缘，交叉出于足厥阴肝经的前面，走向膝关节的内侧，穿过大腿内侧的前面，向上行至腹部外侧距中线 4 寸内，交会任脉于中极穴、关元穴、下脘穴等。同属于脾脏，并同胃有联系，再向上交会足少阳经脉日月穴，与足厥阴经相会于期门穴，通过横膈，经手太阴经的中府穴，行于咽喉两旁，通联到舌根部，散布于舌下部位。

它的分支，又从胃部分出，另行通过横膈，脉气输注于心脏中。

（2）联系腑脏：足太阴脾脏络胃，并与心、肺、大肠、小肠有直接联系。

（3）临床症状：头重、体重，身热，肢体倦怠无力，或颔、颊部位疼痛，舌屈伸不利，四肢肌肉瘦削，腿膝内侧寒冷，腿足浮肿，胃脘痛，大便溏泻，完谷不化，肠鸣，恶心，腹内痞块，纳食减少，黄疸，腹痛胀满，小便不利。

（4）辨证分析：脾的经脉连于舌本，故病则舌强；脾病气机失运故呕；脾脉入腹属脾络胃，故为痛为胀；阴盛而上起于阳明，故气滞为噫；得后与气则快然如衰者，为脾气得以输转而气得通，故矢气后腹胀、善噫等得以衰减；脾主湿土，脾湿内阻，故身体皆重。太阴的支脉，上膈注心中，故为烦心，心下隐痛；脾寒则为溏泻；脾滞则为瘕痕；脾病不能制水，则为泄，为水闭，为黄疸，故不能卧；脾脉起于足踇指，上行膝股内廉，故膝股内廉肿厥，大足趾不用等。

5. 手少阴心经病证

（1）经脉循行路线：手少阴心脏的经脉起始于心中，出属于心脏周围血管心系等组织，向下通过横膈与小肠联络它的分支，从心系分出，上行于食道旁，经过咽喉至眼球周围的组织目系。它的直行脉，从心系直行到肺脏横入腋下，然后向下斜走出腋窝下，沿上臂前面的尺侧，行于手太阴肺经和手厥阴心包经后面，下行于肘的内后方，沿着臂前面尺侧，到达腕关节尺侧豌豆骨突起处，进入手掌4、5掌骨间，沿小指的桡侧，终于小指的末端少冲穴。

（2）联络脏腑：手少阴心脏络于小肠，并与肺和肾有着直接联系。

（3）临床症状：身热，头痛，目痛，膺背疼痛，咽干口渴，手心热痛，手足逆冷，肩胛及前臂内侧痛；心痛，胸胁支满疼痛，肋下痛，心躁、气急，卧下不安，眩晕昏倒，精神失常。

（4）辨证分析：本经的支脉从心系夹于咽部，故心热则嗌干心痛；心火上炎则心液耗，故渴而欲饮。手少阴之脉系于目系，心热故目赤黄；其脉又出肋下，故胁痛；循臑臂内侧入掌内后廉，故病为掌中热病。

6. 手太阳小肠经病证

（1）经脉循行路线：手太阳小肠腑的经脉起始于手小指尺侧的末端少泽穴，沿手背侧缘向上至腕部，浅出于尺骨茎突，直上沿前臂尺侧缘到肘尖后面尺骨鹰嘴和肱骨内上踝的中间，向上沿上臂背面尺侧缘，出于关节后方，绕行于肩胛冈的上下窝，在背部与督脉大椎穴交会，再向前进入锁骨窝中，深入体腔与心脏联络，再沿着食道通过横膈到达胃腑，与任脉交会于上脘穴、中脘穴的深部，统属于小肠腑经脉。它的分支从锁骨窝沿着颈部上至面颊，到目外眦与足少阳膀胱经瞳子髎穴，又退回来经过手少阳经的和髎穴进入耳中。它的另一条支脉从面颊部分出，斜向眼眶下缘到达鼻根部的目内眦，与足太阳膀胱经脉交会于睛明穴，同时横斜分布于颧部。

（2）联系腑脏：手太阳小肠腑络于心，并与胃有直接联系。

（3）临床症状：口舌糜烂，颈颊部疼痛，咽痛多泪，颈项强直，肩臂外侧痛，小腹胀痛，痛连腰部，小腹痛引睾丸，大便泄泻，腹痛，便秘不通。

（4）辨证分析：本经之脉循咽下膈，其支者循颈上颊，故为嗌痛颔肿，不可回顾。肩似拔，臑似斩，也是由于手太阳之脉循臑下后廉出肩解，绕肩胛，交肩上的缘故。耳聋，肘、臂外后廉痛，也是因其经脉通过处受阻引起病变。

7. 足太阳膀胱经病证

（1）经脉循行线路：足太阳膀胱的经脉起始于眼睛内眦角，向上分布到额部，与督脉交会于神庭穴，上至头顶部和督脉交会于百会穴。

它的分支从头顶部分出，走向耳上角部，与足少阳交会于浮白穴、头窍阴穴、完骨穴等穴。

它的直行支脉，从头顶向里通于脑，与督脉交会在脑户穴。回出来向下到颈部再交督脉于大椎穴、陶道穴，沿着肩胛肌肉的内侧距脊柱旁开 1.5 寸，直下抵达腰部，从脊旁入腰联络肾脏，直属于膀胱腑。

它的分支从腰部向下行，沿脊柱旁开 1.5 寸，经过臀部再进于腘窝中。它另一支脉，从颈后沿肩胛内缘脊柱旁开 3 寸，一直到肩胛，挟脊柱下达再会足少阳经于环跳穴，经过股骨大转子髀枢部，沿着大腿后面外侧，直下行同上一条到腘窝的委中穴会合，从此再向下分布，通过腓肠肌，浅出于外踝后面，沿着第五跖骨粗隆京骨穴到足小趾外侧末端至阴穴。

（2）联系脏腑：足太阳膀胱腑经脉络于肾，并与脑和心有着直接联系。

（3）临床症状：寒热往来，头痛，颈强，腰肌疼痛，鼻塞，目痛，多泪，大腿、膝窝、小腿及脚跟痛，小腹胀痛，小便不利，尿闭，遗尿，神志失常，角弓反张。

（4）辨证分析：膀胱者，腠理毫毛其应，故膀胱与表气相通，外邪侵袭则寒热鼻塞。本经之脉上额达巅入络脑，故邪气上冲则为头痛；脉起于目内眦，还出别下项，故目似脱，项如拔；本经夹背抵腰中，过髀枢，循髀外下合腘中，贯踹内，故病脊痛腰似折等。

8. 足少阴肾经病证

（1）经脉循行路线：足少阴肾脏的经脉起于小脚趾的下面，斜向足底心的涌泉穴，出于足舟骨粗隆下面然谷穴，沿着内踝的后面，分布于足跟中，从此向上，与足太阴经脉交会于三阴交穴，到腓肠肌腨内，经腘窝内侧，上达大腿内侧的后方，至尾骨端的长强穴和督脉交会。通过脊柱内统属于肾脏，联络膀胱，并与任脉交会于关元穴、中极穴。它的分支，一支从肾向上通过肝脏和横膈进入肺脏，沿着喉咙，分布于舌根。另一条支脉，从肺脏出来，同心脏相联系，并散布于胸部。

（2）联系脏腑：足少阴肾脏联络膀胱，并与肝、肺、心等脏器有直接联系。

（3）临床症状：脊背疼痛，腰痛，两足逆冷，足痿无力，口干咽痛，髀部、腿部后面疼痛，足底痛。眩晕，面部浮肿，面色灰暗，目视模糊，气短，嗜睡，心烦，大便溏薄，久泻，大便艰涩，腹胀、呕恶。

（4）辨证分析：肾虽属阴，元阳所居，水中有火，为脾胃之母，阴动则阳衰，阳衰则脾困，故肾病饥不欲食；面如漆柴者，指面色黑如漆而消瘦如柴。因肾主水，水色黑，阴邪色见于面，故如漆；肾藏精，精衰则枯，故如柴。阴精亏损，虚火妄腾，故咳唾有血。肾虚，气不归元则喘。肾在志为恐，肾气怯，故惕惕如人捕之。足少阴之脉循喉咙，挟舌本，其支者从肺出络心，故病则口热，舌干咽肿及烦心心痛等症丛生。足少阴之脉，自足小趾斜趋足心，上腨出腘，上股内后廉，贯脊居肾，故病可见脊、股内后廉痛，痿厥，及足下热而痛；嗜卧者，为足少阴肾经病，精神匮乏的表现。

9. 手厥阴心包络经病证

（1）经脉循行路线：手厥阴心包络的经脉起始于胸中，同属于心包络，向下通过横膈，经胸腹，联络上、中、下三焦。它的分支，沿着胸腹浅出分布于胁肋到腋下3寸的胸位，又向上到腋窝下面，沿着上臂前面分布在手太阴肺经和手厥阴手包络的中间，进于肘弯中央，向下到前臂，走入掌长肌腱和桡侧腕屈肌腱的中间，进入手掌心，沿中指桡侧延展到中指末端的中冲穴。

它的另一条分支，从掌中劳宫穴分出，沿无名指尺侧分布于手指末端的关冲穴。

（2）联系脏腑：手厥阴心包络经脉络于三焦经脉，联系上、中、下三焦。

（3）临床症状：手足痉挛，面赤、目痛，腋下肿，肘臂部拘挛不能屈伸，手心热。谵语、晕眩，心烦，胸胁满闷，舌不能言，心悸不宁，心痛，喜笑不休，精神失常。

（4）辨证分析：手厥阴之脉起于胸中，出属心包络，循胸出胁，入于掌中，故手心热，心中憺憺大动。心之华在面，目者心之使，故病则面赤目黄；心在声为笑，故病可见喜笑不休。

10. 手少阳三焦经病证

（1）经脉循行路线：手少阳三焦腑的经脉起始于无名指尺侧的末端关冲穴，向上走于第4、5掌骨的中间，沿着腕背，走进前臂背面桡尺骨之间，向上通过肘尖部，沿着上臂背面，分布到肩部，从足少阳经的后面，交会于足少阳经的肩井穴，进入锁骨窝，分布两乳当中的膻中穴，脉气分散，同心包络经脉相联络，向下通过横膈，同属于上、中、下三焦经脉。

它的分支从膻中分出，向上浅出于锁骨窝，再向上达项部与督脉交会于大椎穴，并分布到耳后；一支向上走出于耳上角与足少阳经脉交会于悬厘穴、颔厌穴，再弯曲下行走向面颊；一支到眼睛下面与手太阳经脉交会于颧髎穴。它的另一条分支，从耳后进入耳中，再走出来行于耳前，交会于手太阳经脉的听宫穴，经过足少阳上关穴的前面，交接面颊部，抵达眼外眦角。

（2）联系脏腑：手少阳三焦经统上、中、下三焦腑，络于心包络。

（3）临床症状：咽喉肿痛，腮颊部疼痛，目赤痛，耳后痛，肩臂外侧疼痛，腹部胀满，小腹硬满，小便不通，尿频，尿急，皮肤虚肿，遗尿。

（4）辨证分析：三焦之脉上项系耳后，故病则耳聋；三焦出气以温肌肉充皮肤，故为出汗；三焦是主气所生病者，气机抑郁，则心胁不舒而痛。其他诸病，都是由于经脉循行所至之处经气不利所引起。

11. 足少阳胆经病证

（1）经脉循行路线：足少阳胆腑的经脉起始于眼外眦角的瞳子髎穴，向上经过手少阳的和髎穴，向下到耳后与手少阳经交会于角孙穴，沿着头颈走到手少阳经的前面，到达肩上后又退回来交会于手少阳经的后面，向后和督脉交会于大椎穴。经过手太阳经的秉风穴进入锁骨窝中。它的分支，从耳后经过手少阳经的翳风穴进入耳中，又浅出于耳前，经手太阳的听宫穴、足阳明的下关穴，到眼外眦角的后面。它的另一分支，从眼睛外眦角分开，向下达到大迎穴，在会合手少阳三焦经后，到达眼睛下面，向下经过颊车穴，达到颈部，同上一条经脉在锁骨会合，从此向下入胸中，在深部经过手厥阴经的天池穴，经过横膈同肝脏联系，同属于胆腑，沿着胁肋里边，走出腹股沟，环绕阴毛周围，横向髋关节。

胆经另一支直行的分支，从锁骨窝向下到腋部，沿着胸侧经过季肋交会于足厥阴的章门穴后，向下行，又与足太阳经的上髎穴、下髎穴相交，向下会合于股关节部位，从此向下沿着大腿外侧，走出于膝关节的外侧，向下分布于腓骨外侧的前面，一直向下到达腓骨下端绝骨穴，走向外踝的前面，沿着脚背上面，终于第4趾外侧的末端足窍阴穴。它的又一条分支，从脚背足临泣穴分出，沿着第一、二跖骨间，走出脚大趾的末端大敦穴，回过来通过趾甲，分布于脚大趾背丛毛部位。

（2）联系脏腑：足少阳胆腑络肝，并与心有直接联系。

（3）临床症状：寒热往来，疟疾，面色灰暗，目痛，腋下肿，淋巴结核，耳聋、髀、腿、膝及腓骨部痛，胁肋痛，呕吐，口苦，胸痛。

（4）辨证分析：足少阳经胆病，胆汁外溢为口苦，胆郁不舒故善太息。足少阳之别贯心循胁里，故心胁痛不能转侧；足少阳之别散于面，胆木为病燥金胜之，故面微有尘，体无膏泽。少阳居三阳之中而为中枢，属半表半里，阳盛则汗出，风胜则振寒而为疟。其他诸症，则皆因其经脉通路经气不利而形成病证。

12. 足厥阴肝经病证

（1）经脉循行路线：足厥阴肝脏的经脉起始于足大趾甲后，向上沿着足背到达内踝前1寸许的部位，向上与足太阴经交会于三阴交穴，再由内踝上8寸部位同足太阴脾经交叉而走向脾经的后面，到达膝内缘，沿着大腿内侧，折交足太阴经于冲门穴、府舍穴，分布于阴阜部位。绕过生殖器达到小腹和任脉交会于曲骨穴、中极穴、关元穴，走向胃旁同属于肝脏经脉，并同胆脉相联络，再向上通过横膈分布于胁肋部位，沿着气管喉咙的后面，向上进入喉峡部，过上腭连接眼睛周围的组织目系，再向上分布于前额部，并与督脉会合于头顶处。它的分支，从目系下行面颊里，环绕口唇内。

它的另一条分支，从肝脏分出，通过横膈，分布到肺脏。

（2）联系脏腑：足厥阴肝脏络于胆腑，并与肺、胃、肾、脑等有直接联系。

（3）临床症状：头痛，眩晕，视物模糊，耳鸣，发热，手足痉挛。肋胀满疼痛，痞块，胸脘满闷疼痛，呕吐，黄疸，小腹痛，疝气，遗尿，癃闭，小便色黄。

（4）辨证分析：足厥阴肝经的支脉与别络和太阳少阳支脉同结于腰踝下中髎、下髎之间，故病则腰痛不可以俯仰；肝经循喉咙之后，上入颃颡，上出额，其支者从目系下颊里，故病则嗌干。足厥阴之脉上行夹胃贯膈，上行者过阴器抵小腹，故病则胸满、呕逆、飧泄，狐疝，遗溺，闭癃。

13. 奇经八脉病证

奇经八脉，除其本经循行与体内外器官相连属外，并通过十二经脉与五脏六腑发生间接的联系，尤其是冲、任、督、带四脉与人体的生理、病理都存在着密切的关系。

（1）督脉病证

①经脉循行路线：起于小腹下的会阴穴，循着脊柱向上分布至顶后风府穴，入脑上行巅顶，沿头额下达鼻柱。

②临床症状：手足拘挛，震颤，抽搐，中风不语，癫疾、癫狂，腿膝腰背疼痛，项颈强直。实强则反折，虚则头重，大人癫疾，小儿风痫。头痛，目赤痛，流泪，腿膝腰背痛，颈项强直，伤寒，咽喉、牙齿肿痛，手足发麻，破伤风，盗汗。

③辨证分析：督脉起于会阴，并于脊里，上风府，入脑，上巅循额，故实则脊强反折，虚则头重；风气循风府而上入脑，督脉为风气所干，亦可出现大人癫疾，小儿风痫之证。主治肺、心、心包、肝、胆、脾、胃、脊背、腰腿方面的疾病。

（2）任脉病证

①经脉循行路线：起于小腹部中极穴下面，下出会阴，经阴阜部，沿腹和胸部正中线，直上抵达咽喉，再上至颏部，经过面部，入目眶下承泣穴。

②临床病症：痔疾，便泄，痢疾，疟疾，咳嗽，咳血，牙痛，咽肿，小便不利，胸脘、腹部疼痛，噫嗝，产后中风，腰痛，死胎不下，脐腹寒冷呕吐，呃逆，乳痛，崩漏等。

③辨证分析：任脉起于小腹的中极穴下面，下出会阴，经阴阜部沿腹和胸部正中线，直上抵达咽喉，再上至颏部，经过面部，入目眶下承泣穴。主治咽喉、胸腹、脐腹、生殖、泌尿、消化道等方面的疾病，以及寒性疾病。

（3）冲脉病证

①经脉循行路线：起于小腹内，下出于会阴部，向上行于脊椎之内。其外行者经气冲穴部与足少阴经脉交会，沿着腹部两侧，上达喉咙，环绕口唇。交会任脉的会阴穴、足阳明气冲穴、足少阴横骨穴、大赫穴、气穴、四满穴、中注穴、肓俞穴、商曲穴、石关穴、阴都穴、通谷穴、幽门穴、阴交穴。

②临床症状：心脘疼痛，胸脘满闷，结胸，反胃，酒食积聚，肠鸣，大便溏泄，

噫嗝，气急，脐腹痛，肠血，便血，疟疾，胎衣不下，产后晕厥等。

③辨证分析：冲脉起于小腹内，下出于会阴部，向上行于脊柱之内，其外行者经气冲部与足少阴交会，沿着腹部两侧，上达咽喉，环绕口唇。主治循行之疾。

（4）带脉病证

①经脉循环路线：起于第十四椎，当季肋的下面，横绕于身体周围，环行在腰腹间。所属交会腧穴：足少阳胆经的带脉穴、五枢穴、维道穴。

②临床症状：中风手足瘫痪，肢体痛麻拘挛，发热，头风痛，颈项腮颊肿，目赤痛，齿痛，咽肿，头眩，耳聋，皮肤风疹瘙痒，筋脉牵引不舒，眼痛，胁肋疼痛等。

③辨证分析：带脉起于十四椎，当季肋部的下面，横绕于身体周围腹间，交会穴有带脉、五枢、维道。治经脉所行之疾。

（5）阳跷脉病证

①经脉循行路线：起于足外踝下足太阳的申脉穴，沿外踝上行经腓骨后缘，沿股外侧，分布于胁肋后方，从腋缝后上肩，沿颈上行挟口角，经鼻孔旁到达目内眦，与足太阳经、阴跷经脉相并上行入发际，循行至耳后，到达风池穴，当项后两筋间风府穴处入脑。

所属腧穴交会有：足太阳经的申脉穴、仆参穴、跗阳穴，足少阳经的居髎穴，手阳明经的巨骨穴、肩髃穴，足阳明经的地仓穴、巨髎穴、承泣穴，足太阳经的睛明穴，足少阳经风池穴，督脉经的风府穴、腰俞穴。

②临床症状：腰背强直，腿肿，恶风，自汗，头痛，头出汗，目赤痛，眉棱骨痛，骨节疼痛，手足麻痹，拘挛，厥逆，吹乳，耳聋，鼻衄，癫痫，遍身肿满等病症。

③辨证分析：阴跷脉起于足外踝下足太阳经的申脉穴，沿外踝上行经腓骨后缘，沿外侧，分布于胁肋后方，从腋缝后上肩，沿颈上行挟口角，经鼻孔旁到达目内眦，与足太阳、阴跷脉相并上行入发际，循行至耳后，到达风池穴，当项后两筋间风府穴处入脑。阳跷脉所循行之处病变皆可治疗。

（6）阴跷脉病证

①经脉循行路线：起于足少阴肾经内踝下的照海穴，循内踝向股内侧后缘延展，至前阴部，向上沿胸部，进入锁骨上窝，沿喉咙出人迎穴前面，经过颧部内侧，达到目内眦，与太阳经、阳跷经脉相会，再相并上行至脑。

所属腧穴交会穴有足少阴经的照海穴、交信穴，足少阳经的睛明穴。

②临床症状：咽喉气塞，小便淋漓，膀胱气痛，肠鸣，肠风下血，吐泻反胃，大便艰难，昏迷，难产，腹中积块，嗳气，梅核气，黄疸等病症。

③辨证分析：阴跷脉起于足少阴肾经内踝下的照海穴，循内踝向股内侧后缘延展，至前阴部，向上沿胸部，进出锁骨上窝，沿喉咙出人迎穴前面，经过颧部内侧，到达内眦，与太阳经阳跷脉相会，再相并上行入脑。阴跷脉途经所产生的病变亦可治疗。

（7）阳维脉病证

①经脉循行路线：起于足跟部，向上出于外踝，沿足少阳经上行，经髋关节部，循胁肋后侧，再从腋后上行肩，经颈部到达前额，再回到项后，与督脉交会。循行所属腧穴、交会穴有足太阳经的金门穴，足少阳经的阳交穴，手太阳经的臑俞穴，手太阳经的天髎穴，足少阳经的肩井穴，足阳明经的头维穴，足少阳经的本神、阳白、头临泣、目窗、正营、承灵、脑穴、风池等穴位，督脉的风府穴、哑门穴。

②临床症状：伤寒发热，汗出，肢节肿痛，头项疼痛，眉棱骨痛，手足热，发麻，背胯筋骨疼痛，四肢不遂，盗汗，破伤风，膝部寒冷感，脚跟肿痛，目赤肿痛等症状。

③辨证分析：阳维脉起于足跟部，向上出于外踝，沿足少阳经上行，经髋关节部，循胁肋后侧达腋后上肩，经颈部到达前额，再到项后，与督脉交会。阳维脉途经之处产生病变亦可治疗。

（8）阴维脉病证

①经脉循行路线：起于诸阴经的交会处。它的脉气发于足少阴的筑宾穴，沿大腿股内侧，进入小腹部与足太阴经会合，沿冲门穴、府舍穴、大横穴、腹哀穴、期门穴，从胁肋部向上到咽咙，再达舌根与任脉交会。

经脉所属腧穴、交会穴有少阴经的筑宾穴，足太阴的冲门、府舍、大横、腹哀等穴位，足厥阴的期门穴，任脉的天突、廉泉等穴。

②临床症状：胸脘满闷，痞胀，肠鸣泄泻，脱肛，反胃噎膈，腹中痞块坚横，胁肋攻撑疼痛，妇女胁痛，心痛，结胸，伤寒，疟疾等病症。

③辨证分析：阴维脉起于诸阴经的交会处，它的脉气发于足少阴经的筑宾穴，沿大腿股内侧，进入少腹部与足太阴经会合，沿冲门、府舍、大横、腹哀、期门等穴，从胁肋部向上到咽喉，抵达舌根，于任脉交会。阴维脉途经之处病变均能治疗。

上述奇经八脉病证，与十二经脉也有着密切的关系，尤其是冲、任、督、带所见病证，与肝、脾、肾诸经尤为密切。冲为血海，任主胞胎，说明冲任的病变与月经、胎任相关。由于冲、任、督起于胞中，一源而三歧，它们均与生殖有关。因此临床常用调理冲任以治妇科病，温养任督以治生殖机能衰退等。

14. 六经辨证

六经辨证将外感病演变过程中所表现的各种证候，以阴阳为纲，分成三阳和三阴两大类，作为论治的基础。按疾病不同的性质分为三阳：太阳病证、阳阴病证和少阳病证；三阴：太阴病证、少阴病证和厥阴病证。凡是抗病力强，病势亢盛的，为三阳病证；抗病力衰弱，病势虚弱的为三阴病证。

六经病证是经络脏腑病理变化的反映，其中三阳病证以六腑病变为基础，三阴病变以五脏的病变为基础。所以说六经病证实际上基本概括了脏腑和十二经的病变。但由于六经辨证的重点在于分析外感风寒所引起的一系列的病理变化及其传变规律，因而不等于内伤传染病的脏腑病变辨证。

　　运用六经辨证能使我们正确地掌握外感病变化发展的规律，从而在治疗上起到指导作用。

　　六经辨证的概念：

　　六经病证即是经络脏腑病理变化的反映，而经络脏腑是人体不可分割的整体，故某一经的病变很可能影响到另一经，所以六经病有相互传变的证候。六经传变，阳证大多从太阳开始，然后传入阳明经、少阳经，如正气不足亦可传及三阴；阴证大多从太阴经开始，然后传入少阴、厥阴，但也有邪气直入三阴的。总之病邪传变，大多由表入里，由实而虚；然而在正复邪衰的情况下，亦可由里达表，由虚转实。前者是病邪进展的转变，后者是病情向愈的转归，所以有这样的演变，是与各种因素的影响有着密切关系的。病邪的轻重，体质的强弱，以及治疗的恰当与否，都是疾病转变的主要因素。如病人体质衰弱或治疗不当，虽阳证亦可转入三阴，反之，如护理较好，医治得当，虽阴证亦可转入三阳。所以，疾病的转变虽然没有固定的形式，但是也总不离乎六经的证候范围，因而只要分清六经脉证的界限，就能识别六经病证的传变证候。

　　（1）太阳经病证（膀胱与小肠）

　　太阳为人体的藩篱，主肌表，外邪侵袭，总是从太阳而入，正气奋起抗邪，于是首先表现出来的就是太阳病。

　　①太阳病的主脉主症：脉浮，头项强痛而恶寒。因外邪侵袭肌表，正气抗邪于外，故脉亦应之为浮。太阳经脉从头走足，行于身体的背部，太阳经脉受邪，失其柔和，故头项强痛，恶寒，亦包括恶风在内，这是外邪侵袭，卫阳被郁的缘故。

　　临床证状：发热，恶风，头痛，脉浮缓，自汗出，鼻鸣，干呕。

　　辨证分析：太阳主表，统摄营卫。卫为阳，功主卫表，营为阴，有营养的作用。阳在外为阴之使，阴在内为阳之守。今风邪外袭，卫受病则卫阳浮盛于外而发热，所谓阳浮者热自发。正由于卫阳浮盛于外，失其固外开阖的作用，因而营阴不能内守而汗自出，汗出则营弱，所谓阴弱者自汗出。由于汗出肌腠疏松，营阴不足，故脉浮缓。汗出肌疏，故恶风。鼻鸣干呕，则是风邪壅滞而影响及于肺胃使然。由于此证汗出肌腠疏松，所以又有表虚证之称。这是对伤寒证的表实而言的，并不是绝对的虚证。

　　②太阳伤寒证：为寒邪侵袭，卫阳被束，营阴郁滞所致的证候。

　　临床证状：发热，恶寒，头项强痛，体痛，无汗而喘，脉浮紧。

　　辨证分析：寒邪壅于表，故恶寒，卫与邪争故发热。初期有未发热者，乃是寒邪初袭，卫阳被遏，暂时还未与邪相争。由于卫阳被遏，势必与邪相争，即会出现发热。因此伤寒临床所见，多为恶寒发热同时并见。卫阳既遏，营阴已受邪滞，筋骨失于濡煦，故身体骨节痛。腠理闭塞，所以无汗。正气欲向于外而寒邪束于表，所以脉见浮紧。肺主呼吸而外合皮毛，邪束于外，肌腠失宣，必然影响及肺，由是肺气不利，则呼吸喘促。因其无汗，故又称为表实证。

（2）阳明经病证（胃与大肠）

阳明病是因太阳病未愈，病邪逐渐入里所致。为阳气亢旺，邪从热化最盛的极期阶段。按其性质属于里实热证。

①阳明经病证：阳明病邪热弥漫全身，充斥阳明之经，而肠道尚无燥屎内结。

临床症状：身大热，大汗出，大渴引饮，面赤心烦，舌苔黄燥，脉洪大。

辨证分析：邪入阳明，燥热亢盛，充斥阳明经脉，故周身大热；阳明之脉荣于面，热势上腾故面赤；热迫津液外泄，故大汗出。汗出而津不能续，故大渴引饮。阳明热盛，蒸灼于心神，故心烦。热甚津伤，所以舌苔黄燥。热甚阳亢，阳明多气多血，热迫其经，故脉来洪大。

②阳明病腑证：是邪热传里，与肠中糟粕相搏而成燥屎内结的证候。

临床症状：日晡潮热，手足汗出，脐腹胀满疼痛，大便秘结，腹中矢气多，甚者谵语，狂乱，不得眠，舌苔多厚黄燥，边尖起芒刺，甚至焦黑燥裂，脉沉迟而实，或滑数等。

辨证分析：腑证较经证为重，是阳明病证的进一步发展。如阳明经证大热汗出，误用发汗使津液外泄，于是肠中干燥，里热更甚，而致燥屎阻结，则形成腑证。阳明经气旺于日晡，是指禀气于阳明，腑中实热，弥漫于经，故日晡潮热，手足汗出；热与糟粕充斥肠道，结而不通，则脐腹部胀闷疼痛，大便秘结。燥屎内结，结而不通，气从下失，则腹中矢气频转。邪热炽盛上蒸而熏灼心宫，则出现谵语，狂乱，不眠等症。热内结而津液被劫，故苔黄干燥，起芒刺或焦黄燥裂。燥热内结于肠，脉道壅滞而邪热又迫急，故脉沉迟而实或滑数。

（3）少阳经病证（胆与三焦）

少阳经病从其病程上看，是已离太阳之表，而未入阳明之里，正在表里之间，因而在其病变的机转上，既不是属于表证，也不是属于里证，而是属于半表半里的热证。

临床症状：口苦，咽干，目眩，寒热往来，胸胁苦满，不欲饮食，心烦喜呕，苔白或薄黄，脉弦等。

辨证分析：少阳居半表半里，以口苦，咽干，目眩为证候。因为少阳受病，邪热熏蒸，胆热上腾则口苦，津为热灼则咽干，目为肝胆之外候，少阳风火上腾，所以目为之眩。邪入少阳半表半里之间，正邪相争，正不胜邪则恶寒；正胜于邪则发热，因此寒热往来亦为少阳病证之特点。少阳之脉布于胁肋，热郁少阳，故胁肋苦满；胆热木郁，干犯胃腑，胃为热扰，而不欲饮食。少阳木郁，木火上逆，则心中烦扰；胆气横逆，胃土必自受侮，胃为邪袭，失其降下之常，而反气逆向上，所以时时欲呕；肝胆受病气机郁滞故脉弦。

（4）太阴经病证（脾与肺）

太阴经病的性质属于里虚寒湿。脾属太阴，与阳明胃相表里，胃阳旺盛，则邪从燥热而化，脾阳不足则从寒湿而化，故阳明病属于里实热，太阴病属于里虚寒。由于脾与胃同居中焦，相为表里，所以两经见证可以相互转化，如阳明病而中气虚，即可转为太阴，太阴病而中阳渐复，亦可转为阳明。临床所见，凡三阳病中气虚者，每易转为脾胃虚寒的证候，称为传经；如阳素虚而始病即见虚寒证候者，称为直中；无论传经或直中，凡见下述证候的可断为太阴病证。

临床症状：腹满而吐，食不下，自利，口不渴，腹痛，舌苔白腻，脉象沉缓弱。

辨证分析：脾土虚寒，气机不利，则腹部满闷；寒邪阻滞，则腹痛阵发，所以太阴病的腹满、痛，与阳明病的腹满固于燥屎内结迥然不同。燥屎内结者，其满痛必甚，而且痛必拒按；太阴病变腹满痛为虚，所以腹满时减，而且喜温揉按。由于中焦虚寒，故食不下或自利。以其邪从寒湿而化，且下焦气化未伤，津液犹能上承，所以太阴病口不渴。但在吐利严重时也可能出现口渴的感觉，不过渴而不喜饮，或喜热饮亦不多。寒湿之邪，弥漫太阴，故舌苔白腻，脉沉缓而弱。

（5）少阴经病证（心与肾）

少阴经病属于全身性虚寒证。少阴经属于心肾，为水火之脏，是人身的根本，心肾机能衰减，抗病力薄弱，则出现少阴经病变。少阴病既可从阴化寒，也可从阳化热，因而在临床上有寒化、热化两种不同证候。

①少阴经寒化证：是少阴病过程中比较常见的一种证候，多为阳气不足，病邪入内，从阴化寒，故呈现出全身性虚寒证象，这与太阴病的肠胃虚寒证是截然不同的。

临床症状：无热恶寒，脉微细，欲寐，四肢厥冷，下利清谷，呕不能食，或食入即吐，或脉微欲绝，反不恶寒，甚至面赤。

症状分析：少阴阳气衰微，阴寒独虚，故无热恶寒。所谓无热恶寒者，发于阴也；亦即阳虚则外寒之义。阳气衰微不能鼓动血液运行，所以脉微细；阳气者，精则养神，今阳气衰微，神气失养，故呈现欲寐，精神衰倦的迷糊状态。阳衰寒盛，外不能温煦四肢，四肢失其所本，则四肢厥冷；内不能温运脾胃，故下利清谷，呕不能食或食之即吐。因少阴病下焦阳气衰弱不能化气升津，同时下利较重，津液亦随之外泄，所以少阴下利，口渴；若太阴下利，下焦阳气未受影响，虽下利不如少阴之重，所以太阴病下利口不渴，这是两者的区别。若阴寒极盛于下，将残阳格拒于外，则表现为阳浮于上的面赤戴阳假象。

②少阴病热化证：为少阴阴虚阳亢，从阳化热的证候。

临床症状：心烦不得卧，口燥咽干，舌尖红赤，脉象细数。

辨证分析：少阴病热化证是阴虚阳亢，与少阴病寒化证的阳微阴盛正好相反。邪入少阴，少阴为水火之脏，既可以从阴化寒，也可以从阳化热，化热则阴液受灼，不能上蒸，故口燥咽干；水亏则不能上济于心，而心火独亢，阳亢不入于阴，阴虚不受阳纳，则心烦不寐；心火上炎而阴液耗伤，故又出现口燥咽干，舌尖红赤，脉细数一系列的阴虚阳亢病象。

（6）厥阴经病证（肝与心包络）

厥阴经病在病程中为病变较后阶段，这个阶段病邪与正气相争于内，病变的表现极为复杂。足厥阴肝经络胆而挟胃，故其病变虽极复杂，但归纳起来，其病则显示在肝胆和胃的证候，临床特点为阴阳对峙，寒热交错。由于其病理变化，正邪消长的不同，故有上热下寒和厥热胜负的不同机转。

临床症状：消渴，气上冲心，心中疼痛，饥而不欲食，食则吐蛔。

辨证分析：厥阴病的主症表现为上热下寒。因厥阴为阴之尽，其特点是阴阳各趋其极，阳并于上则上热，阴并于下则下寒。其主症中的前三症，是上焦津伤热扰的上热表现；后者是下部肠道虚寒，蛔虫栖息的环境改变且无食物的窜动，故呈现出食则吐蛔的症状。

（七）卫气营血辨证

卫气营血辨证，是运用于外感温热病的一种辨证方法。它是在伤寒六经辨证的基础上发展起来的，弥补了六经辨证不足，从而丰富了外感病辨证学的内容。卫气营血即卫分证、气分证、营分证、血分证这四类不同证候。当温热病邪侵入人体，由于卫气敷布于人体的肌肤，有卫外的作用，病邪侵入，必先犯及卫分；邪在卫分郁而不解，势必向里传变气分；气分病邪不解，若其人正气虚弱，津液亏乏，病邪乘虚内陷，则入营分；营分有热，进而其势又必累及血分。

1. 卫气营血辨证的概念

卫气营血的辨证，既是对温热病四类不同证候的概括，又表示着温热病病变发展过程中浅深轻重各异的四个阶段。温邪上受，首先犯肺，逆传心包。肺主气属卫，心主血属营；卫之后方言气，营之后方言血。所以温热病邪由卫入气，由气入营，由营入血，病邪步步深入，病情逐渐加重。就其病变部位来说，卫分证主表，病在肺与皮毛；气分证主里，病在胸膈、肺、胃、肠、胆等脏腑；营分证是邪热入于心营，病在心与心包络；血分证则热已深入肝肾，重在动血、耗血。

（1）卫分证候：是温热病邪侵犯皮肤，卫气功能失常所表现的证候。常见于外感温热病的初期。因肺合皮毛，主人身之表，且肺位最高，邪心先伤，故卫分证候常伴有肺经病变的并见证。

临床症状：发热，微恶风寒，舌边尖红，脉浮数。常伴有头痛，口干微渴，咳嗽，咽喉肿痛等。

辨证分析：温热病邪，犯于肤表，卫为邪郁，故发热微恶风寒。温为阳邪，所以常多发热重，恶寒轻。温热在表，故舌淡边尖红，脉浮数。阳邪必伤阳络，清空被扰，因而头痛；邪郁肤表，卫受其侵，肺失宣降之常，是以咳嗽；热伤津液，所以初起即见口干微渴；咽喉为肺之门户，温热上灼，所以咽喉红肿疼痛。

（2）气分证候：是温热病邪入脏腑，正盛邪实，正邪剧争，阳热亢盛的里热证。由于邪入气分犯及所在脏腑、部位的不同，因此所反映的证候也就有很多类型，常见的如热壅于肺，热扰胸膈，热在肺胃，热迫大肠等。

临床症状：发热不恶寒反恶热，舌红苔黄，脉数，伴有心烦，口渴，尿赤等症。

若兼咳喘，胸痛，咯黄稠痰者，为热壅于肺；若兼心烦，坐卧不安者，为热伏胸膈；若兼自汗，喘急，烦闷，渴甚，脉数苔黄燥者，为热在肺胃；若兼胸痞，烦渴，下利，谵语者，为热迫大肠。

辨证分析：温热病邪，入于气分，正邪剧争，阳热亢盛，故发热而不恶寒，尿赤，舌红，苔黄，脉数；邪不在表，故不恶寒反恶热，热甚伤津，故口渴；热扰心神故心烦。热壅于肺，肺失清肃，气机不利，故咳喘，胸痛；肺热炼液成痰，所以痰多黄稠。热扰胸膈，郁而不达，故烦闷坐卧不宁。热在肺，肺热郁蒸，则自汗，喘急；热在胃，胃中津液被热所灼，则烦闷渴甚，脉数，苔黄燥。肺胃之热下迫大肠，肠热灼甚，热结旁流，则胸痞烦渴而下利，谵语。

（3）营分证候：是温热病邪内陷的深重阶段。营行脉中，内通于心，故营分证候以营阴受损，心神被扰的病变为特点。营分介于气分和血分之间，若病邪由营转气，表示病情好转，而由营入血则表示病情加重。

临床症状：身热夜甚，口渴不甚，心烦不寐，昏迷谵语，斑疹隐现，舌质红绛，脉象细数。

辨证分析：邪热入营，灼及营阴，营阴受损，真阴被劫，故身热灼手，入夜尤甚，口干反不渴，脉来细数。营分有热，热势蒸腾，故舌质红绛；若窜血络，故斑疹隐现。营气通于心，心神被扰，故心烦不寐，神昏谵语。在这里应与阳明腑实的热盛神昏谵语相鉴别，阳明腑实的昏谵，多半有大便秘结，腹部隐痛，舌有苔垢等，据此完全可以鉴别。

（4）血分证候：是卫气营血病变的最后阶段，也是温热病发展过程中最为深重的阶段。心主血，肝藏血，故邪热入于血分，势必影响心肝二脏，而邪热久羁，以致耗伤真阴，病又多及于肾，所以血分证以心、肝、肾病变为主。临床表现除具有营分证候且较为重笃外，更以耗血、动血、阴伤、动风为其特征。

①血分实热：多由营分证病邪不解传入血分，亦有由气分邪热直入血分而成者，其病变多偏于心、肝两经。

临床症状：在营分证的基础上，更见烦热躁扰，昏狂，谵妄，斑疹透露，色紫或黑，吐衄，便血，尿血，舌质深绛或紫，脉细数；或兼抽搐，颈项强直，角弓反张，牙关禁闭，脉弦数等。

辨证分析：邪热入于血分，较诸热闭营分更为深重。血热扰心，故躁扰发狂；血分热极，迫血妄行，故出现出血诸症；由于热炽甚极，故昏谵而斑疹紫黑；血中热炽，故舌质深绛或紫；实热伤阴耗血，故脉见细数。肝藏血主风，血热灼及肝经，肝风内动，故见抽搐，颈项强直，角弓反张，牙关紧闭，脉弦数等。

②血分虚热：血分虚热证多由血分实热证演变而来，然而亦从营分证候传变、迁延而形成者。其病变多偏于肾、肝两经。当与三焦辨证中的下焦病证相互参考。

临床症状：持续低热，暮热朝凉，五心烦热，热虽无汗，口干咽燥，神疲耳聋，肢体干瘦，舌上少津，脉象虚细。或手足蠕动，瘛疭等。

辨证分析：邪热久羁血分，劫灼肝肾之阴，阴虚阳热内扰，故低热，或暮热朝凉，五心烦热；阴精耗竭，不能上承清窍，故口干咽燥，舌上少津，耳聋失聪；阴精亏损，神失所养，故神倦；阴精与血液俱亏，肢体失于濡养，故干瘦；精血不足，故脉虚细；若血虚不能养筋，虚风内动，故手足蠕动，瘛疭等。

2. 卫气营血的传变规律

温热病卫气营血传变的规律，其发展过程是由卫分开始，内传入气，然后入营，入血。由于温热病邪和机体反应的特殊性，在某一病例中会出现特殊传变规律。在发病初期不一定出现卫气证候，而确出现气分、营分、血分的证候；或虽出现卫分证候但为时短暂，病变立即转入气分、营分、血分。有时病变从卫分进入气分、营分、血分的过程中，可能卫分证候未有完全消失，而气分的证候即出现，或气分的证候仍然存在，而营分、血分的证候同时存现。所以温病整体发生、发展和变化的过程中，卫气营血四个阶段有时不能截然划分，而是互相错杂并见。例如邪已入营，而气分之热尚炽，虽已见神昏谵语，舌绛而口渴，舌苔仍见黄白色，这是气分之邪未全入营分的表现。尤其是热邪进入血分后，仍然多数兼有营分症状。更有热势弥漫，不但气分、营分有热，且血分受燔灼，出现痉挛、抽搐等症。

外感温邪，由外向内，亦有不按上述规律传变的。如开始时卫分证候，没有经过口渴，烦躁等这一气分证候过程，而直接出现神昏，谵语，舌绛等营分证候，是病邪不按通常规律发展，是病情变化较快较重的表现。

如果是温病内热，自里达表，那就不由卫分开始，起病即见气分证候，也有起病即见营血证候的；若外感引动内热，二者齐作，便有里热，兼见无汗、恶寒等卫分证候。

3. 外感病证临床医案例

（1）外感风寒（病毒性感冒）：孙某，男，58岁。低热伴头晕、鼻塞五天，头痛，项背强急，恶寒无汗，不咳嗽，舌淡红，苔薄，脉浮紧。辨证分析：证属风寒外感太阳经失宣，营卫不和。治宜辛温解表，调和营卫。拟方陆氏辛温解表汤：葛根18克，桂枝、白芍各12克，麻黄8克，甘草8克，生姜10克，大红枣8枚。水煎，每日一剂，分三次服，服后多饮开水，盖被取微汗，2剂即愈。

（2）外感风寒（病毒感冒）：郇某，男，49岁。发热38℃五天，下午较重，有时体温正常，伴有周身肌肉酸痛，右枕部如闪电样疼痛约几秒钟，沿风池穴至百会向右上放射，发作时右眼视力模糊。六诊合参，证属足少阳胆经风寒外感，太阳经失宣，少阳经枕大神经受风寒入侵。治宜疏解风邪，解毒散表。拟方陆氏疏解败毒汤：羌活、白芷、荆芥、防风、川芎、前胡各12克，柴胡16克，甘草、薄荷、生姜各8克。水煎，每日一剂，分三次服。4剂即愈。

（3）外感寒邪（上呼吸道感染）：卓某，男，60岁。发热恶寒，头痛，关节酸疼，项背发紧，恶寒无汗，咽喉发干，舌苔薄黄，脉滑数，体温38℃。证属外感新愈，正气未复，又复新感，故为外有风寒表证，里有伏热。治宜辛温解表，苦寒清里。拟方陆氏解表清里汤：鱼腥草36克，葛根、板蓝根各18克，炙麻黄10克，桂枝、甘草各12克，炒黄芩、生姜各18克，大红枣12个。水煎，每日一剂，分三次服，8剂愈。

（4）外感寒邪（上呼吸道感染）：江某，男，69岁。咳嗽，咯痰半月，恶寒发热。患者素有慢性支气管炎，平时很少咳嗽。月初因受凉后逐渐咳嗽，白色黏痰不易咯出，后又受寒，咳嗽加重，咯痰增多，伴有头痛乏力，纳差，体温38℃，舌质黯红，苔薄白，脉浮数。辨证分析：素有慢性支气管炎，肺气虚，又加屡受寒邪，未能及时疏解，郁而化热，痰热郁结，肺气失宣。治宜疏解清肺化痰，佐以益气。拟方陆氏化痰益气汤：炙麻黄8克，杏仁、知母、贝母、陈皮各12克，菊花、板蓝根、金银花、黄芩、沙参、丹参各18克，鱼腥草、生石膏各30克，鸡内金、天门冬、麦门冬、生晒参各10克。水煎，每日一剂，分三次服。8剂见效，16剂愈。

（5）风热外邪（上呼吸道感染）：陈某，男，59岁，发热暮甚，三天不解，头胀，四肢酸楚，无汗，咽喉干痛，口渴喜饮，咳嗽咯痰，痰黄黏而不爽，面红唇干，咽喉潮红，舌红苔黄薄，脉浮数。六诊合参，辨证属风邪外感化热，留恋不解，咽喉不利，肺气失宣。治宜辛凉解表，清热利咽。拟方陆氏解表利咽汤：豆豉、大力子、金银花、连翘、杏仁、淡竹叶各12克，荆芥、薄荷、桔梗各8克，甘草、芦根各20克。水煎，每日一剂，分三次服。4剂即愈。

（6）风热外邪（上呼吸道感染）：刘某，男，62岁。发热口干，头痛，四肢痛甚，咳嗽，咯黄色脓痰，咽痛红肿，悬雍垂有白色分泌物，舌红，苔黄腻，脉浮数。辨证为风热外感，肺气失宣。治宜清热解毒，宣肺化痰。拟方陆氏解毒化痰汤：板蓝根30克，金银花、连翘、金莲花、炒黄芩各15克，玄参、桔梗、前胡、山豆根各12克，甘草8克。水煎，每日一剂，分三次服。4剂见效，12剂愈。

（7）气虚外感（感冒）：郁某，70岁。劳累过度，睡眠不足，外感风凉，自觉后背着凉，周身不舒，纳差，体温38℃。现症神疲乏力，四肢酸楚，舌苔薄白偏干，脉沉细弱迟，心率58次/分。辨证为劳役伤气，外感风寒，肌表失宣。治宜益气疏解，佐以养心活血。拟方陆氏益气活血汤：黄芪、丹参各18克，白参、五味子、桂枝、赤芍、白芍各12克，麦门冬15克，甘草4克，生姜6克，大枣8枚。水煎，每日一剂，分三次服。4剂见效，8剂愈。

（8）外邪风湿（细菌性肺炎）：方某，男，62岁。因洗澡着凉感全身不适，关节酸痛，头晕乏力，体温40℃，伴畏寒，肢楚无汗，咳嗽痰多，微喘，舌苔黄腻，脉浮数。辨证属风湿入里，表里双感，上中二焦失宣。治宜解表清里，芳香化浊。拟方陆氏清里化浊汤：葛根、黄芩各18克，制半夏15克，藿香、川黄连、陈皮、豆豉、苏叶、杏仁各12克。每日一剂，分三次服。8剂见效，16剂愈。

（9）外感春温（上呼吸道感染）：于某，男，62岁。发热，周身关节酸疼，咳嗽，胸痛，小便黄，头痛，咽痛口干，晨轻暮重，出汗，咽喉少红，舌苔薄而黄，脉弦滑。辨证属外感风邪，由卫入气，病为春温。治宜辛凉疏解，清理里热。拟方陆氏辛凉清热汤：荆芥、薄荷、桔梗、竹叶各 12 克，板蓝根、连翘、甘草各 18 克，豆豉 15 克，金银花、黄芩、芦根各 18 克。水煎，每日一剂，分三次服。8 剂见效，16 剂愈。

（10）外感冬温（大叶性肺炎）：张某，男，21 岁。突然发冷，寒战，咯铁锈色痰，呈阵发性咳嗽剧烈，全身出汗，体温 39.8℃，右上腹疼痛，持续六分钟，针灸处理自动缓解，伴恶心呕吐，腹胀，口渴喜冷饮，咳嗽频，痰多白色泡沫状，便秘，尿黄少，舌质红，苔黄腻，脉洪大而数，心率 110 次／分。辨证为冬温犯肺，肺失宣降。治宜清热化痰，宣降肺气。拟方陆氏清热化痰宣气汤：金银花、连翘、鱼腥草各 25 克，炒黄芩 18 克，生石膏 35 克，黄连、麻黄、杏仁、生甘草、知母、贝母、桔梗各 12 克。水煎，每日一剂，分三次服。8 剂见效，24 剂愈。

（11）外感温邪（呼吸道感染）：尤某，男，61 岁。咳嗽气喘，吐黄脓痰，咯痰不爽，发热 39.8℃，恶寒，四肢酸楚，有汗不解，口渴尿黄，息急神疲，面赤，舌红，苔黄干，脉象浮数。辨证属素有痰饮，又感温邪，温邪上犯，肺热津伤。治宜清热化痰，宣肺生津。拟方陆氏清解生津汤：金银花、连翘各 25 克，生石膏 30 克，黄芩、芦根、天门冬、虎杖、枇杷叶各 18 克，炙马兜铃、知母、贝母、甘草、桔梗各 12 克，鱼腥草 30 克。水煎，每日一剂，分三次服。8 剂见效，24 剂愈。

（12）外感温邪（肺炎）：周某，男，65 岁。因受凉感冒后，全身不舒，发热三天，现仍未退，咳嗽痰黏白，咳吐不爽，口渴喜饮，大便干燥，面赤唇燥，舌红苔薄黄，脉浮而数。辨证属冬温犯肺，肺气失宣，热炽伤津。治宜清热解毒，化痰宣肺，佐以生津。拟方陆氏清热解毒汤：金银花、连翘各 25 克，黄芩、鱼腥草、天门冬、麦门冬、玉竹各 18 克，川连、生甘草、生三仙、石斛各 12 克。水煎，每日一剂，分三次服。8 剂见效，16 剂愈。

（13）外感风邪（支气管扩张）：朱某，男，39 岁，经常咳嗽，又感风凉，痰多泡沫样，并有一次大量咯血，黯红色，口干欲饮，易于自汗，舌红苔薄脉弱。辨证属痰热内伏，肺络受伤，久延气虚。治宜清解肺热，化痰益气。拟方陆氏清肺益气汤：北沙参、炒黄芩、天门冬、麦门冬、杏仁、川贝母、百合、冬瓜子、瓜蒌皮各 12 克，白参 8 克。水煎，每日一剂，分三次服。治疗本着急则治标，缓即治本的原则酌情施治，治标以清肺化痰，凉血止血为主；治本则以益气健脾补肾等随证加减。根本既固，正气存内，则邪不可干扰，外邪不得入侵发作，当病愈矣。

（14）外感风寒（上呼吸道感染）：方某，男，25 岁。外感风寒，咳嗽，鼻塞，恶心，嗳气，喘息，低热，扁桃体红肿，舌苔薄白，脉弦。辨证为外感风寒，肺气失宣。治宜辛温解表，止咳化痰。拟方解表排毒汤：连翘、金银花、牛蒡子、野菊花、桑叶、羌活、独活、杏仁、神曲、焦枳实、厚朴、象贝母、桔梗各 12 克，豆豉 15 克，陈皮、薄荷、焦枳壳、蝉蜕、黄芩各 8 克，马勃、川黄连各 3 克。水煎，每日一剂，分三次服。

（15）外感疫毒（上呼吸道感染）：刘某，女，16岁。发烧40℃，已持续半个月，精神萎靡不振，面容憔悴，四肢倦怠，形体消瘦，头晕头痛，饮食差，舌质红，无苔，脉象细数无力。辨证合参，病属外感四时疫毒邪气，内侵化热，蕴郁灼津，气阴两伤。治宜清热凉血，益阴润燥。拟方陆氏青紫解毒汤：大青叶60克，紫草60克。二药共煎（儿童各30克），煎前先用温开水浸泡40分钟，后用文火煎之，沸后五分钟即成，煎煮时间过长则降低药效。治疗外感疫毒（病毒性上呼吸道感染）数百例，一般服药两剂病除痊愈，少数服四剂而愈，愈后病症未见反复，且未见副作用。

（16）寒邪郁肺（急性支气管炎）：郇某，女，38岁。因淋雨受凉发病，初恶寒发热，咽痒，咳嗽，经多方治疗仍见咳嗽频剧，咳时腰弯曲背，小便自遗。常夜不能寐，心烦，舌淡，苔薄白，脉浮紧。证属寒饮郁肺，失其肃降。治宜温化水饮，开郁清降。拟方陆氏小青龙石膏汤：麻黄、桂枝、白芍、干姜、细辛、五味子、甘草、大枣各20克，半夏30克，生石膏120克。水煎，每日一剂，分三次服。临床治疗数百例，最多三剂治愈，无副作用。

（17）寒邪犯肺（慢性支气管炎）：陈某，男，45岁。患者自上星期开始咳嗽不止，胸闷气逆，泡沫痰，头痛怕冷，恶风无汗，历来经常咳嗽，有痰而不多，每遇寒冷，咳嗽频繁，舌质红润，苔薄白，脉象浮滑。证属寒邪侵肺，肺失宣降。治宜宣肺止咳，祛痰平喘。拟方陆氏宣肺平喘汤；炙麻黄、炒杏仁、甘草、桔梗、百部、五味子、川贝母各8克，前胡、紫菀、麦门冬各12克，炙兜铃15克，百合18克，生阿胶10克（烊服）。水煎，每日一剂，分三次服。8剂见效，24剂愈。

（18）外感风温病毒（肺脓肿）：汤某，男，46岁。高烧，咳嗽，吐黏脓痰有臭味，胸部疼痛，呼吸促，口渴，舌质红，苔黄，脉滑数。证属外感风温病毒，病邪集结于肺，损伤血脉，血受热灼而发生肉腐变成痈脓。治宜清热排脓，祛痰解毒。拟方陆氏清热排脓汤：冬瓜子、金银花、蒲公英、生苡仁各30克，鲜芦根60克，桔梗、丹皮、枳实、葶苈子、川贝母、桃仁、苏子各10克，黄芩15克。水煎，每日一剂，分三次服。治疗肺痈应首先辨清虚实，一般突然高烧，咳嗽，痰黏有臭味，胸痛，舌质红，苔黄，脉滑数有力，属于实证，即以清热解毒排脓为主。药量宜大，如因循守量，必致阳亢无制，阴更耗竭。治疗在未成脓之时见效较速，若已成脓必须治以活血排脓，清热解毒，方能得全肺气与津液，从而痊愈。酒客成癖者，患者预后不佳。若见气喘，喑哑，脓血恶臭，爪甲青紫者，已为肺叶腐败之证，则凶多吉少。

（19）风热袭肺（肺脓肿）：李某，男，45岁。半月前受凉发热恶寒，咳嗽，吐痰腥臭带血，急性病容，全身消瘦，皮肤干燥，体温39.6℃，胸闷痛，咳嗽，咯脓血痰量多腥臭，舌质红，苔黄腻，脉滑数，曾于某医院治疗十天无效。现诊辨证为风热袭肺，热灼炼津为痰，痰热壅塞肺络，肺叶受损，血败肉腐。治宜清热解毒，祛痰排脓。拟方陆氏苇茎汤：苇根、桔梗、冬瓜子、鱼腥草各50克，生苡仁、金银花、瓜蒌、黄芩、甘草各25克，连翘20克。水煎，每日一剂，分三次服。8剂见效，32剂愈。

（20）热邪蕴肺（肺脓肿）：朱某，女，20岁。发热，咳嗽，胸痛，高热持续40℃，咳嗽剧烈，咯痰如脓样，纳呆，口干喜饮，大便秘结，舌红，苔淡黄腻，脉滑数。证属邪热蕴肺，郁久不解，肺叶腐败而成脓疡。治宜清热解毒，祛痰排脓。拟方陆氏清热排脓汤：鱼腥草、金银花、生苡仁、冬瓜仁各35克，桔梗18克，甘草8克，黄芩、桃仁、象贝母各12克。水煎，每日一剂，分三次服。十剂热清，咳痰减少，减去方中清热之剂，药加黄芪、党参益气托毒，继服16剂愈。治疗阶段大量服用豆汁效佳。

（八）三焦辨证

三焦辨证是为温病辨证方法之一，是依据三焦所属部位的概念，在卫气营血辨证的基础上，结合温病转变规律特点而总结出来的。

三焦辨证的概念：三焦辨证是在阐述上、中、下三焦所属脏腑病理变化及其证候的基础上，同时说明了温病初、中、末三个不同阶段。从证候上来看，上焦包括手太阴肺经和手厥阴心包络经络的证候；中焦包括足阳明胃经和足太阴脾经的证候；下焦包括足少阴肾经和足厥阴肝经的证候。

1. 上焦病证

温病自口鼻而入，由上而下。鼻通于肺，属手太阴经，所以温病开始的时候，即出现肺卫受邪的症状。温邪犯肺之后，它的转变有两种趋向：一为顺转，指病邪由上焦传入中焦，而出现足阳明胃经的证候；另一种为逆转，即从肺卫传入手厥阴心包络经，而出现邪陷心包的证候。

临床症状：微恶风寒，身热自汗，口渴，或不渴而咳，午后热甚，脉浮数或两寸独大；邪入心包，则舌謇肢厥，神昏谵语。

辨证分析：邪犯上焦，肺主皮毛，故恶风寒。肺主化气，肺病不能化气，气郁则身热，咳为肺气郁；午后热甚，乃阴受火克，浊阴之邪归下，乘火旺之时而作。温热之邪在表，故脉浮数。邪在上焦，故两寸脉独大。温邪逆转心包络，舌为心窍，故舌謇。心阳内郁，故肢厥；热迫心伤，神明内乱，故神昏谵语。然此证的肢厥，应与阴寒所致的冷过肘膝之厥相鉴别。

2. 中焦病证

温病自上焦开始，顺转至于中焦，则出现脾胃之证候，脾与胃虽以表里相属，而其特性各有不同。胃性喜润恶燥，燥则浊气不通而郁闷，邪入中焦而从燥化，则出现阳明的燥热证候。脾性喜燥而恶湿，湿则脾气抑遏而运化失常，邪入中焦而从湿化，则出现太阴经的湿热证候。

临床症状：阳明燥热则面红目赤，呼吸促粗，便秘，腹满，口干咽燥，唇裂舌焦，苔黄或焦黑，脉象沉涩。太阴湿热，则面色淡黄，头胀身重，胸闷不饥，身热不扬，小便不利，大便不爽或溏泄，舌苔黄腻，脉细而濡数。

辨证分析：阳热上炎，故面红目赤；邪热壅盛，故呼吸俱粗。由于阳明燥热，热迫津伤，胃失所润，故有身热腹满，便秘，口干咽燥，唇裂舌焦，苔黄或焦黑，脉象沉涩等气机不畅，津液难以输布的症状。

太阴湿热，热在湿中，蒸郁于上，则面色淡黄，头胀身重；湿热困郁，气机不畅，升降失常，则胸闷不饥；热蒸于湿，湿郁肌腠，则身热不扬；湿热郁滞中焦，脾运不健，气失通畅，故小便不利，大便不爽。舌苔黄腻，脉细而濡数，都是湿遏热郁之症。

3. 下焦病证

湿病之邪，久羁中焦，阳明燥热，劫灼下焦，阴液耗损津亦被劫，乙癸同源，肝肾受灼，故多为肝肾阴伤之证，但亦有湿久脾阳消乏，肾阳亦惫者。

临床症状：身热面赤，手足心热，口干，舌燥，神倦，耳聋，脉象虚大，手足蠕动、瘛疭，心中憺憺大动，神倦脉虚，舌绛苔少，时时欲脱。

辨证分析：温病后期，进入下焦，损肾之阴液。身热面赤，乃肾精亏损，虚热内扰的表现；手足心热，仍阴虚内热之明证；如口干，舌燥等，亦系阴液亏虚所致。肝为刚脏，属风木而主筋，肾水以涵养，热邪久留，真阴被灼，水亏木旺，筋失所养而拘挛，以致出现手足蠕动、瘛疭；而心中憺憺大动，亦系阴虚水亏，虚风内扰所致。神倦脉虚，舌绛苔少，欲脱，均为阴精耗竭之虚象。

4. 三焦病的转变规律

三焦病的各种证候，标志着温病病变发展过程中三个不同的阶段。上焦病证候，多表现于温病的初期阶段；中焦病证候，多表现于温病极期阶段；下焦病证候，多表现于温病的末期阶段。其转变多由上焦手太阴肺经开始，由此而转入中焦，进而转入下焦为顺传；如感受病邪偏重，抵抗力较差的病人，病邪由肺卫转入手厥阴心包络者为逆转。

三焦的病变，取决于病邪的性质和受病机体抵抗力的强弱等因素。如病人体质偏于阴虚而抗病较强的，感受病邪又为温热、温毒、风湿、温疫、冬温，若顺传中焦，则多从燥化，而为阴明燥化证；传入下焦，则为肝肾阴虚之证。如病人偏于阳虚而抗病力较弱者，感受病邪又为寒湿，若顺传中焦，则多从湿化，而为太阴虚化证；传入下焦，则为温久伤阳之证。唯暑兼温热，传入中焦可从燥化，也可从湿化，传入下焦，既可伤阴，也可伤阳，随其所兼而异。

三焦病的传变过程，虽然自上而下，仅指一般而言，也并不是固定不变的。有的病犯上焦，经治而愈，并未传变；有的又可自上焦经传下焦，或由中焦再传肝肾的，这又与六经病的循经传、越经传相似。也有初起即见中焦太阴病症状的，也有发展即见厥阴病症状的，这又与六经病证中的直中相类似。还有两焦症状互见和病邪弥漫三焦的，这又与六经的合病、并病相似。

综上所述，各种辨证都是在六诊、八纲等基础上，通过进一步分析、综合，以识别疾病，探求病因，审察病机，确定病位和疾病发展趋势的一种诊断方法。病因辨证是根据一系列的具体症状，以求致病的原因。气血、津液、脏腑、经络辨证是根据一系列的症状、体征，以明确病机及病证出现所隶属之部位。而六经、卫气、营血和三焦辨证则是根据一系列证候，以掌握伤寒和温病的发展趋势及其关键所在。临床运用各有所主，但要互为参照，全面掌握。

必须指出，辨证与八纲是相辅相成的。八纲是辨证的大纲，概括性强，其他各种辨证是在八纲辨证的基础上，进一步根据病因、病位、病程加以分析，使辨证更为精细，诊断益臻完备。

四、诊断与医案

本章主要论述六诊、八纲与各种辨证方法如何在临证时综合而灵活地运用于治疗拟方及病愈过程。

六诊与辨证的运用临床医案例

临证必须掌握六诊的基本原则与八纲辨证的精神，适当运用各种辨证方法，才能得到正确的诊断。为了进一步提高诊断的能力，对一些带关键性的问题再加以论述。

1. 辨证要点

六诊详细而准确，是辨证的基础。根据六诊合参的原则，辨证不能只凭一个症状或一个脉象，仓促下诊断结论；必须把望、闻、问、脉、按、症等六方面的证候综合起来，作为辨证的依据。六诊不全，则容易偏差，甚至误诊。六诊已运用了，还要注意每一诊是否做到详细准确。证候是诊断的证据，证据越充足，辨证下断语就越容易。因此要求六诊都尽可能地将疾病的证候详细掌握而无遗漏。当辨证还有可疑之点，便应掌握辨证之线索，细致加以诊察，务必把病人所有的证候都找出来，否则六诊虽具而不完备，辨证的基础还是不牢靠的。

病情有轻有重，病程有长有短，身体有强有弱，证候的表现有简单的，也有复杂的。有的患者只有两三个症状，有些患者症状很多；有些病人表达能力差，未能说出全部病情；有些病人受情志影响，讲不清楚病情，或者讲了一些假的情况，也有一些患者，由于种种原因，夸大了病情，或隐讳某些症状，因此必须注意证候准确性，六诊合参，认真辨证分析。

六诊是医者在病人身上观察得来的，所谓准确性，还要求医者客观地进行六诊，不能将主观臆测或疑似模糊印象作为正确证候，这就要求我们熟练而准确地掌握六诊的方法。

2. 围绕主要症状进行辨证

辨证要善于掌握主症。所谓主症，可能是一个症状或几个症状，这些症状是疾病的中心环节。以下两女都是闭经症状，但症状表现不同。

王某，女，23岁，身体素质本弱，月经每月一行，量少色淡。近八个月来经闭，经多处中西医治疗均未获愈。患者乏力，心悸，失眠，纳差，皮肤不润，无泽，舌质淡红，脉沉细涩无力。六诊合参分析，证属心脾两虚，心血精血不足，血虚闭经。治宜补脾养血，调理冲任。拟方陆氏补脾调经汤：生山药、炒白术、何首乌、熟地各30克，生鸡内金、当归、白芍各15克。水煎，每日一剂，分三次服，8剂即愈。

张某，女，24岁。夫妻争吵后经血不行五个月，曾在多处医治无效。现觉两胁胀满，少腹隐痛，纳差，头晕，舌红，脉弦细。六诊合参辨证诊为肝郁气滞，脾伤闭经。治宜补脾养血，理气开郁。拟方：柴胡、醋香附各12克，党参、黄芪、生山药、炒白术各30克，生鸡内金、当归、白芍各15克。水煎，每日一剂，分三次服，8剂即愈。

两女同患闭经症，但病因不一样，表现症状也不一样，因而必须认真辨证分析，对症下药方能效佳。中药治大病关键是对症。

又一闭经病例：李某，女，19岁。患者明显消瘦，面色萎黄，贫血面貌，皮肤甲错，食少，嗜睡，闭经已半年，脉沉弱，舌红苔薄白。六诊合参，证属禀赋不足，后天失调，饮食不节，病久失常，积劳内伤，元气亏耗。治宜补虚养血。拟方陆氏髓枣粥：猪骨髓120克，桂圆肉120克，大红枣120克，三七粉10克，山药粉80克。先将大枣、桂圆肉在锅内加水煮烂，再放入猪骨髓，约10分钟，使成糊状，再加入三七粉，搅匀离火，冷却即成髓枣粥。每日服三次，每次一汤匙，空腹服用。服用六个月诸症消失，月经按时来潮，后访三年未见异常。本处方在临床上可用于白血病、再障贫血治疗也有疗效。

3. 从病变发展中、治疗过程中辨证

疾病的过程是一个不断变化的过程。虽然同是一种病，根据个体和条件的不同，也会有不同的变化。就是同一个人随着时间的迁移，病机也不断发展，更会因治疗而引起变化。

王某，女，28岁。闭经已五个月，下腹部坠胀，疼痛，时发时止，带下稍黄，量中，自觉身热烦躁，舌质黯红，苔薄黄，脉弦滞。证属气滞血瘀。治宜化瘀通络。拟方陆氏活血化瘀汤：急性子60克，莪术、牛膝各15克，蒲黄、红花各12克，香附15克，益母草30克。水煎，每日一剂，分三次服，4剂月经来潮，经期五天，经色紫黯有块，再拟以陆氏活血养血汤4剂调理而愈，后访月经正常。

张某，女，32岁。人流后半年未来月经，术后恶露三天不止，孕前月经25天无痛经，现感少腹坠胀隐痛，白带多，有时感觉少腹发胀，腰骶拘急，活动后减轻，舌边有瘀点，苔薄白，脉微弦。六诊合参，证属盆腔炎证，气滞血瘀。治宜清热解毒，化瘀通经。拟方陆氏红藤苡仁汤：苍术、黄柏各15克，红藤、败酱草各30克，生苡仁40克，甘草8克，急性子、益母草各30克，莪术、红花、蒲黄各10克，牛膝15克，香附12克。水煎，每日一剂，分三次服。8剂月经来潮，后又配服陆氏补肾调经汤8剂痊愈。处方：生山药、炒白术各30克，生鸡内金15克，当归、白芍各12克，桃仁、红花各10克。水煎，每日一剂，分三次服。

以上病例同是闭经症，但是情况不同，变化不同，得病的原因亦不同。总之，辨证必须胸有成竹，一切从证候的客观指标和内外环境的不同灵活进行诊断。病证未变，则辨证的结果不变；病证已变，则辨证的结果自应随之改变。同症不同因，必须审因论治。

又举闭经医案。佟某，女，21岁。经事已五月未行，面色萎黄，少腹微胀，证似干血痨初期。随嘱服大黄䗪虫丸，每服9克，日服三次，尽期可愈。此后遂不复来，认为已愈。时隔三个月，忽一中年妇女扶一女子来诊，顾视此女，面颊以下，已瘦不成人，背驼腹胀，两手按腹，呻吟不止。责怪而问之，病已至此，为何早不治之。妇女哭泣诉之，此是我女儿，三月前就诊于先生，先生令服丸药，如今腹胀有加不减，四肢消瘦，背骨突出，月经仍未见，故再求诊。听其言忽然想起，骇然大惊，误诊、误药、误治，深悔莫及，然病人已危重至此，尤不能不一尽心力。诊其情况，皮骨仅存，少腹胀硬，重按之痛益甚。此瘀血内结，不攻其瘀，病不易除，又虑其元气大伤，恐不胜攻，思先补之，又恐补之恋邪，尤为不可，于是决以陆氏活瘀下结汤试之。次日母女复来，知女下黑瘀甚多，胀减腹平，惟脉虚甚不宜再用，拟方陆氏活血行气导瘀汤：黄芪30克，当归、川芎、白芍各15克，党参25克，陈皮、茺蔚子各10克。每日一剂，分三次服，8剂痊愈。又拟陆氏活血下结汤：虻虫、水蛭各3克，大黄15克，桃仁50粒。水煎，每日一剂，分三次服，服后观效，不可多服。本案乃邪实体虚之征，泻邪即养正，遇斯症，即宜用斯药，固不必拘泥于补虚然后攻正之俗训也。

又例：陈某，女，21岁。五月前因夫妻不和忧郁伤中，月经不来，午后小腹剧痛，腰屈不能伸，双手按腹，阵痛发作，下流白浊，形体消瘦，纳差，唇色淡，舌上光剥，脉沉弦且劲。六诊合参，辨证为忧忿伤肝，肝气横郁，脾失健运，不能化精微以输冲任，而致闭经不行。治宜疏肝达郁，运脾通经。拟方陆氏疏肝通经汤：黄芪、党参、白术、云苓、当归各12克，白芍、乌贼骨、川续断、制香附各10克，柴胡、木香、炙甘草各5克，上油桂3克。水煎，每日一剂，分三次服。服8剂腹痛即止，又进8剂白带下浊亦除，疗效显著，又续进8剂，食欲转佳，精神焕发，月后来经，身体康复，患者甚悦。

又例：赵某，女，21岁。两天来鼻出血不止，常有周期性鼻出血，月经开始后鼻出血即止。17岁时月经正常，三月前旧病又发，每月于经前2天发生鼻出血，失血较多，现共发生六次，虽经治疗无效。患者面白无华，精神委顿，脉象细弱，舌淡苔薄白。六诊合参，证属真阴亏损，火灼经脉，冲任损伤，血随火腾，上逆出血（代偿性月经）。治宜益阴泻火治本，养血益气止血治标。拟方陆氏益气养阴泻火汤：炒荆芥炭、炒子芩、当归、石膏、党参各12克，丹参、橘络、牛膝、丹皮、白芍各6克，山栀、茅花各8克。水煎，每日一剂，分三次服。4剂愈，以后每月经前服4剂，连服三月病除。

又例：孙某，女，26岁。婚后口服避孕药一年，今因停药备孕，不料阴道骤然流血不止，淋漓不尽，现已三月，血色黯褐，量少有块，下腹冷痛，神疲乏力，腰膝酸软。曾在某医院妇科查诊为子宫功能性出血，屡用雌性激素、睾丸素、黄体酮等药，治之无效。现诊其面色苍黄无华，纳呆，下腹冷痛，神疲乏力，腰膝酸软，失眠多梦，心烦，舌质淡，苔薄白，脉象细弦。六诊合参，诊为冲任虚寒，瘀阻胞宫，而致阴道下血，淋漓不尽。治宜温经散寒，养血祛瘀。拟方陆氏温经汤：当归、白芍、党参各15克，吴茱萸、生地、桂枝、炙甘草各8克，丹皮12克，阿胶18克（烊化三次服），生姜三片。水煎，每日一剂，分三次服。连服10剂病愈漏下止。同年怀孕，足月产一男孩，母子平安。

4. 个别症状有时是辨证的关键

有些病人，六诊所得，各有所主，望诊、问诊、按诊是虚证；闻诊、脉诊、症诊是实证，甚至每一诊所得也有错杂征象，辨证互有抵触，不能得出一个统一结论，那么应怎么办呢？可以按照八纲辨证的办法，从复杂的病证中，根据个别能够反映整个病机的症、脉、舌，而断然给予辨证的结论。这一点和上述六诊详细而准确是辨证基础的精神并不矛盾，且足以互为补充。因此，这一决定性的一症、一脉或一舌，不能离开全部证候来孤立地下判断。有些病人由于误治，病情变得特别复杂。因此辨证不仅可按正常规律现象下判断，也可透过反常的证候下结论；但在反常的证候中，必须求得足以真正指示疾病之本质的一症、一脉或一舌，诊断才能正确。

5. 辨证与辨病的关系

证和病，两者有着密切的关系。有这样的病，就有这样的证。但不同的病也有相同的证，所以说既辨病也要辨证。如秋燥病、乳蛾病、喉痧病都有咽喉痛的证象，而治法就有所不同。辨病不同之点：按照辨证所得，与各种相类似的疾病进行鉴别比较，把各种类似疾病的特征都加以考虑，因而要求对病人的证候进行逐一查对，查对的过程中，进一步指导辨证，有没有这种或那种疾病的特点，最后把这些类似的疾病一一排除掉，而得出最后的结论。更重要的是经过辨病之后，使辨证与辨病所有的治疗原则与方药结合得更加紧密，以达到提高治疗效果，少产生误诊，少走弯路为目的。

临床医案举例：

杨某，男，55岁。患者一年多来全身皮肤瘙痒，挠后皮肤发红，不起风团，夜晚尤其影响入睡，曾用镇静和脱敏药物无效。经诊查全身皮肤粗糙，个别部位显苔藓样变，无渗出液，有明显抓伤血痂，舌质红润舌苔淡白，脉平稳。此证为风湿内侵，结为湿毒。治宜除湿解毒，熄风止痒。拟方陆氏解毒止痒汤：刺蒺藜、炒槐花各18克，皂角刺、威灵仙各15克，白鲜皮35克，全蝎、猪牙皂角、苦参、荆芥、蝉蜕各8克，炒枳壳、紫草根各12克。水煎，每日一剂，分三次服。8剂后瘙痒已轻，全身皮肤也显光滑，皮肤润已见恢复，又进8剂症愈。

朱某，男，73岁。两下肢每至秋季皮肤瘙痒，已十年之久，逐渐蔓延至两大腿、躯干、上肢、颈部，挠后皮肤脱白屑或出现小丘疹，每发至次年二月渐为缓解。曾多处求医未愈，现又发作，周身痒而不能忍受，夜寐不安，舌红苔黄腻稍干，脉弦。六诊合参分析，证系风湿郁于肌肤，日久伤营，复感秋凉风燥，血虚邪争，引起痒症。治宜养血润燥，祛风利湿。拟方陆氏养血利湿汤：生地、土牛膝各18克，土茯苓35

克。赤芍、丹皮、紫草、皂角刺、苍术、钻地风各 12 克，白鲜皮 15 克，陈皮 8 克。水煎，每日一剂，分三次服。服药 4 剂见效，8 剂愈。

中医临床上，有些病的确是从症命名的，如咳嗽、喘、吐血、便血之类；有的以病因命名的，如惊悸、秋燥之类；也有的以病位命名的，如脚气、阳痿之类；也有以病理命名的，如痰饮、白内障之类。还有的以病因病位病名的，如肺燥、皮肤瘙痒之类；也有以病理病位命名的，如肠痈、肺痈、乳痈之类。不管因证、病因、病位、病理病位等命名，在辨证上都具有指导意义，在治疗上就有一套原则与方法。总之，病是从辨证得来的，一种病有一种病的变化规律，这个病的规律反过来指导辨证。都是皮肤瘙痒症，但是病因、病情、病位、病机不统一，所以在体内的反映也不统一，如何辨证清楚对症下针，对症下药，才是治病的关键。

五、八纲与其他辨证方法的运用与临床医案

八纲辨证是通过观察人身与疾病这一生理与病理、正气与邪气、平衡与失调的相互关系，找出一般规律，并做出高度的概括。几乎所有疾病，都可以用八纲加以分析和归纳。八纲既是辨证的总纲，又是辨证论治的理论核心，它是历经几千年发展而形成又逐步充实的。八纲之所以能科学地运用诊断与治疗，因为它自发地含有唯物辩证法的内涵。例如：表与里，寒与热，虚与实，阴与阳，就是四对矛盾。而寒热与表里的错杂，阴阳转化与寒热、虚实之真假等辨证法，能指导寻找疾病矛盾的主要方面及其相互转化与分清疾病的现象与本质。因此八纲与几种辨证方法的关系，是层次位于更高一级的关系，是病因辨证、气血津液辨证、脏腑辨证、六经辨证、卫气营血辨证、三焦辨证的基石与指针。

（一）外感病与杂病的辨证方法

病因辨证等七种辨证方法，临证时又如何运用呢？一般可分为外感和杂病两大类。

适用于外感辨证有：六淫与疫疠的辨证、六经辨证、卫气营血辨证、三焦辨证四种辨证方法。外感辨证首先分别是否感染疫疠，其次分辨六淫邪气。六淫之邪又可分为寒温两大类，属风寒者有六经辨证方法；属温热者，用卫气营血辨证或三焦辨证方法。疫疠之邪与季节性、气候之变化有关，故亦可用寒温两类辨证方法结合辨证。

适用于杂病辨证的有：气血津液辨证、经络辨证、脏腑辨证。杂病辨证可以以脏腑辨证为中心，若气血津液证突出者，与气血津液辨证相结合；若与十二经脉所过之肢体部位症状有关者，则与经络辨证相结合；辨证求因，是辨证论治的原则之一，故脏腑辨证必须注意与病因辨证相结合；特别是对七情影响应予足够之重视。所谓杂病，包括内、外、妇、儿等科疾病。辨证时还应与所属之学科特点相结合，与辨病相结合。

（二）临床医案举例辨证分析治疗

1. 赵某，男，44岁，工人。1993年1月28日初诊，上腹痛。

自诉：上腹痛三年余，时疼时止，反复呕吐。

病史：自幼有泛酸烧心症，二十多年来常因喝酒、吃辣、饮食不当，引起上腹痛，近三年泛酸嗳气加重，上腹痛多在饭后3小时左右发作，每在冬春周期性复发，曾多处求医，中医、西医、针灸均效不巩固。

西医诊：血压125/82mmHg，体温36.9℃，呼吸18次/分钟，脉搏66次/分钟，

营养欠佳，消瘦，心肺无特殊变化，腹平软，上腹偏右轻压痛，有振水声（饭后两小时），胃部鼓音区增大。西医诊为十二指肠球部溃疡。

中医诊述：上腹胀满时痛，不能进食，食则呕吐，下午为甚，形瘦乏力，腹动有声，舌淡苔薄腻，脉弦滑。

六诊合参辨证为溃疡久延，中焦欠运，胃失降纳，饮停气滞，纳呆。

治宜健理脾胃，顺气化饮。拟方陆氏健脾理化饮：黄芪15克，白花蛇舌草30克，陈皮、厚朴、姜竹茹、枳实各8克，制半夏、生麦芽、生姜各10克，云苓18克，白术、木香各10克。8剂，水煎，每日一剂，分三次服。

二诊：胃脘痞满减轻，呕吐已止，纳少口干，仍有上腹阵水声，大便溏泄，舌净脉弦，此乃胃气失降，水饮少行之象，佳兆也。饮非温不化，气行则水行，再予以陆氏温化理气汤：茯苓15克，桂枝、苍术、枳实、麦芽各12克，厚朴8克，生姜10克。水煎，每日一剂，分三次服。8剂后脘痞已舒，未再呕吐，胃纳见佳，口干，胃中有稍水声，舌净，脉弦，症情进入佳境，二诊原方加人参粉3克（冲服）病愈。

2. 盈某，女，18岁，学生。1993年8月18日初诊。

主诉：食后呕吐四年。

病史：自1989年起食后呕吐，吐后舒服，经多处中西医治疗无效，近年来病情逐渐加重，朝食暮吐，伴见精神乏力，面黄体瘦，时有畏寒，纳少，大便略稀，每日2～3次，月经自13岁来潮后至今未行，舌质黯苔薄白，脉细滑。

六诊合参辨证为寒凝中州，脾阳不振，不能运化水谷。脾气主升，胃气主降，清阳不升，浊阴不降，故朝食暮吐，暮食朝吐。治宜温中健脾，和胃止吐。拟方陆氏温中健脾汤：灶心土（伏龙肝）50克，先煎代水用。丁香、柿蒂、生姜各10克，陈皮、川厚朴各12克，法半夏、茯苓各18克，黄芪、党参、炒白术各15克，当归12克，升麻3克，柴胡6克，生山楂20克，红花10克。水煎，每日一剂，分三次服。8剂见效，16剂病除康复。

3. 左某，男，48岁，干部。1994年11月18日初诊。

主诉：腹痛12年，呕吐6天。

病史：上腹部阵发性疼痛12年，呕吐6天。西医诊为十二指肠球部溃疡，幽门痉挛，反复治疗10年未愈，昨日病情较重，呕吐一痰盂咖啡样物少许，故求中医诊治。

病情诊述：进食较少，食后腹胀，时仍呕吐，舌质红苔薄白，脉弦细。

六诊合参辨证为肝气郁滞，胃气上逆。治宜疏肝理气，和胃降逆。拟方陆氏疏肝降逆汤：生赭石29克，橘叶、天花粉各12克，苏叶、当归各6克，枇杷叶15克，川黄连3克，川楝子5克，北沙参、石斛、麦门冬各10克，干地黄12克，伏龙肝25克，法半夏、茯苓各15克，藿香10克。水煎，每日一剂，分三次服。8剂见效，16剂病愈。

4. 方某，女，39岁，1995年2月8日初诊。

自诉：上腹时痛12年，呕吐2个月，吐血半天。

病史：脘痞疼痛时轻时重，精神不舒时发作更频，愉快时减轻，呕吐为食物，有时带有少许血液，胃纳不振，神疲乏力，大便秘结，面容消瘦，面色欠华，精神萎靡不振，舌质淡苔薄，语声低微，腹部软，脘部压痛轻度，脉细弱。六诊合参辨证属肝木横逆所致。因肝为将军之官，性喜条达，情志不遂则木横犯胃；胃不和则痛，降纳失则呕吐，纳食更甚；延久正气虚弱，形瘦神疲，面色欠华，脉细数。治宜柔肝和胃，镇逆扶正。拟方陆氏柔肝扶正汤：旋覆花 12 克，代赭石 25 克，半夏、茯苓各 15 克，生姜 10 克，白芍、党参各 15 克，苍术、木香各 12 克。水煎，每日一剂，分三次服。8 剂见效，16 剂愈。

5. 刘某，女，53 岁，工人。1997 年 6 月 18 日初诊。

主诉：咽部异物感，消瘦有八个月。

病史：从去年底开始，食后咽喉有异物堵塞及刺痛感。此物可由咽喉至下腹上下移动，致不能进固体食物，只能进清稀，近月来日益加重，消瘦乏力，骨瘦如柴。经查肝功能正常，尿糖阴性，大便无异，心律正常，爱讲话，但很固执，爱生气，怀疑自己患食道癌。诊其形瘦色晦，舌质淡红，苔薄，脉虚弱。六诊合参辨证为肝郁气滞，痰阻胃失降纳。治宜疏肝解郁，理气化痰和中。拟方陆氏疏肝理气汤：制半夏、白术、薄荷各 12 克，当归、云苓、白芍、厚朴、紫苏各 8 克，柴胡、甘草各 3 克，乌药、麦芽、甘松各 10 克，小麦 20 克，大枣 10 个。水煎，每日一剂，分三次服。8 剂见效，16 剂愈，饮食好转，体重增加。可见古方如果辨证准确，按法用之确实有效。复方治大病关键是对症。

6. 王某，男，52 岁，干部。1997 年 6 月 28 日初诊。

主诉：上腹胀痛 6 年，近来加重。

病史：剑突下胃脘不适六年，自觉胀满，隐痛，纳差，时觉烧心，嗳气，口干，口黏，不能吃硬食，形体消瘦，面色萎黄，剑突下约一指处压痛明显，舌淡苔白，脉细弦。西医诊为萎缩性胃炎，胃脘痛。长期治疗，久治不愈。六诊合参，中医认为本病与情志忧郁有关，肝郁气滞，肝胃失和，饮食不调，损伤脾胃，肝肾不足，寒自内生，引起脾失健忘，胃失和降所致。本案病程长，形体消瘦，面色萎黄，虽有烧心，嗳气，口黏等热象，但是病的根本是脾胃虚弱，久延胃阴受伤，阴伤则热炽。治宜疏肝理气，养胃阴，清胃热。拟方陆氏舒肝养胃汤：白术、苍术、乌梅、党参、石斛、麦门冬、蒲公英、法半夏、生三仙、陈皮各 12 克，生苡仁 18 克，甘草 8 克，枳壳 10 克。水煎，每日一剂，分三次服。8 剂后食欲大增，体重增加，精神大振，口干、烧心之症消失，又进 8 剂，面色红润，症状全部消失，体重续增，嘱告再服 8 剂巩固。后访三年，体质健壮，见人就告之，中医乃神也。

7. 周某，男，62 岁，工人，1994 年 9 月 18 日初诊。

主诉：腹胀三年，加重 3 月。

病史：1991 年开始感上腹发胀，夜间明显，矢气频多，近三月逐渐加重，腹胀如鼓，伴有胀痛，食欲减退，体重减轻，大便每日一次为干便，曾多处求医未见疗效。

西医诊为腹胀肠功能紊乱，用药、输液无效，故求助中医。现诊：腹胀如鼓，按之不坚，腹皮绷急，叩之空空，矢气则舒，脘腹胀痛，食后更甚，且有凉感，纳少便干，苔薄白，脉弦细。六诊合参辨证为寒阻气滞，中焦失运，形成单腹胀。治宜益中理气，舒胃消胀。拟方陆氏理中消气汤：制川朴、炒枳壳、炒莱菔子、大腹皮、莪术、干姜各12克，云苓18克，广木香、砂仁各8克，紫苏、肉桂各10克，鸡内金、生三仙各10克。水煎，每日一剂，分三次服。8剂见效，16剂腹胀全消，食增神健，大便正常。继服8剂巩固，后三年回访，身体健壮。

厥气在上，营卫留滞，寒气逆上，真邪相攻，两气相搏，乃合为胀也。识其胀也，必审其证，当泻则泻，当补则补。故大凡治胀病，必须识别脏腑所属，邪之盛衰，明辨寒热虚实，以制定相应的治则。寒者温之，热者清之，虚者补之，实者泻之，灵活运用，才能获得满意疗效。

8. 刘某，女，28岁，已婚，1993年8月8日初诊。

主诉：结婚六年未怀孕，经西医检查确诊为月经不调不排卵。

病史：月经不调，烦躁胸闷，乳胀，内热，闭经，舌红，舌两边瘀斑，脉弦实。辨证为肝经郁滞，恶心瘀结，卵巢机能失调，不能温煦孕育卵泡，卵巢排卵受阻，因而不孕。治宜舒肝解郁，补肾调经，活血化瘀，行血利水，使瘀结消散，气血得以畅行；滋补肝肾，疗肾水亏虚，使阳生阴长，促使卵巢排卵。拟方陆氏补肾调经排卵汤：地骨皮、生地、玄参、青蒿各15克，青皮、香附、木香各12克，茜草、归尾、红花各10克，三棱、莪术各15克，柴胡8克，鸡血藤、苏木、生蒲黄、菟丝子、枸杞子、女贞子、刘寄奴、益母草、赤芍、白芍、泽兰、怀牛膝、覆盆子各10克。水煎，每日一剂，分三次服。体温低相，服药8剂至高，三天即可停药。陆氏补肾调经排卵汤在数十年的使用中对症均有效，治愈率在85%以上。

9. 方某，女，38岁，1993年10月28日初诊，不孕。

主诉：结婚八年，结婚半年后妊娠5个月流产，至今未孕。

病史：经期如常，量偏多，色黯夹块，临经乳胀。平时腰膝酸软，经行加剧，带下绵绵，腹胀嗳气，矢气则舒，面暗无华，舌淡苔薄，脉细。经西医妇科查，确诊双侧输卵管间质部完全阻塞，慢性盆腔炎。中医六诊合参辨证，本病例因曾流产，冲脉亏虚，肾元受伤，以致任督二脉癥瘕积聚，胞脉瘀阻，输卵管阻塞，难再受孕。如一味攻瘀则虚者更虚，任督之癥瘕难以消除。患者腰膝酸软，带下绵绵，又有经前乳胀，腹痛，虚实夹杂，若强调补肾，则瘀积难除，治宜补益肝肾，促使排卵，养血活血，疏通胞脉。拟方陆氏益肾活血通管汤：柴胡8克，路路通12克，熟地、当归、川芎、仙灵脾、红花、肉苁蓉、鹿角霜各12克，菟丝子、制香附各15克，败酱草18克，桃仁3克。水煎，每日一剂，分三次服。二诊拟方陆氏活血化瘀疏通胞络汤：当归、熟地、赤芍、白芍、川芎、红花、生茜草、路路通、石菖蒲、皂角刺各12克，桃仁、生苡仁各3克，海螵蛸、制香附各15克，红藤、败酱草各18克。水煎，每日一剂，分三次服。本病医案证属肝郁肾虚，胞脉瘀阻不通，精不得结合，治以益肾疏肝，活血通管，应按月经周期疗法交替使用陆氏活血化瘀、疏通胞络汤，及陆氏益肾活血通管汤。服药一月，经量正常，服药两周期，腰酸减轻，乳胀消失，检查基础体温上升超过 15 天未下降，说明已经受孕。

服陆氏活血化瘀、疏通胞络汤和陆氏益肾活血通管汤时需坚持测基础体温，以便按时交替用药，如基础体温上升超过 15 天以上，则停服二方观察测试，以防可能受孕而殒胎。

10. 陈某，女，32 岁，1999 年 10 月 8 日初诊。

主诉：结婚十年，受孕即流产，至今未孕。

病史：患者于 1989 年结婚，曾三次怀孕，不足三五月即习惯性流产，精神郁闷，神疲乏力，面色无华，舌淡苔薄白，脉弦弱以尺脉为甚。患者曾多处求医，但均未受孕。十年来已灰心丧气，今受亲属介绍本着安心治疗三个周期。六诊合参辨证：肾主先天之本，肾阴阳调和则身体强盛，肾虚则杂病丛生，故调理肾之阴阳对许多疾病都有疗效。肾与天癸、冲任、胞宫有着密切关系，为月经、孕育之本；脾主后天，司运化而生化气血，充养脏腑与冲任经脉，故肾脾健旺才能孕养。妇科经、带、胎、产诸疾的发生是外邪或内伤导致冲任损伤而流产不能得胎，冲任之本在肾，充养在脾，因而此医案中病人就是肾脾两虚而导致习惯流产，长期流产冲任失调以致后来不能受孕。拟方陆氏滋补肾脾育胎汤：川断、白术、杜仲、巴戟天、枸杞子、首乌、菟丝子、艾叶、桑寄生、党参、熟地、砂仁、红参各 12 克，阿胶 15 克（烊化三次冲服），鹿角霜 20 克。水煎，每日一剂，分三次服。禁食萝卜、薏苡仁、绿豆和绿豆芽、冷饮等。经过两月调理，面色红润，月经正常而受孕，后足月生产一女孩，母女身体健康。

11. 周某，女，28 岁，1995 年 8 月 8 日初诊。

主诉：结婚五年，月经量少，腹痛，至今未孕。

病史：患者月经提前五天，腹痛，体形肥胖，行经量少，白带多，舌淡苔薄白，脉沉弦。辨证为月经不调，肾脾失调，湿郁、气寒、瘀阻胞宫，脾虚寒湿。治宜补气益血，健脾除湿，养阳滋肾，柔肝理气解郁，调经止痛，行气散寒，理气。拟方陆氏调经活血汤：黄芩、黄柏、川芎、枳壳、台乌药、陈皮、车前子各 12 克，党参、当归、生地、白术、香附、杭芍、茯苓各 15 克，甘草、木香各 10 克，延胡索、山楂、芡实、苍术各 15 克，半夏 12 克。水煎，每日一剂，分三次服。服法：于月经来潮开始每日一剂，连服 5 剂；从月经来潮那天算起，到 15 天时再连服 5 剂。服上方两个周期怀孕，足月生一男孩，母子健康。

12. 王某，女，34 岁，1993 年 6 月 8 日初诊。

主诉：月经 2～3 月来潮一次，量少，色淡。结婚十年未孕。

病史：每 2～3 月月经少量来潮一次，色淡，经期失调经少闭经，子宫发育不良，虚寒较甚，面㿠白无华，舌淡，苔白腻，脉弦细，并伴有脾胃虚弱，腹胀，大便不实。六诊合参辨证，肾主生殖，肾气充足方可行经孕育。妇女以肝为先天，以血为用，血海充盈则经水来潮，温肾益精，调补肝肾，肾气充盈，阴阳和则生殖，治宜气血双调，肝肾同治，经通助孕。紫石英、鹿角霜各30克，肉桂6克，桃仁、红花各10克，益母草20克，白术、广木香各12克，当归、熟地、香附各12克，川芎8克，白芍、山萸肉各15克，丹参、肉苁蓉、巴戟天、菟丝子各18克。水煎，每日一剂，分三次服。本方于经行三天后服用8剂，未孕下月再服。本病案连服四个周期怀孕，顺产一女孩，母子平安。三年后又服，又生一男孩。

13. 马某，女，37岁，1994年8月8日初诊，不孕。

主诉：婚后15年尚未生育子女，长期多处求医无效。

病史：患者情志不舒，精神抑郁，表情悲伤，头目眩晕，胸胁胀痛，纳差，夜不安寐，小腹胀痛，经色紫有瘀块，形体消瘦，面黄带青，暗无光华，舌质黯边有瘀点，苔少，脉弦滑。六诊合参辨证为肝郁血瘀。由于情志不舒，肝气郁结，气机壅滞，形成气不运血，致使经血瘀阻胞中而痛经不孕。治宜疏肝理气，活血调经助孕。拟方陆氏疏肝调经汤：柴胡、延胡索、川芎、当归、赤芍、乳香、没药、蒲黄、肉桂、姜黄各12克，吴茱萸、鸡内金各8克，田七10克，益母草25克，丹参20克。水煎，每日一剂，分三次服。服药8剂，下月月经胸腹胀痛减轻，经色、经量正常，食欲增加。继而将前方去乳香、没药、蒲黄、姜黄、丹参、田七、赤芍，加入党参、茯苓、肉苁蓉、菟丝子各20克，白术、白芍各10克，阳起石15克，鹿角霜25克，棉花籽30克，韭菜子25克。水煎服8剂，以舒肝益气，补气温宫壮肾阳。二月后来诊，已孕月余。足月顺产男婴，母子平安。

14. 唐某，女，48岁，1996年8月1日初诊，更年期综合征。

主诉：头晕脑胀，耳鸣，四肢麻木。

病史：月经异常，经量不规则，精神倦怠，头晕耳鸣，健忘失眠，情志不舒，烦躁易怒，心悸多梦，面部浮肿，潮热，手足心热，汗多口干，尿频，便溏，经期紊乱，量少色紫夹血块，舌苔白腻中心黄，脉弦数。辨证为肾阴虚弱，肝阳上亢（更年期综合征）。治宜益肾补阴，养血安神，滋水涵木，平肝潜阳。拟方益肾平肝汤：沙参、枸杞子、茺蔚子、熟地、菟丝子、山药、夜交藤各20克，女贞子、桑椹子、五味子各15克，柏子仁12克，当归10克，石决明、夏枯草各25克。水煎，每日一剂，分三次服。4剂见效，8剂康复。

15. 张某，女，36岁，1996年6月6日初诊，保胎。

主诉：婚后十一年，流产6次，多处求医服药无效。

病史：形体消瘦，面色无华苍白，头晕目眩，纳差便溏，四肢酸软，腹痛，阴道流血，带多质稀，舌苔薄白，脉沉缓无力，习惯性流产，11年6次，现已怀孕三月，下部见红三天。辨证为肾气不足，气血虚弱，以致胎儿缺乏营养。同时与情绪和房劳过度也有一定因素。治宜益脾安胎，禁止房事。拟方陆氏固胎汤：黄芪、党参各35克，枸杞子、怀山药、薏苡仁各30克，当归12克，茯苓、白术、莲米、扁豆、杜仲各20克，桂圆肉30克，熟地15克，制附子10克，乌骨鸡一只。用法：将药用温开水淘洗一次，乌骨鸡去毛与肠肚，药装在鸡腹内，加水 1600 毫升，大火煮沸，文火煎煮一小时，空腹喝汤食肉。服上方 3 剂后食量增加，症状消失，再服 3 剂胎安，母子正常。后正常分娩一男孩，母子平安，全家欢乐。

16. 李某，女，30 岁，工人。1998 年 8 月 1 日初诊，不孕。

主诉：月经 14 岁初潮，经前、经期少腹针刺样疼痛，婚后八年未孕。

病史：患者自 14 岁月经来潮，经前、经期少腹胀痛，偶有针刺样痛，其痛向腰背部放射，外阴、肛门等处放射痛，经期正常，经量少，色黯红有块，经行不畅。婚后八年诸症不减反增，未曾怀孕。经前、经期头晕乏力，心烦欲吐，经后则得到缓解，面容憔悴，抑郁不乐，不喜言笑，舌质淡红有紫瘀点，苔薄白，脉象弦缓带涩。曾多处求医服药无效。六诊合参，辨证为多年月经失调，医治不当，肝气郁结，气滞血瘀，闭阻胞宫，是以痛经而不孕也。治宜行气活血，化瘀通经。拟方陆氏行气化瘀汤：制香附、五灵脂、延胡索各 15 克，砂仁 10 克，早晨童尿一盅（兑服）。水煎，每日一剂，分三次服。

此例病人二七癸至，月事按时而下，但初潮起即有痛经，月经量、色、质的异常现象延至婚后，诸症未减。多年不孕，经大医院妇科查，排除生殖系统器官病变。故根据久治不愈，久痛入络，久痛必瘀之理，结合患者有经前、经期少腹痛胀，并有针刺样痛，经行不畅，经色紫黯，量少，有块，脉象涩的特点，是由气滞血瘀，壅阻胞宫所致。气血瘀滞，清阳不升，浊阴不降，则伴见经前、经期头晕乏力，心烦欲吐诸证。经后气血暂时通畅，故诸证缓解。拟以陆氏行气化瘀汤调治月余受孕。后足月生一女孩，母子平安。

17. 于某，女，20 岁，1994 年 4 月 8 日初诊，痛经。

主诉：经期少腹胀痛已四年，多处求医无效。

病史：患者 15 岁月经初潮，周期 28 天左右，经期 5 天。由初潮起，每月经前一天开始下腹胀痛下坠，痛重时面色苍白，冷汗淋漓，恶心，肢冷，须用止痛针缓解，近来用止痛针也难显效，故求中医治疗。患者舌黯红，苔薄白，脉涩。证属肝经郁滞，气滞血瘀。治宜舒肝行滞，行气化瘀。拟方陆氏行气化瘀汤：丹参 35 克，乌药、枳壳、桃仁、红花各 12 克，香附 15 克。水煎，每日一剂，分三次服，每次月经前服。3 剂病除，下月经前再服 3 剂彻底病除。

18. 梁某，女，25 岁，工人。1998 年 8 月 8 日初诊。

主诉：月经已三月未行，经查未怀孕，闭经。

病史：五月份因夫妻矛盾忧郁伤中，三个月月经未来潮，午后少腹剧痛，腰屈不伸，双手搂腹，阵痛发作，下流白物，形体消瘦，食纳差，唇色淡，舌上光剥，脉沉弦且劲。辨证分析：证属忧念伤肝，肝气横郁，脾失健运，不能化精微布输冲任，而致闭经。治宜疏肝化郁，润脾通络。拟方陆氏疏肝通络汤：北黄芪、西党参、云苓、全当归各 15 克，白术、制香附各 8 克，白芍、乌贼骨、川续断各 10 克，柴胡、广木香、炙甘草各 5 克，油桂 3 克。水煎，每日一剂，分三次服。8 剂见效，16 剂食欲转佳，精神焕发，经期正常，病愈。

19. 张某，女，30 岁，工人。1998 年 6 月 16 日初诊，不孕。

主诉：婚后 8 年未孕。

病史：月经错后，45～60 天一次，量少，色紫红有小血块，5～6 天月经结束。经前乳房胀痛，腰腹痛，少腹寒凉胀痛，舌淡苔薄白，脉沉弦。妇科查为子宫发育不良。中医辨证为先天肾气亏损，肾阳不足，后天肝气郁结。治宜补肾助阳，促其子宫发育。拟方陆氏促宫发育汤：川楝子、狗脊、路路通各 15 克，香附 20 克，当归、川芎、生蒲黄、五灵脂、仙灵脾、巴戟天各 15 克，莞蔚子 20 克，炮姜、小茴香各 15 克，肉桂 10 克。水煎，每日一剂，分三次服。连续服药半年，共诊治二十余次，其间根据身体情况略有加减。自服上方后，月经逐渐正常，此后经查已怀孕，后正常分娩，生一男孩。

20. 于某，女，28 岁，工人。1994 年 4 月 6 日初诊，不孕。

主诉：婚后五年未孕，多处求医无效。

病史：平时自觉少腹冷痛，不舒，精神疲倦，腿软无力，经色淡红，经量较少，舌质淡红，苔薄白，脉沉细。妇科查子宫发育不良。中医辨证为肾虚不能化气行水，寒湿注于胞中，气血凝滞，冲任失常。治宜温阳散寒，益气和胃，活血补血。拟方陆氏补肾温经汤：当归、桂枝、丹皮、法半夏各 12 克，吴茱萸、川芎、炙甘草各 8 克，白芍、党参、阿胶（烊化）、麦门冬各 15 克，生姜 3 克。水煎，每日一剂，分三次服。月经前十天开始服药，连服 10 剂，待月经来时停药，连服两月。其后怀孕顺生一女孩，母女健康。

肾虚不能运化行水，胞宫虚寒，气血凝滞，胞内停瘀，冲任失养，经血衰少，因而难孕，拟此陆氏补肾温经汤，益气和胃，以资生血之源，合而用之，遂使胞宫温暖，寒湿自除，虚得补，瘀血去，气血和，冲任调，阴阳交，故能孕也。

六、症状鉴别与辨证

症状是病人自觉有各种异常的痛苦感觉，或通过医生诊察而得知的病态改变。如头痛、眩晕等。它是机体发生疾病后的表现，是医生诊察判断疾病的客观标志。

症状与证候是完全不同的概念，证候简称为证，是病因、病机、病位、症状、舌诊和脉诊的综合概念，如表实证、阴虚证等。它反映了疾病的本质，是临床诊断疾病的结论。

病机是疾病发生、发展和转归的机理，是联系证候与症状的纽带，也是证候的核心组成部分。病机决定疾病的性质，由同一病机联系着的许多症状构成了证候。

在临床上疾病千变万化，症状表现也常错综复杂，只有认真研究各种常见症状、证候和病机，才能对不同病证出现的相同症状加以鉴别，这是正确进行辨证论治的关键步骤。症状鉴别诊断的目的就是在于从病证的复杂症状中找出与其他疾病的区别，确定诊断，有效指导临床治疗。

（一）发热

发热是一种常见的临床症状。由多种原因引起人体体温升高，或体温正常，而病人自觉有发热感，均称为发热。外感与内伤等均可造成人体阴阳失调而出现发热症状。由于发热的时间、部位、热势轻重程度和自觉症状的不同，临床可分为恶寒发热、壮热、潮热、往来寒热、烦热、微热、骨蒸热等不同类型。

1. 恶寒发热

恶寒发热是病人在发热的同时，伴有怕冷的感觉，虽加衣被，或近火取暖仍不能解其寒。一般发热为中等程度，体温在38℃～39℃之间。

恶寒发热多见于外感病，风、寒、暑、湿、燥、火、温毒等淫邪侵袭机体，外犯肌表，损伤卫阳之气，卫阳失其温分肉的作用则恶寒。体内正气（即阳气）奋起抗邪，邪正相争，郁于肌表，不得外出则热。因此说，有一分恶寒，便有一分表证。根据恶寒发热的轻重，及其兼症的不同表现，常可鉴别淫邪的性质，对疾病做出正确的诊断。

（1）恶寒发热的鉴别与诊断

①恶寒发热，兼有身痛，无汗而喘，脉浮紧。发于冬季者，是太阳伤寒证，因寒邪束表，营阴郁滞所致。寒邪外袭，遏抑卫阳，则发热无汗，脉浮紧；营阴郁滞，经气不畅，则身体疼痛。

②恶寒发热，兼恶风自汗，脉浮紧。发于冬春二季，此是太阳中风证，为风邪袭

表所致。风为阳邪，其性开泄，风伤卫阳，必损营阴，阳不能固于外，阴不能守于内，故自汗出，脉浮紧。

③恶寒轻，发热重，即发热微恶风寒，兼有头痛，咳嗽，口渴，舌苔薄白，脉浮紧。发于春季者是风温表证。风温乃阳热之邪，客于肌表，卫气被郁，故发热重而恶寒轻；卫阳郁于肌表，累及于肺，宣降失司，故咳嗽；温热之邪上扰清窍，损耗津液，故头痛，口渴。

④恶寒发热，兼有身重疼痛，脉弦细芤迟。发于夏暑之季，此是太阳伤暑证。因感受暑热之邪，伤于太阳之表，故恶寒发热；暑伤气，热伤阴，气阴两伤，经络之气空虚不畅，故周身重痛。发热恶寒，身重而疼痛，其脉弦细芤迟。

⑤恶寒发热，身形拘急，兼有头痛，无汗，苔腻，发自夏季者，是暑温病暑兼寒湿证。夏季伤暑，复因纳凉冷饮，以致暑为寒湿之邪所遏而发病。寒郁肌表，则恶寒发热无汗，身形拘急；暑热内郁则心烦；湿邪内阻则苔腻胸闷。

⑥恶寒发热，身热不畅，午后热甚，兼有头身重，胸闷不饥，面淡黄，苔白腻，脉濡数。多发于夏末雨湿之季，此是湿温病的湿遏卫气证。湿热之邪郁遏卫表，卫气不得宣散，故恶寒发热，身热不畅；午后属阴，温邪为阴邪旺于阴分，故午后热甚；温邪阻抑，清阳之气不得外宣，故头身重；气机不畅，则胸闷不饥，面黄，苔白腻，脉濡数。

⑦恶寒发热，证见发热重，微恶风寒，兼头痛，少汗，咳嗽，痰少而黏，鼻燥咽干，口渴，舌红苔白，右脉数大。发于秋季，此是秋燥的温燥证。燥热在表，卫阳之气不得宣畅，故发热重微恶风寒；燥热耗津伤肺，故鼻燥，咽干，口渴，咳嗽，痰少而黏。如症见恶寒重，发热轻，兼头微痛，无汗，咳嗽稀痰，鼻塞流涕，唇燥，苔白而干，脉弦，此是凉燥证。凉燥属寒，侵袭肺卫，则发热轻恶寒重，无汗，咳嗽痰稀，鼻塞流涕；燥邪伤津，则口干，唇燥，苔白而干。

⑧恶寒发热，兼头痛无汗，心烦，口渴，尿短赤，脘闷，苔腻，脉濡数。发于秋冬二季，起病急，此是伏暑病。暑湿内蕴，复感新凉而发，寒邪在于卫表，则恶寒发热，头痛，无汗。暑热内郁，耗津伤神，则心烦，口渴，尿短赤。湿邪内蕴，则脘闷苔腻，脉濡数。头痛，微恶风寒，面赤烦渴，舌白，脉濡而数者，虽在冬月，犹为太阳伏暑也。

⑨恶寒轻，发热重，兼有头痛，无汗，口渴，鼻干，咳嗽气逆，舌淡苔腻黄，脉数。发于冬季者，是冬温病的初起阶段。肾精不足，温热之邪乘袭，邪郁肌表，则发热，微恶寒，头痛，无汗；肺气受损，则咳嗽气逆；温热伤津，则鼻干，口渴，苔薄黄，脉数。

⑩恶寒发热，兼有眼睑浮肿，继则四肢全身浮肿，肢节酸重，小便不利，咳喘，舌苔薄白，脉浮滑，多发于冬春两季，是风水病。风邪外袭，则恶寒发热；肺气不宣则咳喘；通调失职，则水液泛溢而浮肿。

⑪初起恶寒发热，兼咳嗽，痰多而黏，胸痛，咳时尤甚，继之咳吐脓痰腥臭，口

干，鼻燥等，此是肺痈。毒热久郁于肺，腐败溃烂成脓。

⑫恶寒发热，兼头痛身黄，咽喉红肿疼痛，或有点状糜烂，肌肤隐有丹痧，舌红，苔白而干，脉浮数。多发于冬春两季，此是烂喉痧。温毒侵犯肺卫，则恶寒发热，头痛身楚；热毒上攻，则咽喉红肿疼痛，糜烂；热毒入营，则皮肤隐有丹痧，舌红。

⑬恶寒发热，兼有少腹痛，拘急拒按，痛连右足，屈身不利，汗出，舌苔薄黄，脉浮滑而数。发病无明显季节性，此是肠痈初起。肠中热聚不散，气血凝滞不通，故少腹疼痛，拘急拒按；热邪累及全身，营卫不和，则发热恶寒。

⑭恶寒发热，局部皮肤红肿热痛，兼有头晕，食欲不振，大便秘结，小便短赤，苔白腻或薄黄，脉滑数，此是疮痈初起。毒邪侵袭，局部气血凝滞，故局部皮肤红肿热痛；累及全身营卫不合，故恶寒发热。

（2）恶寒发热的鉴别要点

以上十四种常见病证均有恶寒发热症状，但在恶寒发热过程中，其临床表现各有特点。太阳伤寒证是脉浮紧，无汗而喘，发于冬季。太阳中风证是脉浮缓，自汗出，冬春两季皆可发病。太阳风温表证发于春季，而俱有发热重恶寒轻，口渴，脉浮数的特点。太阳伤暑虽有身重，自汗，但兼有怔忡，脉弦细芤迟，发于夏春之季，与太阳中风、风温显然不同。暑温病兼寒湿证，身形拘急，无汗，似伤寒，但发在夏暑之季，与伤寒不同，其证无汗，与伤暑有别：无身热不扬，胸闷不饥，与湿温相异；无咽干，鼻燥等，与凉燥不同。湿温病湿遏卫气证，头身重病，脉濡缓，其发热特点是发热不扬，午后热甚，与伤暑、暑兼寒湿、伏暑皆不同。其病发于夏末雨湿之季，与冬温、风温有别。秋燥有温凉之别，温燥偏热，痰少而黏；凉燥偏寒，痰稀，流涕。秋燥必见鼻燥，咽干，口渴，与伏暑、湿温、伤寒均有不同。其病发于秋季，与伤暑、冬温不同。伏暑气病急，头痛，无汗，但有口渴，尿赤，脉濡数，与伤寒不同；有脘闷，苔腻，与秋燥不同。其病多发于秋季，与风温、伤暑不同。冬温初起有头痛，无汗，与太阳中风不同；有口渴，鼻干，与太阳伤寒不同；无心烦，尿短赤，与伏暑不同。其病发于冬季，与风温、秋燥等病不同。风水病恶寒发热之后很快就可以出现头身浮肿，小便不利，多发于冬春两季，与以上诸证皆不同。肺痈初起，咳嗽较剧，必有胸痛，咳时尤甚，为本证要点，与其他证候显然不同。烂喉痧，以咽喉肿痛、糜烂为特点，多发于小儿，是疫毒致病，可互相感染，常有直接和间接的接触史，一般在发热的第二天即可发现舌及皮肤丹痧隐现。肠痈必兼有腹痛拒按症状，是其证鉴别要点。疮痈初起，可见局部皮肤发红肿热痛的特征。

2. 壮热

发热扪之烙手，常出现恶寒，烦渴症状，体温在39℃以上者，谓之壮热，又称高热。壮热是病邪由表入里，邪正交争，热邪充盛的标志，多见于外感病的中、后期阶段。在多种外感病的病程中，病邪入里，出现壮热时，其病证表现往往不同，如各种温病（风温、春温、暑温、湿温、伏暑）的气分证、营分证、血分证，治法也大致相同。辨证时只有追溯病史和发病的情况，才能知道由何病进展而来。但不论由何发病而来的，一般都是根据病证表现加以治疗，此即所谓异病同治。因此鉴别时，重点在于证的区别，辨病则是次要的。

（1）壮热的鉴别与诊断

壮热，兼有汗多，面赤，渴喜冷饮，苔黄燥，脉洪大或滑数。此是伤寒阳明证或是温病气分热盛证，为热邪亢盛，正气未衰，正邪剧争所致。太阳伤寒，中风化热入里，或是风温、春温、暑温、秋燥、伏暑、疫毒等病邪热入于气分，皆可导致壮热症状。

①壮热，兼有神昏谵语，或昏愦不语，舌謇肢厥。此是温邪逆转心包证。温热之邪犯肺逆转心包，邪热内陷，蒙蔽心窍，故壮热，神昏，肢厥。多见于风温病。

②壮热，兼有口苦而渴，心烦，小便短赤，舌红，苔黄，脉弦数。病发于春季，此是春温病邪发于气分证，正气不足，感受春季温热之邪，里热炽盛所致。

③壮热夜甚，兼有口渴，头痛，肌肤发斑或吐血便血，舌绛，苔黄，脉数。此是温病气营两燔证，里热炽盛，扰动营血，血热妄行而致。多见于暑温、春温、湿温等病。

④壮热，兼有头晕胀痛，手足躁动，甚则抽搐神昏，口干唇燥，舌红苔黄燥，脉象弦数。多发于春季，此是春温病热盛动风证。因里热亢盛，上扰神明，耗伤津液，筋脉失养所致。

⑤壮热，兼有胸闷，项背强直，四肢抽搐，角弓反张，牙关紧闭，神昏不清，腹胀，便秘，舌红苔黄燥，脉弦数。多发于夏季，此是暑温病，热甚发痉证，因暑热炽盛引动肝风所致。

⑥壮热，兼有烦渴，汗多，胸闷气短，脘痞身重，少尿，苔黄腻，脉滑数。发于夏暑之季者，是暑温湿热困阻中焦证，因暑热之邪挟湿困脾所致。

⑦壮热，兼有咳嗽，胸闷，肌肤红疹点点。多发于春季，此是风温病肺热发疹。因肺经气分热盛，波及于营络所致。

⑧壮热，兼有胸闷痛，汗出咳喘，痰黏不爽，舌红，苔黄，脉数。此是邪热壅肺证，病发冬季是外感风寒化热，病发春季是外感温热。因邪热入里，壅聚于肺，肺气失宣所致。

⑨壮热，寒战，兼有胸闷作痛，咳嗽气急，咳吐脓痰腥臭，苔黄脉滑数。此是肺痈成脓，因风热侵袭于肺，化热内蒸，肺失肃降，热壅血瘀成脓所致。

⑩壮热，兼有下利脓血，里急后重，肛门炽热，腹中疼痛，苔黄腻，脉濡滑数。多发于夏季，此是湿热下利证，因湿热蕴结于肠，肠中气血阻滞，传导失职所致。

（2）壮热的鉴别要点

①伤寒阳明证与温病的气分热盛证，兼有汗多，喜冷饮，脉洪大，苔黄，此证可

见于太阳伤寒、太阳中风、风温、春温、暑温、伏暑、秋燥、冬温等病的发展过程中，热邪传于里或入气分而致。具体鉴别可结合病史。

②温热之邪逆传心包证，多见于风温病，发展急骤，传变快，很快即见神昏谵语，舌謇肢厥。与阳明气分热盛不同，与其他壮热病亦不同。

③春温发于气分，起病即发热而不恶寒。阳明气分热盛和逆传心包证，初起都有恶寒症状，与本证不同。

④温病气营两燔证，常见身热夜甚，肌肉发斑或吐衄便血，舌绛等症，与阳明气分热盛，逆传心包及春温发于气分皆不同。本证多见于暑温、春温、湿温等病。

⑤春温病热盛动风病，有抽搐或手足躁扰，与阳明气分热盛和春温病发于气分皆不同。无发斑，与温病气营两燔证不同。其病发生与逆传心包证相比较缓慢，而后者又无抽搐。

⑥暑温热甚发痉，项背强直或角弓反张，牙关紧闭，夏季多发，与春温病热盛劫风不同。后者病势较缓和，多发于春季。

⑦湿温病湿热闭塞中焦，发于夏末雨湿之季，与春温发于气分不同，有脘痞身重症状，与阳明气分热盛的表现不同。

⑧风温病肺热发疹，多发春季，皮肤红疹隐现，与温病气营两燔证的身热夜甚及皮肤发斑衄血不同。

⑨邪热壅肺证，有胸痛，痰黏不爽，但无脓痰腥臭，与肺痈成脓不同。

⑩肺痈成脓，痰多，吐脓痰腥臭是其独具的特点。湿热痢，多发夏季，里急后重，下利脓血是其特点。

3. 潮热的鉴别诊断要点

潮热是指发热有一定的规律性，盛衰起伏如潮水涨落，一日一次，按时而发，按时而止。其热势有高有低，病证有实有虚。多见外感热病的中、后期以及某些内伤病等。外感热病出现潮热，多见于阳明病实证，又称阳明潮热。阳明潮热表现为午后发热较甚，亦称日晡潮热。某些内伤病出现潮热，多是阴虚所致，又称阴虚潮热。凡久热不退，气血不荣，与壮热、烦热不同的是发热有一定的时间规律性，一日一次；与壮热相同的是多种外感出现潮热时，其病证表现常相同。因此鉴别的重点当在证的区别。

（1）潮热，日晡而发，兼有腹部胀满硬痛，大便秘结或纯利稀水，时有谵语，舌苔燥，甚则灰黑而燥，脉沉有力。此是热结阳明之证，因邪热聚于胃肠而致。

（2）潮热，兼有喘促不宁，痰涎壅盛，大便秘结，苔黄腻或滑，脉右寸实大。此是痰热阻肺证。痰热之邪阻于肺，结于大肠，肺气不利而喘，大肠热结则便秘。

（3）潮热，身热不扬，兼有头身困重，胸脘痞满闷，腹胀便溏，口渴不欲饮，呕吐不欲食，舌苔厚腻或淡黄，脉濡稍数，或濡缓。多发于夏季。此是湿温留恋气分证，因外感湿热之邪，困阻脾阳，湿遏热伏而致。

（4）午后潮热，壮热降而未尽，兼有颧红，口燥咽干，手足心热，神倦，懒言，心烦不寐，舌红少津，脉细数。此是温病后期的下焦证。因余热未尽，阴津未复，肝肾阴虚而致。

（5）潮热颧红，兼有盗汗，干咳少痰，头晕耳鸣，舌红少津，少苔或无苔，脉细数。此是肺肾阴虚证。因阴虚血亏，津液不足而致。

（6）潮热骨蒸，久热不退，兼颧红盗汗，五心烦热，失眠多梦，咳嗽痰少而黏，或痰中带血，甚则咯血，四肢乏力，口燥咽干，头晕耳鸣，形体消瘦，舌尖红少津，脉细数。此是阴虚火旺证。因久热伤阴，虚火上炎，灼伤脉络所致。

（7）实证潮热，热结阳明证的潮热，多在日晡而发，其热势较高，兼有腹部硬满之痛或纯利稀水。此为痰热阻肺的潮热证，是以痰涎壅盛，喘促不宁为主要表现。湿邪留恋气分是以身热不扬，胸脘痞闷，腹胀便溏为特点。

（8）虚证潮热，温病下焦证的潮热，是由上焦证传变而来的，初病壮热，退后余热未尽，出现潮热症状，热势较低，其病史与肺肾阴虚证及阴虚火旺证截然不同。肺肾阴虚是阴虚潮热的轻型。本证无咳血症状，与阴虚火旺证不同，阴虚火旺证病情较重，病程较长，潮热骨蒸及咳血症状是本证主要表现。

4. 往来寒热的辨证分析

往来寒热是发热与恶寒交替出现的一种热型，其热时自觉热而不觉寒，其寒时自觉寒而不觉热。往来寒热是邪入半表半里，枢机不利所致，一日可发数次，甚则数十次。发有定期者为疟疾，无定期者为外感热病。

（1）往来寒热的辨证诊断方法：

①往来寒热，胸胁苦满，兼有心烦喜呕，不欲饮食，口苦，咽干，目眩，脉弦。此是伤寒邪入少阳证，风寒之邪传入少阳，正邪交争于半表半里，邪气内入则寒，正气驱邪于表则热。胃气失和，则心烦喜呕，不欲饮食；邪热伤津则口苦咽干。

②往来寒热如疟，口渴心烦，脘闷，身热午后较重，入夜尤甚，天明得汗，诸症稍减，但胸腹灼热不除，苔黄白而腻，脉弦数。多发于秋冬两季，是伏暑邪犯少阳证。因暑湿郁于少阳，枢机不利而致。

③往来寒热，休作有时，兼有肢体酸疼，周身乏力，头痛如劈，口渴引饮，汗出后热退身凉，如此反复发作，脉弦。多发于夏秋两季，此证是疟疾，因疟邪侵入，邪在半表半里，正邪交争所致。

④往来寒热的鉴别要点：上三证皆有往来寒热症状，伤寒邪入少阳证，往来寒热发无定时，无口渴及胸腹灼热症状，与伏暑邪犯少阳证不同。疟疾多发于夏秋两季，往来寒热，休作有时，反复发作，与伤寒邪入少阳证及伏暑邪犯少阳证皆不同。

5. 烦热的辨证分析

烦热是因病发热而烦躁不安，或五心如焚，坐卧不宁。在外感热病和某些内伤病的发展过程中，常可见到烦热的症状。其热势高者多为实证，低者多为虚证。内热为烦，烦热多属于里热症，与壮热、潮热等里热证常常混淆，鉴别时应注意烦热是以心烦、躁扰为主要表现，而壮热、潮热是以热为主要表现。烦热的治疗多在清热的同时还要考虑除烦。外感病出现烦热症状是病邪入里所致，同壮热相同，辨证时重点在于证的区别。

（1）烦热的鉴别与诊断要点

①烦躁不安，身热不已，兼有胸膈灼热如焚，唇焦口燥，口渴便秘，舌红苔黄，脉滑数。多发春季。此是风温病热扰胸膈证。因里热亢盛，热扰胸膈，津液亏损而致。

②心烦壮热，兼有头痛头晕，面赤气粗，口渴汗多，苔黄燥，脉洪数。病发夏季。此是暑温病，暑入阳明证。暑热伤气，热灼阳明，内扰于心，上蒸于头，故致头痛，头晕。

③烦躁壮热，兼有夜寐不安，有时谵语，咽干，甚则昏迷不醒，舌红绛，脉数，发于春夏两季。此是温病热入心营证，暑温、春温、风温等病多见此证。因邪入心营，营阴被灼，热扰心神所致。

④烦躁，灼热，甚则昏狂谵妄，兼有斑疹紫黑，或吐衄便血，舌质深绛。发于春夏两季。此是温病热盛动血证，多见于暑温、春温等病。因灼热扰动心神，迫血妄行所致。

⑤烦躁不宁，发热汗出不解，兼有口渴不欲饮，胸脘痞闷，呕吐，便溏色黄，或胸腹部出现汗斑，苔黄滑腻，脉滑数。病发夏季。此是湿温病湿热郁阻中焦证，因湿热之邪郁阻中焦，湿邪偏盛，脾胃升降失调所致。

⑥心烦身热，干咳无痰，气逆而喘，兼有咽干口燥，胸满口渴，苔薄白而干，舌边尖红，脉数。发于秋季。此是秋燥病，病燥热伤肺证，因燥热灼肺，阴液耗伤所致。

⑦心烦懊侬，发热口渴，兼有目黄，身黄，黄色鲜明，恶心呕吐，小便短赤，腹胀满，大便秘结，舌苔黄腻，脉弦数。此是湿热发黄的阳黄证，因湿热交蒸于里，气机不利，升降失常，胆汁外溢而致。

⑧心烦身热，口渴而不欲饮，兼有遍身浮肿，胸腹痞闷，小便短赤，大便干结，舌苔黄腻，脉沉数。此是水肿病湿热壅盛证，因湿邪内蕴，与热交蒸，三焦不利，通调失职而致。

⑨心烦身热不得卧，兼有舌红苔黄，脉细数。此是阴虚火旺证，因热伤肾阴心火亢盛而致。

⑩烦躁身热，兼有消渴不已，舌红绛，苔黄燥，多发夏季，病程较长，此是暑湿病的后期，因暑伤心肾所致。暑热久留，气分余邪波及心肾，水火不能相济，故心烦身热。

⑪心中烦热，兼有胁痛，口干咽燥，头晕目眩，目干涩，舌红少苔，脉弦细而数。此是肝阴不足证，因肝郁日久化火，耗伤肝阴，或久病体弱，精血亏损所致。

⑫五心烦热，兼有干咳少痰，气急喘促，咽干口燥，形体消瘦，皮肤干枯，舌绛

少苔口干，脉虚数。此是虚热肺痿证，因虚火内炎，肺热叶焦，阴津枯竭而致。

（2）烦热大体上可分为虚实两类

实热类：

①风温病热扰胸膈证，以胸膈灼热如焚，春季多发为特点。

②暑温病，暑入阳明证，夏季多发，以多汗口渴，苔黄燥，脉洪数为主要特点。

③由暑温、伏温、春温等病致热入心营证，春夏两季多发，以夜寐不安，谵语，舌红绛为鉴别要点。

④热盛动血证，常见于春温、暑温等病，多发于春夏二季，必有肌肤发斑或吐衄、便血症状。

⑤湿温病，湿温邪郁中焦，夏季多发，口渴不欲饮，脘痞便溏，发出汗斑。

⑥秋燥病，燥热伤肺证，多发于秋季，是以干咳无痰，咽干口燥为特点。

⑦阳黄热重于湿者，目黄、身黄鲜明、发热口渴、心中懊恼是其主要表现，与其他烦热证截然不同。

⑧水肿病湿热壅盛证，有全身浮肿，胸膈满闷等症状。

虚热类：

①阴虚火旺证，常见于内伤杂病或春湿、风湿病的后期，多发春季，主要表现是身热心烦不得卧。

②暑伤心肾，是暑病的后期，多发于夏季，临床表现为心热消渴不已。

③肝阳不足证，病程时间长，有胁痛、目干涩症候，与阳虚火旺和暑伤心神等外感病的后期病证不同。

④肺痿，有肺病史，病程长，以喘咳无痰，皮肤干枯无汗为特点。

（3）微热的辨证分析

微热即是轻微发热，其热势较低，多在37℃～38℃之间，临床多见于内伤病和温热病的后期。

微热病的鉴别诊断：

①身有微热，兼有干咳少痰，痰黏，口渴，口舌干燥，舌红少津，脉虚。此是肺胃阴伤证，发于春季，有初患风温病病史，则是风温病的后期。因邪热退而未尽，风热之邪伤津，肺胃阴伤而致微热。

②身热不大，久而不退，兼有颧红，手足心热，口燥咽干，头晕目眩，身倦乏力，手足蠕动，舌绛而干，少苔，脉虚数。此是内伤的肝肾阴虚证，或肝风内动的肢颤证。若发于春季，有初感春温病病史者，是春温病后期的肝肾阴伤证。多种温病的后期多见此证。乃肝肾阴伤，津亏失养所致。

微热的鉴别要点：

①肺胃阴伤证，以干咳少痰，口舌干燥为特点，如为风温证的后期，当有风温病的病史。

②肝肾阴虚证，头晕目眩，神倦乏力，手足蠕动是主要特点，如为温病的后期病证，则有温病病史。

6. 临床医案温热病举例辨证治疗

（1）刘某，男，62岁，1996年5月1日初诊，春温（上呼吸道感染）。

主诉：畏寒发热。

病史：昨日下午洗澡后受凉，早起后全身不适，关节酸胀，头晕乏力，体温40℃，伴有畏寒，腹胀泄泻有黏液，上午四次，肢楚无汗，咳嗽痰多，微喘，舌苔黄腻，脉浮数。六诊合参辨证为风湿入里，表里双感染，上中二焦失宣。治宜解表清里，祛痰化浊。拟方陆氏解表化浊汤：葛根、黄芩各18克，制半夏15克，杏仁、苏叶、藿香、黄连、陈皮、豆豉各12克。水煎，每日一剂，分三次服。4剂后热退，大便泄泻止，腹胀缓解。咳嗽痰多，微喘，舌苔黄腻，脉滑数；证属表证虽解，湿热挟痰未清。拟方陆氏宣肺化痰汤：生石膏30克，黄芩、半夏各15克，橘红、藿香、川连、杏仁各12克，炙麻黄、甘草各8克。水煎，每日一剂，分三次服。共服8剂，热退咳减，痰不黄，苔薄黄，脉弦滑，大便仍带黏液，腹不胀，还是湿热挟痰未净。再拟方陆氏清湿化痰汤：藿香、云苓、黄芩、紫苏、杏仁、橘红、半夏各12克，炙麻黄、川黄连、甘草各8克。水煎，每日一剂，分三次服，又服8剂，咳喘咳痰均解，大便转为正常，证情稳定康复。

本病原用抗生素治疗，热退病势虽缓，但余邪未尽，故死灰复燃，表邪未已里热复炽，上则痰热壅于肺，下则湿热蕴于肠，故应宜表里同治，清燥并用，使邪无容身之处，以遏其燎原之势，故药后表解里清，热退泻止。继按前方加减调理，三诊即愈。

（2）冯某，男，62岁，1996年2月18日初诊，春温（上呼吸道感染）。

主诉：周身酸软，发热。

病史：周身不适已两天，今早查体温38.8℃，伴有周身关节酸痛，咳嗽，胸痛，咽痛，小便黄赤，发热头痛，口干，有汗，咽红，舌苔薄而淡黄，脉弦滑。六诊合参辨证为外感风邪，由卫入气，发为春温。治宜辛凉疏解，清理里热。拟方陆氏疏解清理汤：荆芥、薄荷、豆豉、桔梗、竹叶各12克，板蓝根、连翘、甘草各8克，金银花、黄芩、芦根各18克。水煎，每日一剂，分三次服。4剂后得汗，但热势不减，口渴，心烦，苔薄腻而黄，脉弦滑，邪未得解，热势仍炽，春温之邪留住气分，引动伏热，又拟方加强清解病邪汤：生石膏、板蓝根各30克，葛根、柴胡、金银花、连翘、黄芩、天门冬、麦门冬、芦根各15克，知母10克，甘草6克。水煎，每日一剂，分三次服。服4剂体温见轻，37℃~37.5℃，但仍口渴，腰酸气短乏力，动时加重，咽喉微痛，吞咽时明显，心烦亦解，苔薄微黄，脉缓57~63次/分钟。病系邪热有缓，气阴两伤。拟方陆氏清热益气生津汤：金银花、连翘、玄参、青蒿、天门冬、麦门冬各15克，板蓝根20克，柴胡、黄芩、竹叶各12克，甘草、西参各8克。水煎，每日一剂，分三次服。4剂后热退两天，饮食已增，精神好转，但气短易汗，苔薄，脉缓弱，61～71 次/分钟。邪热已解，气阴未复。拟方陆氏益气养阴健胃汤：炙黄芪、麦门冬各 18 克，玄参、山楂、玉竹各 12 克，西洋参、甘草各 6 克。水煎，每日一剂，分三次服，6 剂痊愈康复。

本案例乃新感温病，病初在卫分，因而重用银翘辛凉清解；进而邪热留连气分，引动伏热，热炽伤津，故继以清热益气生津汤以清气分之邪热，而保津液；其后邪热虽解，气阴已伤，最后拟以陆氏益气养阴健胃汤，而收全功，病人完全康复。

（3）马某，男，21 岁，1998 年 12 月 25 日初诊，冬温（大叶性肺炎）。

主诉：突然发冷，发热，寒战，咯铁锈色痰。

病史：患者身体强壮，24 日下午洗澡受凉，即突然发冷，现诊：发热，寒战，呈阵发性咳嗽，咳剧烈，当日夜晚全身出汗多，体温 39.8℃，吐铁锈色痰。发热，恶寒，发战，出汗热不解，口渴喜饮冷，咳嗽剧烈，痰多白色泡沫状，并咯铁锈色痰，便秘尿黄尿少，舌质红，苔黄腻，脉洪大而数，116 次/分钟。辨证为冬温犯肺，肺失宣降。治宜清热化痰，宣降肺气。拟方陆氏清热宣肺汤：鱼腥草、连翘、金银花各 20 克，生石膏 30 克，炒黄芩 15 克，黄连、炙麻黄、杏仁、生甘草、知母、贝母、桔梗各 10 克。水煎，每日一剂，分三次服。服药三剂热势大减，体温 37.8℃，咳嗽、咯痰均渐轻，大便通畅，但痰热未净，仍以原方继服 4 剂，体温正常，痰少，咳嗽减轻，又继服四剂痊愈。

本例医案证属冬温感染大叶性肺炎，虽有恶寒战栗，出汗不解热，口渴喜冷饮，脉洪大而数，系里热炽盛，咳嗽剧烈痰红。证系痰热壅肺，所以拟以金银花、连翘、黄芩、黄连、鱼腥鱼等大队清热解毒之剂以清里热，热必伤津耗液，拟以生甘草、石膏、知母退热生津，麻黄、杏仁宣降肺气，桔梗、贝母祛痰止咳，因而共服 12 剂病愈康复。

（4）周某，男，62 岁，1993 年 1 月 8 日初诊，冬温（上呼吸道感染）。

主诉：发热，咳嗽气喘。

病史：患者原有慢性咳嗽史 8 年，近日来咳嗽加重，晨查体温 37.8℃，午后体温 40.2℃，伴畏寒，腹泻，尿急，尿痛等症状，神疲，口渴，尿色黄，咳嗽，气喘吐黄痰，咯不爽，热病容，舌红苔黄而干，脉象浮数，103 次/分钟。六诊合参辨证：素有痰饮，又感冬温，温邪上犯，肺热伤津。治宜清解宣肺，化痰生津。拟方陆氏清解生津汤：鱼腥草 30 克，生石膏 30 克，金银花、连翘各 20 克，黄芩、天门冬、麦门冬各 15 克，马兜铃、知母、贝母、甘草各 10 克，芦根 20 克。水煎，每日一剂，分三次服。4 剂见效。原方中去芦根，加麻黄、杏仁各 10 克，连翘改 15 克，又服四剂，咳喘、咯痰渐好，痰少容易吐出，证情大为好转，舌质红，脉缓 67 次/分钟。拟方陆氏润肺化痰清理余热汤：鱼腥草、金银花、黄芩、虎杖、枇杷叶各 15 克，桔梗、甘草、天门冬、麦门冬各 10 克。水煎，每日一剂，分三次服，继服 8 剂完全康复。

本病例素有咳喘，又加新感，发为冬温，因温邪上犯，痰热壅肺，清肺化痰为当务之急，热炽伤津，养阴生津必不可少。治疗处理得当，故能早日康复。

（5）葛某，女，70岁，1993年1月6日初诊，冬温（上呼吸道感染）。

主诉：发热，恶寒，咳嗽三天。

病史：三日前突然发热恶寒，头痛，四肢酸楚，无汗，咽喉干燥疼痛，咳嗽，喘息，吐痰黄而黏，体温39.2℃，口渴喜冷饮，神疲气短，面色红，咽部充血，舌红苔黄腻，脉滑数。辨证为新感上犯，肺气失宣，气热伤津。治宜清热解毒，宣肺化痰。拟方陆氏清热化痰汤：板蓝根、金银花、鱼腥草各20克，炒黄芩、枇杷叶各15克，生石膏30克，炙麻黄、生甘草各6克，知母、贝母、桔梗各10克，麦门冬15克，焦三仙各12克。水煎，每日一剂，分三次服。8剂后热势已解，但时易出汗，咳喘、咯痰大减，胃纳不振，大便溏泄，每日4~5次，睡眠不安，舌红苔薄黄腻，脉滑数。余邪未净，表现为肺气未宣，中焦未和。又拟方清理余邪，陆氏宣肺健胃汤：生石膏30克，酸枣仁、麦门冬、枇杷叶各15克，焦三仙、竹叶、知母、贝母、生晒参、炒白术、桔梗各10克，甘草6克。水煎，每日一剂，分三次服，6剂后病除。

本案例西医按上呼吸道感染治疗效果不佳，故求中医诊治。患者时处冬令，气病较急，身体抵抗能力差，病情发展快，由上焦而达中焦，由卫达气，热盛伤津，因六诊合参辨证明确，治疗得当，故病者早日康复，未至入气入营，由中焦而至下焦，酿成燎原之势，形成不可收拾之局面。可见治温病之关键在于清热生津之药物使用得当。

（6）周某，男，65岁，1996年1月2日初诊，冬温（肺炎）。

主诉：发热，畏寒，干咳。

病史：半月前受凉感冒，全身经常不适，近日休息不好，昨日感咽喉干痛，四肢关节酸胀，畏寒发热，干咳痰黏而白，咳吐不爽，口渴喜饮，大便干燥，面赤唇燥，舌红薄黄，脉浮而数，体温38.5℃。六诊合参辨证为冬温犯肺，肺气失宣，热炽伤津。治宜清热解毒，化痰宣肺，佐以生津。拟方陆氏清热宣肺生津汤：金银花、连翘、鱼腥草各20克，黄芩、天门冬、麦门冬各15克，川黄连、生甘草、桔梗各10克。水煎，每日一剂，分三次服。服药4剂，热退，咳嗽减轻，痰少易咯，口不干，纳增，大便成形润畅，舌红苔薄黄，脉微弦。证系热退津回，气阴伤而未复。继拟方陆氏益气养阴汤：玉竹、麦门冬、金银花各15克，连翘、党参、石斛、生三仙、板蓝根各10克，甘草6克。水煎，每日一剂，分三次服，服药4剂，热退咳解，胃纳见佳，但夜寐差，舌质淡红苔薄白，脉微弦。证属气阴未复，心神不宁。又拟方陆氏益气滋阴安神汤：朱茯苓、党参、玄参、天门冬、麦门冬、炙远志各10克，丹参、石菖蒲、炒枣仁各15克。水煎，每日一剂，分三次服。又服4剂，诸症皆除康复。

温邪犯肺，热盛痰壅，阻塞肺气，肃降失宣，因而发热恶寒；肺卫失宣，故咳嗽吐痰。故治宜清热解毒，宣肺化痰，辅佐生津，乃至邪解，热清肺宣；气阴已伤，故继拟方益气养阴之剂调之，完全康复。

（7）马某，男，76岁，1994年1月16日初诊，冬温（肺炎）。

主诉：发热、咳嗽三天。

病史：1月13日晚感咽痒咳嗽，全身不适，体温37.8℃，咳嗽加重，但痰不多，入夜体温39.8℃。晨起发热恶寒，头痛肢楚，汗出热不解，今日发热继至40.1℃，口渴喜冷饮，呼吸急促，舌红苔薄黄，脉滑数100次/分钟。六诊合参辨证为冬温犯肺，肺气失宣，热盛伤津。治宜清热化痰，宣肺生津。拟方陆氏清热生津汤：板蓝根、金银花各20克，生石膏30克，连翘、黄芩、麦门冬、石斛、芦根各15克，知母、贝母、桔梗、甘草各10克，玉竹18克，杏仁10克。水煎，每日一剂，分三次服。连服8剂，体温正常，咳嗽能平卧，痰量减少转白色，饮食有增，苔薄黄，脉缓而弱，但仍有稍喘。证属痰热未净，气阴未复。又拟方陆氏清热化痰益气汤：鱼腥草、板蓝根、玉竹、麦门冬、石斛各15克，知母、贝母、桔梗、杏仁、生三仙、西洋参各10克。水煎，每日一剂，分三次服。6剂肺部炎症全除康复。

本案例证系冬温犯肺，痰热壅盛，肺气失宣，热盛伤津，故拟以陆氏清热生津汤和陆氏清热化痰益气汤，清热解毒，宣肺化痰，佐以生津。热为阳邪，势必伤阴，故退热之后，必须在清理余邪同时予以养阴生津，是以康复。

（二）出汗的病态分析辨证

因劳作、情绪、气候等出汗为正常出汗。病态出汗可分为全身出汗和局部出汗两大类。

全身出汗：因外感时邪或内伤杂病等不同因素，导致的全身出汗。外感风、热、暑、湿等淫邪而致机体阴阳失调，气血津液运化失职，则全身出汗。内伤的阳虚阴虚，亡阳亡阴等所造成的病理变化而形成的自汗、盗汗、绝汗等全身出汗，是阳虚不固，阴虚不敛所致。故外感者多属实证，内伤者所属虚证，但也有虚实相兼的复杂病理反映。

1. 全身出汗的鉴别诊断辨证

（1）全身出汗，汗量较少，兼有发热，恶风，鼻鸣，干呕，脉浮紧者，是太阳中风伤卫的证候。风为阳邪，其性开泄，故腠理疏松，玄府开张，津液外泄而汗出。

（2）全身大汗，汗量多，兼有高热，恶热，烦渴引饮，面红赤，额头痛甚，舌红绛苔黄燥，脉洪大有力者，是伤寒阳明经证。伤寒传经，入于阳明，热邪内盛，蒸津外泄，故汗液大出。

（3）全身汗出，汗量较多，频频不断，兼有烦渴，胸膈痞闷，舌红，苔黄粗糙，脉洪大无力，发夏暑之季者，是暑温病的暑汗。暑邪性热，热则皮肤缓，腠理开，开则大汗出。

（4）全身出汗，手足心部及头部汗量较多，时时皆有，兼恶风，肢体重着麻木，头晕耳鸣，关节沉重疼痛，浮肿，小便短少，舌胖大齿痕多，脉浮缓而濡涩，是感受湿邪，或从湿中生的内湿而汗。湿邪重浊黏腻，阻滞卫阳之气，外不能固密肌肤，内不能促进津液疏畅，内外转输失职，故津液旁达，外泄则汗出。

（5）一身冷汗，动则汗出，多喘，兼心悸，心慌，乏力，气短，畏寒肢冷，面白舌淡，脉虚弱者，是内科杂病的心气虚与心阳虚。汗为心之液，心之气阳两虚，则心液走泄于外而成自汗。若大汗淋漓，兼有面色㿠白，四肢厥冷，头晕目眩，心悸气短，脉微欲绝者，是心阳欲脱，或亡阳危证。

（6）全身汗出，兼有气短咳嗽，痰清稀，面色㿠白，舌淡苔白，脉浮缓无力者，是肺气虚的自汗证。肺主一身之气，外合皮毛，肺气虚则卫阳虚，弱则肌皮不固，腠理不密，故津液外泄而自汗多。

（7）全身出汗，频频不断，兼有肢倦乏力，气短懒言，腹满便溏，舌淡脉虚大而洪，是脾气虚衰，中气不足的自汗症。脾气虚衰则肌肉失养，腠理不密，津液外泄则自汗频多。

（8）睡时全身大汗，醒则汗止，兼心悸，心烦，多梦，手足心热，舌红少津，脉细数者，是心阴虚盗汗证。心阴亏损化热，迫津外泄，则心液不藏，走泄于外而盗汗。

（9）睡时全身汗出，醒则汗止，兼有咳嗽，气短，痰少而黏，五心烦热，舌红少苔，脉细数者，是肺阴虚所致的盗汗证。肺主诸气，外合皮毛，肺阴不足，必然化热，热则迫津外泄而盗汗出。

（10）睡时全身汗出，醒则汗止，兼有腰膝酸软，腰痛，梦遗滑精，五心烦热，舌红少苔，脉细数者，是肾阴虚的盗汗证。肾主五液，蓄藏阴精，精少阴虚则阳盛化热，热迫津液外泄，则盗汗多。

2. 全身出汗的鉴别要点

（1）太阳中风伤卫而全身汗出者以恶风，脉浮缓为主。伤寒阳明证的出汗，是以身蒸热汗，口渴引饮，脉洪有力为特点。暑汗者，必是夏暑之季发病为要点，脉洪大无力，与阳明经证不同。湿汗者，必兼头晕胀，体沉重痛，肢麻，浮肿，便溏，舌胖齿痕多，脉濡等特点。

（2）内伤杂病多虚，阳虚自汗、阴虚盗汗，二者为全身出汗，以汗量较少为特点。畏寒肢冷者，为少阳虚自汗，无畏寒肢冷者为气虚自汗。气虚与阳虚多发生在心、肺、脾三脏，心气虚、心阳虚或心阳欲脱的自汗者，必兼心悸、心慌、易惊、乏力的表现。肺虚自汗，则有咳嗽，痰稀的兼症。脾虚自汗，则以腹满便溏，肢倦乏力，气短懒言为特点。

（3）阴虚盗汗是以睡时汗出，醒则汗止为特征。盗汗多与心、肺、肾三脏阴虚有关，其鉴别要点主要是看其兼证。三脏共有的兼证是五心烦热，舌红，脉细数。心阴虚见心悸，心烦多梦；肺阴虚见咳嗽，痰少而黏；肾阴虚见腰痛，腰膝酸软。这是心、肺、肾三脏阴虚盗汗的不同点，是辨证要点。

3. 局部出汗的鉴别与诊断

（1）头汗。头为三阳经脉汇集之处，故头为诸阳之会。内伤外感等因所致清阳之气升宣失职，津液外泄，则头汗出。可分三种情况：一是头汗出兼有身重体倦，身目发黄，小便不利，苔黄腻，脉濡数者，是湿热郁蒸所致，湿热郁蒸，迫津外泄，故头汗出。二是头汗出，兼有小腹胀痛，大便色黑，小便自利，夜热烦躁，谵妄，苔黄腻，脉沉涩者。膀胱蓄血所致气化功能失职，津液不能转化为尿液，而逆行于上则头汗出。三是头汗出兼有面色㿠白，四肢不温，畏寒气短，身倦乏力，舌淡，脉弱者，是气虚所致。气虚和阳气大虚，津液随阳气浮越而走泄于上，故头汗出。

（2）心胸汗。心胸部位出汗，而其他部位无汗者，多属于心气虚和心血不足所致；汗乃心之液，心位于胸中，心液外泄，故近于心处汗液出。心胸汗分两种情形；一是心胸汗出兼有面白畏寒，心悸气短，倦怠乏力，舌淡脉虚者，是心气虚所致。二是心胸汗出，兼心悸，心烦少寐，手足心热，舌红少苔，脉细数者，是心气阴虚不能敛阳，少量汗液外溢。

（3）手足汗。只限手心、足心出汗，而其他部位无汗，其主要病机多责于脾，脾主四肢，手足又为诸阳之末，脾的运化功能失常，则津液旁达于四末而手足汗出。手足汗分三种情形：一是手足汗出，兼有胸闷，便溏，肢倦乏力，尿短赤，苔黄腻，脉濡数者，是脾胃湿热，津液郁蒸，旁达外泄所致。二是手足汗出，兼有四肢冷凉，肢倦乏力，纳少便溏，舌淡嫩脉虚弱者，是脾气虚衰，运化失职，津液旁达外泄所致。三是手足汗出，兼有手足心热，口燥咽干，舌红少苔，脉细数者，是阴虚阳盛，阴经虚热蒸津外泄所致。

（4）半身出汗。人体周身汗液施布不均，表现在半身出汗，或上或下，或左或右，一半身有汗，一半身无汗者，是寒湿内阻和气血不足，或阳气虚弱，阴虚火旺所致。半身出汗有以下四种情形：

一是半身汗，或左或右，兼见面色㿠白，气短心悸，四肢与唇舌等处发麻，舌淡脉弱者，是气血两亏，津液不能运行全身所致。二是上半身出汗，下半身无汗，兼有面色苍白，畏寒，气短，神疲乏力，舌淡苔白，脉虚大无力者，是阳气大虚，汗液随虚阳外泄于上所致。三是下半身有汗，兼有腰痛，腰膝酸软，梦遗滑精，口燥咽干，五心烦热者，是肾阴亏损，虚火内扰，津液被迫外泄于外而形成的下半身出汗。四是半身出汗，或左或右，或上或下，或某一局部有汗或某一局部无汗，兼有刺痛，或半身不遂，舌隐青或有瘀斑，脉沉涩者，是瘀血所致的汗液布局不均，以活血化瘀疗法治之则愈。

4. 局部出汗的鉴别辨证要点

（1）头汗：可分湿热、膀胱蓄血、气虚三个类型。湿热者则头目发黄，小便不利；膀胱蓄血者，则小腹胀痛，脉沉涩；气虚阳虚者，则四肢不温，舌淡脉弱。

（2）心胸汗：主要是心虚所致。心气虚者则心悸气短，舌淡脉弱；心阴虚者则心悸，心烦，手足心热，舌红，脉细数。

（3）手足汗出：其病在脾，脾蕴湿热者，以便溏乏力，苔黄脉濡数为主要特点；脾气虚衰者，以纳少，便溏，脉虚无力为特点。阴经虚热者，以口燥咽干，舌红少苔，脉细数为主要特点。

（4）半身汗出：气血两亏者，则面白肢麻，舌淡脉弱；阳气大虚者，则上半身出汗，兼有畏寒神疲；肾阴气虚者，则下半身出汗，兼有腰膝酸软，五心烦热；瘀血所致全身汗液布局不均者，则以刺痛，舌隐青，脉涩等为特征。

（三）昏迷的病态分析与辨证

昏迷，是指神志模糊，不省人事，昏睡不醒，呼之不应的一种临床症状。亦称神昏、昏冒、昏蒙、昏愦、昏不识人、不知与人言等，病属危候。常见于外感热病重证、内伤杂病的中风、厥证、痫证等，久病、重病，精气耗竭，亦可出现昏迷。昏迷是由各种病因造成的清窍不利，神明失用所致，病变主要在心，心主神明，病邪蒙蔽心窍，上扰神明，及阴虚阳脱，心神耗散，皆可使神明失用，而引起昏迷。

1. 昏迷的鉴别诊断

（1）昏迷，兼有壮热或身热夜甚，烦躁谵语或昏愦不语，肢厥，舌謇，脉细数，此是温病热陷心包证，多由肺卫之邪转心包所致。邪热内陷，灼液为痰，痰热阻闭包络，神志被蒙故昏迷。此证发病较急较重。

（2）昏迷，兼有日晡潮热，腹部满硬而痛，拒按，口渴喜饮，舌苔黄燥，脉沉实，此证是胃肠热结，胃热乘心，可见于各种热性病中期阶段。因外邪入里化热，热结胃肠，津伤燥结，故腹部硬痛拒按。胃热乘心，神明被扰而昏迷。

（3）昏迷，时清时昧，身热不甚，时有谵语，苔黄腻，脉虚滑而数，夏季多发。此是温热病的湿热蒙蔽清窍证。温热酿痰，蒙蔽清窍，心神失用而致昏迷。

（4）昏迷，兼有身热夜甚，时有谵语，口渴不甚，斑疹隐隐，舌质红绛，苔光少津，脉细数。此是温病热扰心营证，可见于多种温病的中后期。营血通于心，邪热入营，营阴被耗，扰乱心神而昏迷。

（5）昏迷，谵语，兼有发热口渴，漱水而不欲咽，斑疹透露，或有各种出血，舌深绛，望之似干，扪之尚润，脉细数。此是温病热盛动血，血络瘀阻证，可见于多种温病的中后期。血分热盛，上扰心神，神明失用而昏迷。

（6）昏迷，兼有浮肿，面色淡白无华，头晕，时有恶心，口中呈现尿味，少尿，舌淡，脉细弱。此是水肿病。脾肾两虚，浊阴上逆，脾失健运，肾失开阖，水湿泛溢，酝酿成痰；痰浊上逆，蒙蔽心包，故昏迷。

（7）昏迷，兼有恶心呕吐，腹大坚满，脉络怒张，面色晦滞，鼻鼾息微，撒手肢厥，大汗如雨，二便失禁，唇舌淡润，或口唇青紫，脉微欲绝。此是膨胀病，阳气暴脱证。久病不愈，阳气衰微，神明失用，故昏迷。

（8）突然昏迷，不省人事，兼有身热，面赤，息粗，四肢厥冷，舌红，苔薄白或薄黄，脉洪大或滑数。多发病于夏季炎热之时，或高温作业之时。初起有头晕，心烦口渴，呼吸急迫，随即晕倒，此是暑热内结证，亦称中暑。暑为阳邪，其性炎热，暑热之邪突然侵入人体，邪热闭塞清窍，故昏迷。

（9）突然昏迷，不省人事，兼有面赤，身热息粗，两手握固，牙关紧闭，痰鸣，面白唇紫，痰涎壅盛，四肢温，舌苔白滑而腻，脉沉滑或沉缓，此是中风闭证。中风闭证有阳闭、阴闭之分。多由肝阳亢盛，或肾阴不足，肝风内动，挟痰火、痰湿上扰清窍，神志失用而昏迷。如出现目合口开，手撒遗尿，鼻鼾，呼吸微弱，汗出如珠，四肢厥冷，舌短缩，苔白滑，脉微欲绝，此是中风脱证，因元气衰败，阴阳离决而致昏迷。

（10）一时昏迷，不省人事，兼有口紧握拳，呼吸气粗，四肢厥冷，唇紫，舌苔薄白，脉伏或沉弦，此是厥证昏迷。由于阴阳失调，气机逆乱，血随气逆，上壅心胸，阻塞清窍，故见突然昏倒，不省人事。本证多为一时性昏迷，故时间较短。

（11）突然昏迷，神志不清，呕吐涎沫，或发出鸣叫声，兼有面色苍白，牙关紧闭，两目上视，手足抽搐，舌苔白腻，脉象多滑者，为痫证。多由痰浊阻滞，气机逆乱，肝风内动，浊痰上逆，闭阻清窍，心神蒙蔽，故突然昏倒，神志不清。此证反复发作，但好后如常人。

2. 昏迷的鉴别要点

（1）温病热陷心包证，初起时有卫分症状，病情重，变化快，与热结胃肠腹满，舌苔黄燥不同。湿热蒙蔽心包，神识呆滞，时清时昧，与上两证皆有不同。

（2）温病热伏心神，昏迷，伴有身热夜甚，口渴不甚，斑疹隐隐，热盛动血；血络瘀阻的昏迷，兼有发斑或出血，口渴等。

（3）水肿病昏迷，脾肾两虚，浊阴上逆，病程长，兼有浮肿，面淡白无华，口中时出尿味等症。膨胀病，阳气暴脱，病程长，兼有腹大坚满，脉络怒张，面色晦黯，大汗如雨是亡阳证的危候。

（4）暑热内结的昏迷，突然发作，时间短，有明显的季节性，多发于夏季炎热之时，昏迷时无痉抽；中风闭证的昏迷，亦是突然发作，但昏迷时间较长，症见牙关紧闭，两手紧握，醒后多有后遗症。中风脱症，症见口开，撒手，遗尿，汗出如珠。

（5）厥证昏迷，多是一时性的，四肢厥冷明显，一般醒后无后遗症；痫证昏迷可反复发作，醒后如常人，昏迷时口吐涎沫，手足抽搐，口中发出猪羊叫声。

（四）抽搐的病态分析与辨证

抽搐又叫瘛疭证，即筋脉拘急而缩者为瘛；筋脉缓者为疭；伸缩交替，抽动不已是为瘛疭。凡临床所见筋脉拘急，肘臂伸缩不定的症状统称为抽搐，多见于痉证、痫证、破伤风、惊风病等。抽搐是多种病因作用于筋脉而产生的。如气血亏损，火热炽盛，风湿，寒凝，顽痰所致筋脉拘急，皆可出现抽搐症状。

1. 抽搐的鉴别与诊断

（1）四肢抽搐，角弓反张，口噤项强，兼发热恶寒，无汗，苔白，脉沉紧者，是风寒外袭，阳气被阻，不能荣筋而发，此为刚痉。太阳主一身之表，风寒损伤卫表之阳气，不能温煦筋脉故发为刚痉。

（2）四肢抽搐，角弓反张，口噤项强，兼有发热有汗，不恶寒，苔白，脉浮缓者，是风邪外袭，卫阳不固，汗出亡阳，筋失所养而发，此为柔痉。太阳病，发热汗出，而不恶寒，是为柔痉。

（3）四肢抽搐，两目上视，口吐涎沫，突然昏倒，不省人事，抽搐醒后如常人，但可反复发作，此是肝风挟痰上逆，闭阻清窍的痫证。多因肝脾肾三脏失调，脾虚运化失职，聚湿生痰，肾虚精衰不能养肝，肝阳亢盛，挟痰上逆，蒙闭清窍，阳气不通，故抽搐发作。

（4）四肢抽搐，项背强急，角弓反张，牙关紧闭，舌强流涎，苦笑面容。是外伤或产后，或分娩断脐时处理不当所产生的破伤风病，因外伤风邪内入，流入经络，风盛伤津，津血不能滋濡经脉而发生抽搐。

（5）四肢抽搐，颈项强硬，牙关噤急，时发时止，病于小儿者，是惊风证。小儿惊风有急惊风和慢惊风两类：一是兼高热惊厥，烦躁不安，面红唇赤，突然抽搐，神志昏迷，角弓反张，涕泪皆无，抽搐或有间接而续断不止者，为急惊风。是为内热炽盛，痰凝气滞，风热火邪郁闭经脉所致。二是抽搐缓慢无力，时发时止，身有微热，面色淡黄，倦怠懒言，合目昏睡，或睡时露睛，大便色青或下利清谷，脉沉缓无力者，为慢惊风。多由气血不足，肝脾两虚，不能滋养温煦筋脉所致。

（6）四肢抽搐，脚挛急，项背强急，反张离床，牙关噤急，锉齿有声，兼有发热胸满便秘，舌红苔黄，脉弦数有力者，是里实热结，热盛灼津，不能濡养筋脉而发为痉抽。痉者为病，胸满口噤，卧不着席，脚挛急，必锉齿。

（7）四肢抽搐，颈项强直，兼有高热呕吐，神昏，头剧痛难忍者，是热极生风而发抽搐，因高热火毒，耗伤阴液，筋脉痉挛所致。

（8）四肢抽搐，手足颤动，兼头昏目眩，汗出，神疲乏力，气短，舌淡脉弱者，是气血两虚，虚风内动，不能濡润筋脉所致。

（9）四肢抽搐，手足蠕动，兼有腰膝酸软，胁肋灼痛，午后低热，舌红绛，脉细数，是肝肾阴虚，精血不足，不能濡滋经脉而发抽搐。

（10）四肢抽搐，项背强直，形瘦神疲，兼有头身刺痛，舌隐青，或有瘀斑，脉沉涩者，是瘀血内阻，瘀滞不通，不能濡养筋脉所致。

2. 抽搐的鉴别要点

痉病有刚柔之分，痉病项强背反张，有汗为柔，无汗为刚，鉴别的关键是有汗和无汗。痫证的抽搐，其特征是突然发作，抽搐醒后如同平人，但反复发作。破伤风的抽搐，必兼牙关紧闭，烦躁，苦笑容。惊风抽搐是以小儿发病为特点。里实热结所致痉抽以身热，胸满便秘，舌红绛苔黄腻，脉弦数为特征。热极生风的抽搐，是以身发高烧，同时出现抽搐，虚证抽搐则无角弓反张，牙关紧闭的表现。气血两虚，虚风内动的抽搐，则以头晕眩，自汗出，气短乏力，舌淡脉弱为特征。肝肾阴虚，化热生风而抽搐者多见于热性病后期，必兼有腹胁痛，身有微热，舌红，脉细数的特征。瘀血而形成抽搐者，必兼刺痛，舌有瘀斑，脉涩的临床表现。

（五）失血的病态分析与辨证

失血，是指血不循经而妄行，溢出脉道，即是出血失血症状。由于出血的部位不同，临床上有吐血、咳血、衄血、便血、尿血、妇科崩漏下血等。

失血最常见的病因是火与气。脏腑中虚火、实火均可灼伤脉络，迫血妄行；血随气而上逆，气虚不能摄血，皆可导致失血。瘀血阻滞，血不归经，亦可致失血。

1. 咳血的鉴别与诊断

咳血：是指血从气道中随咳痰而出，痰血相兼，痰中带血有血络、血点或咳血盈口。此血来自肺脏及气道，色多鲜红，常间夹泡沫。咳血病位在肺，但与肝肾有关。其病变性质属热证，有外感和内伤之分，外感者多实，内伤者多虚，虚热实热皆可使肺络损伤，血液外溢而咳血。

（1）痰中带血，或痰血兼有咳嗽，痰黄，咽痛，口渴，身热，或微恶风寒，舌苔薄黄，脉浮数或滑数，是风热伤肺证。此证发于春季，是外感风热，侵犯于肺；发于冬季是外感风寒，入里化热，伤于肺，阳络受损，血液外溢而见咳血。

（2）痰中带有血丝，兼有干咳少痰或无痰，时有胸痛，鼻燥咽干，身热微恶风寒，舌尖红，苔薄黄，脉滑数。多发于秋季干燥时节，此为秋燥，燥热伤肺证。燥邪伤肺耗伤津液，损伤肺络，或痰少或无咳，咳血量少，痰中带有血丝。

（3）咳血，兼有口苦，胸闷，气短，胸胁隐痛，烦躁易怒，大便干燥，舌红，苔黄，脉弦数。此是肝火犯肺证。肝火亢盛逆行于上，灼伤肺络，肺失肃降，则见痰中带血或咳血。

（4）咳血，咳痰中带血，兼喘咳日久，咳吐稀痰，头晕，气短乏力，皮毛焦枯，舌淡白无华，脉沉迟无力。此是肺气虚衰咳血证。长期喘咳，肺气不足，肺络弛张，阳气不能固守，阴血外溢，故咳血。

（5）咳血，血色鲜红，兼有潮热盗汗，两颧红赤，形体消瘦，舌红无苔，脉细数。此是肺痨咳血。虚损成痨，肺津耗损，阴虚火旺，灼伤肺络而咳血。

（6）咳血，血中带有泡沫，量较多，兼有心悸不止，气喘不卧，颧红，胸中烦闷，咽喉灼热，舌红，脉细数或结代。此是心肺气阴两虚，气虚不能摄血，阴虚火旺则脉络受损所致。

2. 咳血的鉴别要点

风热伤肺证，多发于冬春两季，有恶寒发热病史，以痰黄，身热为诊断要点。秋燥、燥热伤肺证，只发于秋季干燥之时，以干咳少痰，鼻燥咽干为诊断要点。肝火犯肺证，口苦胁痛，烦躁易怒。肺气虚衰证，病程长，兼有头晕，气短，痰稀，舌淡白。肺痨咳血，以虚劳久病，兼有颧红，潮热盗汗，形瘦舌红为要点。心肺气阴两虚，病程较长，咳吐血中带有泡沫，兼有心悸、气喘。

3. 呕血的鉴别与诊断

呕血，是血液从口中吐出，间夹有食物残渣等。本病的病位主要在食道和胃，与肝脾等脏腑关系密切。呕血有虚实寒热之分。多由于情志失调，饮食失节，劳逸过度，造成火自内生，或气虚不摄血，血液妄行，而见呕血。

呕血诊断：

（1）呕血紫黯或紫红，夹有食物残渣，兼有脘腹闷胀疼痛，口臭，唇红，大便秘结色黑，苔黄腻，脉滑数。此是胃热壅盛呕血证。胃中积血，灼伤脉络，气机不畅，血随气升，故呕血紫黯或紫红。

（2）呕血紫黯或鲜红，夹有食物残渣，兼有胁部胀痛，口苦，心烦喜怒，舌红，脉弦数。此是肝火犯胃呕血证。肝火犯胃，损伤胃络，气机逆乱，故呕血鲜红或紫黯。

（3）呕血黯淡，反复不止，兼有面白唇淡，消瘦无力，心悸气短，腹胀便溏，舌淡嫩，脉细弱。此是心脾两虚证。气虚不能摄血，血不循经而妄行，故呕血黯淡。

（4）呕血黯淡，反复不止，兼有脘腹隐痛，面色苍白，四肢不温，倦怠无力，舌质淡，苔薄白，脉沉细无力。此是脾虚寒凝证。脾虚不能统血，中焦虚寒凝血液不行，故呕血黯淡。

呕血的鉴别要点：

（1）胃热壅盛证，可见口臭，便秘，苔黄等鉴别要点。

（2）肝火犯胃证，则兼有胁部胀痛，口苦，喜怒鉴别要点。

（3）心脾两虚证，以呕血黯淡，心悸，气短，便溏等为鉴别要点。

（4）脾虚寒凝证，以脘腹隐痛，面色苍白，四肢不温为鉴别要点。

4. 衄血的鉴别与诊断

衄血是指鼻、齿龈、耳、舌、皮肤等非外伤性出血症状。其中鼻衄与齿衄多见。如果鼻中衄血过多，连续不止，出现头昏晕严重现象称为鼻洪。衄血的主要原因是由于肺、胃、肝、肾病变而引发。肺胃热盛，肝火上逆，迫血妄行，或肝肾阴虚，虚火上炎，损伤脉络，或气虚不能摄血，血液上逆而衄血。

衄血的鉴别与诊断：

（1）鼻孔出血，量或多或少，兼有鼻咽干燥，身热咳嗽少痰，舌质红，脉数。此是肺热鼻衄。多由风热或燥热犯肺而成。风热或燥热犯肺，邪热壅于肺，肺热上蒸，循行肺窍，迫血妄行，故鼻衄。

（2）鼻孔出血，血色鲜红，血量多，兼有胸闷口臭，口渴喜饮，便秘，舌红，苔黄，脉数。此是胃火鼻衄。胃火循经上犯胃脉，胃脉起于鼻，鼻络破则血溢，故见鼻衄。

（3）鼻孔出血，多由情志变化而发作，兼有头痛目眩，目赤，烦躁易怒，舌红，脉弦数。此是肝火鼻衄。情志不舒，肝火郁结化火，迫血而行，循行溢出，故鼻衄。

（4）鼻孔出血，反复发作，兼有眩晕耳鸣，鼻中干燥而热，腰酸膝软，舌光红，脉细数。此是肾虚火旺所致鼻衄。肾阳不足，虚火内扰，灼伤络脉，血随火升，从鼻窍而出，故鼻衄。

（5）齿龈出血，血色鲜红，兼有齿龈红肿疼痛，口臭，大便秘结，苔黄糙，脉洪大。此是胃肠实火齿衄血证。胃肠实火，循经上行，损伤血络，故齿龈出血。

（6）齿龈出血，反复不愈，血色红淡，兼有齿龈糜烂，肿痛，口干，苔黄中光少津，脉少滑数。此是胃中虚火齿龈衄证。胃阴不足，虚火内扰，血随火升，故齿龈出血反复不愈。

（7）齿龈出血，滴点而出，血色淡红，兼有龈浮齿摇，而微有疼痛，头晕耳鸣，舌淡红，脉细数。此是肾虚火旺证。肾虚火动，火浮于上，故齿龈出血，点滴而出。

（8）鼻孔出血，或齿龈出血，或肌肤瘀斑瘀点，紫瘀成片，压之不褪色，兼有头晕，心悸，面色苍白，神疲乏力，舌淡，脉细无力。此是气血亏虚证。由于气血亏虚，气血不能摄血，血无所主持而外溢，故有鼻衄，齿衄，肌肤瘀斑等证候。

（9）妇女经期或经期前后出现鼻衄，称之为倒经或逆经，这种出血并非真正的月经倒行，而是经期血热，迫血上行伤络所致。

衄血的鉴别要点：

（1）肺热上蒸所致鼻衄证，兼鼻咽干燥，身热咳嗽少痰。

（2）胃火鼻衄，多见血色鲜红，口臭，便秘。

（3）肝火鼻衄，可见眩晕，目赤，烦躁易怒。

（4）肾虚火旺鼻衄，必兼眩晕耳鸣，腰膝酸软。

（5）胃肠实火齿龈衄血，兼见齿龈红肿疼痛，口臭，便秘。

（6）胃中虚火齿衄血，可见齿龈糜烂，口干。

（7）肾虚火旺齿衄，兼见龈浮齿摇，头晕耳鸣。

（8）气虚血亏出现鼻衄、齿衄或阴斑，必兼气短，面㿠白，神疲乏力等症。

（9）妇女经行鼻衄，与月经周期有关，表现为规律性的鼻衄，同时必有月经不调的表现。

5. 大便出血的鉴别与诊断

大便出血是指血从肛门而出，或随大便而下，或排纯血。便血与痢疾的脓血不同，便血是便中混有血液，颜色清稀；痢疾是便中脓血相混，颜色混浊，且有里急后重的表现。便血多因饮食不节，伤及脾胃，致中气不足，气不摄血，或湿热蕴结大肠，均可损伤阴络而致便血。

便血的鉴别与诊断：

（1）先便后血，血色紫黯，兼有神疲乏力，脘腹隐痛，纳呆便溏，舌淡，脉细弱。此是脾胃虚寒证。脾胃虚寒，中气不足，脾不统血，血溢于肠内，随大便而下故便血。

（2）先血后便，便血鲜红，兼有口苦黏腻，小便短赤，大便不爽，舌苔黄腻，脉滑数。此是湿热蕴蒸，蕴结脾胃，下移大肠，灼伤阴络，故先血后便。

（3）便血如溅，血色鲜红，兼有口苦，小便色黄，大便秘结，舌红苔黄，脉滑数。此是肠风下血证。风热之邪伤损肠络，血液溢出脉外，故大便下血如溅。

（4）便血，血色鲜红，肛门疼痛或肿胀，有痔核或肛裂，脉弦数。此是痔疮便血。湿热郁久成痔，痔疮下血，故便血。

便血的鉴别要点：

（1）脾胃虚寒证便血，是先便后出血，可见血色黯紫，纳呆便溏。

（2）湿热蕴蒸而便血者，是先血后便，可见血色鲜红，口苦黏腻，小便短赤，大便不爽，苔黄腻。

（3）肠风证血下如溅，血色清鲜，兼有小便黄，大便秘结症状。

（4）痔疮便血鲜红，兼肛门肿胀痛，可见痔核、肛裂症状。

6. 尿血的鉴别与诊断

尿血，又称溺血或溲血，是指小便中混有血液或夹杂血块从尿道中排出。尿血的病位在肾和膀胱，与心、小肠、肝、脾有着密切相关的病理作用，多因邪热扰动血分，或气虚统血无权而形成尿血证候。

尿血的鉴别与诊断：

（1）尿血鲜红，尿道灼热痛，兼有心烦，失眠，口渴面赤，口舌生疮，舌尖红，脉数。此是心火亢盛，移热于小肠，热伤脉络，故尿血鲜红，尿道灼热。

（2）尿血鲜红或紫红，尿道灼热，兼有口苦而渴，头晕目眩，胁痛，烦躁易怒，舌边红，脉弦滑数。此是肝火内炽，损伤脉络，故尿血鲜红，若瘀热内结，则血色紫。

（3）尿血反复不止，色鲜红，兼有眩晕，耳鸣，腰膝酸软，咽干，便结，舌质红，脉细数。此是肾阴不足所致。肾阴不足，虚火妄动，灼伤阴络，故尿血反复不止。

（4）尿血反复不止，颜色为淡红，兼有疲倦乏力，食欲减退，面色萎黄或㿠白，腹胀便溏，舌淡，脉虚弱。此是脾气虚弱证。脾虚气虚，统摄血液无权，故尿血反复不止。

（5）尿血，夹有血块，兼有小便热涩刺痛，心烦，舌红苔黄，脉数有力。此是淋病中的血淋。湿热下注膀胱，血热妄行，故尿血。

（6）尿中带血，偶有砂石样物，小便困难不畅，尿色黄赤，时有物阻塞，小便赤痛，尿血不发作时无症状，苔薄黄，脉滑数。此是淋病中的砂石淋。湿热下注煎尿成石，砂石损伤脉络而尿血。

尿血的鉴别要点：

（1）心火亢盛而尿血者，可兼有心烦失眠，口渴面赤，口舌生疮等症状。

（2）肝火内炽而尿血者，兼口苦，头晕目眩，胁痛，易怒等症状。

（3）肾阴不足而尿血者，兼有耳鸣，腰膝酸软症状。

（4）脾气虚弱者尿血，尿血色淡红，可见疲倦乏力，腹胀便溏等症状。

（5）血淋尿血，热涩刺痛。石淋尿血偶有砂石物阻塞，小便刺痛。

7. 妇女崩漏下血的鉴别与诊断

崩漏下血，是妇女不是行经期间，阴道大量出血，或淋漓出血持续不断。量大者为崩，少量淋漓不断者为漏。崩漏下血，与肝、脾、肾及任冲二脉关系密切。多因血热、血瘀等原因所引起。

崩漏下血的鉴别与诊断：

（1）阴道突然大量出血，或淋漓下血日久，稠黏腥秽，肢倦乏力，不思饮食，大便秘结，或溏泄不爽，苔黄厚腻，脉沉数。此是湿热内郁，迫血妄行，故崩漏。

（2）阴道突然大量下血，或淋漓不断，血色深红，头晕目眩，口干喜饮，心烦易怒，胸胁胀痛，苔黄，脉弦数。此是肝郁化火证。肝气郁结，日久化热，冲任受损，故崩漏下血。

（3）阴道突然大量出血，淋漓不断，色淡，质稀，兼有面色白或虚浮，心悸，气短，身倦懒言，四肢不温，纳呆便溏，舌胖有齿痕，苔薄润或腻，脉细弱。此是心脾气虚。脾虚则清阳不升而下陷，统摄无权，冲任不固而崩漏下血。

（4）阴道出血量少，淋漓不断，色鲜红，头晕耳鸣，五心烦热，颧红盗汗，腰酸膝软，舌质红，少苔或无苔，脉细数无力。此是肾阴虚证。肾阴不足，冲任失调，故出血量少，或淋漓不断。

（5）阴道出血量多，或淋漓不断，色淡红，精神萎靡，头晕目眩，尿频清长，大便溏，舌质淡，苔薄白，脉沉细或微弱，尺脉尤甚。此是肾阳虚证。肾阳不足，冲任不固，出血量多而色淡红。

（6）阴道出血淋漓不断，或突然下血量多，挟有血块，小腹疼痛拒按，舌质黯红，有瘀点，脉沉涩或弦紧。此是血瘀证。瘀血阻滞经脉，血不循经，故出血量多，或淋漓不断，挟有血块。

崩漏下血的鉴别要点：

（1）湿热内郁证崩漏，下血黏稠腥秽，口苦黏腻，不思饮食，大便不爽，脉沉数。

（2）肝郁化火证崩漏，下血色鲜红，口干喜饮，心烦易怒，胁痛脉弦。

（3）心脾气虚证崩漏，下血色淡质稀，面苍白，纳呆，便溏，舌胖有齿痕等。

（4）肾阴虚证崩漏，阴道出血量少，兼有头晕耳鸣，颧红盗汗，腰酸膝软等症。

（5）肾阳虚证崩漏，阴道出血色淡，兼有畏寒肢冷，尿频清长等症。

（6）血瘀证崩漏，血色黯红挟有瘀块，兼有小腹痛，舌有瘀点等症。

（六）咳嗽的病态分析与辨证

咳嗽是肺系疾病的主要症状，由于外邪侵袭肺系，或其他脏腑生病，影响损及于肺，肺气不利所引起。咳嗽大体可分为外感与内伤两大类：一是外感，因肺主皮毛，最易感外邪，使肺系受损；二是内伤，其他脏腑有病累及于肺均可导致咳嗽。

咳嗽的鉴别与诊断

1. 咳嗽痰白而稀，兼有恶寒发热，头痛，鼻塞流涕，舌苔薄白，脉浮。此是外感风寒咳嗽。风寒犯肺，肺气郁滞，宣降失职而致咳嗽。

2. 咳嗽痰黄稠，咯痰不爽，兼有口渴，咽痛，身热头痛，恶风汗出，舌苔薄黄，脉浮数，多发于春季。此是外感风热咳嗽。风热犯肺，肺失清肃咳嗽。

3. 咳嗽无痰，或痰少黏稠，不易咳出，兼有畏寒发热，鼻燥咽干，咳引胸痛，舌苔薄黄而干，脉细数，多发于秋季。此是燥热伤肺咳嗽。肺津受灼，肺气失宣，故干咳无痰或少痰。

4. 咳嗽多痰，痰白而黏，兼有胸闷脘痞，纳少，便溏，苔白腻，脉濡滑。此是痰湿犯肺证。脾失健运，聚湿生痰，上渍于肺，故咳嗽痰多。

5. 咳嗽气逆，痰稠难咯，兼有面红咽干，咳引胸胁痛，舌苔薄黄少津，脉弦数。此是肝火犯肺咳嗽。肝火犯肺，肺失清肃，故咳嗽气逆。

6. 咳嗽无痰，或痰少黏不易咯出，或痰中带血，或咯血，兼有咽喉干燥，潮热，盗汗，舌干无光，脉象细数。此是肺阴虚咳嗽。肺阴不足，虚火妄动，煎液成痰，痰热内阻，肺失清肃，故咳嗽。

7. 咳喘气短，痰多清稀，兼有面色㿠白，乏力自汗，易患感冒，舌淡白，脉虚弱。此是肺气虚咳嗽。肺气虚弱，肃降失职，故咳嗽。

8. 咳嗽气促，咯痰不爽，动则气促加剧，兼有咽喉涩痛，头晕，耳鸣，腰酸，舌红而光，脉细数。此是肺肾两虚咳嗽。肺肾两虚，呼吸失司，纳气无权，故咳嗽气促。

9. 咳嗽，咯吐浊唾涎沫，行动气短，形体消瘦，舌红，脉虚数。此是肺痿咳嗽。热伤津液，肺失濡润，故咳嗽吐黏涎沫。

10. 咳嗽，咯吐脓痰腥臭，兼有胸痛烦满，身热，振寒，舌薄黄，脉浮滑数。此是肺痈证，乃热毒壅滞于肺，蕴热津成脓，故咳嗽咯脓痰腥臭。

咳嗽的鉴别要点：

（1）外感咳嗽都有发热，恶寒或恶风。外感风寒咳嗽，痰白而稀；外感风热咳嗽，痰黄而稠；燥热伤肺咳嗽，无痰或痰少痰稠。

（2）内伤咳嗽，无恶寒发热的症候。痰湿犯肺咳嗽，痰多而白，纳呆，便溏，苔白腻等。肝火犯肺咳嗽，有气逆，痰稠，咳时胸胁痛等症状。肺阴虚咳嗽无痰，痰少而黏，痰中带血，咽喉干燥等。肺气虚咳嗽，痰多清稀，面白，自汗等。肺肾两虚咳嗽，动则气促，头晕，耳鸣，腰酸等。

（3）肺痿病咳嗽，以咯吐浊唾涎沫为主要表现。

（4）肺痈咳嗽，有身振寒，咯吐脓痰腥臭症状。

（七）喘促的病态分析与辨证

喘促，又称气喘，是指呼吸急促，甚至张口抬肩，是临床常见病症。可发生于多种疾病。喘促多与肺、肾两脏关系密切。外感内伤造成肺肾病变，气机升降出纳失常，即可引起喘促，病因有虚实之分，实证多由寒、痰火、痰浊壅塞肺气，肺火宣降所致；虚证多因肺气虚弱，肾气不足，纳气失常而形成。

喘促的鉴别与诊断

1. 呼吸喘促，兼有胸闷，咳嗽痰稀白，兼有恶寒发热，无汗，苔薄白，脉浮紧，多发于冬季。此是风寒束肺证。风寒外袭，内合于肺，肺气失宣，气机升降失常，故呼吸喘促。

2. 呼吸喘促，息粗有力，甚至鼻翼煽动，兼有咳嗽，痰黄稠黏，身热，心烦，口渴，汗出，舌红苔黄，脉数。此是邪热壅肺证。风寒袭肺，郁而化热，风热犯肺，肺有伏火，复感外邪，新邪引动伏火，火热之邪壅塞肺气，肺失宣降，故呼吸喘促。

3. 呼吸喘促，甚至张口抬肩，端坐不卧，咳痰量多黏稠，不易咯出，兼有胸脘满闷，恶心纳呆，口黏无味，苔白腻，脉滑。此是痰浊阻肺证。体内积湿成痰，痰贮于肺，气道被阻，肺失宣降，而致呼吸喘促。

4. 呼吸喘促，短气无力，咳声低弱，兼有语言低微，自汗，畏风寒，咽喉干燥，舌淡、苔少，脉软弱。此是肺气虚衰证。肺气不足，肃降失职，故呼吸喘促。

5. 呼吸喘促，呼多吸少，动则喘甚，气不得续，兼有形瘦神疲，肢冷，汗出，面青或黧黑，舌质淡，脉沉细。此是肾不纳气证。肾气虚弱，下元不固，气失摄纳，故呼吸喘促，呼多吸少，气不得续。

6. 呼吸急促，胸胁胀满，咳唾引痛，苔白，脉沉弦。此是悬引证。饮停胸胁，脉络受阻，气机不利，故呼吸喘促，咳唾牵引胸胁痛。

7. 呼吸急促，甚则张口抬肩，不能平卧，兼有咳痰白沫量多，舌苔白腻，脉弦紧，久病不愈，感寒易发，初起有恶寒、身痛等症状。此是寒饮停肺证。寒饮停肺，肺气上逆，故呼吸喘促，常因外感之邪引动伏饮而发。

8. 呼吸喘促，兼有眼睑浮肿，重则全身浮肿，咽喉肿痛，肢节酸重，小便不利，多恶寒，恶风，发热，舌苔薄白，脉浮滑数。此是水肿病，风水泛溢证。风邪外袭，通调失职，水气凌肺，肺失宣降，故呼吸喘促。

喘促的鉴别要点：

（1）风寒束肺证，喘促有恶寒发热，咳嗽痰稀。

（2）热邪壅肺证，喘促兼身热，心烦，口渴，咳嗽黄稠。

（3）痰浊阻肺证，喘促，以痰多黏稠，胸脘满闷，恶心纳呆为主要症状。

（4）肺气虚衰证，喘促，多有短气无力，自汗畏风等症状。

（5）肾不纳气证，喘促，呼多吸少，动则喘甚，肢冷，面青等。

（6）悬饮病，喘促，兼有胸胁胀满，咳唾引胸胁痛等症状。

（7）寒饮停肺证，喘促，以咳痰白沫量多，经久不愈，感寒易发为要点。

（8）风水泛溢证，喘促，以全身浮肿，小便不利为主要表现。

（八）呕吐的病态分析与辨证

呕吐之证，是食物入胃，反而上逆吐出。有声有物谓之呕，有物无声谓之吐。胃气上逆，即有吐声，又有食物吐出谓之呕吐。本症多由外感或内伤，或饮食不节等因素，使胃腑纳谷、降浊等生理功能失职，胃气上逆则呕吐。呕吐症状分虚实两类：虚证是胃阳不振或胃气不足，失其和降而形成；实证是邪气犯胃，如饮食积滞，痰浊内阻，食物中毒等原因造成胃气上逆所致。

呕吐的鉴别与诊断：

1. 呕吐兼有恶心，恶寒发热，舌苔薄白，脉浮缓者，由外感寒湿所致，湿浊犯胃，胃气上逆则呕吐。呕吐兼有脘胀胀满，吐物酸腐，嗳气恶食，便溏，苔白腻，脉沉滑，是食滞胃脘，因饮食停滞，胃浊不降，郁而化热生酸，纳化失常，故见呕吐。

2. 呕吐清水痰涎，兼脘闷不食，头眩心悸，苔白，脉滑。是痰浊内阻，胃气不降的呕吐之证。脾不健运，水湿不化，凝结为痰，痰浊郁阻，清阳不升，故伴见头眩心悸。

3. 呕吐，吐物酸腐，嗳气频多，兼有胁肋胀满，急躁易怒，舌边红，苔薄腻，脉沉弦者，是肝气犯胃。胃腑停郁，化热生酸，则嗳气吞酸；肝气郁则胁肋痛，胃气逆则呕吐。

4. 呕吐，饮食稍多即吐，时吐时止，兼面色㿠白，倦怠乏力，四肢不温，大便溏薄，舌淡，脉濡数，是脾胃虚寒所致。脾胃虚寒，中阳不振，在内无力受纳腐熟水谷，在外不能充于四肢，故便溏、肢冷。呕吐，阵作干呕，兼口燥咽干，饥不欲食，五心烦热或潮热盗汗，消瘦，舌红，是胃阴不足，胃失濡润，气失和降所致。

5. 呕吐，病久不愈，吐后胃中安和，形体消瘦，头晕，心烦，失眠，乏力，舌红少津，脉细数，是胃燥津枯，胃失滋养，气逆不降所致。

呕吐的鉴别要点：

实证呕吐，多由外邪犯胃，食滞胃脘，痰浊内阻，肝气犯胃等病因所造成。外邪犯胃必有恶寒发热的表证。食滞胃脘必兼脘腹胀满，嗳气吞酸；痰浊内阻者，则痰涎多，头眩心悸；肝气犯胃则胸胁痛，脉弦。

虚证呕吐，是因脾胃虚或阴虚化燥，胃失滋养，无力和降，胃气上逆造成呕吐，其鉴别要点关键是兼证不同：兼面白肢冷，便溏者是脾胃气虚；兼口燥咽干，五心烦热，其轻者是胃阴不足，其重者是胃燥津枯。

（九）泄泻的病态分析与辨证

泄泻是指大便的次数增多，粪便稀薄，甚者泻出如水。本症多因外感寒、湿、暑、热等淫邪所致，中阳被遏，脾失健运而成；或因饮食所伤，脾胃不和，大肠传导运化失司；或因肝气犯脾；或因脾虚。肾阳不足，命门火衰等病变均可造成泄泻。

泄泻的鉴别与诊断：

1. 泻下稀水，色白无臭，完谷不化，兼有肠鸣腹痛，喜温，畏寒，面白，肢冷，舌淡、苔白，脉沉迟者，是寒泻。中焦寒盛，脾胃阳虚，不能腐熟水谷，蒸化津液，故清浊不分，轻则便溏，重则完谷不化。

2. 泻下水样便，便次多，兼有胸腹满闷，肢体酸重，肠鸣，腹微痛，舌淡，脉缓者，是湿泻。湿盛伤脾，脾不能运化水湿，清浊不分，水液下注于肠，则肠鸣泄泻。

3. 泻下黄糜样粪便，气秽极臭，肛门灼热，兼有发热，口渴多饮，时有恶心，尿短赤涩痛，舌红，脉数，是热泻或暑泻。火热与暑邪伤损肠胃，胃肠腐熟传导作用失常，热蕴于中，内腐水谷败烂如黄糜而气秽极臭。热伤胃肠，胃气上逆有恶心等症。

4. 泻下稀便，夹杂未消化食物，矢气频多，臭秽难闻，兼有嗳腐吞酸，胸腹饱闷，苔黄脉滑，是伤食泻。多食过饱，损伤胃肠，受纳腐热、化物传导功能紊乱而形成。

5. 泻下溏水，兼有不思饮食，食后脘闷不舒，面色萎黄，神疲，舌淡，脉缓弱者，是脾虚泻。脾胃虚弱，不能消化水谷，分利水湿，故大便时溏时水。脾胃虚弱受纳无权，故有不思饮食的证候。

6. 泻泄便溏，完谷不化，时间在黎明之前，脐下作痛，肠鸣要泻，泻后则安，兼有形寒肢冷，舌淡苔白，脉沉迟者，是肾泻。肾阳不足，命门火衰，黎明前阳气未复，阴气极盛，则五更泻泄。又称五更溏痢。

7. 泻时腹痛肠鸣，泻后痛止，腹部舒服，兼有胁痛痞闷，嗳气，纳少，每因生气愤怒，腹痛泄泻随之发生，舌淡苔少，脉沉弦者，是肝泻。肝失调达，横逆乘脾，肝脾不和，故有胸胁痛，纳少，嗳气。肝脉抵少腹，肝郁，脉急，则腹痛；脾气不升，清气陷下则腹泻。

泄泻的鉴别要点：

（1）寒泻，便稀水，完谷不化，兼形寒肢冷，舌淡，脉沉迟。

（2）湿泻，便水，肠鸣腹痛，脉沉缓。

（3）热与暑泻，便下黄糜臭秽难闻，舌红脉数。

（4）伤食泻，夹杂不消化食物，饮食不节过量。

（5）脾泻者，便溏，纳少，食后脘腹不舒。

（6）肾泻者，以黎明前腹痛即泻（五更溏泻）为特征。

（7）肝泻者，又称痛泻，以腹痛即泻，痛一阵泻一阵，或因恼怒即腹痛而泻为特征。

（十）便秘的病态分析与辨证

便秘是排便时间延长，3～5日一次，其主要病理变化是脾胃和大肠。饮食入胃，经胃的腐熟，脾的运化，使水谷精微输布之后，糟粕由大肠传送排出体外，若肠胃燥热内结，或因气虚传导无力，血虚肠道干涩，以及阴寒凝结等，均能导致大便秘结。

便秘的鉴别与诊断

1. 大便秘结，兼有口臭唇疮，面赤身热，尿短赤，舌红，苔黄燥，脉滑实者，是属热结胃肠热盛，耗伤津液，肠道干结所致。口唇属脾，脾热上蒸故口臭唇疮。

2. 大便秘结，兼胸胁满闷，纳少嗳气，腹中胀满，苔薄腻，脉弦者，是属气滞便结。气机郁滞，传导失职，故便秘。

3. 大便秘结，便出不硬，排便困难，迟迟不下，乏力，汗出，甚则虚脱晕倒，兼有气短神疲，气怯，面色白，舌淡，苔薄，脉虚弱者，是属气虚便秘。中气虚衰，大肠传送无力则大便秘结。

4. 大便秘结，努力难下，兼面色㿠白无华，头晕，心悸，舌质淡嫩，脉细涩者，是属血虚便秘。津血同源，血虚则津液亏损不能濡润肠道则大便秘结。

5. 大便秘结，艰涩难下，兼有腹中冷痛，四肢凉冷，舌淡苔白，脉沉迟者，是属寒结便秘。寒邪内结，大肠传导失职，大便难下。

6. 大便秘结，干结如羊粪，兼口唇干燥，胸痛，噎食难下，舌焦苔黑，脉细数者，是燥结便秘。温热之邪久留不下，或久病不愈，耗津伤液，所致肠道干结不通便秘。

便秘的鉴别要点：

（1）热结者便秘，面赤身热，舌红苔黄，脉滑实。

（2）寒结者便秘，面色白，肢冷，舌淡苔白，脉沉迟。

（3）气滞便秘，兼胸胁胀闷，舌淡苔薄，脉弦。

（4）气虚便秘，兼有气短乏力，神疲脉虚。

（5）血虚便秘，兼面色㿠白，头晕心悸，脉细。

（6）燥结便秘，以久病津枯，排便难下为要点。

（十一）小便不利病态分析与辨证

小便不利，是指排尿困难，尿量减少，甚至小便闭塞不通的症状。临床多见于水肿、癃闭、淋浊等疾病，外感热病，热盛伤津等均可导致小便不利。小便不利的病位主要在于膀胱，与肺、脾、肾三脏关系密切。膀胱气化不利，肺气不能通调水道下输膀胱；脾气不运，水湿不行，肾气亏虚，命门火衰，三焦决渎失职等，均是小便不利的病理机制。

小便不利的鉴别和诊断

1. 小便不利，尿色黄赤，兼有恶寒发热，咳嗽，咽痛，面浮肿，继而四肢及全身浮肿，按之凹陷，大便秘结，腹胀，苔腻，脉数。此是水肿病的阳水证。外邪侵袭，肺气失宣，三焦壅滞，不能通调水道下输膀胱，故小便不利。

2. 小便不利，面浮足肿，或下肢先肿，按之凹陷，兼有胸闷神疲，便溏，身重腰酸，舌胖大，苔白，脉沉迟弱。此是水肿的阴水证。脾阳不振，肾阳虚衰，不能运化水湿，故小便不利。

3. 小便不利，点滴而出，尿色黄赤，小腹硬，兼见口渴不欲饮，大便不畅，舌红，苔黄，脉数有力。此是癃闭病的热结膀胱证。邪热结于太阳之腑，气化不通故小便不利。

4. 小便不利，兼有腰膝酸软，乏力，四肢不温，面色㿠白，舌质淡嫩，脉沉细弱。此是癃闭病，命门火衰证。肾阳虚命门火衰，不能温煦膀胱，膀胱气化功能失调，故小便不利。

5. 小便不利，点滴不通，兼咽干，烦渴欲饮，呼吸短促，苔黄脉数。此是癃闭病的热邪壅肺证。热邪壅肺，肺失肃降，故小便不利。

6. 小便不利，尿如细线，点滴不通，小腹胀满隐痛，舌紫黯，有瘀斑瘀点，脉涩细数。此是癃闭病的血瘀证。瘀血留滞膀胱，导致膀胱气化失职，故小便不利。

7. 小便不利，淋漓刺痛，频数短涩，欲尿未尽，小腹拘急，或痛引腰腹，或尿砂石，或尿血，舌质淡，苔薄，脉弦数。此是淋病。热结于膀胱，气化不行，尿道不畅，故小便不利。

8. 小便不利，身热无汗，烦渴，口干舌燥，便秘，初起发热恶寒，继之壮热汗出，舌红，苔黄而干，脉弦细数。此是热病阴伤津亏。热盛津液受伤，水源不足，膀胱无水，故小便不利。

小便不利的鉴别要点：

（1）水肿病小便不利，同时伴有水肿。

（2）阳水证小便不利，浮肿从颜面开始，兼有恶寒发热，咽痛，尿黄赤，便秘。

（3）阴水证，小便不利，浮肿从下肢开始，兼见胸闷，纳少，肢冷，便溏等。

（4）癃闭病小便不利，无浮肿。

（5）热结膀胱小便不利，尿色赤，小腹硬满，舌红苔黄。

（6）命门火衰证小便不利，兼腰酸膝软，面白，肢冷。

（7）热邪壅肺证小便不利，兼见咽干，呼吸短促，烦渴欲饮。

（8）血瘀证小便不利，兼小腹胀满，隐痛，舌紫黯，有瘀斑瘀点等。

（9）淋病小便不利，淋漓刺痛，频尿短涩，尿道疼痛。

（10）外感热病阴伤津亏证，小便不利，无汗，烦渴，便秘，有壮热汗出病史。

（十二）黄疸病态分析与辨证

黄疸，是以面目及全身皮肤发黄为临床症状。根据其色泽不同，分为阴黄与阳黄两种类型。凡色泽鲜明，黄如橘皮者为阳黄；色泽晦暗为阴黄。阳黄为湿热内蕴，熏蒸肌肤所致。阴黄为寒湿内阻，脾阳不运，胆汁不循常道而形成。

黄疸的鉴别与分析

1. 面目全身皮肤发黄，色鲜明如橘皮，兼有发热口渴，厌油食，恶心呕吐，腹胀痛，尿黄浊，便秘，舌红，苔黄，脉弦数，是热重于湿的阳黄证候。湿热交蒸，胆汁外溢，故面目全身皮肤发黄。湿热内蕴，困阻脾胃，肝胆气机不畅，胃气不降则厌食恶心；肝脾不和则胁腹胀痛。

2. 面目全身发黄，黄色不甚鲜明，兼头重，身困，胸脘痞闷，纳呆，腹胀，便溏，舌苔厚腻而黄，脉濡缓，是湿重于热的阳黄证候。湿热熏蒸而发黄；湿邪内阻，清阳不宣，故头重身困；湿热困脾而有纳呆，腹胀，便溏等症候。

3. 面目全身发黄，病起急剧，兼神昏谵语，壮热烦渴，肌肤发斑，衄血尿血，舌绛，苔黄燥，脉弦滑者，是热毒炽盛的阳黄重证，称为急黄。热毒炽盛，迫使胆汁外溢，故面目全身迅速发黄。热邪内陷心包，故有神昏谵语等症候。

4. 面目全身发黄，症状反复，右胁剧痛，牵引肩背，发热恶寒，便色灰白，是肝郁胆滞。多因肝气郁结，胆汁流动不畅，结为胆石；或因蛔厥上窜，胆道阻塞，胆气阻滞，胆汁外溢而发黄。胆汁阻滞，不能下行于肠道，故便色灰白而不黄。

5. 面目全身发黄，色黄淡如烟熏，兼畏寒肢冷，脘闷纳呆，便溏腹胀，舌淡苔腻，脉迟缓者，是寒湿所致的阴黄证候。寒湿之邪留滞于中焦，肝胆气机不畅，胆汁外溢而发黄疸病。寒湿困脾，脾不健运，故脘闷纳呆，腹胀便溏。

6. 面目全身发黄，晦暗浊滞，兼有胁下癥积作痛，皮肤有丝蛛纹缕，舌青紫有瘀斑，脉弦数者，是肝血瘀阻所致黄疸病。瘀血停积，胆汁运行受阻，故色黄晦暗，胁痛脉弦。

黄疸的鉴别要点：

（1）热重于湿的黄疸，黄色鲜明如橘皮，身热，恶心，厌食，胁痛腹胀，舌苔黄，脉弦数。

（2）湿重于热者的黄疸，黄色不太鲜明，兼有头重身困，纳呆，便溏，舌苔黄厚腻，脉濡数。

（3）热毒炽盛的黄疸，以发病急，壮热口渴，发斑，衄血为特征。

（4）胆气阻滞的黄疸，以胁痛牵引肩背，便色灰白为特征。

（5）寒湿者的黄疸，面色黄淡，兼畏寒肢冷，便溏，脉缓迟。

（6）肝血瘀阻型黄疸，兼有胁下癥积作痛，皮肤多有细小血络如蛛丝，舌青紫有瘀斑。

（十三）眩晕病态分析与辨证

眩晕就是头晕眼花的总称，眼阵阵发黑者为眩，头时时旋转者为晕。眩晕轻者闭目即止，重者如坐舟车之中，旋转不定，以致不能站立；甚者，多伴有恶心呕吐、出汗等症候。眩晕多是肝肾二脏的病理变化，由风、痰、虚等因素所造成，即所谓"诸风掉眩，皆属于肝"。无痰不作眩，无虚不作晕的理论，都表明了眩晕的病变。

眩晕的鉴别与诊断

1. 眩晕耳鸣，兼有失眠多梦，面潮红，胁痛，易躁易怒，或手足震抖，舌红，脉弦数而浮，是肝阳上亢所致。多因情感抑郁，或因暴怒伤肝，肝阳上亢，化热生风，风盛则动，故有眩晕肢颤等症状。

2. 眩晕耳鸣耳聋，兼有头脑胀痛，满面通红，目赤，口苦，胁痛，心烦易怒，尿黄赤，舌红绛，苔黄干，脉弦数或弦滑，是肝火上炎所致眩晕。肝经郁热，化火上炎，故有头晕，脑胀痛，耳鸣耳聋等症状。

3. 眩晕耳鸣，兼有头沉胀，胸闷脘胀，胁肋灼痛，急躁易怒，肢麻或下肢浮肿，妇女赤白带下，舌红胖大，或有齿痕，脉沉弦而数者，是肝胆湿热所致眩晕。因湿首如裹，湿热郁结，阻抑清阳之气不能升宣，故头晕耳鸣，脑热胀闷；湿热互结，肝胆经气不畅，故胸闷腹胀，胁肋灼痛；湿热下注则浮肿，女子赤白带下等症状。

4. 眩晕耳鸣，兼有腰膝酸软，腰痛，五心烦热，舌红少苔，脉细数，是肾阴虚所致。肾之府，肾阴不足，肾府空虚故腰痛，腰膝酸软；阴虚生内热，热则心神不安，故五心烦热。

5. 头晕耳鸣，兼气短乏力，腰酸膝软，或遗尿遗精，畏寒肢冷，舌淡，脉沉弱者，是肾阳虚所致。肾主骨生髓充于脑，阳虚则清窍失养，故头晕耳鸣；肾失封藏之职，故遗尿遗精。

6. 眩晕，动则尤甚，兼有气短乏力，自汗，微恶寒，舌淡，脉微弱，是气虚眩晕。中气不足，清阳之气不能上升于头故头目眩晕；动则耗气，故动则加重。

7. 眩晕，面色发白，心悸气短，突然站立则眼黑欲倒，舌淡瘦薄，脉细弱，是血虚眩晕，血液虚少不能上行滋濡空窍所致。

8. 头晕耳鸣，头重如裹，胸闷，恶心，纳少，痰多，易咳出，嗜睡，舌淡苔白腻，脉濡滑。痰湿中阻，痰湿蒙蔽清窍，清阳之气不得升发，故头晕目眩脑胀重；痰湿中阻，脾胃机能升降失调，故有胸闷恶心，纳呆等症状。

眩晕的鉴别要点

（1）肝阳、肝火、肝胆湿热所致的眩晕，其共有的症状是耳鸣，易怒，胁痛。肝阳上亢者兼面潮红，失眠多梦，肢颤，脉弦浮数。肝火上炎者，面通红，兼目赤口苦，心烦不宁，尿黄赤，脉弦沉滑。肝胆湿热者，面红赤或红黄，兼头沉胸闷，肢麻，腹胀，脉沉弦数。

（2）肾阴虚与肾阳虚，所致的眩晕证候均有眩晕耳鸣，腰膝酸软，腰痛共见症状。肾阴虚者，兼有五心烦热，舌红，脉细数。肾阳虚者，兼畏寒肢冷，舌淡，脉沉弱。

（3）气虚与血虚所致眩晕者，气虚者兼有气短乏力，自汗，动则晕甚，脉微；血虚者面色发白，心悸，站立眼前突然发黑，眩晕欲倒，脉细。

（4）痰湿中阻眩晕者，以头重如裹，胸闷，恶心，痰多，脉濡缓沉滑为特征。

（十四）心悸（怔忡）病态分析与辨证

心悸（怔忡）主要是心跳异常，心慌，心烦不安，不能自主控制的症状。心悸与怔忡是有所区别的。心悸是外无所惊，内无所恐，而自觉心下跳动不宁，休作有时，不能自主控制的证候；怔忡是心胸跳动无有宁时。关于心悸与怔忡的病因基本是一致的，其症状又大致相同，仅是病情轻重而已，即心悸跳动较轻，而怔忡者心跳动较重。常与失眠，眩晕，耳鸣等症状同时出现。

心悸的鉴别与诊断

1. 心悸，善惊易恐，坐卧不宁，兼有恶梦，不思饮食，舌淡脉虚弱，是惊恐伤神。惊则气乱，故心神浮动不能自控，惊动不安。

2. 心悸，自觉心中空虚，惕惕不安，兼面色㿠白，气短乏力，自汗，肢体欠温，舌淡脉弱，是心气虚心神不宁所致。若面色苍白，口唇无华，眩晕，舌质淡白，脉细无力，是心血虚。心血虚少，不能滋养于心，故心悸不宁。

3. 心悸，心胸躁动不安，心烦少寐，兼手足心热，口干舌燥，头晕耳鸣，舌红，脉细数者，是心阴虚。阴虚阳盛，心火独亢，不能安卧，故心悸心烦。

4. 心悸，眩晕，兼胸脘痞闷，气短喘息，尿少浮肿，舌淡苔白，脉沉弱，是饮邪上犯所致心悸不宁。水邪上犯，水气凌心，故心悸怔忡；水饮不利故尿少浮肿。

5. 心悸，兼有头痛、腰痛、关节痛，面白，颧红如妆，气短胸闷，舌红脉细数，是风湿困心所致心悸。风湿阻滞，脉络不通，故周身痛、关节痛；久病身虚故气短心悸。

6. 心悸兼有胸闷，心中刺痛引肩背内臂，时发时止，面唇青紫晦黯，舌紫黯有瘀斑，脉涩结，是瘀血性心悸。心脉瘀阻，血流不畅，故心悸胸闷刺痛。

心悸的鉴别要点

（1）惊恐伤神者心悸，遇惊恐则心悸加重。

（2）心气虚而心悸者，面㿠白，气短乏力，自汗，脉弱。

（3）心血虚而心悸者，面色苍白，眩晕脉细。

（4）心阴虚而心悸者，五心烦热，颧红，脉细数。

（5）饮邪上犯于心而心悸者，气短喘促，尿少，浮肿。

（6）风湿困心心悸者，周身关节痛。

（7）瘀血性心悸者，兼胸肩背等处刺痛，并有面唇色青或紫黯，舌有瘀斑，脉涩。

（十五）不寐病态分析与辨证

不寐，俗称失眠。是指不易入睡，或睡而不实，时睡时醒，甚至整夜都不能入睡的临床表现。不寐的病位在心，但与脾、肾、肝、胃等脏腑也有密切关系，由于机体的气血及脏腑功能失调，导致心神不安而产生不寐症状。

不寐症状的鉴别与诊断

1. 少寐多梦，恶梦不断，兼有心烦易怒，胸胁胀满，或头痛，目赤，口苦，尿黄赤，舌红，苔黄，脉弦数。此是肝火上炎证。肝气郁结，气郁化火，火热内扰，神魂不安，故寐不安。

2. 不寐心悸，胸膈胀满，呕涎，痰多色黄，舌苔黄腻，脉滑数。此是痰热内阻证。胸膈有痰饮，积痰生热，痰火上扰，心悸不寐。

3. 不寐，脘闷嗳气，腹胀不舒，大便不爽，脘胀痛，舌苔腻，脉沉滑。此是食滞胃脘证。饮食停滞，脾胃受伤，气机被阻，腹中不舒，故不寐。

4. 不寐多梦，睡而易醒，兼有心悸，健忘，体倦神乏，饮食无味，纳呆，面色少华，舌淡，苔薄，脉细弱。此是心脾两虚证。心脾两虚，气血不足，不能滋养心神，神不守舍，故不寐。

5. 不寐兼有心悸，头晕，耳鸣，五心烦热，口干咽燥，腰酸，梦遗，舌红脉细数。此是心神不交证。肾水不足，心火独亢，虚火上扰神明，故不寐。

6. 不寐多梦，兼有易惊，胆怯，不能独自睡眠，舌淡，脉弦细。此是心胆气虚证。心胆气虚，神摇不安，故不寐。

7. 不寐，甚至通宵不寐，兼有神志颠倒，想哭欲哭，语言错乱，舌色隐青，或有瘀斑、瘀点，脉弦数或涩带。此是癫狂病的血瘀证。气滞血瘀，瘀血扰乱心神，故不寐。

不寐的鉴别要点

1. 肝火上炎证不寐，多兼心烦易怒，胸胁胀满，目赤，口苦。
2. 痰热内阻证不寐，兼有呕涎，痰多色黄。
3. 食滞胃脘证不寐，多与脘闷嗳气，腹胀不舒共见。
4. 心脾两虚证不寐，兼有心悸健忘，神疲体倦，纳少，便溏。
5. 心肾不交证不寐，兼有心烦头晕耳鸣，五心烦热，腰酸等症。
6. 心胆气虚者，可见易惊，胆怯，不能独自安睡等症状。
7. 癫狂病的血瘀证不寐与瘀血扰心而致不寐者，以神志颠倒，语言错乱，舌色隐青，有瘀斑等为鉴别要点。

（十六）疼痛症病态分析与辨证

疼痛是常见的自觉症状之一。临床根据病人主诉的疼痛部位和性质，可判断出疾病的部位在脏腑、在经络、在气血；或风、寒、湿、热、虚、实归属。疼痛的部位可分为：头、胸胁、胃脘、腹、肌肉、关节等部位疼痛。

由于风、寒、暑、湿、燥、火等淫邪外袭，致使经络闭塞，营卫凝涩；或因情志所伤，气滞血瘀，脏腑壅滞；或因内脏气血亏乏，络脉空虚，就会出现不同性质的疼痛。胀痛多为气滞；刺痛多为血瘀；重着酸痛多为湿；窜痛多为风；冷痛拘急为寒；灼痛多为火盛；疼痛绵绵或空痛喜按，多为虚证；疼痛剧烈或胀痛拒按，多为实证。

1. 头痛鉴别与诊断

无论外感或内伤，凡邪气上逆均可产生头痛，由于感受外邪及人体阴阳气血的损伤各有不同，因而头痛可有不同的临床表现。

（1）头痛，痛连项背，遇寒则重痛，兼有恶风寒，骨节酸痛，苔薄白，脉浮紧。此是外感风寒头痛。风寒侵袭，寒性凝滞，阻遏脉络，气血郁滞故头痛。

（2）头痛，兼有恶风发热，面红耳赤，口渴欲饮，舌苔薄黄，脉浮数。此是外感风热头痛。风热入侵，热性上炎，扰动清窍，故头痛。

（3）头痛如裹，昏胀沉痛，阴雨天加重，兼有恶寒，肢倦体重，胸闷，纳呆，舌苔白腻，脉濡数。此是外感风湿头痛。外感风湿，湿邪阻塞清窍，清阳之气不化，浊阴之气不降，故头痛如裹。

（4）头晕胀痛，耳鸣，目涩，口燥咽干，失眠，健忘，肢麻震颤，舌红少津，脉弦细。此是肝阳上亢头痛。肝阳上亢，迫使气血充盈于上，故头晕胀痛。

（5）头晕胀痛，面红耳赤，口苦胁痛，易怒，便秘，尿黄赤，舌边尖红，苔黄而干，脉弦数。此是肝火上炎头痛。肝经实火上逆于头，故头晕胀痛。

（6）头脑空痛，眩晕耳鸣，腰膝无力，或遗精、带下，舌红少苔，脉沉细无力。此是肾虚头痛。肾主骨生髓，髓充于脑，肾虚不足，故头脑空虚而痛。

（7）头痛绵绵不休，过劳则甚，畏寒少气，体倦乏力，气短，声低，舌淡，脉微细。此是气虚头痛。中气亏损不能上荣清窍，故头痛绵绵。

（8）头痛隐隐，心悸失眠，手足麻木，面色苍白，唇舌淡白，脉虚涩。此是血虚头痛。阴血不足，清窍失养，故头痛隐隐。

（9）头痛阵阵时作，昏晕沉重，身重肢倦，恶心呕吐痰涎，心中烦闷，舌苔白腻，脉弦滑。此是痰浊头痛。痰浊阻塞清窍，清阳不升，则头痛昏沉时作。

（10）头痛如刺，痛有定处，时痛时止，经久不愈，舌质紫黯或有瘀点，脉沉弦。此是血瘀头痛。经络瘀血，流滞不通，故头痛如刺，固定不移。

（11）头痛一侧，时痛时止，痛时难忍，痛连于目，经久不愈，脉弦。此是偏头风。肝经郁热，日久生痰，致使经络不畅，故一侧头痛。

（12）头胀痛难忍，头目肿大，而发疱疮，兼有身热咳嗽，咽干口渴，胸烦闷，舌苔黄腻，脉弦数。此是大头瘟。热毒上壅，脉络不通，故头胀痛难忍。

头痛的鉴别要点：

（1）外感病头痛与内伤病头痛不同，同为外感病，因感受病邪不同其临床表现也不一样。外感风寒头痛连项背，遇寒则痛重，脉浮紧，多发于冬季。外感风热头痛兼面红目赤，口渴，脉浮数，多发于春季。外感风湿头痛沉重，肢倦体重，胸闷，纳呆，舌苔白腻。

（2）肝阳上亢，肝火上炎都有头痛眩晕的症状，肝阳上亢耳鸣目涩，咽干，肢颤；肝火上炎，面红目赤，口苦胁痛。

（3）肾虚头痛，是头空而痛，兼有腰膝无力，或遗精，带下。

（4）气虚头痛和血虚头痛二者病程较长，气虚头痛过劳则甚，兼有畏寒，气短，乏力；血虚头痛兼有心悸失眠，面白唇淡，手足麻木等症状。

（5）痰浊头痛，兼有昏晕沉重，肢倦，恶心呕吐痰涎，舌苔白腻。

（6）血瘀头痛，如针刺固定不移，舌质黯或有瘀点。

（7）偏头风病，痛为一侧，痛时连目。

（8）大头瘟病，有头胀痛，头目肿大，面发疱疮，舌苔黄腻等特征要点。

2. 胸胁痛鉴别与诊断

胸胁痛，是指前胸部与两侧腋下胁部疼痛而言。胸与胁相近，有时并称为胸胁。胸属上焦，内藏心肺两脏，右胁下又有肝胆相居，因而论述胸胁痛，多为心、肺、肝、胆疾病。

（1）胸部疼痛，痛彻肩背，遇寒加重，兼有心悸气短，咳唾喘息，面白肢冷，舌苔白，脉沉迟。此是寒凝胸痹。阳气不足，寒邪侵袭，气机闭阻，胸中阳气不运，故胸痛彻背。

（2）胸中闷胀疼痛，痛彻背部，喘促，咳吐痰涎，舌苔白腻，脉缓滑或弦滑。此是痰湿内蕴胸痛。痰湿内蕴，上遏胸阳，胸阳不畅，故胸闷胀疼痛。

（3）胸胁胀痛，时痛时止，胸闷不舒，急躁易怒，口苦纳少，或有心悸，气短，舌苔薄白，脉弦。此是气滞胸胁痛。气滞不行，经络不畅，故胸胁胀痛。

（4）胸胁刺痛不移，胸闷不舒，胁下有痞块，舌质紫黯，脉涩。此是血瘀胸胁痛。瘀血阻滞经络，气血运行不畅，故胸胁刺痛。

（5）左侧胸痛绵绵，病程较长，伴有心悸，气短，失眠，舌淡嫩，脉小弱或结代。此是心气虚胸痛。心气不足，气血运行涩滞，经脉不利，故胸痛。

（6）胸部疼痛，兼见干咳无痰，或少痰，咯血或痰中带血，潮热，颧红，盗汗，舌尖红，脉细数。此是肺阴虚胸痛。肺阴虚，虚热内生，肺络被灼，故胸痛。

（7）胁部隐痛，绵绵不休，兼见头晕目眩，五心烦热，全身乏力，目干涩，舌红少苔，脉细数。此是肝阴虚胁痛。肝阴虚不能滋养经脉，虚火内灼，故胁隐痛。

（8）胸痛咳嗽，兼见身热，烦渴，咳嗽痰腥臭或吐脓血，舌红苔黄，脉滑数。此是肺痈胸痛。毒热壅肺，脉络受阻，故胸痛。

（9）胸胁胀痛，咳唾牵引痛加重，转身不利，肋间饱满，舌苔白，脉沉弦。此是悬饮病胸胁痛。饮停胸胁，脉络受阻，气机不利，故胸胁胀痛。

胸胁痛鉴别要点：

（1）寒凝胸痹，胸痛较剧，痛彻肩背，遇寒加重，兼见心悸，气短，面白肢冷。各种证型的胸痹痛，胸痛明显，部位固定，兼有心悸，气短，与其他胸疼痛疾病可鉴别。

（2）痰湿内蕴胸痛胀闷，咳吐痰涎，舌苔白腻。

（3）气滞胸胁胀痛，时痛时止，兼见急躁易怒。

（4）血瘀胸胁刺痛，兼见舌质紫黯、血瘀的症状。

（5）心气虚、肺阴虚、肝阴虚三者胸胁痛病程较长，疼痛较轻，心气虚胸痛，兼见心悸，气短，脉小弱或结代；肺阴虚胸痛，兼见干咳，潮热盗汗，咯血或痰中带血；肝阴虚胁痛，兼见头晕目眩，目干涩。

（6）肺痈病胸痛，兼见身热，咳吐脓腥臭痰。

（7）悬饮病胸胀痛，兼见咳唾引痛，肋间饱满，可与其他病证鉴别。

3. 胃脘痛鉴别与诊断

胃脘痛，是心窝处胃脘部疼痛的症状。胃脘痛多由饮食不节，暴饮暴食，嗜食辛辣、酒烟、生冷、荤腻，或忧思恼怒等，引起气机不畅所致。

（1）胃脘剧痛，得热痛减，伴有呕吐清水，四肢厥冷，面色清白，舌质淡，苔薄白，脉沉迟。此是寒凝胃脘。寒凝中焦拘急，胃气阻滞，故胃脘剧痛。

（2）胃脘灼热疼痛，兼见口干喜冷饮，便秘，尿黄赤，舌红，苔黄，脉滑数。此是热盛胃脘。胃中邪热蕴结，气机失和，故胃脘灼热疼痛。

（3）胃脘隐隐疼痛，空腹时尤为明显，喜温喜按，进食则疼痛暂缓，兼见口吐清水，倦怠乏力，面色㿠白，舌淡白，少苔，脉细无力。此是气虚胃脘痛。中气虚弱，胃气不足，气机不利，津液不化，故胃脘隐隐疼痛。

（4）胃脘烦热疼痛，绵绵不休，兼见纳少，食后胀满，唇干舌燥，口微渴，五心烦热，便秘，舌红，脉微细。此是阴虚胃脘痛。津液亏乏，不能濡润胃脘，故胃脘烦热疼痛。

（5）胃脘胀痛，牵引胁肋，按之不适，排气后暂缓，兼见嗳气，吞酸，纳呆，舌苔薄白，脉弦滑。此是气滞胃脘痛。气滞不舒，经脉受阻，故胃脘胀痛。

（6）胃脘刺痛不移，拒按，食后痛甚，兼见呕血，大便色黑，舌隐青有瘀斑，脉沉涩。此是血瘀胃脘痛。瘀血停滞，络脉被阻，故胃脘刺痛不移。

（7）胃脘胀痛，按之痛剧，兼见恶心呕吐，嗳腐吞酸，不思饮食，大便臭秽不爽，舌苔黄腻或黄白兼见，脉实滑。此是食积胃脘痛。饮食停滞胃脘，胃气不得下降，气行不畅，故胃脘胀痛。

胃脘痛鉴别要点：

（1）寒凝胃脘痛，得热痛减，兼见呕吐清水，肢冷。

（2）热盛胃脘灼痛，口干喜冷。

（3）气虚、阴虚胃脘痛，病程较长，痛较轻；气虚喜温喜按，进食痛缓，倦怠乏力；阴虚胃脘痛，唇干舌燥，五心烦热，食后胀满。

（4）气滞胃脘痛，拒按，排气后暂舒。

（5）血瘀胃脘痛，拒按，刺痛不移，舌色隐青兼见瘀斑。

（6）食积胃脘痛，拒按，呕吐，嗳腐，大便臭秽不爽。

4. 腹痛鉴别与诊断

腹痛，是指腹部发生疼痛的症状。其范围包括胃脘以下，耻骨联合以上，大腹、小腹、少腹的全部位置。肝、胆、脾、肾、大肠、小肠、膀胱、胞宫均居于腹内。若外邪侵袭，或内有所伤，以致气血运行受阻，或气血不足，温养受亏，皆能产生腹痛。痛在下脘，属足太阴脾；痛在少腹，属足厥阴肝；痛在小腹，多与膀胱、冲、任、胞宫有关；时痛时止绕脐痛者，多属虫积；脐右下方痛者多属肠痈。有形之痛，痛有定处；无形之痛，痛无定处。腹胀痛拒按者为实证，腹痛绵绵喜按者为虚证。

（1）腹部拘急剧痛，痛无休止，得热痛减，兼见腹中肠鸣，大便泄泻，舌苔薄白，脉沉紧。此是寒邪内积腹痛。寒邪凝结，气滞不行，故腹部拘急剧痛。

（2）腹部热灼胀痛，厌热喜冷，拒按，兼见口渴，便秘，舌红苔黄，脉滑数。此是火热内积。热邪内结，气机运行不畅，故腹部灼热胀痛。

（3）腹部胀痛，游走窜痛，痛无定处，排气后暂舒，兼有纳呆，食后不舒，舌苔薄白，脉弦滑。此是气滞腹痛。气滞不行，络脉被阻，气血运行不畅，故腹胀窜痛。

（4）腹部疼痛，固定不移，拒按，昼轻夜重，按之有积块，舌隐青或有瘀斑，脉沉涩。此是血瘀腹痛。血瘀不行，阻塞气机，故腹部疼痛，固定不移。

（5）脐周围疼痛，时痛时止，腹部时有索状包块隆起，按之时聚时散，兼见形体消瘦，面黄，唇内有粟粒斑，痛剧时脉沉紧。此是虫积腹痛。蛔虫聚积不散，阻滞气机刺激肠府，故时痛时止，疼痛无常。

（6）右上腹突然呈现阵发性，钻顶疼痛，难以忍受，兼见面白汗出，四肢厥冷，恶心呕吐，或吐蛔，脉沉紧。此是蛔厥腹痛。蛔虫扰动窜入胆道，故呈钻顶样疼痛。

（7）腹痛绵绵，喜温喜按，反复不愈，兼见神疲体倦，四肢不温，大便不实，舌淡苔白，脉沉细无力。此是虚寒腹痛。身体本属阳虚，虚寒不能化气，故腹疼绵绵。

（8）腹痛里急后重，下痢脓血赤白，肛门灼热，小便短赤，舌红，苔黄腻，脉滑数。此是湿热痢。湿热壅滞肠中，气机不畅，传导失司，故腹痛里急后重。

（9）右下腹疼痛，拘急拒按，有包块，兼见发热，恶心，呕吐，右下肢屈伸不利，舌苔黄腻，脉弦数。此是肠痈腹痛。肠内郁热积滞，不得通畅，气机不利，故右下腹部疼痛。

（10）妇女行经前后，或行经期间，小腹及腰部疼痛，剧痛难忍，常伴有面色苍白，出冷汗，手足厥冷，恶心呕吐。此是痛经病。是由冲任失调，气血运行不利，经行不畅所致。

腹痛的鉴别要点：

（1）寒邪内积，腹部拘急剧痛，得热痛减。

（2）火热内积，腹部灼热胀痛，口渴喜冷饮，便秘。

（3）气滞腹部胀痛，游走不定，排气后暂舒。

（4）血瘀腹痛固定不移，舌隐青或有瘀斑。

（5）虫积脐周围痛，时痛时止，按之有条块，时聚时散。

（6）蛔厥腹痛，发病急骤，上腹部阵发性钻顶样痛，发作时疼痛难忍，兼见呕吐或吐蛔。

（7）虚寒腹痛，喜温喜按，肢冷，大便不实，病程较长，腹痛较轻。

（8）湿热痢腹痛，有里急后重，下痢脓血。

（9）肠痈腹痛，在右下腹部，拒按，兼见发热，右下肢屈伸不利。

5. 腰痛鉴别诊断

腰痛，有单侧和双侧疼痛。腰为肾之府，腰痛与肾的关系密切。外邪侵袭，内伤病变，肾功能失调，经脉不畅，都影响腰部而痛。

（1）腰部疼痛，有冷重感，阴雨天、寒冷天痛加重，得温或天晴好转，小便不利，舌苔白腻，脉沉紧。此是外感寒湿腰痛。寒邪、湿邪侵袭腰部，经脉被阻，血运行不畅，故腰部疼痛。

（2）腰部疼痛，痛处有发热感，伴见小便短赤，两足酸软，舌苔黄腻，脉濡数。

此是湿热内蕴腰痛。湿热内蕴于腰部，脉络不畅，故腰痛伴有热感。

（3）腰部疼痛如刺，痛有定处，拒按，轻者俯仰不便，重则不能转侧，或伴有大便色黑，秘结不通，舌紫黯，脉沉涩。此是血瘀腰痛。瘀血阻塞腰部经络，气血运行不畅，故腰痛如刺。

（4）腰部冷痛酸重，绵绵不休，喜温喜按，伴有神疲气短，面色㿠白，形寒肢冷，小便不利，肢体浮肿，舌淡嫩，苔白，脉沉细。此是肾阳虚腰痛。肾阳虚衰，不能温煦肾府，脉络不畅，故腰冷痛。

（5）腰痛酸重，绵绵不休，伴有心烦失眠，口渴咽干，面色潮红，五心烦热，小便短少，肢体浮肿，舌红，脉细数。此是肾阴虚腰痛。肾阴不足，腰部经脉失养，故腰酸重痛。

腰痛的鉴别要点：

（1）外感寒湿腰痛，冷痛，雨天寒冷加重，得热痛减，脉沉紧。

（2）湿热内蕴腰痛，腰部有发热感，伴见小便短赤，舌苔黄腻，脉濡数。

（3）血瘀腰痛是刺痛，痛处不移，拒按，舌紫黯，脉沉涩。

（4）肾虚腰痛，病程长，疼痛轻。

（5）肾阳虚腰痛，喜温喜按，兼见气短，面㿠白，肢冷。

（6）肾阴虚腰痛，兼见面潮红，五心烦热，失眠等症状。

6. 肌肉关节痛鉴别与诊断

肌肉关节痛，多因风寒湿热等淫邪侵袭，闭塞经络，气血不通而致。常见于各种痹证，根据不同的病因，而产生不同的症状。

（1）肢体关节疼痛，行窜周身无定处，关节屈伸不利，多见于上肢，舌苔薄白，脉弦浮。此是风痹。风邪喜行数变，行窜周身关节，故肢体关节疼痛无定处。

（2）肢体关节剧痛，固定不移，喜热畏寒，关节不得屈伸，舌苔白，脉弦紧。此是寒痹。寒性收引凝滞，寒邪可使经脉气血凝滞不通，故关节剧痛固定不移。

（3）肌肉关节沉重酸疼，固定不移，多见于腰脊、下肢，或见肌肤麻木，或痛处漫肿，舌苔白腻，脉濡缓。此是湿痹。湿性重浊黏腻，阻留关节，气机滞塞不通，故肌肉关节沉重酸重。

（4）肢体关节热痛，红肿，扪之灼热，得冷则舒，兼有身热，心烦，口渴，舌苔黄，脉滑数。此是热痹。热邪挟湿，熏灼肌肉关节，致使局部气血壅滞不散，郁久化热，故关节肌肉热痛红肿。

（5）肌肉关节酸重，筋脉拘急，兼见心悸，气短，自汗，乏力，面色无华，舌淡，脉弱。此是气血虚弱痹证。气血不足，风寒湿邪久留不去，闭塞脉络，故肌肉关节酸痛。

（6）肢体关节疼痛，刺痛不移，夜间疼剧，或有关节肿大变形，屈伸不利，五心烦热，肤色紫暗，络脉充盈浮现，舌隐青或有瘀点，脉弦或沉涩。此是血瘀痹证。气血运行不畅，络脉痹阻，瘀血凝滞，故关节刺痛不移。

肌肉关节痛鉴别要点：

（1）风痹肢体关节痛，行窜不定，多发于上肢。

（2）寒痹肢体关节痛，剧烈，部位不移，喜热畏寒。

（3）湿痹关节痛，部位不移，但有重着酸重感，多发腰脊、下肢。

（4）热痹肢体关节痛，局部热灼红肿，得冷则舒。

（5）气血虚痹证，肌肉关节酸痛，病程久，兼有心悸，气短，自汗，面色不华，舌淡。

（6）血瘀痹证肢体关节疼痛，痛处不移，夜间加剧，舌隐青或有瘀点。

七、临床辨证治疗医案

（一）头疼

1. 左某，女，42 岁，1993 年 3 月 18 日初诊，头痛，头晕，面麻。

自诉：右侧头痛，面部麻木。

病史：患者 1992 年 1 月发生头痛头晕，看书后加重，休息后减轻，但由后右唇逐渐扩展到右面部麻木，头疼头晕，以疼为甚，恶心呕吐，项强，右侧面部发麻，食欲欠佳，舌苔薄，脉弦。六诊合参辨证为风阳暴盛，挟痰瘀阻，上犯清窍。治宜平肝泻火，化痰祛痰。拟方陆氏平肝化痰汤：夏枯草、葛根、板蓝根各 30 克，泽泻、猪苓、赤芍各 15 克，玄明粉 10 克（分三次冲服），红花、当归各 12 克。水煎，每日一剂，分三次服。8 剂后头晕痛已解，恶心呕吐未见，面部麻木，有时偶有感觉，饮食精神好转，但午后头颈仍感不舒，面部稍有麻木，舌苔薄，脉细弱。拟方陆氏泻火祛痰汤：葛根、板蓝根各 30 克，贯众、夏枯草、当归、赤芍、豨莶草各 15 克，玄明粉 10 克（分三次冲服）。水煎，每日一剂，分三次服。8 剂康复。

本医案病者证属风阳暴盛，挟痰瘀阻，上犯清窍，以致头痛头晕，面部麻木，恶心呕吐。治疗根据病情变化增减药方，但始终以平肝泻火，化痰祛痰为治疗原则。方中夏枯草、豨莶草平肝潜阳；板蓝根、贯众、玄明粉清热泻火通便；当归、红花、葛根活血化瘀；泽泻、猪苓利水渗湿，治疗月余病愈。

2. 周某，女，38 岁，1994 年 3 月 8 日初诊，偏头痛。

自诉：左颞部疼痛八年。

病史：患者 1986 年 1 月发生头晕脑胀，全身无力，口唇发麻，面部发胀，长期访医治疗无效，目前病情加重就诊。左侧头痛发胀，恶心，呕吐，失眠，活动后症状加重，不能劳动，舌质淡红，苔薄腻，脉弦滑。六诊合参辨证属肝风上扰，痰瘀清窍，清空不宁。治宜平肝宁神，化痰祛痰。拟方陆氏平肝祛痰汤：制半夏、天麻、丹参、钩藤各 15 克，夜交藤 30 克，玄胡、白芷各 12 克，全蝎 10 克（研粉分三次冲服），生麦芽 30 克。水煎，每日一剂，分三次服。8 剂后头痛未发作，但仍感头晕，纳差有所好转，症情稳定，拟方陆氏平肝安神汤：夜交藤、炒枣仁、钩藤各 18 克，当归 15 克，川芎、制半夏、天麻各 12 克。水煎，每日一剂，分三次服。又服 8 剂，八年之疾全除。

本医案患者偏头痛八年，屡治无效，经六诊合参辨证分析，拟方陆氏平肝祛痰汤、陆氏平肝安神汤攻十六剂而愈，足以证实辨证取方有效。

3. 方某，男，64岁，1994年8月8日初诊，头面疼痛（三叉神经病）。

自诉：左侧头面疼痛三年。

病史：病人1991年6月无明显诱因突然出现左侧面部闪电样疼痛，持续几分钟后自行缓解，此后常因精神激动，受寒冷，讲话而诱发，多为针刺样疼痛，左唇牵引左眼至左头部头维穴触电样钝痛。多处求医吃药打针无效，目前痛苦万分，讲话、吃饭、漱口、刷牙均可引起左侧头面部疼痛发作，势如闪电样疼痛。舌质红，苔薄黄，脉弦数。经六诊合参辨证分析为风热蕴于阳明经脉，阻塞阳明经脉，留滞不去。治宜活血祛风热，消炎镇痛，疏通阳明。拟方陆氏活血镇痛汤：丹参30克，川芎、钩藤各20克，天麻、羌活、白芷各12克，全蝎、蜈蚣各3克（研粉分三次冲服），玄胡粉6克（研粉分三次冲服）。水煎，每日一剂，分三次服。8剂后疼痛无明显发作，原方加入赤芍、白蒺藜各12克，继服8剂痊愈。

本医案病人头面疼痛三年，屡治无效。六诊合参辨证分析，拟方陆氏活血镇痛汤，16剂病愈。治宜治风先治血，血行风自灭，用以活血搜风解痉镇痛之剂，应手取效，绝非偶然，乃是实践之验也。

4. 王某，女，28岁，1995年6月18日初诊，头痛。

自诉：头痛已十年，久治不愈。

病史：患者自18岁患头痛，每隔数日即发作一次，轻则卧床休息，重则需打止痛剂或服止痛片，方可使头痛缓解，近半年来发作更为频繁，疼痛更为剧烈，针刺、输液、打针、吃药亦不能止痛。现诊痛苦病容，神志清醒，表情淡漠，双目无神，瞳孔等大，眼底无异常，血压125/76mmHg，舌质淡红，脉象弦细色涩。六诊合参辨证为风寒内结，阻滞经脉，上犯清空。治宜活血化瘀，祛风散寒，通络活血止痛。拟方陆氏活血祛风汤：水蛭3克，蜈蚣3条，全蝎5克，辛夷10克，川芎、当归各30克，细辛5克，蔓荆子8克。水煎，每日一剂，分三次服。4剂见效。为巩固疗效，上方药量减少为水蛭2克，蜈蚣1条，全蝎3克，辛夷6克，川芎、当归各20克，细辛3克，蔓荆子6克。加入白芍、熟地各15克，以养血滋阴，柔肝固本，又投4剂病情全除。

本医案患者10年之疾8剂药全除，关键是辨证清楚，对症下药，复方治大病，关键是对症。陆氏活血化瘀祛风汤，可以根据病情对症加减使用，无不有效。伴见头胀目赤者可加双钩藤30克、龙胆草6克、石决明30克；气虚神疲者可加生黄芪20克、党参15克；失眠多梦者加炒杏仁20克、夜交藤30克、生龙骨30克；寒呕者加半夏12克、吴茱萸6克、生姜5片；热呕吐者加代赭石20克、竹茹12克。只要辨证清楚，可以说药到病除。

5. 于某，男，52岁，1996年5月28日初诊，头痛。

自诉：头痛反复发作，久治不愈已10年。

病史：患者自述头痛反复发作已达十年之久，四处求医久治不愈，近月来发作加剧，伴见心烦欲吐，两目胀痛，甚则需用棒击头顶方可缓解，有时发作长达三五天。

曾在大医院多次检查诊为神经性头痛，服用多种药物未见明显效果。现诊其脉弦细，左侧尺脉独浮，舌苔灰白，舌质青紫。六诊合参辨证分析为肝郁气滞，瘀阻脉络，上犯清空，脑失滋养。治宜疏肝解郁，化瘀通经，行气止痛。拟以陆氏疏肝化瘀汤：生石膏、生地各25克，柴胡、防风各15克，川芎35克，桃仁、红花、羌活、白芷各8克，香附20克，半夏、苍术各15克，黄芩35克。水煎，每日一剂，分三次服。8剂见效，16剂病除。

本病案患者头痛已十年之久。中医认为久痛必瘀，治宜当活血化瘀为法。肝为血海，故宜先治肝，肝气条达，气血畅通，心为血养，脉络疏通，瘀血化解，症状消除，病人康复。辨证分析，审因论治，拟以陆氏疏肝化郁解痛汤，方中柴胡乃疏肝之要药，配以行气、活血、化瘀解痛之药，使肝气条达，气血畅通，心脉通，瘀血化，痛亦止。方中川芎用量高达35克，据实践经验使用，必须重用川芎，否则效果不佳。

6. 冯某，女，39岁，1998年4月7日初诊，头痛。

自述：自1996年3月头痛2年。

病史：1996年开始左侧偏头痛，时痛时止，1998年后头痛加剧，痛重时双目流泪，呕吐，发作时多在夜间发生，打止痛针，服止痛药可暂时缓解，然不长时间又再发。在某医院诊为神经性头痛，治疗未见明显效果。现诊：面色苍白，痛苦病容，舌质淡，左脉沉细。六诊合参辨证分析为肝胃虚寒，浊气上逆，气不行血，血不养筋而致血虚厥阴头痛。治宜温肝暖胃，养血营筋。拟方陆氏温肝养血汤：西党参20克，熟地黄、当归、生姜、大枣各12克，白芍、川芎、吴茱萸各8克，法半夏15克。水煎，每日一剂，分三次服。4剂见效，8剂病除。后又嘱咐巩固疗效，每两日服一剂，又服4剂。12剂康复，追访三年未复发。

7. 王某，女，36岁，1994年3月28日初诊，头痛。

自述：头痛经常发作，右侧为甚。

病史：患者经常头痛，痛时以右侧为甚，痛连至眉梢、眼睛，伴见呕吐，难以睁眼，烦躁不安，口苦无味，舌质红，苔薄白。六诊合参辨证分析为风淫火邪瘀阻经络，上犯清空。治宜清热疏风，通经祛瘀。拟方陆氏疏风通经汤：生石膏、夜交藤各30克，酸枣仁20克，黄芩10克，合欢皮15克，防风、生白芍各30克，白芷、菊花、川芎、蔓荆子、连翘各15克，薄荷、红花各10克，细辛3克，葛根30克，升麻5克。水煎，每日一剂，分三次服。服药8剂，头痛未发作，诸症减轻，原方中再入藁本、柏子仁各30克，头痛未发，睡眠正常，又服8剂病除。

陆氏疏风通经汤，临床已应用十年，结合具体证候，若能适当辨证分析加减，效果甚为满意。如前额痛甚加葛根30克、升麻8克；左侧痛甚加柴胡、黄芩各15克；右侧痛甚加藁本、独活各15克；后头痛甚加羌活、麻黄各12克；头顶痛甚加龙胆草15克、珍珠母30克；头晕者加怀牛膝、夏枯草、黄精各20克；伴见失眠加柏子仁、红枣各15克；伴多梦加夜交藤30克、合欢皮15克；烦躁不安加竹叶、莲子心各12克；伴食欲不佳加入焦三仙各15克、草豆蔻12克。对各种头痛均有效。

8. 王某，女，46 岁，1996 年 6 月 28 日初诊，头痛。

自述：两侧头痛已两年。

病史：患者两年多来两侧头部跳痛，胀痛，时痛时止，特别是近半年来病症加剧，每周发作两次，持续两天。每次发作多由深思问题或看书引起，两年来靠服止痛片缓解，今求中医诊治。现诊舌质黯，脉弦沉，六诊合参辨证分析为外感风寒，内伤经络，瘀阻脉络，上犯清窍。治宜通经活络，化瘀止痛，祛邪安里。拟方陆氏通经活络汤：鸡血藤 30 克，钩藤 20 克，羌活、白芷、防风、红花、桃仁、生地黄、当归各 12 克，川芎、白芍各 18 克，独活 8 克，麻黄、细辛、附子各 10 克，赤芍 15 克。水煎，每日一剂，分三次服。8 剂见效，16 剂愈，后访三年未复发。

9. 朱某，男，41 岁，1997 年 2 月 26 日初诊，头痛。

自述：1987 年 4 月头痛已十年，久治无效。

病史：患者十年前开始出现头痛，后逐渐加重，每月发作 3～5 次，有时发作持续数天，主要为前额及双侧太阳穴处疼痛难忍。某院诊为血管性头痛，服多种中西药，未获得理想效果，今前来求治。六诊合参辨证分析为瘀阻经脉，经气不舒，清阳不举，扰乱清空。治宜益气举阳，化瘀通络。拟方陆氏逐瘀清空汤：黄芪 18 克，川芎、乳香、赤芍、桃仁各 12 克，生地黄 20 克，牛膝 15 克，细辛、红花各 8 克，甘草 6 克，蜈蚣 2 条。水煎，每日一剂，分三次服。8 剂见效，16 剂病愈康复。

10. 刘某，女，26 岁，1993 年 8 月 12 日初诊，头痛。

自述：头痛已四年，屡用药，治而无效。

病史：头痛发作四年，几乎每日发作，右侧痛甚，伴见呕吐。曾在多处医院诊断为血管性头痛，屡用药物，治而无效。此次前来求诊中医。现见精神紧张，疼痛表现更甚，面色无华，舌边尖红，少苔，脉弦细。六诊合参，辨证分析为肝木抑郁，化火伤阴，阴血不足，经气不舒，瘀阻脑络，兼挟风邪上扰清空。治宜养阴清热，祛风通络，化瘀解痛。拟方陆氏养阴通络汤：生白芍 30 克，丹皮、甘草、桃仁、菊花各 12 克，当归、生地黄、钩藤各 15 克，川芎、红花各 8 克。水煎，每日一剂，分三次服。8 剂见效，16 剂病愈。

（二）胸胁疼痛

1. 张某，男，38 岁，1994 年 8 月 26 日初诊，胁痛（慢性肝炎）。

自述：右胁疼痛，乏力，食欲不振。

病史：右季肋疼痛，精神乏力，纳呆，恶心有时呕吐，腹胀明显，经某医院检查确诊为慢性无黄疸型肝炎。现诊右季肋部针刺样疼痛，伴乏力，腹胀，大便稀，舌质淡红，苔薄腻而白，脉细弱。六诊合参辨证分析为湿热伤肝，久病及脾，肝脾不和。治宜疏肝健脾，滋肾调气。拟方陆氏疏肝健脾汤：柴胡、川朴、枳壳、青皮、陈皮、甘草各 8 克，制香附、白芍、云苓、苍术各 12 克，枸杞、大熟地、白术各 12 克，制首乌 15 克，砂仁、木香各 5 克。水煎，每日一剂，分三次服。

本医案患者慢性肝炎三年之久，久延不愈，经查转氨酶增高，肝功受损，为慢性肝炎活动期，治疗始终用疏肝健脾汤，升清降浊，调和肝脾，平胃散燥，利湿健脾。服药三周，症状减轻，转氨酶正常，肝功能亦好转。因病久伤肝肾阴虚，不宜久服温燥之剂，故予以滋养肝肾，健脾调气，药味虽多，调配得当，患者早日康复。

2. 吴某，男，44 岁，1996 年 3 月 18 日初诊，胁痛（早期肝硬化）。

自述：右上腹及右胁隐痛两年，近来加重。

病史：1994 年 2 月 18 日，在大医院做胆囊手术后患急性黄疸性肝炎，住院治疗半年未见好转。现诊：右上腹及右胁背持续性隐痛，腹胀，有时恶心，食欲欠佳，面色不泽，巩膜轻度黄染，舌质淡红，苔薄，脉左弦右弱。六诊合参辨证分析为邪湿蕴结，久病，肝脾两伤，胆液外溢。治宜温化经脉，健脾养肝，佐以利胆。拟方陆氏健脾养肝利胆汤：茵陈、金钱草各 30 克，党参、云苓各 15 克，苍术、白术、甘草、炮附子、清半夏、木瓜各 10 克，青皮、陈皮各 6 克，生姜 3 克。水煎，每日一剂，分三次服。8 剂好转，调方，又进 8 剂陆氏养肝利胆汤：党参、黄芪各 15 克，蒲公英、白花蛇舌草各 30 克，制香附、玄胡、郁金、云苓、白术、苍术各 12 克，甘草、木香各 8 克，青皮、陈皮各 3 克。水煎，每日一剂，分三次服，服 8 剂后又有好转。拟方陆氏消食化气、疏肝健脾汤：柴胡、枳实、川朴、苍术、神曲、鸡内金、藿香叶、苏叶各 10 克，陈皮、甘草各 6 克，干地黄、鸡血藤各 30 克，当归、黄芪、生山楂各 15 克，川芎 6 克，白芍 10 克。水煎，每日一剂，分三次服。又服 8 剂，腹不胀，胃纳佳。再进 8 剂症状消失，转氨酶亦正常。

从本病治疗经验看，古训治肝病先当治脾，是行之有效的。

3. 李某，女，55 岁，1998 年 3 月 8 日初诊，右胁痛（急性胆囊炎）。

自述：突发右胁胆区剧痛。

病史：患者酒后不久突然右胁胆区剧烈疼痛，连掣于胃，在床上乱滚，大汗淋漓，在某医院注射杜冷丁方能止痛，然不久又发。患者形体肥胖，两颊绯红，舌绛苔黄，脉弦细，大便秘结三日未下，口苦多呕，西医诊为急性胆囊炎、胆石症。中医六诊合参辨证分析为肝胆气郁火结，横逆于胃，而使腑气不利，故大便秘结不通；肝胆气火交阻，而气血为之不利，是以剧痛难忍，口苦多呕。治宜疏肝利胆，交通气血。拟方陆氏疏肝利胆汤：柴胡 20 克，大黄、白芍、枳实、黄芩、半夏、郁金、生姜各 12 克。水煎，每日一剂，分三次服。一剂尽痛止，安然入睡，2 剂尽大便通解下，呕吐亦停，3 剂尽，大便又行，疼痛诸症皆除。

4. 孙某，女，61 岁，1996 年 10 月 16 日就诊，右胁痛（急性胆囊炎）。

自述：右胁及上腹部疼痛。

病史：患者右胁及上腹疼痛，呕吐不纳，大便不下，舌苔厚腻而干，脉弦濡，西医诊断为急性胆囊炎，建议手术。病者求中医治疗。六诊合参辨证分析为胆逆犯胃，湿热蕴结，胆络阻塞。治宜清肝利胆，疏通经脉。拟方陆氏虎杖二金汤：虎杖30克，郁金15克，金铃子10克，茵陈、半夏、柴胡各12克，生姜3片。水煎，每日一剂，分三次服。服后6剂呕止，痛消，再服6剂病获痊愈，后访未见复发。

5. 王某，女，50岁，1998年9月16日就诊，胁痛（急性胆囊炎）。

自述：上腹部阵发疼痛，牵引胸胁前后，并向背部放射。

病史：患者近二日右上腹阵发性疼痛，累及胸胁前后，并向后肩背放射，今日病情加重，经西医外科诊查诊断为急性胆囊炎，需手术治疗，病人要求中医中药治疗。症见患者黄疸不明显，口苦咽干，食欲不振，时有恶心呕吐，且有恶寒发热感，大便秘结干燥，失眠，舌红嫩，苔薄黄，脉弦数，左关弦而有力。六诊合参辨证分析为湿热气滞阻于肝胆，损伤脾胃，胆汁排泄不畅。治宜疏肝利胆，清里泄热。拟方陆氏大柴胡汤：柴胡15克，蒲公英30克，黄芩、大黄、枳实、制半夏、郁金、延胡索、木香各12克，白芍15克，甘草6克，生姜3片，大枣5枚。水煎，每日一剂，分三次服。4剂后病情转佳，大便通下，饮食有增，胁痛减轻。上方去大黄、黄芩，加黄连6克，竹茹12克，又进4剂，病情进一步转佳。方中去竹茹、枳实，再进4剂，服后诸症消失，病获痊愈。

6. 徐某，女，36岁，1997年1月16日就诊，胁痛（慢性胆道感染）。

自述：三年前胆道结石手术切除，后右胁不断疼痛牵引胃部。

病史：患者1994年1月6日切除胆囊，此后常间歇性畏寒发热，胁痛，伴右腹不适，目黄，尿黄，每次服清热利胆剂治疗好转，但不久又复发，神疲，纳呆，大便时溏时结，口干苦，小便黄，舌淡，苔白，脉弦。经六诊合参辨证分析为胆络瘀滞未得荡涤，手术后遗症。治宜疏肝理气，行瘀利疸。拟方陆氏疏肝行瘀汤：柴胡、白芍、莪术各15克，青皮12克，太子参、金钱草各30克，茵陈30克，大黄10克。水煎，每日一剂，分三次服。8剂服后胁痛腹痛消失，又服8剂病获痊愈，后访未见复发。

疸有阴黄、阳黄之别，在脏、在腑之分，瘀热在里，色败见黄，湿热蕴于血，故治黄先治血，血行黄自灭。其行瘀消胆法，取理气行血，配咸降温通，用治胆石，屡试屡验。久病多瘀，凡治不愈者，多与血瘀有关，故在辨证用药的基础上，应兼重活血化瘀，以去其症结所在，有些病人虽无血分症状，用疏肝理气不应，而加理血分药，常可获效。

7. 陈某，女，63岁，1993年3月20日初诊，胁腹痛（慢性胆囊炎）。

自述：胁痛，脘腹痛10年余，久治无效。

病史：患者平时胁脘痛，在某医院检查为慢性胆囊炎，已治疗十年，反复不愈。患者求中医治疗。形体消瘦，面色无华，嗳气，纳差，食肉后加剧，腹胀满，肠鸣，大便4~5日解一次，硬结，小便短赤，舌质淡红，苔厚腻，脉弦缓。六诊合参辨证分析为肝气郁结，不能疏利脾土，脾虚不运，水湿中阻，腑气不通，久病入络，胃络瘀阻。故治宜疏肝解瘀，消滞和胃。拟方陆氏宽膈利腑汤：苍术、槟榔片、枳壳、茜草各 15 克，厚朴、柴胡、乌贼骨各 12 克，陈皮、木香各 8 克，山楂 30 克，川连、甘草各 4 克，白芍 20 克，延胡索、郁金各 15 克，麦芽 30 克，莱菔子 15 克。水煎，每日一剂，分三次服。8 剂见效，16 剂病除。

8. 佟某，女，51 岁，1996 年 6 月 25 日初诊，胁腹痛（胆囊炎、胆石症）。

自述：右上腹及胁部剧痛。

病史：右上腹胁部剧痛，恶心，呕吐，畏寒怕冷，体温 38.5℃，经西医检查诊为慢性胆囊炎急性发作，胆管阻塞，胆管炎，胆石症，动员手术治疗。因有顾虑，请求用中药保守治疗。症见右胁腹痛，不思饮食，口苦咽干，渴而不思饮，形寒肢冷，大便秘结，小便黄，舌质红绛，苔黄腻，脉弦滑，巩膜及皮肤轻度黄染。六诊合参辨证分析为肝郁气滞，湿热内蕴，胆汁外溢。治宜舒肝利胆，活血化瘀，疏通胆管排石。拟方陆氏舒肝利胆汤：柴胡、枳实、青皮、陈皮、芒硝、延胡索各 12 克，虎杖、金银花、金钱草、茵陈各 30 克，生大黄、郁金、川楝子、白芍各 15 克。水煎，每日一剂，分三次服。8 剂见效后大便通，去大黄、芒硝，继服 8 剂病除。

9. 周某，男，55 岁，1997 年 10 月 8 日就诊，胁部上腹部剧痛（胆石症）。

自述：胁部上腹部疼痛年余，经查为胆石症，劝其手术，有顾虑。

病史：患者上腹胁部闷痛已年余，有时剧痛，多发生于午饭后，呈持续性钝痛，以后逐渐加剧，并向肩胛处放射，乃至大汗淋漓，难以忍受，月前曾在某医院劝其手术，有顾虑，现求中医治疗。现诊：病情加重常发作，口苦，恶心，呕吐，食欲不振，腹部胀气，小便短赤，痛发时腹部拒按，舌质红，苔黄厚，脉左关弦急，右关弦数。六诊合参辨证分析为肝气郁结，木郁化火，灼津成石。治宜疏肝理气，清热化滞，利胆排石。拟方陆氏清胆化石汤：柴胡、延胡索、郁金各 8 克，鹅不食草、金钱草、蒲公英、茵陈各 18 克，金铃子、黄芩各 12 克，通草 4 克。水煎，每日一剂，分三次服。8 剂疼痛全消，但仍胃胀，纳少，脉左弦右细，舌红苔白，乃脾受木贼，应以健脾化湿，疏肝理气，原方加川朴、茯苓、白芍、麦芽、木香各 10 克，胆草 8 克，党参 15 克，又服 8 剂，一月后检查胆结石已不存在。

陆氏清胆化石汤用于胆石症的急性发作期，屡用屡效，方中选用鹅不食草系民间经验良方，实践证实此药具有较强的利胆排石作用。

10. 黄某，男，66 岁，1994 年 6 月 8 日初诊，胸痛（冠心病心绞痛）。

自述：在医院安装起搏器后，仍胸痛如针刺。

病史：1993 年 1 月，安装起搏器后胸痛如针刺，每日 6～8 次，伴胸闷心慌，气短，下肢浮肿，脉迟，38 次/分钟，舌黯有瘀点。西医诊为冠心病心绞痛，中医辨证属气阴两虚，心脉瘀阻。治宜益气养阴，活血化瘀。拟方陆氏宁心汤：太子参、丹参、生地、赤芍、白芍、桃仁、茯苓各 12 克，当归、红花、木香各 6 克，川芎、陈皮、炙甘草各 3 克，熟附片 5 克，玄参、麦门冬各 10 克。水煎，每日一剂，分三次服。服用宁心汤一月后，胸痛消失，心率增至 50～60 次/分钟，可将上方制成宁心糖浆长期服用。

（三）胃脘痛

1. 徐某，女，33岁，1996年3月8日就诊，胃脘痛（胃炎）。

自述：胃脘痛三个月。

病史：三个月来每日晚饭后吐食，夜间加重，吐出物为饮食后酸水，因吐水过酸，难以合牙，胃脘胀痛，且连肩背，嗳气后觉得舒服，近三日来每日吐烂肉物，每次有5~7块，形如粉笔，呈淡红。六诊合参辨证分析为中焦虚寒，健运失司，痰饮食积，胃中黏液凝成固体吐出。治宜温中散寒，健脾化饮，清导开结。拟方陆氏健中散结汤：党参、茯苓、瓦楞子、代赭石、瓜蒌仁各30克，白术25克，肉桂、大黄、枳壳、川朴各10克，苏子6克，甘草3克，生山楂45克。水煎，每日一剂，分三次服。8剂服后，又吐黏液凝固物12块，吐酸已减，舌尖红，苔薄白，脉沉，此为中焦阳气渐复，痰饮食积消除大半，然正气尚亏，邪未尽除，将原方去肉桂、山楂、瓦楞子，加入山药30克，当归15克，砂仁6克，又进4剂，诸症皆除。后访一切良好，未有复发。

2. 蒋某，男，38岁，1996年3月20日就诊，胃脘部疼痛（胃窦炎）。

自述：胃脘部疼痛已半年。

病史：患者胃脘部疼痛已半年，近来疼痛加剧，曾用多种西药治疗无效，经大医院查为胃窦炎。疼痛靠右侧，胃脘部似有物顶感，大便干燥，不嗳气，泛酸，舌质红，脉细弦。辨证分析为久病入络，兼有瘀血，气滞作痛，瘀阻胃络。经主气，络主血，气机流畅瘀血皆除。治宜理气化瘀，疏通气血，使气机流通。拟方陆氏理气化瘀汤：广木香、青皮、陈皮各8克，制香附、延胡索、当归、赤芍、白芍、金铃子各12克，炙甘草5克，红花6克，丹参15克。水煎，每日一剂，分三次服。8剂见效，16剂愈。

3. 王某，男，34岁，1999年11月18日就诊，胃脘痛（急性胃炎）。

自述：酒后喝大量矿泉水，又食生冷饭菜，引起胃脘剧痛。

病史：因食生冷，胃脘剧痛，舌淡苔白，脉数沉滞。辨证分析为胃气痛，寒痛，肝郁气滞，胃中冷寒。治宜理气和胃，温中散寒。拟方陆氏理气温中汤：高良姜、香附各12克，青皮、砂仁各10克，郁金15克。水煎，每日一剂，分三次服。临床上治疗因饮食生冷患胃脘痛（急性胃炎）的病人数百例，均获良好效果，尤其是对青壮年患者，效果尤佳，一般服药1~3剂即愈。然而肝胃有郁火或胃阴亏竭，舌质红绛者忌用。

4. 于某，男，32岁，1998年3月6日就诊，胃脘痛（慢性胃炎）。

自述：胃脘胀痛已三年，时发时止，久治不愈。

病史：患者胃脘胀痛已三年，时痛时止，按之痛减，喜热畏寒，口吐清水，痛时肢冷，舌质淡，苔薄白，脉沉迟。辨证分析为脾胃虚寒，感受外邪，脾阳不运，寒凝气滞所致。治宜温中散寒，理气止痛。拟方陆氏温胃止痛汤：白芍、云苓、当归、延胡索各 12 克，桂枝、炮姜各 6 克，吴茱萸 8 克，丁香 4 克，砂仁 6 克，白术 15 克，大红枣 5 枚。水煎，每日一剂，分三次服。4 剂见效，8 剂愈。

胃脘痛可分为脾胃虚寒型、肝气郁结型、气滞血瘀型、食滞型等，此温胃止痛汤主治脾胃虚寒型。脾胃虚寒乃中阳不运，感受寒邪，寒凝气滞而疼痛，服之则效。

（四）腹痛

1. 李某，男，31 岁，1996 年 8 月 28 日就诊，腹痛吐泻不止（急性胃肠炎）。

自述：腹痛吐泻不止。

病史：患者感受暑邪，突发腹痛呕吐，去某医院治疗，误用大黄连进三剂，以致呕吐不止，心烦闷乱，昼夜之间吐泻四十余次，精神疲困，两手发厥，水浆不能入口，脉沉细而迟，舌绛尖红，苔白腻如积粉。先针刺足三里、内关、合谷救之。辨证分析，夏季腹泻多为暑伏湿遏，不能外达，只需清暑化湿即可因势利导；苦寒之剂，不独于事无补，且易促成暑湿内闭，转使吐泻加剧。本例处方重在利燥湿邪，化浊清湿，自然吐泻得愈。拟方陆氏清暑化湿汤：清半夏、青蒿穗、淡豆豉各 10 克，佩兰、茵陈、生地各 15 克，陈皮、川连、蔻仁、荷叶各 3 克，苍术、木香、藿香各 8 克，山栀、石菖蒲各 10 克，厚朴 4 克。水煎，每日一剂，分三次服。4 剂见效，8 剂愈。

2. 李某，女，65 岁，1994 年 7 月 8 日就诊，腹痛呕吐泄泻（急性胃肠炎）。

自述：小腹痛，大便如喷射状，30 分钟两次。

病史：患者两眼窝深陷，声音低沉，精神不振，呈现急性病容，约半小时入厕两次，大便喷射状排泄，为黄浊水样，肠鸣，腹痛，舌质红，口干欲饮，脉濡弱无力。辨证分析为饮食不节，劳倦过度，五脏虚损，胃肠功能失调。治宜节食休息，祛湿健脾。拟方陆氏祛湿健脾汤：大腹皮、川朴各 10 克，红药子、土茯苓、鱼腥草、马鞭草各 20 克。水煎，每日一剂，分三次服。2 剂见效，4 剂病除。

3. 刘某，女，68 岁，1996 年 10 月 8 日就诊，腹痛腹泻（慢性肠炎）。

自述：肠鸣腹痛下泻。

病史：患者腹痛泻，肠鸣，每日大便 5～6 次，已半年有余。现四肢酸软，腰膝无力，小腿肌肉时有痉挛，面黧黑，舌淡苔净，脉沉细。辨证分析为脾肾阳虚，命门火衰，肠道失司。治宜温补命门，温脾胃涩肠，助消化，升清降浊。拟方陆氏敛肠止泻汤：黄芪、党参、补骨脂各 15 克，吴茱萸、肉豆蔻、五味子、陈皮、石榴皮、附子、桂枝各 8 克，白术、茯苓各 12 克，乌梅 3 粒。水煎，每日一剂，分三次服。3 剂见效，6 剂诸症皆除，病获痊愈。

4. 马某，男，37 岁，1998 年 8 月 8 日就诊，腹痛（慢性肠炎）。

自述：胃腹胀痛年余。

病史：患者开始胃部痛，腹满少食，经常消化不良，大便每日 4～5 次，经西医诊断为慢性肠炎，久治不愈。现感觉脐下右侧硬闷痛拒按，大便有腐臭味，胃隐痛胀满食少，形体消瘦，皮肤粗糙不泽，呼吸气短，面色苍白，两眼青黯，精神苦闷，舌质淡红，脉寸微，关弦滑无力，尺弱。六诊合参辨证分析为肝气郁结，累及脾脏，运化无权宿食证。治宜疏肝理气，健脾助消化。拟方陆氏健脾消食汤：党参20克，白术、茯苓、神曲、麦芽、竹茹、鸡内金各15克，砂仁、甘草各8克，陈皮10克，大黄3克。水煎，每日一剂，分三次服。8剂见效，16剂愈。

5. 赵某，男，33岁，1993年3月10日就诊，腹痛，便泻赤白黏液（结肠炎）。

自述：腹痛，便泻赤白黏液半年余，多方医治无效。

病史：患者腹痛，便泻赤白黏液，时或便血已有六个月，多方医治无效，乙状结肠检查诊为慢性结肠炎，有20厘米结肠充血糜烂，有出血点。现见面容憔悴，形体消瘦，畏寒肢冷，口干唇红，腹痛隐隐，大便溏薄夹赤白黏液，每日三四次，今日赤冻为多。舌淡暗有浅细裂纹，苔薄白萎黄，脉虚濡细。六诊合参辨证分析为阴阳两虚，气虚不足，寒热气血壅遏为害。治宜标本兼治，调理阴阳，祛邪厚肠止泻。拟方陆氏养肠汤：旱莲草20克，干姜3克，毛姜、阿胶（烊化三次服）、当归、白术各10克，黄连、防风、木香、炙甘草各6克，地榆10克，鸦胆子30粒（去壳三次吞服）。水煎，每日一剂，分三次服。服药30剂，诸症大减，大便成形，患处糜烂消失，仅见有出血小点。方中去地榆、鸦胆子，加乌梅20克、白芍10克养阴和营，又进20剂后临床症状消失，纳增便润，形体气色恢复正常。经肠镜检查无出血点，溃疡已愈合。

（五）腰痛

1. 王某，男，38岁，1998年8月2日就诊，腰痛（气虚腰痛）。

自述：腰痛八年，久治不愈。

病史：患者自1990年腰痛牵引腿痛，多处求医，八年未愈。症见晨起腰腿僵硬，活动后减轻，劳累后加重，久病则下肢麻木，肌肉现萎缩，脊柱侧弯呈歪臀、斜腰、侧身姿势，腰部活动受限，间歇性跛行，舌体胖质淡苔白，脉滑沉。六诊合参辨证分析认为根本原因是正气虚而邪凑，其发病机理与机体脏腑气血功能失调或衰退有着密切关系。腰是一身之要害，屈伸俯仰无不由之，腰者肾之府，转摇不能，肾将惫矣。肝主筋藏血，脾主肌肉，为后天之本，气血化生之源，因此腰腿痛病与肾、肝、脾三脏关系最为密切。肾、肝、脾三脏功能失调，则筋骨失养而发生退行性变化，并出现一系列筋骨不坚，脉络失和症状。治宜补五脏之虚，补肾脏之元气，活血养血，补肾、肝、脾，舒通经络，益气壮腰。拟方陆氏益气壮腰汤：生黄芪45克，党参、川断、桑寄生各15克，当归、威灵仙、独活各12克，升麻6克，甘草4克，防风10克，柴胡6克，苍术15克。水煎，每日一剂，分三次服。8剂见效，16剂愈。

2. 葛某，女，50岁，1997年1月19日就诊，腰痛（急性腰扭伤）。

自述：因背麻包腰部扭伤。

病史：因背麻包腰部扭伤，疼痛如折，不能转侧，夜间加剧，由人扶持来诊。辨证分析为腰部损伤，伤其肾气，气血不通，不通则痛，不通则病。治宜补肾壮腰，理气镇痛。先予针刺委中、人中，宣通气血。拟方陆氏壮腰理气汤：红花、桃仁、羌活、赤芍、川断、木瓜、小茴香、补骨脂各 12 克，炒杜仲 18 克。水煎，每日一剂，分三次服。1 剂见效，3 剂痊愈。

3. 冯某，男，46 岁，1996 年 11 月 5 日就诊，腰痛（慢性肾炎）。

自述：八年前患急性肾炎，在某医院住院治疗好转出院，尔后病情反复。

病史：1987 年 12 月 6 日在某医院住院治疗急性肾炎好转出院，后反复，经多方治疗未见好转，目前加重，现求中医诊治。就诊时面浮腹肿，腰酸痛，畏寒肢冷，面色㿠白，倦怠乏力，舌体胖，脉沉弱。六诊合参辨证求因，证系脾肾阳虚。治宜温阳利水，健脾补肾。拟方陆氏三草汤：鱼腥草、鹿衔草、益母草各 30 克，白术、泽泻、附子各 10 克，云苓皮、党参各 25 克，桂枝 5 克，车前子 15 克。水煎，每日一剂，分三次服。16 剂为一疗程，至症状完全缓解后去附子，继续服 30 天以巩固疗效。

4. 王某，男，30 岁，1998 年 4 月 21 日就诊，腰痛（肾盂肾炎）。

自述：腰痛，尿急，尿频。

病史：患者从 2 月 18 日感觉腰痛，继而出现尿频，尿急，伴有尿时灼痛感，小腹坠痛不舒，身沉乏力，口黏不欲饮，尿色显混浊，舌苔黄腻，脉濡数。辨证求因证系邪毒内结，湿热蕴积，脉络瘀滞。治宜清热化湿，通淋解毒。拟方陆氏清热解毒汤：车前子、滑石、连翘、忍冬藤各 20 克，金钱草 30 克，木通、萹蓄、瞿麦、萆薢、大蓟、小蓟各 15 克。水煎，每日一剂，分三次服。服药 4 剂后，腰已不感觉疼痛，尿频、小腹坠痛等症已明显减轻，舌苔转淡黄，脉濡不数，但服药后有恶心欲吐，纳少，身乏无力等症状。此属湿热之邪困脾犯胃，胃失和降。仍守上方，中加白术、茯苓各 20 克，竹茹 15 克，以理脾和胃止吐。4 剂后诸症消失，但下午手心发热，苔薄黄，舌尖红赤，脉濡细，此系湿热未清，化火伤阴，阴虚内伤，脾胃失和之证。随拟方陆氏清热化浊，养阴和胃汤：忍冬藤、生地、茯苓各 15 克，木通、车前子、白术、知母、石斛、竹叶、佩兰、大青叶、青皮各 10 克。水煎，每日一剂，分三次服。药尽 4 剂，复诊肾盂肾炎各症状皆除，全面康复。

5. 梁某，女，28 岁，1998 年 11 月 12 日就诊，腰痛（慢性肾盂肾炎）。

自述：腰痛伴反复尿痛一年余。

病史：患者一年来腰部酸痛，伴低热，反复出现尿痛，曾用多种西药治疗症状未减，近一周来腰痛更为严重，舌质偏红，苔薄，脉细弦。辨证求因证系膀胱湿热蕴结，水道不利，久则伤其肾阴。治宜清热利水，滋肾养阴，畅通水道。拟方陆氏清热利水汤：金银花、连翘、生地、熟地、山药、云苓、石斛、泽泻各 12 克，丹皮 8 克，甘草 6 克。水煎，每日一剂，分三次服。8 剂见效，16 剂康复，后访未见复发。

6. 姜某，男，40 岁，1998 年 9 月 1 日初诊，腰疼（泌尿系结石）。

自述：腰痛如折，痛不可忍。

病史：腰痛突发，稍俯仰脊背如折，痛不可忍，活动受限，尿黄赤，明显尿血，服药打针效果不佳。视病人表情痛苦，面色㿠白，汗出，腰痛阵发性牵扯下腹，疼痛阵阵向腹股沟放射，舌苔黄厚腻，脉沉弦有力。辨证求因属肾虚湿热蕴结。治宜清热利湿，通淋排石。拟方陆氏通淋排石汤：滑石、海金沙、金钱草、桑枝各30克，鸡内金12克（研细末分三次吞服），王不留行、川牛膝、萆薢各12克，石韦18克，炒白芥子、炒莱菔子各15克。水煎，每日一剂，分三次服。连服8剂，早晨排尿突然阻塞，尿流中断，刺痛窘迫难忍，尿道似有物卡住，奋然用力，黄豆粒般结石随之喷出，顿然全身轻松，腰痛消失。患者感激万分，后年余，带三人来求治，都是同样症状，同药治愈。

结石大多原发于肾脏和膀胱，目前一般手术取出或服药排出，否则很难溶化，易造成尿路阻塞或感染，若不及时处理，肾盂积水、尿毒症接踵而来，危象立见。近年来治疗尿结石颇有效，从积累经验看，结石的排出取决于结石的位置、大小、光滑度。辨证论治以上方为主，随症增减，效果良好。服药后结石多能排出体外，减少手术之苦。

7. 王某，男，36岁，1998年1月2日就诊，腰痛（泌尿系结石）。

自述：腰痛

病史：患者腰痛，经医院查为双侧肾结石，需分期手术排石，病人顾虑，求中医诊治。根据临床腰痛症状辨证求因，证属湿热下注，蕴结下坠，日久尿中杂质结为砂石。治宜清热利湿，通淋排石。拟方陆氏利湿排石汤：珍珠母60克，鸡内金15克（研粉，分三次冲服），路路通、海金沙、海浮石各18克，王不留行、泽泻各15克，小茴香、麦门冬各12克，丝瓜络15克。水煎，每日一剂，分三次服。服药8剂，从小便排出结石大小15块（大者如黄豆粒，小者如绿豆粒），结石排出后症状全部消失而愈。

8. 杨某，男，44岁，1996年5月2日就诊，腰痛，小腹痛（膀胱结石）。

自述：患病两年来，少腹两侧痛，牵连腰部呈针刺样痛。

病史：患者两年来腰痛，近来少腹两侧疼痛牵连腰部，针刺样痛，时痛时止，排尿中断，尿时阴茎中痛，尿急，曾有血尿，纳呆，身重瘦乏，口渴不多饮，苔腻，脉缓，左脉微沉。辨证分析，证属湿热下注，虚弱瘀阻，湿结化火，火灼成石。治宜利湿化瘀，散结通阻，补肾益气，利尿排石。拟方陆氏利湿化瘀排石汤：金钱草、海金沙各18克，车前子、白茯苓、青皮、陈皮各12克，木通8克，滑石15克，琥珀粉3克（冲服），大黄、山栀各8克，甘草6克。水煎，每日一剂，分三次服。8剂见效，16剂后，经拍片检查结石排尽，症状消失，身体康复。

9. 于某，女，34岁，1993年1月8日就诊，腰痛（输尿管结石）。

自述：腰痛，尿频，尿急，尿痛。

病史：患者腰痛，尿频，尿急，尿痛。在某医院拍片检查，左肾影似稍增大，有三点密影，盆腔内左坐骨棘旁下方有一花生米大小密影，旁边有米粒大小密影，诊为左输尿管下段肾结石，左肾盂积水。因病人惧怕手术，而求中医诊治。病人症状如前，舌红，苔薄稍黄，脉弦细。辨证分析，证属湿热蕴结，灼热津液下注结石，阻塞输尿管通道形成肾盂积液，因而腰痛，尿频，尿急，尿痛。治宜清热利湿，通淋逐石。拟方陆氏逐石汤：金钱草30克，海金沙20克，白芍12克，生地15克，鸡内金8克（研粉冲服），琥珀3克（研粉冲服），木香、甘草各5克。水煎，每日一剂，分三次服。服药8剂腰痛已止，但尿道仍觉尿痛，继服原方8剂，尿出结石五粒，其中一粒如黄豆米大小，四粒如米粒大小，症状消失，身体康复。

10. 刘某，男，25岁，1996年1月8日就诊，左侧腰痛（输尿管结石）。

自述：经常左侧腰痛，尿急，尿血，经拍片查左输尿管中有黄豆粒不透明影，诊断为左输尿管结石。曾于医院服药二十剂未效，现诊左腰痛甚，尿血一天，左少腹压痛，苔黄，脉弦数。辨证为湿热下注，下焦火炽，尿杂成石较大，排石困难。治宜清热消石，利尿通淋，溶石、化石、排石。拟方陆氏排石汤：白茅根、金钱草、冬葵子、滑石各30克，生鸡内金、萹蓄、瞿麦、车前子各18克，木通8克，王不留行20克，牛膝12克。水煎，每日一剂，分三次服。服药8剂，排出米粒大小砂石3粒，又进8剂，多饮水，加强活动跳跃，排出一块花生米大小结石，症状消除，身体康复。

（六）肌肉关节痛

1. 刘某，男，48岁，1998年11月8日就诊，肢体关节疼痛（风寒湿痹）。

自述：膝关节屈伸不利，冷痛十年之久，多处求医不效。

病史：患者正气虚弱，久受风寒侵入机体，肢体关节疼痛，屈伸不利，冬天和阴雨天易作严重，局部皮肤不红，触之不热，遇寒冷疼痛严重，得温痛减。辨证分析为风寒湿邪闭阻经络。现诊又加寒袭，风邪偏胜，疼痛游走不定，呈放射性、闪电样，涉及多个部位，舌质淡，苔白腻，脉弦数。治宜祛风通络，散寒除湿，活血养血。拟方陆氏通寒痹汤：防风、羌活、威灵仙各15克，当归、丹参、海风藤、钻地风、独活各20克，鸡血藤、透骨草、香附各25克。水煎，每日一剂，分三次服，8剂见效，16剂痊愈。本方驱邪力强，久用不伤正气，如病情长久可多服。

2. 毛某，女，38岁，1996年1月20日就诊，全身关节疼痛（风湿热痹）。

自述：全身关节肿痛，反复发作十年，久治未愈。

病史：患者全身诸关节肿痛，反复发作已十年之久，近一月来发作严重，全身关节红肿热痛，伴有低热，肢体僵硬，卧床不起，双手关节变形，呈类风湿手，舌质红，苔腻嫩黄，脉弦数。六诊合参辨证求因，证属湿热阻络，瘀血内结。治宜清热解毒，疏风除湿，活血通络。拟方陆氏清痹汤：白花蛇舌草、当归各30克，防己20克，地龙15克，忍冬藤、青风藤各60克，络石藤20克，败酱草、老鹳草各30克，土茯苓25克，香附15克。水煎，每日一剂，分三次服。服药8剂，诸关节热痛大减，舌质淡红，脉弦，热象大部已除。重拟方，去白花蛇舌草、防己、地龙、当归，加乌梢蛇12克，鸡血藤30克。水煎，每日一剂，分三次服。连服16剂，全身诸关节肿痛消失，活动自如。陆氏清痹汤加入黄芪、白术、生地各30克，研粉炼蜜为丸，每服10克，一日三次，巩固疗效一月。三年后多次介绍同样病人十余人治疗，均获痊愈。

3. 刘某，女，26 岁，1994 年 12 月 6 日就诊，膝关节肿痛（瘀血痹证）。

自述：两年前不慎摔倒，左膝关节着地，随后关节肿痛，久治未愈。

病史：患者两年前摔倒，左膝关节长期肿痛，多处求医久治未愈。目前症状加重，左膝关节疼痛，行走腿软，甚则跌倒多次，遇寒冷加重，局部怕冷，舌质淡红，脉弦。辨证分析为外伤瘀血，复感寒湿外邪，经脉闭阻。治宜活血化瘀，行气通络。拟方陆氏化瘀通痹汤：细辛 6 克，桂枝、川牛膝各 12 克，木瓜 20 克，生苡仁 30 克，当归 20 克，丹参、透骨草各 30 克，鸡血藤 25 克，香附、延胡索各 12 克，制乳香、没药各 10 克。水煎，每日一剂，分三次服。连服 16 剂疼痛消失，行走正常，后访三年未见复发。

祛邪活血，勿忘益气养血。气血运行于经脉之中，为人体的重要营养物质，病邪久恋必然导致气血两虚。治疗之药多用辛燥，过服则耗气血。气虚者行血无力，驱邪无能，故治疗时宜多加黄芪、白术之类，益气健脾。血虚者脉道干涩，血行不利，如船行水枯，病邪瘀血难除，故治疗时应加当归、丹参、鸡血藤养血活血。血虚者加白芍，阴血亏虚者重用生地，此是增水行舟，缓急止痛，又制诸药之辛燥。痹证为瘀血堵闭经脉，临床常用大剂，经脉方能通达；痹证患者疼痛为主要症状，缓解疼痛是当务之急，小量微调，多难快速见效；新病初得正胜邪实，宜速用大剂量驱邪外出，否则病邪久恋必伤正。痹证非同急暴之病，其病势稳定，尤其久病患者，即使方药对症，初投也不一定速见效果，个别患者初服三剂，反而出现症状加重，此乃药达病所，正邪相搏之象。若医者不明病变之规律，加之患者反映要求，必改弦更辙，使前功尽弃，但是守方绝不是死守不变，证变药应随变，切忌刻舟求剑。

4. 杨某，女，38 岁，1996 年 4 月 8 日就诊，全身关节疼痛（急性风湿热）。

自述：全身关节疼痛，游走不定。

病史：患者全身关节疼痛，游走不定，局部略肿，呻吟不已，卧床不起已一月有余。西医诊为急性风湿热，医治无效，今由房东送来求中医诊治。舌质淡红，苔白微腻，脉象沉迟。六诊合参辨证求因，此系风寒入络，气血不畅，阻滞经脉。治宜祛风散寒，疏通经络。拟方陆氏抗风湿汤：制川乌、桂枝、羌活、防风、炮山甲、蕲蛇、制乳香、制没药各 10 克，细辛、麻黄各 3 克，蜈蚣 4 条。水煎，每日一剂，分三次服。服药 6 剂症状大减，服至 8 剂能步行来诊，疼痛肿胀消失，脉象细平，舌质红润，白苔散尽。原方去炮山甲、蜈蚣、蕲蛇、麻黄，加当归、黄芪各 18 克，白芍、秦艽各 12 克，继服 8 剂。后访三年未复发，身体健康，又介绍三人来求医。

本病案辨证论治的原则：探求病本，力求做到辨证之精，立方求精，用药要精。本例虽属风湿热痹，但重在风寒，故治则精在温，用大剂祛风散寒，因风湿热之需用清药，而虫类药物有驱散免疫复合物的作用。

5. 冯某，男，32 岁，1996 年 1 月 6 日就诊，两足疼痛，不能行走（急性风湿性关节炎）。

自述：上月患外感发热，在当地医院输液治疗七天，热退唯两足疼痛。

病史：症见两足及大小腿挛缩，疼痛灼热，不能伸展转动，卧床不起，饮食大小便需人护理，口干溺黄，便秘，舌红苔黄，脉弦细数。六诊合参辨证分析求因，患者体格魁梧，平素嗜食辛辣燥热之品，又特别嗜烟酒之毒品，经络先有蕴热之邪毒，又感风寒邪湿侵袭，里热为外邪所郁，气血失于宣通，加之缠绵日久，客邪与内热留而不去，化火伤阴耗津，筋脉失去滋养所致。治宜疏风通络，清热凉血。拟方陆氏清热通络汤：桑枝50克，川芎15克，丝瓜络、钩藤、白芍、玄参、秦艽各12克，生地25克，防风、黄柏各10克，牛膝10克。水煎，每日一剂，分三次服。3剂汗出，便通病减。方中去秦艽，服药8剂，饮食自理，起床行动。原方加木瓜12克，五加皮10克，治疗24天平复如常，唯觉腰胀无力，即以滋补肝肾之剂，连服8剂，完全康复。

6. 吕某，女，28岁，1996年7月8日就诊，双下肢踝部红肿疼（风湿结痛）。

自述：双下肢踝部疼痛已年余，多处求医无效。

病史：患者病已年余，主要症状有双下肢和踝部有紫红色硬结，行走感觉胀痛，头晕，乏力，面黄赤，舌质深红，苔薄白，脉浮滑数。辨证分析，系风湿之邪侵入肌肤，深入荣血，风湿与血搏结不散。治宜疏风去湿，活血通络。拟方陆氏祛湿活血汤：蒲公英30克，苦参15克，牛膝、生地、赤芍、当归各15克，荆芥12克，苏木、防风、甘草各8克。水煎，每日一剂，分三次服。服药8剂硬结消失，行走自如，脉象滑数。此乃风湿之邪已散，荣血循行已通，前方去荆芥、防风，加紫花地丁、连翘各15克，消除未尽之湿热毒邪，通经活络。又进8剂，完全康复。

本病例为风湿流注之证，风湿入络，凝结不散，阻滞血行，致成紫色硬结而胀痛，用祛风驱湿，活血通络之剂，方中牛膝、苏木、蒲公英行血去瘀，消痈散结，加紫花地丁、连翘以清理未尽之邪，故病人早日康复。

7. 齐某，女，28岁，1993年10月8日就诊，足踝热痛，膝痛，不能行走。

自述：患病已月余，打针、输液吃药未见疗效。

病史：病人足踝热肿疼痛，膝关节亦痛，不能行走，不思饮食，舌淡无苔，脉细数。六诊合参辨证分析，体素阳盛，内有蕴热，再加风寒湿邪侵袭，经络阻塞。治宜清热解毒，祛风化湿，疏通经脉。拟方陆氏祛风利湿活血汤：当归、秦艽、防风、木瓜、牛膝、威灵仙、萆薢、苍术、茯苓各12克，桑寄生15克。水煎，每日一剂，分三次服。外用泡洗方：生地、紫花地丁、金银花各18克，丹皮、赤芍、黄柏、木通、丝瓜络各10克。煎汤浸泡患处。每日三次，服药8剂，泡洗8天，足踝肿消，膝关节尚有肿痛。再进8剂，又泡洗8天，症状完全消失，身体康复。再服8剂，再泡8天，以加巩固。后访一年，未见复发。

脏腑经络先有蓄热，而复遇风寒湿邪侵袭，阻塞经脉，本病亦属本证。故用当归、红花活血；秦艽、防风、桑寄生、萆薢祛风湿；木瓜利筋骨，牛膝强腰膝；威灵仙主顽痹；苍术、茯苓燥脾利湿；加用清热解毒之药泡洗，内外结合，故病者早日康复。

8. 林某，女，46 岁，1994 年 12 月 8 日就诊，手指、腕、踝关节疼痛（类风湿）。

自述：双手指关节肿胀变形。

病史：双手指、腕、踝关节疼痛，怕冷，肿胀已两年，特别是第 2、3、4 指关节肿胀明显如梭形，晨间僵硬，活动不利，舌质淡，苔白厚，脉缓弱。中医辨证分析为风寒湿痹，闭塞经络。治宜益气驱风，温经祛湿。拟方陆氏驱风温经汤：雷公藤、威灵仙、秦艽、当归、防风各 15 克，黄芪、防己各 18 克，制川乌、草乌、桂枝、白术、羌活、独活各 12 克，地枫皮 25 克。水煎，每日一剂，分三次服。8 剂见效，36 剂愈。

9. 袁某，男，19 岁，1998 年 7 月 18 日就诊，两腿酸重，足关节肿痛（类风湿性关节炎）。

自述：足关节肿痛，两腿酸重，行走困难。

病史：患者足关节肿痛已三月，两腿酸重，行走困难，有时发热，不思饮食，面色黄赤，口唇舌质深红，舌苔白厚，根部微黄，脉细数而濡。西医检查为类风湿性关节炎。中医辨证为湿热流注关节，引起关节肿痛湿热痹。治宜清热解毒，祛风活络。拟方陆氏解毒活络汤：蒲公英 30 克，金银花 25 克，连翘、牛膝、地龙、通草、防己、苍术各 15 克，薏苡仁 20 克，苏木 12 克，甘草 6 克。水煎，每日一剂，分三次服。8 剂见效，26 剂病除。

本医案病者素蕴内热，寒湿之邪侵犯，气不得通，内热被阻，久之寒湿化热，湿热互结，流注关节，闭阻经脉，营卫循行失调而致湿热痹证。选用蒲公英、金银花、连翘、防己、苍术清热解毒祛湿活络，消痛散结；苏木行血祛瘀通络，使用得当，病者早日康复。

10. 苏某，女，45 岁，1993 年 3 月 8 日就诊，双手小指、中指、拇指关节游走肿痛。

自述：患类风湿关节炎 20 年，多处求医效果不佳，近来加重。

病史：患者双手小指、中指、拇指关节游走性肿痛，僵硬，不能屈伸，左髋关节肿痛，强直，不能下蹲，不能行走，需人扶持。患病 20 年，多次在大医院检查为类风湿关节炎，曾服各种抗风湿药无效。现在病情严重，精神疲惫，不思饮食，体温 37.8℃，脉象弦细稍滑，脉搏 89 次/分钟，舌质淡，苔薄白根腻，消瘦贫血，咽无明显充血。中医辨证属肾精不充，风挟痰湿成痹，气血瘀滞，经络不通，形成关节肿胀疼痛。治宜填精养液，活血化瘀，化湿通络，搜风解痛。拟方陆氏化湿通络汤：生地黄 60 克，熟地黄 30 克，炒白术 60 克，干姜 12 克，制川乌 8 克，细辛 5 克，生甘草 5 克，蜈蚣 3 条。水煎，每日一剂，分三次服。服药 8 剂病情好转，生地减为 30 克，加入黄芪 35 克。继服 16 剂，病好百分之八十，又继服 16 剂病愈。

（七）发热

1. 刘某，男，33 岁，1998 年就诊，畏寒，发热 39.5℃（外感温热）。

自述：出差回家身感疲倦，当晚房事即畏寒发热。

病史：患者出差回家，身感疲倦，当晚又行房事，次晨起便感腰痛身沉酸累，头痛，畏寒发热，自行输液四天无效，在某医院治疗两天，症状未减，前来求治。症见体温 39.8℃，脉搏 88 次/分钟，血压 110/75mmHg。面红，口苦，无汗，头痛难忍，如箍如裂，心烦神躁，夜不得眠，不思饮食，舌红苔黄，脉弦浮。六诊合参辨证为外感温热，内伤房事，表里邪袭，上犯空窍，经络阻塞，肾气受伤，邪热内炽。治宜解表清里，泻火解毒。拟方陆氏四黄汤：黄芩、黄连、黄柏、麻黄各 8 克，葛根、生石膏各 20 克，山栀 12 克。水煎，每日一剂，分三次服。服药 1 剂症去一半，服药 3 剂诸症全除。

本病一月治愈 10 例，都是受凉体乏后房事，以温热夹色病而治，果收良效，1 剂病减，3 剂病除。

2. 王某，男，36 岁，1999 年 1 月 10 日就诊，恶寒头痛，高热 39.8℃（流感）。

自诉：头痛，恶寒，发热。

病史：患者头痛，全身关节痛，恶寒重，口不渴，高热 39.8℃，咽痛，咳喘，扁桃体肿大，食欲欠佳，舌淡白苔白腻，脉弦数。辨证求因，证系外感时疫邪毒。治宜发汗解表，清热解毒。拟方陆氏清热解毒汤：桑枝、葛根各 30 克，蔓荆子 12 克，草果 6 克，生石膏 30 克，青天葵 10 克，桑白皮 12 克，天竺黄 12 克，川贝粉 3 克，马勃、青蒿各 6 克，山豆根、山楂、银柴胡、桔梗、黄芩、连翘、金银花、板蓝根各 12 克。水煎，每日一剂，分三次服。4 剂见效，8 剂病除。

黄芩、连翘、金银花、板蓝根为清热解毒之剂，现代医学认为亦有消炎、抗菌、抗病毒作用；桔梗宣肺利气化痰，同样有清热抗菌毒作用；青蒿能发散风邪；柴胡清热镇痛发汗，与生石膏二者合用，发汗清热效果更佳，当能收到更好疗效。

3. 冯某，男，32 岁，1998 年 3 月 8 日就诊，高热头痛（麻疹）。

自述：身热头痛，目赤羞明，鼻塞流涕。

病史：患者初病身热头痛，目赤羞明，鼻塞流涕，咳嗽不畅，声音嘶哑。曾在某医院就诊，诊为上呼吸道感染，服用银翘解毒散无效，后来求治。六诊合参，口腔发现麻疹黏膜斑，告诉病人已患麻疹，病人和家属不信，回家未治，第二天体温上升至 39.2℃，唇红，颧红，呼吸短促，涕流痰稠，原已显露之疹忽然隐没，高烧神昏，粒米不进，脉洪数，舌质深红，苔黄燥。追其原因，回家来亲戚，相陪进酒餐、油腻荤腥。辨证求因证系阳邪入里，油脂阻胃，疹失透达。治宜宣表清里，消食透邪。拟方陆氏透邪汤：大青叶、紫草各 60 克，板蓝根、升麻各 25 克，川贝、炒葶苈子各 6 克，淡豆豉、丹皮、鸡内金、山楂、当归、葛根、柴胡、麻绒各 10 克。水煎，每日一剂，分三次服。服 2 剂，隐没之疹已经透发，从胸背直透四肢，呼吸渐趋平静，但体温未减。再进 2 剂，麻疹开始消退，诸症随之减轻，能起坐食粥，但还咽干，少津无苔。再拟方陆氏养阴健脾汤：莲米 60 克，贯众 30 克，山药 25 克，杏仁、鸡内金、川贝、知母各 10 克，沙参、生地、石斛各 12 克。水煎，每日一剂，分三次服。服药 8 剂，病得痊愈。病者后悔莫及，万分感谢。

壮年患麻疹较为少见，病后又食酒、油荤，尤为医家之大忌。脾肺同属太阴，肺合皮毛，如果脾经受阻，肺气不得宣达于肌表，疹不得外透，毒邪即蕴结于内脏，最后必形成危证。此病人在以上各种不同条件交织作用之下，使病情走向险境，所以方中以宣表清里，透邪外出为主，药用麻绒宣肺，柴胡、葛根解肌透邪，三药并用，为透表重剂；升麻升发力强，与板蓝根、大青叶、丹皮协力肃清里热，祛除病邪；当归、川芎活血；紫草透疹；葶苈子、川贝泻肺养阴，使邪不致久客于肺。虽仅用药四剂，但病势已挽回十之八九。又拟方养阴生津，山药、莲子滋养脾阴，鸡内金消食健胃，贯众肃清麻疹余毒，以巩固疗效。药到病除，挽回生命乃医使也，病者及其亲属万分感谢。

4. 蒋某，女，25 岁，1997 年 8 月 16 日就诊，发热（暑温湿热）。

自述：发热已三天，用退热片无效。

病史：患者发热三天，体温 39.5℃，曾在某医院急诊三次，昏厥两次，用退烧药、抗生素等未见热退，全身不适，无汗，稍咳，咽痛，口干而黏，舌红，苔薄腻，脉弦略缓。六诊合参辨证求因，证系暑热夹湿，阻遏卫气，气机郁闭。治宜肃清宣化，透暑邪，泄热邪。拟方陆氏清暑退热汤：芦根、生石膏、金银花各 30 克，薄荷 5克，黄芩、佩兰、杏仁、桑叶、葛根各 12 克，蔻仁 4 克，生苡仁 18 克。水煎，每日一剂，分三次服。3 剂见效，6 剂病除。

5. 江某，男，16 岁，1993 年 3 月 2 日就诊，高热不解。

自述：感冒发热，用西药抗生素、解热镇痛剂，高热不退。

病史：患者感冒后发高烧，西医用抗生素、解热镇痛剂以及输液等治疗，高烧仍在 39.5℃，持续八天不退，全家人为此惊慌不安，要求中医诊治。现症：体温39.5℃，面红目赤，口干渴，烦躁不安，汗出蒸蒸，舌红绛，苔黄干厚。此患者长期高热不退，而又具有身热口渴，汗出，脉滑数而大的四大症状。六诊合参辨证分析，阳明邪热则皮肤缓，腠理开，汗大出；阳明热邪稽留于肌肤而不去，故身大热不退，身热不退则皮肤弛缓，缓则腠开而汗液出，故汗出蒸蒸；汗出热盛则损津液，故口渴而舌苔黄干；热甚则血液沸溢，循环加速，细小脉络充血，故现面红目赤，舌红绛，脉滑数而大等症状，因而确诊为阳明热证。治宜甘寒清热药剂。拟方陆氏清热汤：生石膏 50 克，知母、甘草、黄芩、山栀、黄柏各 10 克，黄连 5 克，粳米 100 克（包煎），生姜 3 片。水煎，每日一剂，分三次服。1 剂服完身热已去大半，2 剂服完体温已降至 36.4℃，病得痊愈，全家喜悦心情可知。中药治大病关键是对症。

6. 尚某，男，31 岁，1999 年 9 月 8 日就诊，突发高热 39.2℃（低热不退）。

自述：突发高烧，住院治疗后低热不退。

病史：突发高热，体温39.2℃，住院治疗，初以感冒治之，观察数日无效，经多种检查排除病毒、细菌、立克次体等传染病，及风湿热、血液病、肝炎等，住院两月余高热消退，体温降至37.5℃，出院后低热持续不退，后求中医诊治。诊见精神萎靡，面色萎黄，形体消瘦，脉象沉细而数，舌质嫩红，舌苔薄白罩黄，体温37.5℃已半年。六诊合参辨证，低热原因是温邪犯肺，逆转心包，损伤肝肾之阴，温邪久恋，虚热不退，长达半年。治宜清热解毒，滋阴生津，肃清低热。拟方陆氏清热滋阴汤：太子参、地骨皮各18克，知母、丹皮各15克，怀牛膝、麦门冬、滑石粉各12克，五味子8克，甘草4克，青蒿6克。水煎，每日一剂，分三次服。8剂见效，16剂体温正常，又服8剂巩固疗效，恢复健康。

发热是临床常见症状，可发生在许多疾病过程中，中医归纳为外感、内伤两个方面。外感以高热为多；内伤引起的发热，低热为常见，病因多属体质虚弱，或热病经久不愈，以致阴精亏损，临床较为常见。如上述病例属于高热伤阴，但兼有湿邪缠绵，故用滑石、甘草以利湿清热为效。

7. 王某，男，38岁，1996年3月18日就诊，原因不明，低热不退。

自述：低热37.8℃，久医未效。

病史：患者低热已六个月，多处求医，检查未有结论，久治无效。今经朋友介绍求中医诊治。经查：体温38℃左右，而且日久不退，白细胞大都正常，但是有一些气虚症状，少气懒言，纳少，神倦，乏力，大便溏，口干唇红，舌体瘦红，脉虚数无力。六诊合参辨证为气虚发热。治宜补中益气。拟方陆氏补中益气汤：黄芪30克，白术、陈皮、柴胡、当归、甘草各10克，升麻6克，党参13克。水煎，每日一剂，分三次服。8剂见效，16剂病愈，体温36.3℃。以上中医多误诊为阴虚，投以养阴清热之剂，自然无效，反而热增，因而辨证正确，对症下药是行医治病的关键。

8. 姬某，男，58岁，1996年8月30日就诊，胆石症手术后低热不退。

自述：胆石症手术后半年低热不退，多处求医，住院也未退热。

病史：患者八月前因胆石症胆囊切除，此后不明原因低热37.3℃~37.6℃，经查白细胞、肝功能正常，用多种抗生素无效，故请中医诊治。症见低热往来，头晕头痛，饭后腹胀，饮食欠佳，体重减少，五心烦热，口苦咽干，胸胁隐痛，身乏易汗，舌苔薄白，舌质红黯，脉弦。六诊合参辨证求因，证属肝胆气滞，少阳病证。治宜疏肝清热，健脾理气。拟方陆氏小柴胡汤：柴胡、半夏、陈皮、枳壳、焦三仙、人参各10克，黄芩、连翘、金银花各15克，板蓝根30克，党参12克，青蒿12克。水煎，每日一剂，分三次服。服药8剂，体温正常，症状明显减轻。原方又进8剂，体温正常，病获痊愈。

本医案患者体质素弱，又进行胆囊手术切除，因而正气虚弱，不论情志内伤或邪乘虚内侵，都能导致肝气瘀滞。肝主疏泄，性喜条达，久瘀即可化热，发为少阳之症。少阳之病，口苦，咽干，目眩，往来寒热，胸胁苦满，不欲饮食，心烦喜呕，小柴胡汤主之。此病例的治则，即用小柴胡汤之法，并结合病者的具体病证，投以扶正合中及清热解毒之药。用柴胡、青蒿解少阳之郁热；板蓝根、连翘、黄芩、金银花解毒抗菌，清除少阳之内邪；人参、党参、甘草补气和中，增强抗病能力；陈皮、半夏、焦三仙、枳壳健脾和胃，消除胃肠道症状。方药对症，药专力强，攻补兼施，故病人早日康复。

9. 王某，女，29岁，1996年8月18日就诊，低热（暑热）。

自述：低热不退，午后尤甚。

病史：暑中低热，午后尤甚，脘痞不舒，烦渴少饮，每到夏暑身热不爽，苔腻，脉滞，小便短赤，纳差，全身倦怠，胁痛，腹胀，口苦舌干，欲吐，四肢沉重乏力，苔黏腻，口中亦黏腻。辨证为肝热脾湿，暑热夹湿。治宜宣开温化，清热化湿。拟方陆氏清宣温化汤：枳壳、郁金、瓜蒌壳各10克，茵陈30克，砂仁、金银花、竹叶、佩兰、陈皮、薄荷各6克，荷叶6克，茯苓、杏仁、薏苡仁各10克，连翘、白茅根各15克。水煎，每日一剂，分三次服。4剂见效，8剂即愈。

10. 徐某，女，35岁，1994年7月16日就诊，低热100天。

自述：自四月中低热，治到今日低热未退。

病史：低热已三个月有余，疲乏无力，头晕，心悸，夜寐不安，体温每日上午偏高，为38℃~38.5℃，舌略红，苔少，脉细数，曾经多方治疗无效，今求中医诊治。辨证分析证为阴津不足。治宜养阴血，清虚热。拟方陆氏养阴清热汤：地骨皮、青蒿、生地、白芍、当归、知母、竹叶、何首乌、党参各12克，鳖甲18克，川芎6克。水煎，每日一剂，分三次服。服药6剂，体温37.3℃，头晕、心悸好转。又进8剂体温正常，恢复健康。

（八）咳嗽

1. 于某，男，26岁，1998年12月8日就诊，咳嗽（上呼吸道感染）。

自述：咳嗽，鼻塞，恶心。

病史：患者感冒后咳嗽，吐痰，鼻塞，恶心，嗳气，哮喘，咽痛，扁桃体红肿，舌质淡，苔白，脉数。辨证求因系外感风寒，上呼吸道感染。治宜辛温解表，清热消炎。拟方陆氏解表排毒汤：连翘、金银花、牛蒡子、野菊花各12克，马勃、川连各4克，桔梗、蝉蜕、黄芩各8克，桑叶、杏仁各10克，豆豉12克，前胡、陈皮、薄荷各8克，焦枳壳8克。水煎，每日一剂，分三次服，4剂病除。

2. 刘某，男，51岁，1996年3月1日就诊，咳嗽。

自述：咳喘两年，久治无效。

病史：患者因体虚，感受风寒而诱发咳嗽、咳喘已两年，多处治疗，但咳嗽反复发作，近期逐渐加重，因而求中医诊治。现诊咳嗽白色黏痰，胸闷气短，阵发性喘急，喉中痰鸣，每晚发作加重，头汗出，语不成声，纳少，神疲乏力，形寒肢冷，气短自汗，腰痛尿清，口干饮热，舌质淡而胖，有齿痕，苔白滑，脉弦小。辨证分析证属脾肾阴虚，卫外之阳不固。治宜滋肺止咳以制其标，健脾制痰，温肾纳气以治基本。拟方陆氏润肺止咳温肾汤：党参、白芍、杜仲、云苓各15克，怀山药18克，黄芪20克，白术、杏仁各10克，炙甘草、法半夏、陈皮、款冬花各6克，补骨脂、制附片、炙远志各3克。水煎，每日一剂，分三次服。8剂见效，16剂愈。

成年人的咳喘多因烟酒不节，房劳过度，伤肺损肾，加之外感风寒反复发作，因而久治不愈。本医案病例用疏散风寒，消炎定喘之剂，不愈反剧。医规见痰休治痰，见咳休止咳。处方应以肺、脾、肾入手，用四君健脾以治生痰之源，杏仁、款冬花润肺以治气逆之咳，重用山药、杜仲、补骨脂以纳上冲之气；形寒汗出，心悸不宁，则用芍药、甘草、附子、黄芪、远志，以复心肾阳虚之本。对此例病人，针对机体的薄弱环节，使正气存内而疗效巩固，即康复。

3. 吴某，男，10岁，1999年6月23日就诊，咳嗽，咳喘。

自述：咳嗽反复发作，病甚则咳喘。

病史：患者因感受风寒感冒后，咳嗽，反复发作，经常打针、吃药、输液，反反复复已三年，久治不愈，今求中医诊治。现诊咳嗽连声，吐白黏痰白泡沫，有时咳喘，夜晚休息喉鸣，喘急出汗，舌淡，苔白腻，脉细数。辨证分析：肺为娇脏，上连喉咙，外通皮毛，毒邪上受，风邪入侵，闭郁肺气而化热，热灼津为痰，肺失宣降令人咳嗽，痰阻气道，咳嗽气粗。治宜宣清肃降，清热化痰，止咳平喘。拟方陆氏宁咳汤：黄芩、杏仁、天竺黄、葶苈子、苏子各8克，桑白皮、炙枇杷叶、白前、百合各12克。水煎，每日一剂，分三次服。4剂见效，8剂病除。

陆氏宁咳汤主治痰热蕴肺实证热证。用黄芩、桑白皮清肺泻热，热除肺气得安；桑白皮、地骨皮使伏陷之邪无法上行。桑白皮甘寒无毒，治肺气喘满，消痰止咳，屡用桑白皮未见弊端，且止咳效果颇佳；杏仁宣降肺气，止咳平喘；苏子、葶苈子降气除痰定喘；白前降肺气而消痰。痰热蕴久必伤阴，加用百合、枇杷叶润肺止咳，防患在前，以阻伤阴之势。对症拟方效佳，病者早日康复。陆氏宁咳汤对小儿、成人支气管炎、肺炎，属热蕴肺，咳喘气促，痰黏难出，实证，热证，用之特效。

4. 刘某，女，16岁，1996年3月8日就诊，咳嗽痰多。

自述：咳嗽痰多，咽喉痰鸣。

病史：患儿咳嗽痰多，喉中痰鸣。有声无痰谓之咳，伤于肺气；有痰无声谓之嗽，动于脾湿。今之小孩饮冷嗜凉已为常习，久则伤于脾，脾虚水湿不运聚而为痰，痰壅气道，随气而动，故喉间痰鸣。肾主五液，入脾为痰，痰因咳动，脾之湿也，脾无湿不生痰，故脾为生痰之源，肺为贮痰之器。二陈治痰，世医执之；治痰不理脾胃，非其治也。通过辨证分析为痰涎壅盛，舌体胖大，大便溏稀，咳嗽日久，湿必伤气。治宜健胃燥湿，祛痰止嗽。拟方陆氏健脾止嗽汤：生牡蛎、生蛤壳、生海石各18克，茯苓12克，橘皮、法半夏、黄芩、杏仁各8克。水煎，每日一剂，分三次服。

根据小儿嗜凉饮冷，伤脾聚湿生痰这一特点，选用陆氏健脾止嗽汤，理脾调中，燥湿化痰，断其痰源，临床治疗300例，有效率100%，治愈率98%。治病必求其本，痰盛而治其湿，因痰而嗽者多获良效。

5. 周某，男，48岁，1999年3月7日初诊，咳嗽。

自述：咳嗽，痰多，经常不断咳血一年多。

病史：病人自1998年1月中旬开始经常咳嗽，痰多白泡沫样，并有一次大量咯血，暗红色，在某医院住院治疗一周而愈，此后常咳嗽，同年11月又因感冒，又一次大咯血住院治疗，支气管造影发现右肺中叶、右下叶前基底段有管状扩张，经治止血。今又复发，求中医诊治。现诊病史如上述，目前早晨咳嗽，痰稀无血，口干欲饮，易于出汗，舌红苔薄，脉弱。六诊合参辨证分析为痰热内伏，肺络破伤，久延气虚。治宜肃清肺热，化痰益气，修补肺络。拟方陆氏清肺化痰益气汤：白人参8克，北沙参、炒黄芩、天门冬、麦门冬、杏仁、川贝母、百合、冬瓜子、瓜蒌皮各12克。每日一剂，分三次服。8剂后咳嗽咳痰明显减少，自汗亦少，效不更方，再进8剂病愈，后访未有复发。

本病案例属中医痰饮、咳嗽、咳血范畴，治疗本着急则治标，缓则治本的原则，酌情施治。治标以清肺化痰，凉血止血为主；治本则以益气健脾、补肾等法随症加减。根本既固，正气存内，则邪不可干，外邪不得入侵，因而反复发作自然减少矣。

（九）便秘

1. 张某，男，78岁，1996年11月7日就诊，大便秘结。

自述：苦于大便秘结不通。

病史：病人大便3~4日一行，便秘干燥，腹胀满而痛，经常用麻仁润肠丸亦尚有效，今数月用之不起效，如用泻药则怕引起便泻不止。虚惫气短，痛苦万分，脉弦大涩而少力，结代不匀，舌嫩而赤，苔黄浊不匀。辨证求因证属气血阴液俱不足，燥热蕴蓄六腑，宜标本皆治。治宜补气养血益阴，益气养阴润畅导滞。拟方陆氏益气润畅汤：黄芪35克，金银花、威灵仙、白芍、麻仁、肉苁蓉、当归各20克，厚朴、酒大黄各10克。水煎，每日一剂，分三次服，大便调顺再停药。大便得畅减酒大黄，便燥严重可加玄明粉5克（分三次冲服），便畅即停。大便通顺后可加入党参20克，木香10克，杜仲、牛膝各12克。服药3剂大便得下，且腹中舒泰，精神转佳，减去大黄、玄明粉，加上便顺后之药，又服4剂，大便每日一行。后访年余一直正常。

2. 刘某，女，38岁，1993年5月6日就诊，大便秘结、干燥。

自述：大便干燥不通，小便黄赤。

病史：自觉喉梗疼痛，有时走窜胸部，胸闷微痛，时欲太息，病情已近半年，多处就诊治疗无效。大便干燥便秘，3~5日一行，小便黄赤，苔薄白，脉沉小。六诊合参辨证分析为肺失宣降，气机郁滞。治宜开宣肺气，利气疏肝，泻火开郁。拟方陆氏宣肺开郁汤：菖蒲、陈皮、橘络各12克，瓜蒌、麻仁各15克，大黄10克，白芍、当归各12克，鸡血藤20克，秋桔梗8克，紫菀、枇杷叶各15克，郁金、炒枳壳各12克，炙甘草5克。水煎，每日一剂，分三次服。连服8剂喉梗痛消失，胸闷宽舒，大便如常，小便仍黄，食道仍有火辣感，前方加清宣郁热之剂，方中桔梗、甘草更加3

克，加炒山栀 10 克，淡豆豉 8 克。又服 8 剂后症状消失，完全康复。

肝为疏泄之官，是体内气机运行畅达之保证，然又须赖肺气之降，才能使周身之气流行无阻，环运无端。气有降则有升，无降则无升，纯降则不升。浊阴从肺右降则胸中旷若太虚，无有窒塞，清阳则由肺左升是谓有降有升，因此人体全身之气只有得肝升、肺降的协调，才能维持升降之序。或肝升不及，或肺降不力，皆可出现体内气机升降之紊乱，致令气郁不畅而胸闷，大便干燥，小便黄赤。治以开泄肺郁，宣通窒滞，温润肺气，因而症状消失，病人康复。

3. 刘某，男，36 岁，1996 年 2 月 24 日就诊，便秘。

自述：大便秘结一年余。

病史：患者大便秘结有年余，腹胀拒按，服用通便药物，少腹胀痛，睡眠不安，舌质红，苔厚腻而黄，脉洪滑右大。辨证分析，此病人肺阴素虚，肠燥失调，气机郁滞，通降失司，致使大便秘结不行，肠燥失调，气滞作胀。治宜调气理中，和胃润畅。拟方陆氏滋阴润燥汤：生首乌 20 克，大腹皮 15 克，玉竹、生枳壳、乌药、橘叶各 12 克，青皮、陈皮各 8 克。水煎，每日一剂，分三次服。8 剂大便转润，腹胀作痛症好过半，再服 8 剂诸症皆除。

（十）小便不利

1. 汪某，女，68 岁，1996 年 4 月 6 日初诊，小便不通（急性尿潴留）。

自述：小便不通畅已半月。

病史：患者小便不通畅已半月，来诊前曾在某医院住院治疗五天，经导尿、服药疗效不显，仍需导尿排出小便，而后如故。现求中医诊治。小便不通，少腹胀坠，腰酸，面色萎黄，神倦乏力，四肢麻木不温，头晕，气短，舌质淡，苔薄白，脉细弱。六诊合参辨证求因，此证为肾阳虚，膀胱气化失常。治宜温肾通阳，化气行水。拟方陆氏温肾行水汤：茯苓、党参各 18 克，桂枝、白术、泽泻、猪苓、附子、木香各 12 克，乌药 15 克。水煎，每日一剂，分三次服。服药一剂去掉导尿管，服药 3 剂自行小便，小便逐渐增多，尿量少次数多，一夜小便 30 多次，再服 3 剂小便通畅，精神及体力恢复正常，并能从事家务劳动，十分感谢。

2. 桑某，女，65 岁，1993 年 1 月 16 日就诊，排尿困难（尿潴留）。

自述：排尿困难已两周。

病史：患者坐长途汽车，途中劳累，感头晕，下腹部疼痛，伴尿频尿急，继而腹胀腹痛，排尿困难，曾在某医院用导尿管导尿，但拔出导尿管后仍不能排尿，腹胀痛如旧，须留置导尿。服药无效，现求中医诊治。见患者年迈，形体消瘦，小便不通，少腹胀满而痛，大便干结，痛苦病容，舌尖红，苔黄少津，脉象弦细。六诊合参辨证分析求因，此系气阴两虚，膀胱气化失常，导致癃闭。治宜通阳化气，健脾利水。拟方陆氏导水汤：车前子、生黄芪、泽泻各 18 克，白术、党参、生地、萆薢各 15 克，茯苓、竹叶、麦门冬各 12 克，制大黄 10 克，桂枝 8 克。水煎，每日一剂，分三次服。

服药2剂即能自行排尿，但尿量不多，连服6剂后，小便通畅。随访半年，情况良好，全家十分感谢。

3. 罗某，女，39岁，1994年2月8日初诊，小便不通（尿潴留）。

自述：导尿方能排尿。

病史：患者以肺炎高热，昏迷，尿癃闭住院治疗，采用抗生素、导尿、激素联合治疗，四天后体温下降，神志清醒，肺炎痊愈，但尿闭未好，仍靠导尿解决，时间长达15天。由于体质弱，长期卧床臀部已出现褥疮，病人请中医配合治疗。六诊合参辨证求因，证属邪热客于下焦，肾关开阖无能，膀胱气化无力。治宜温阳少阴，升清降浊。拟方陆氏通关汤：知母、黄柏、肉桂、枳壳、熟附片各12克，升麻6克。水煎，每日一剂，分三次服。患者服药后自觉肠蠕动增强，一小时后小便通利。通关汤治疗热在下焦血分，而小便闭者，取知母、黄柏苦寒以泻下焦之火，并用少量肉桂以助气化，从而达到通利的作用。本方加大肉桂用量，更伍以附子，意在温养少阴，取少阴生气；又加入枳壳、升麻，使清阳升腾，浊阴自降，迅速达到小便通利的目的。

4. 刘某，男，59岁，1998年8月16日就诊，小便不利（前列腺肥大，尿潴留）。

自述：小便淋沥热痛。

病史：1998年7月26日发现小便不利，胀闷，尿赤灼痛，大便不通。8月6日因受凉后病情加重，小便淋沥热痛，有时不通，须导尿管解出，经大医院诊断为前列腺肥大，须手术治疗，本人不愿手术，故求中医保守治疗。现诊体质尚好，腹部平软，肝脾不大，舌质红，苔黄腻，脉象滑数。六诊合参辨证为湿热蕴结膀胱，膀胱气化不利，致使小便淋沥热痛。治宜清泄湿热，通利小便。拟方陆氏通闭汤：败酱草、王不留行、冬葵子各25克，刘寄奴、木通、车前子、萹蓄、滑石、石韦、泽泻、山栀子、瞿麦各15克，大黄、穿山甲、甘草、黄柏各10克，灯心草2克。水煎，每日一剂，分三次服。服药2剂后小便自行四次，大便一次，尿赤灼热未变，舌红苔黄，脉滑数。照上方加猪苓、竹叶各15克，服药2剂后尿已通畅，小便微黄不痛，少腹不胀，脉滑不数，舌苔薄黄。原方又进3剂，小便畅通，诸症消失，再服3剂巩固疗效，后访未复发。感谢免于手术之苦，逢人便讲中药神效。

5. 侯某，女，70岁，1997年10月18日就诊，小便失禁。

自述：小便失禁已四年。

病史：患者四年前原因不明出现小便频数，尿色清白，伴见腰酸腿软，咳嗽气短，周身无力，肢冷怕凉，以后病情逐渐加重，小便失禁，不能控制，有尿即遗，不分昼夜，三年来未曾正常入厕小便，甚为痛苦，多处求医无效，今求中医诊治。症见面白无华，语言无力，舌淡苔薄白，脉沉弱，两手尺脉弱甚。六诊合参辨证分析，此系肾气不足，肾阳衰弱，膀胱失约。治宜补益肾气，温补肾阳。拟方陆氏巩堤汤：熟地、补骨脂、菟丝子、巴戟天各20克，茯苓、党参、韭菜子、附子、白术各15克，桂枝、益智仁各10克，砂仁8克。水煎，每日一剂，分三次服。服药8剂病情显著好转，又服8剂病获痊愈，再服8剂巩固。

肾为先天之本，是人体生殖之源，与其他脏腑组织有着密切关系。肾与膀胱相表里，膀胱的开阖有赖于肾的气化。肾司二便，只要肾气充实，气化功能正常，则膀胱开阖正常。肾气虚，气化失权则膀胱失约，故小便频数，甚则失禁。气为阳，肾气虚弱，必然导致肾阳不足，故出现虚寒，表现为肢冷怕凉，恶寒，面白，舌淡，脉沉等。由此可见，本病证标在膀胱，而病本在肾，根据治病必求其本的原则，故取补益肾气，温补肾阳的治法，肾气得复，肾阳得补，膀胱失约自愈。方中补骨脂、韭菜子、菟丝子、巴戟天、熟地等皆为补肾之剂；党参、白术、茯苓益气健脾，培土制水；附子、桂枝温补肾阳；加砂仁以防诸药甘腻，药法相宜，法证合适，病人早日康复。

（十一）黄疸

1. 周某，男，46 岁，1993 年 1 月 9 日就诊，黄疸。

病史：1992 年 1 月 3 日患急性黄疸型肝炎住院治疗，经查为肝硬化，病理报告为坏死性肝硬化。症见：面目及全身黄染，小便黄赤，肝区疼痛，口苦而黏，大便溏而不爽，苔黄腻，舌红紫，脉弦。六诊合参辨证系湿热蕴遏，肝血瘀阻。治宜清利湿热，活血化瘀。拟方陆氏白金疗肝汤：白花蛇舌草、金钱草、虎杖、丹参、红枣、茵陈、豨莶草、半枝莲各 30 克，藿香、郁金、甘草各 10 克，滑石、茯苓各 15 克，大黄 6 克。水煎，每日一剂，分三次服。服药 16 剂见效，继服 48 剂黄疸消失，病人康复，能参加劳动，随访三年未见复发，病人体力逐渐增加，说明肝坏死部分有所恢复，后不断服药巩固疗效。

2. 王某，女，32 岁，1993 年 6 月 26 日就诊，黄疸。

自述：1992 年 1 月 6 日尿黄，巩膜黄染。

病史：一年前患者尿黄，巩膜黄染，全身畏寒发热，纳少，厌油，曾在某医院住院治疗三月余，疗效不显。后进行超声波检查确诊为胆汁性肝硬化，服用多种西药和中药利胆药，黄疸时退时进。后要求中医治疗。经诊见肝区胀痛，胸脘胀闷，胃纳不佳，每餐二两，厌油腻之食，尿色深黄，大便浅黄欠润，脉细，手心微汗而黏。辨证分析为肝胆湿热，胆汁外溢。治宜清理湿热，疏利肝胆，活血化瘀。拟方陆氏疏肝利胆汤：茵陈、薏苡仁各 30 克，青蒿、丹参、板蓝根各 15 克，黄芩、姜黄、青皮各 12 克，柴胡 10 克，通草 6 克。水煎，每日一剂，分三次服。服药 48 剂后病情稳定，仍有畏寒发热，但数小时后自退，舌质淡红，苔白，脉细数。复诊拟方陆氏疏肝利胆汤（2 方）：当归、板蓝根、茯苓各 15 克，赤芍、郁金、香附、连翘、败酱草、橘叶各 12 克，茵陈、薏苡仁各 30 克，金银花 18 克。水煎，每日一剂，分三次服。服药 16 剂黄疸消失，畏寒发热消失，饮食增加，仍易倦，嗜睡，梦多，舌苔脉象正常。在陆氏疏肝利胆方中加党参、白术各 15 克，再服 8 剂，症状完全消失，身体康复。再服 8 剂加之巩固。后访三年身体健康。

3. 吕某，男，54 岁，1994 年 9 月 26 日就诊，黄疸。

自述：黄疸，慢性腹泻 5 年。

病史：1989 年出现腹泻，水样便，每日 5～6 次，伴轻腹痛，在某医院治疗。经了解自服甲基睾丸素半年余，每日 4～5 片，最多 9 片。现诊黄疸明显，大便溏泄，色浅灰白，每日 5～6 次，尿色深黄，巩膜黄染，苔薄脉弦。六诊合参辨证求因，证系久泻伤脾，药物伤损肝胆，胆汁瘀积，外溢肌肤，故发生黄疸。为药物中毒性黄疸。治宜健滋脾胃，利胆退黄。拟方陆氏健脾利胆汤：金钱草、茵陈、秦皮各 30 克，公英 20 克，山栀、甘草、黄柏各 10 克，云苓、神曲、炒白术、姜黄各 15 克。水煎，每日一剂，分三次服。服药 8 剂后黄疸减退，大便次数仍多，下肢水肿，睡眠差，舌脉同前，拟方陆氏健脾利胆安神汤：金钱草、茵陈各 30 克，酸枣仁、炒白术、猪苓、泽泻、茯苓各 15 克，川芎 10 克。水煎，每日一剂，分三次服。服药 16 剂，黄疸虽退，大便仍一日 5～6 次，下肢浮肿。拟方陆氏健脾肾利胆汤：茵陈 30 克，猪苓、茯苓、泽泻、白术、山药、石菖蒲、黄芪各 15 克，肉桂、吴茱萸各 5 克，五味子、补骨脂各 10 克。又服 8 剂，症状消失，病情稳定，继服 8 剂巩固，黄芪加至 30 克，党参 20 克。后访康复，十分感谢。

本例医案是大量久服甲基睾丸素引起的药物性肝内胆汁淤积性黄疸，同时伴有脾虚泄泻。本着急之治标，缓则治本的医旨，故先予以利胆退黄，佐以健脾之剂。

4. 张某，男，16 岁，1997 年 9 月 10 日就诊，黄疸。

自述：食欲欠佳，厌油腻食，乏力。

病史：周身无力，喜卧不欲饮，食欲下降，恶心，食油荤更甚，有呕吐，精神倦怠，巩膜黄染，皮肤色黄，苔腻而黄。经查为急性黄疸型传染性肝炎（湿热型）。治宜清热利湿退黄，疏肝理脾。拟方陆氏清肝利黄汤：板蓝根、茵陈、金钱草各 50 克，黄芩、车前草各 25 克，枳壳 20 克，芒硝 15 克（冲服），木香 15 克，柴胡、焦三仙各 15 克。水煎，每日一剂，分三次服。服药 2 剂，方中去木香，加入五味子 50 克，继服 8 剂，黄疸已消退，诸症皆去，唯有周身乏力未减，又进 8 剂症状全除，肝功能化验正常而获痊愈，全家致谢。

5. 周某，男，20 岁，1996 年 3 月 1 日就诊，黄疸。

自述：几日来乏力，食欲下降，肝区闷痛。

病史：巩膜黄染，乏力，纳呆，肝区闷痛，尿黄，头眩，苔白，脉弦。六诊合参辨证为脾湿胃热，肝经瘀滞，胆汁外溢。治宜清祛湿热，化瘀疏肝，通脾理气。拟方陆氏疏肝利胆汤：金钱草、茵陈、板蓝根、忍冬花各 30 克，生栀子、蒲公英各 15 克，枳壳 8 克，陈皮 10 克，麦芽 30 克，三棱、莪术、川楝子、郁金各 15 克，黄芩、柴胡各 12 克。水煎，每日一剂，分三次服。服药 8 剂后，肝区不痛，食欲好转。方中减去三棱、莪术，加入陈皮 15 克，再进 8 剂，小便清，食欲转佳。守方又进 16 剂，复查肝功能已全部恢复正常，自觉症状全消。后访三年未见异常，身体健康。

（十二）眩晕

1. 石某，男，46 岁，1993 年 4 月 8 日就诊，眩晕。

自述：眩晕、恶心两个月。

病史：二月中旬起床时忽觉头晕，视物摇动，走路不稳，休息半天则消失，3 月 9 日眩晕又突然发作，伴有恶心呕吐，耳闷鸣，视物旋转，转脸眩晕加重，畏光怕响声，心烦，同时左侧头痛，全身乏力，有时心慌，食欲不振。在某医院住院治疗月余，但仍反复不愈，要求中医诊治。患者仍频发眩晕，甚至呕吐，耳鸣，畏声，畏光，复视，左侧头痛，纳差，口干，尿少，大便秘结，舌苔薄黄，脉弦。六诊合参辨证为肝火内炽，肝风上扰，上蒙清窍。治宜清肝熄风。拟方陆氏泻肝汤：车前子、生地黄、钩藤各 15 克，龙胆草、山栀、黄芩、半夏各 10 克，柴胡 6 克，石决明 18 克。水煎，每日一剂，分三次服。服药 8 剂，眩晕大减，不畏光声，但大便仍 4 天一次。方中去山栀，加大黄 8 克，又进 8 剂，大便正常，眩晕又有减轻，食后脘痛，舌质淡红，苔薄，脉弦。此乃肝火虽减，但苦寒久服伤胃。无痰不作眩。再拟方陆氏清肝和胃汤：珍珠母、煅牡蛎各 30 克（先煎），钩藤、白术各 15 克，菊花、制半夏、泽泻各 10 克，陈皮 6 克，玄胡粉 4 克（冲服）。水煎，每日一剂，分三次服。8 剂后眩晕消失，大便秘结三天未解，口干腹满，仍是肝火内炽，腑气不畅，原方中加入龙胆草、茯苓、猪苓、当归各 12 克，又进 8 剂，诸症消失。后访三年眩晕未再复发。

2. 于某，男，65 岁，1996 年 12 月 10 日就诊，眩晕。

自述：突然眩晕发作，恶心，伴双下肢无力。

病史：病人突然向右转头出现眩晕，视物旋转，恶心，头痛，双眼发黑，全身无力，双下肢不能行走，扶持上床，半小时后症状逐步消失。六诊合参辨证为肾虚血瘀，血不上荣，脑髓空虚。治宜补肾活血。拟方陆氏补肾活血汤：天麻 12 克，丹参 30 克，川芎、葛根、赤芍、白芍、益母草、肉苁蓉、制首乌、黄精各 15 克。水煎，每日一剂，分三次服，8 剂后头晕渐轻，双腿有力，步履如常，睡眠佳，证情稳定。原方不改又服 8 剂痊愈康复，后访三年未见复发。

本医案眩晕症属颈椎骨质增生，因转动挤压血管，而引起椎底动脉供血不足，由于配合针灸针刺颈椎增生部，改善颈椎增生迅速，所以仅十六剂即根本解决。肾主骨，老年肾虚，骨质呈退性变而增生，为老年常见病。无虚不作眩，当以治虚为主，而酌治其标。本例以补肾而治本，活血而治标，以改善供血，上荣脑髓海。本法治疗数百例，有效率 100%，治愈率 96%。

3. 于某，女，62 岁，1998 年 12 月 20 日就诊，眩晕。

自述：高血压 20 年，经常头晕。

病史：20 年前发生头晕，经查为高血压，服利血平等降压药可照常生活，血压检查经常在 200/150mmHg 左右。近来加重，头晕迷糊，不能坐起，有天旋地转感觉，心悸，不能入眠。现症：头晕目眩，胸闷，烦躁不眠，口干，舌质红，苔薄黄，脉弦紧有力。六诊合参辨证为肝阳上亢，化风上扰，心神不宁。治宜平肝潜阳熄风，清心安神。拟方陆氏清心平肝汤：钩藤 25 克，青木香、桑寄生、石决明、黄芩、炒枣仁、茯苓各 18 克，龙胆草、知母、川芎各 12 克。水煎，每日一剂，分三次服。8 剂后烦躁不眠、头晕都有减轻，血压下降至 150/100mmHg，病情好转。原方中青木香改为 30 克，去龙胆草，又进 8 剂，症状消失。嘱再进 8 剂巩固。后访三年未复发。

眩晕是目眩与头晕的总称，是临床常见症状，多种疾病都能引发，可因风、火、痰、瘀、寒、热、虚、实等而引起。本例目眩是高血压引发，证属肝阳亢盛，化风上扰心神不宁，虽属年高病久，因脉象弦紧有力，仍是实证，故予平肝潜阳熄风，清心安神之治法。方中青木香、钩藤、桑寄生平肝熄风，石决明潜阳；阳亢则化风，风升则火动，故用龙胆草、黄芩、知母清肝心之火；朱茯苓、枣仁安神；川芎活血。治风先治血，血行风自灭。药证相符，病人早日康复。

4. 史某，男，66 岁，1996 年 1 月 8 日初诊，眩晕。

自述：眩晕不能坐立，不能行走。

病史：患者如坐舟车而眩晕，甚至摔倒而不能坐立，畏寒，呕吐，大便溏稀，口干而不渴，舌质淡，苔白润，脉沉弱。曾多处求医，医治无效。六诊合参辨证为头为诸阳之首，清阳出于上窍，面目在其中，气不足则血不能上奉于脑，以致髓海空虚而眩晕发作，为气虚眩晕。治宜益气升阳，补气助阳，通达血脉，益气补虚，辅助心阳，诱导气血上达头目。拟方陆氏益气汤：炙黄芪 30 克，白参、桂枝、川芎、柴胡、半夏、生姜、苍术、桔梗各 12 克，鹿角片、茯苓、炒枳壳各 18 克，炙甘草 6 克。水煎，每日一剂，分三次服。8 剂见效，16 剂痊愈。

本医案病例为气虚眩晕，临床很少见，多为外风、痰饮、肝火、肾阴不足、气虚等致眩晕。唯气虚眩晕之症，上气不足，脑为之不满，耳为之苦鸣，头为之苦倾，目为之眩，气虚则眩。头以法天，清阳之首，清阳出上窍，而目在其中，清阳者气也，气不足则不能上达，以致头目空虚，而眩晕发作，其脉必大而无力，散漫空虚之象，谓之气虚眩晕也。本医案证药对法，病人早日康复。

5. 方某，男，46 岁，1998 年 3 月 16 日就诊，眩晕。

自述：因操劳发生眩晕。

病史：因长时间操劳过度，发生眩晕，视物不清，如坐舟车，行走轻浮不稳已有两月余，舌淡红，苔薄白，脉弦细。曾在多处治疗无效，五官科合诊为与迷路神经病变有关，现求中医诊治。六诊合参辨证分析为肝肾亏虚，肝阳上扰，虚风内动。治宜滋水涵木，重镇浮阳。拟方陆氏双石汤：磁石、紫石英各 45 克（先煎），菟丝子、党参、枸杞子、山药各 15 克，菊花、蝉衣、甘草各 8 克，白茯苓 12 克，麦芽、谷芽各 30 克。水煎，每日一剂，分三次服。服药 8 剂眩晕消失，睡眠欠佳，原方加入酸枣仁 15 克，再服 8 剂后眩晕平息，睡眠转佳，步行平稳，精神安定。后访半年，未见复发。

久病之人，多有肝肾下虚的病理状态，肝肾下虚，则水火升降失常，势必影响上焦心肺及头面诸窍的功能失调，从而出现上盛的证候，如心悸失眠，哮喘咳逆，头痛耳鸣，眩晕等症状。究其原因，多由肝肾阴虚，水不涵木，以致虚火上扰。此时唯有重镇固下以治本，轻扬散上而治标，并在标本兼治的同时，注重脾胃升降的功能，使枢机旋转，恢复宁静。本方用磁石、紫石英二药为君，紫石英上能镇心平惊悸，安魂魄，下能益肝补下焦，散阴火；取磁石走肾，护真阴，镇浮阳，益肾补脾，二药合用，重镇之力强，更有滋肾平肝之妙。轻用菊花、蝉衣，取其轻清走上，以疏头面之热；再取枸杞、菟丝二子滋肾补肝以固本；复以党参、山药、茯苓、甘草以宁心肺，使不受损。其中麦芽、谷芽旋转枢机，使五脏升降有序。眩晕甚者加牛膝、何首乌；心悸不眠者加柏子仁、枣仁；耳鸣加远志、牡蛎。根据病情灵活调整处方，无不取得满意效果。

（十三）心悸

1. 冯某，男，74 岁，1994 年 7 月 16 日就诊，心悸。

自述：心悸、心慌十年之久。

病史：1984 年出现心悸、心慌，已十年之久，心电图示房颤持续时间不等，少则几分钟，多则十余小时，为此曾反复住院治疗，服用奎尼丁、胺碘酮有效。现要求中医诊治，诊断为冠心病，阵发性房颤，心悸。苔薄，脉弦结代。六诊合参辨证求因，为心肾两虚，血不养心，心神不宁。治宜滋养心肾，活血宁神。拟方陆氏养心汤：生姜、五味子、三七粉（冲服）各 6 克，当归、丹参、黄芪、赤芍、麦门冬、仙灵脾各 15 克，制首乌、鹿衔草、川芎各 10 克。水煎，每日一剂，分三次服。8 剂后症有好转，继服 8 剂，现在脉无结代，宗上方修改为生参、五味子、三七粉（冲服）各 8 克，麦门冬、川芎、鹿衔草、玄胡各 12 克，石菖蒲 25 克，郁金、丹参、赤芍、仙灵脾各 18 克。连服 16 剂，房颤未发作，病情稳定。

阵发性房颤，中医属心悸、怔忡之类病症，其病因病机较为复杂。本医案病人年高体弱，心肾两虚，气虚不足，血运不畅，心失所养，而心悸不安；劳累或紧张增加心脏负担，故每因发；随着年龄增长，脏腑渐衰，故心悸发作亦渐频繁。所以治疗当以养心补肾，补气血为主，加以活血安神。方中仙灵脾、鹿衔草、制首乌以养心肾；黄芪、当归以补气血；丹参、玄胡、郁金、赤芍、川芎、三七活血化瘀；石菖蒲宁心安神。

2. 卢某，女，66 岁，1997 年 10 月 26 日就诊，心悸。

自述：心悸胸闷。

病史：心悸胸闷，气喘，夜间加重，动则气短，不能续息，双下肢水肿，舌质黯苔薄，脉细涩结代。六诊合参辨证为心气不足，血运无力，瘀阻水停。治宜养心益气，活血化瘀，疏畅利水。拟方陆氏养心益气汤：黄芪 25 克，丹参、赤芍、川芎、猪苓、麦门冬、生山楂各 18 克，苦参、红花各 12 克。水煎，每日一剂，分三次服。服药 8 剂，尿量增加，心悸胸闷渐轻，胃纳增加，浮肿减轻。原方加夏枯草、玉竹各

18 克，又进 8 剂，心悸、胸闷、气喘、气短、水肿均消失，舌质淡红，苔薄，脉细弦齐，心律 62 次/分钟，血压 120/75mmHg，诸症得到缓解，恢复健康。原方去夏枯草加党参 20 克，以增强补益气血之力，再服 8 剂巩固疗效。

本医案病例系甲亢性心脏病，心悸，房颤，伴脑血管梗塞患者，因甲亢久延，阴虚阳亢，心气不足，血运无力，瘀阻水停，故心悸胸闷，气喘气短，下肢浮肿。用方养心益气，活血化瘀，佐以利水之药，服药 16 剂，上述诸症日渐缓解，病情转危为安，继服 8 剂加以巩固疗效。

3. 杨某，女，42 岁，1996 年 3 月 16 日就诊，心悸。

自述：心悸胸闷五年多。

病史：患者 1991 年 3 月跑步运动后心悸、气促、胸闷，曾多处治疗，近年来感觉症状加重，每于夜间起床头晕欲倒，四肢麻木。经心电图检查诊为频发性房性期前收缩。本人要求中医诊治。经诊：心悸，气短，胸闷刺痛，乏力，活动后加重，头晕失眠，心烦易躁，喜叹息，四肢麻木，纳呆，形体肥胖，面色淡白，舌质淡黯，苔白腻，脉结小弦。心率 70 次/分钟，心律不齐，期前收缩 8～10 次/分钟。六诊合参辨证分析为胸阳不展，痰浊瘀滞，扰动心脉。治宜温阳益气，活血化瘀。拟方陆氏益气活血汤：生黄芪 30 克，法半夏、陈皮各 10 克，浮小麦 30 克，泽泻 15 克，丹参 18 克，茯苓、白术、赤芍、党参、当归各 10 克，远志、桂枝、川芎各 6 克，甘草 3 克。水煎，每日一剂，分三次服。服药 8 剂，诸症减轻，尚感心悸，气促，乏力，纳呆。再拟方益气温阳，养血活血，健脾化痰，疏肝解郁，陆氏益气温阳汤：党参 20 克，白术、茯苓、当归、柴胡、甘草各 12 克，桂枝、川芎、远志肉各 8 克，赤芍、丹参各 18 克。水煎，每日一剂，分三次服。又服药 8 剂，心悸、气促、乏力明显好转，食欲转佳。守方再进 8 剂，心悸、气促、胸闷症状消失，纳寐均佳。再进 8 剂巩固，后访三年查心电图正常，久病得愈，身体康复。

4. 柳某，女，32 岁，1994 年 10 月 26 日就诊，心悸。

自述：感觉心慌，活动后心跳。

病史：发觉自己脉搏异常三个月，心慌，心跳，头晕，胸闷，四肢乏力，夜间睡眠较差，有时盗汗，食欲减退，体温 37.6℃左右，舌苔白微黄，舌质略红，两肺呼吸清晰，心率 75 次/分钟，心律不齐，期前收缩 8～10 次/分钟，心电图检查属频发性房性期前收缩。西医治疗二月余，疗效不佳，要求中医诊治。基于上述症状，六诊合参辨证分析系气阴不足，心神不安。治宜益气养阴，安神宁心。拟方陆氏宁心汤：生黄芪、玉竹、苦参、夜交藤各 30 克，丹参 18 克，柏子仁 15 克，全瓜蒌、郁金各 12 克，炙甘草 3 克，灵磁石 60 克（先煎）。水煎，每日一剂，分三次服。服药 16 剂，症状大部分消失，守方又进 16 剂，心电图查正常，后访一年心脏正常未见期前收缩。

黄芪、玉竹补气养阴，改善心肌营养，增强心肌收缩力，提高肌体对疾病及外界环境的抵抗能力；丹参养血活血化瘀，扩张血管，增加冠状动脉的血流量，改善心肌代谢；苦参清热燥湿，对快速心律失常有特效；灵磁石镇静宁心除烦，能抑制心脏异位兴奋灶的应激性，有利于心律的恢复；炙甘草有补益心气之功；夜交藤、柏子仁，宁心安神治失眠；全瓜蒌、郁金开胸化痰。方证和拍，症状消失，病人康复。

5. 于某，男，52岁，1996年2月5日就诊，心悸。

自述：经常心悸，头晕。

病史：患者常有心悸，心慌，头晕，出冷汗，并见下肢轻度浮肿，晨起吐少量黏痰，便溏，一日三行，舌淡苔薄白，脉象右关沉滑左沉弱，均有结代。六诊合参辨证分析为心气不足，兼有脾湿。治宜补益心气，温脾理痰。拟方陆氏益心汤：法半夏、茯苓各8克，橘红、党参各6克，松节、炒枣仁各12克，炙甘草2克，远志、木瓜、石菖蒲、枳实各4克。水煎，每日一剂，分三次服。8剂后，期外收缩基本消失，下肢仍浮肿，易汗，纳呆，结代消失，舌淡无苔，此当和脾、滋肝、强心，原方去石菖蒲、枳实，加浮小麦12克，大枣6枚，白术5克。又进8剂，诸症再减，仍见汗出，矢气较多，脉沉少有力，舌淡无苔，原方再作加减以期痊愈，拟方：茯苓、法半夏、玉竹各8克，橘红5克，炙甘草2克，炒枣仁、浮小麦、松节各12克，远志、白术各5克，大红枣5枚。水煎，每日一剂，分三次服。又进8剂，诸症消失，病人康复。

（十四）不寐

1. 王某，女，38岁，1993年11月18日就诊，不寐（失眠）。

自述：头晕失眠两年，近来加重。

病史：患者两年前开始失眠，多处求医效不佳，近一月来症状加重，伴有头晕，每夜只能睡2~3小时，伴多梦，晨起疲困，尿短黄，口苦，舌淡苔黄，脉弦数。辨证分析为肝郁气滞，郁久化火，热扰心神。治宜清肝解郁，养心安神。拟方陆氏清肝养心汤：钩藤、丹参各30克，生珍珠母20克，酸枣仁、夏枯草各15克，合欢皮12克，炙甘草、黄连各3克，莲蕊2克，麦芽、佛手各10克，沉香、琥珀各5克。水煎，每日一剂，分三次服。服药8剂，睡眠延长，精神转佳，仍多梦，舌苔黄，脉弦。上方去沉香、琥珀，加入当归、朱茯神各10克，再进8剂，诸症皆除，安眠神爽。

2. 刘某，女，44岁，1996年12月18日就诊，不寐（失眠）。

自述：已失眠三月，多处治疗无效。

病史：患者三月前不能入寐，多处检查治疗无效，近期加重，夜不入眠，心烦，健忘，胸闷，时常长吁短叹。现求中医诊治。舌质红，苔薄黄，脉弦数。六诊合参辨证分析为肝郁气滞，化火伤阴，心阴不足，神无所附。治宜疏肝解郁，滋阴润燥，养心安神。拟方陆氏养心百合汤：百合、夜交藤各50克，白芍、生地黄各20克，麦芽50克，珍珠母30克，当归、郁金、香附、连翘、莲子心、甘草各15克，大红枣10枚。水煎，每日一剂，分三次服。4剂见效，8剂痊愈。

不寐临床症状繁多，多个系统均能造成不寐，病人十分痛苦，然检查时多难以发现阳性体征，理化检查也常无异常，所以治疗也无所适从，相当棘手，没有特效方法，往往只是对症处理。中医学认为此类病证多为忧愁、抑郁、愤怒、悲伤、所欲不遂等剧烈精神情绪所致，因情志致病累及于心肝两脏，心主神明，肝司疏泄，精神思维由心所辖，而身之气机舒畅则由肝所主，因此剧烈的情绪波动是首犯于心。悲哀忧愁则心动，心动则五脏六腑皆摇，临床所见患者主诉之症首先是失眠，心烦，心悸。其郁怒难伸，是肝木不能遂其条达之性，气失疏泄，因而出现胸闷，嗳气，喜怒无常或悲伤欲哭等症状。治宜疏肝解郁，滋阴润燥，养心安神，陆氏养心百合汤从诸药组成来看，自可当之，故用之屡能收到满意疗效。

3. 苗某，女，41 岁，1993 年 4 月 8 日就诊，不寐（失眠）。

自述：失眠半年之久，到处求医无效，目前有所加重。

病史：1992 年 12 月 1 日开始失眠多梦，曾经在某医院诊断为神经衰弱症，服用多种安眠药物，初服略见效果，后继服无效。现彻夜不眠，或稍能入睡又醒，伴见头晕，欲吐，胸闷，心悸，纳减，口苦，乏力。患者面色黧黑无华，神萎，舌质绛，苔白腻，舌边紫绛，并见紫色瘀点六个，舌下经脉呈紫黑色。六诊合参辨证分析为此乃瘀血内阻，郁则生热，瘀血内扰，心神不宁。治宜行气活血，化瘀清热。拟方陆氏逐瘀汤：川芎、红花、桔梗、桃仁各 6 克，生地 15 克，当归、赤芍、牛膝、柴胡、佩兰各 12 克，枳壳 5 克。水煎，每日一剂，分三次服。服药 8 剂见效，16 剂症状消除痊愈，后访半年未见复发。

4. 仲某，女，26 岁，1993 年 11 月 26 日初诊，不寐（失眠）。

自述：失眠已半年。

病史：患者失眠已有半年，每夜仅睡一小时左右，近来病情加重，月经提前量多，痔疮出血，头晕目眩，咽干，口渴，喜热饮，上半身自觉发热，下半身发凉，面赤神差，夜尿多，大便难，月经提前七天，色质黯红，八天经净，六脉稍数，左三部沉细，右尺沉弱，舌尖红，苔黄白。六诊合参辨证分析，因月经出血加痔疮出血过多，阴血亏虚，心阴不足，火不下承乃致心肾不交。治宜滋阴降火，交通心肾。拟方陆氏交泰汤：黄连、肉桂各 8 克，玄参 12 克。水煎，每日一剂，分三次服。服药 3 剂能入睡三小时，头晕、目眩、咽干症状大减。上方见效，方中加大玄参量至 25 克，以养肾阴，加甘草 3 克和中，另冲蜂蜜 80 克以滋补润畅防痔疮出血。此方共服 16 剂，服后诸症皆除，睡眠恢复正常，月经、痔疮随愈，万分感谢。

5. 于某，男，20 岁，1993 年 10 月 1 日就诊，不寐（失眠）。

自述：功课压力过大，经常失眠，难以入寐已两年。

病史：患者两年来学校功课压力太大，害怕高考落榜，精神紧张，晚上经常失眠，夜深难以入睡，入睡片刻即惊醒，醒后心悸，心烦，不能再入睡。近月来病情发展严重，彻夜不眠，经西医检查诊断为精神衰弱症，治疗无效，请求中医诊治。症见头晕，神疲，健忘，面色无华，饮食不佳，舌红苔薄，脉细而弱。六诊合参辨证分析为劳倦内伤，肾阴亏虚，水火不济，心肾不交。治宜滋阴清热，交通心肾。拟方陆氏百合安寐汤：百合、制首乌、龟板（先煎）各 25 克，炒枣仁、柏子仁、当归、远志、冬葵子各 12 克，龙骨（先煎）、熟地、生黄芪各 15 克，五味子、陈皮各 8 克。水煎，每日一剂，分三次服。服药 4 剂见效，8 剂诸症消除，病获痊愈，后访半年未见复发，高考得中，万分感谢。

6. 周某，女，34 岁，于 1996 年 6 月 18 日就诊，不寐症（失眠）。

自述：病已三年余，夜寐不安。

病史：患者不寐已三年余，在某医院检查诊断为神经官能症。其症为夜寐不安，不易入睡，时时惊醒，疲乏无力，心悸健忘，胸闷气短，入夜咽干，纳谷不香，月经不调，日渐消瘦，舌质红绛，无苔，脉细弦稍数。六诊合参辨证分析为气阴皆虚。治宜活血通阳，补益心气，育养心神，宁神定志。拟以陆氏益心定志汤：当归 12 克，丹参、煅牡蛎各 15 克，白檀香、五味子各 6 克，砂仁 4 克，酸枣仁、炙远志、桔梗各 8 克。8 剂见效，服药 16 剂已能安然入睡，胸闷气短均消失。

卫气不得入阴，常留于阳，留于阳则阳气满，阳气满则阳跷盛，不得入于阴则阴气虚，故目不瞑也。阴跷主瞑，凡心阴不足，虚火上犯则阳跷盛，即发生不寐，治疗当侧重养心阴，但治疗重点不是完全养心阴，而在于通心阳、心气、心血、心阴，但以心气、心阳为重点，活络通心阳，使阴平阳秘而取效。

（十五）水肿

1. 王某，女，34 岁，1997 年 8 月 18 日就诊，皮肤水肿。

自述：皮肤水肿。

病史：患者皮肤木胀水肿年余，多处医治无效，近期症状加重，去大医院查不出病因。患者睡醒后感觉皮肤发胀水肿，活动后少减，晨起疲劳无力，尿少黄，口甜、咸，舌淡苔白，脉沉数。辨证为气血瘀滞，肺气不足，水湿停留。治宜宣肺，活血化瘀，利水。拟方陆氏利水宣肺汤：茯苓 30 克，桑白皮、生姜皮、五加皮各 12 克。水煎，每日一剂，分三次服。8 剂见效，16 剂愈。并配合针刺太溪、复留穴，均取双侧。

2. 余某，男，48 岁，1996 年 7 月 16 日就诊，小便不利水肿。

自述：小便排尿不利，下肢晨起水肿。

病史：患者年半以来脚腿晨起水肿，多处就医效不佳，大医院查为尿道炎症，但吃药不见效，平时尿黄排尿不顺，小腹稍胀，舌淡苔后黄赤，尺脉沉迟。辨证分析为尿路瘀滞，下焦湿热。膀胱湿热下注尿黄，脾虚运化不利，因而小便排尿不利，下肢水肿。治宜滋补肾脾，利尿排水湿。拟方陆氏利尿滋脾汤：猪苓、茯苓各 15 克，木通 10 克，灯芯、竹叶各 15 克，白术、党参、泽泻各 18 克。水煎，每日一剂，分三次服。配合针刺复溜、太溪、阴陵泉。8 剂见效，16 剂愈。

3. 朱某，女，48 岁，1999 年 12 月 6 日就诊。

自述：水湿肿胀。

病史：患者每年冬季脚湿发作，下肢水肿，经中西医就诊断为风湿性水肿，但久治效果不佳，目前脚湿更为严重，腿肿木胀，脚下如踩棉垫，脉沉细微弦，舌淡苔黄腻，月经不正常，大多两月一次，经色黯有瘀块，面暗无华。六诊合参为水湿水肿。治宜利湿排尿。拟方陆氏利湿排尿汤：车前子、牛蒡子、牵牛子、泽泻、白术、苍术各15克，薏苡仁40克。水煎，每日一剂，分三次服。配合针刺水分、复溜、太溪、阳辅、太冲。8剂见效，16剂愈。

4. 蒋某，男，62岁，1999年12月3日就诊，水肿喘急。

自述：面腿脚肿喘急，原嗜烟每日三包，现已戒烟年余。

病史：患者近五年来水肿喘急，经西医诊为肺气肿，经常输液吃药无效，今求中医诊治。经诊右寸脉洪大，气喘多汗脉细数，面部、下肢、脚踝明显水肿，体温36.3℃正常，咳嗽气喘，呼吸困难，痰黏白带有泡沫，胸满闷，苔红少津。六诊合参属痰热久蕴，肺阴受损，阴虚则生内热，热甚则炼液为痰，痰阻气逆，则喘症加重，乃正虚邪实，虚实夹杂之证。治宜扶正驱邪，标本兼顾，拟陆氏利水化痰平喘益气汤：苏子、白芥子、萝卜子各10克，生山药60克，玄参30克，薏苡仁40克，郁李仁12克。水煎，每日一剂，分三次服。配合针刺定喘、肺俞、风门、脾俞、太溪、复溜。8日见效，24日愈。

5. 刘某，男，39岁，2000年5月30日就诊，脚气水肿。

自述：每年春季脚气严重，引发浑身水肿。

病史：患者结婚15年来，每年春夏季脚气病发水肿，久治不愈，今求中医诊治。患者体健肥胖，嗜烟酒，由于水肿脚气已戒烟酒年余，但水肿脚气未愈反而加重，症见舌胖，脉迟，尺脉洪大，苔根黄，舌两边有齿痕。患者少吃蔬菜，爱吃肉鱼鸡，房事频，肾虚下焦湿热。六诊合参为湿热，脾肾虚弱，体内脂肪蛋白含量过高，新陈代谢受阻于下肢，水湿不通。治宜改变生活方式，少食脂肪蛋白，多吃蔬菜，拟方陆氏扶肾脾利水湿汤：防己、黄芪、桂枝、薏苡仁各50克，茯苓、党参各35克，白术25克，山药60克。水煎，每日一剂，分三次服。配合针刺足三里、阴陵泉、太溪、复溜、阳辅。8日见效，16日愈。

6. 郭某，女，36岁，1998年7月13日就诊，代谢紊乱水肿。

自述：近二年来发胖水肿。

病史：患者近二年来自觉身体逐渐发胖，但乏力，稍事劳动，气不能续，晨起脸肿，中午手皮硬紧，下午腿胀，手指按之没指，呈凹陷性水肿，某医生曾诊为慢性肾炎，施治半年无效，病情有些加重。经查肝、肾未见阳性指征。经诊患者脉沉细微弦，舌淡，苔薄白，月经量少色淡。六诊合参诊为水盐代谢紊乱综合征，多见于30～50岁的生殖期和更年期女性，浮肿呈周期性演变，多于月经前期加重，患者晨起面部眼睑水肿，起床活动后下肢躯干逐渐浮肿，经一夜休息后肿胀可减轻，同时出现逐渐肥胖、月经紊乱和神经郁烦状。中医认为因郁而胀，治宜开郁，消胀，利尿消肿。拟方陆氏开郁消肿利尿减肥汤：三棱、莪术、防己、制附片各10克，黄芪、云苓皮、薏苡仁、山药各30克，车前子、郁金各15克，生山楂40克，麦芽30克。水煎，每日一剂，分三次服。配合针刺水分、丰隆、太溪、复溜、太冲。8 日见效，16 日愈，愈后少食肉类多食蔬菜。

7. 胡某，女，49 岁，1988 年 4 月 30 日就诊，脾肾性水肿。

自述：周身明显水肿已三年，久治不效。

病史：患者周身水肿已三年，经常头痛头晕，心悸耳鸣，腰膝酸软，心烦，失眠多梦，腹胀，大便干硬，夜尿多。曾多处求医无效，近期加重。经诊：面色苍白，腹大如鼓，脂肪增厚肥胖，下肢凹陷性水肿，舌质胖润，苔白稍腻，脉沉缓。六诊合参为脾肾性水肿。治宜温阳利水。拟方陆氏温阳利水消肿汤：猪苓、仙灵脾、巴戟天、苍术各 15 克，厚朴、炒枳实、泽泻、川芎、郁金、蔻仁各 10 克，红花 8 克。水煎，每日一剂，分三次服。配合针刺建里、水分、足三里、阴陵泉、复溜、太溪。8 日见效，16 日愈。

8. 唐某，女，28 岁，1988 年 7 月 19 日就诊，水肿型慢性肾炎。

自述：自 1984 年查为急性肾炎，此后浮肿。

病史：患者头昏，腰痛反复发作，面部及全身重度浮肿，面色苍白，精神不振懒言，头晕眼花，形寒肢冷，全身胀痛，腰酸腿软，尿水色清，月经闭二年余，舌苔白腻，舌质紫，边有瘀点，脉沉涩，尿蛋白（+++），白细胞 0~4，红细胞 0~2，确诊为慢性肾炎。六诊合参为肾脾阳虚，水湿内停，气血瘀滞。治宜活血化瘀，利水消肿，扶正脾肾阳虚。拟方陆氏健脾补肾阳利水化瘀汤：益母草 30 克，丹参 18 克，当归 15 克，白茅根 25 克，车前子、泽泻各 18 克，红花、川芎、怀牛膝、白术各 15 克，麻黄 10 克。水煎，每日一剂，分三次服。

二诊：身体水肿精神有所好转，尿量增多，浮肿减轻，但腰和四肢仍冷痛。当活血化瘀，温阳利水，前方去麻黄、茅根，加入肉桂 4 克，巴戟天 18 克，补骨脂 15 克，又投 8 剂。

三诊：月经来潮，浮肿基本消失，腰及四肢冷痛大大好转，尿蛋白（+），白细胞 0~2。综合分析，换陆氏温肾健脾汤：白术、茯苓、制附片各 12 克，肉桂 4 克（研粉冲服），补骨脂、怀牛膝、枸杞子各 16 克，巴戟天、独活各 15 克。又服 8 剂。

六诊：全身症状消失，尿常规正常，再服 8 剂以巩固疗效。后访二年未见复发，能参加劳动，健康正常。

身体内的水液运行，依靠脾气转输、肺气的通调和肾气的开阖，若肺、脾、肾三脏失职，则体内的水液正常运行发生障碍，水湿内停，则泛溢而为水肿。湿为阴邪，最易阻塞气机，伤人之阳气，久则而阳虚寒胜，寒湿凝滞则气血流通不畅，导致气血瘀滞。根据临床医案，用活血化瘀法治疗后，瘀滞去，气血畅通，肺、脾、肾三脏恢复正常生理功能，水循通道，则症状消失。由于本病虚实夹杂，以虚为本，故瘀滞消除后，应及时补虚治本，则疗效显著，病者可早日康复。

八、辨证脏腑本病、标病、症状

1. **心藏神**：为君火，包络为相火，代君行令，主血，主言，主汗，主笑。

本病：诸热，惊悸，谵妄，烦乱，啼笑，詈骂，怔忡，健忘，自汗，诸痛痒，疮疡。

标病：肌热，畏寒，战栗，舌不能言，面赤，目黄，手心烦热，胸胁满，痛引腰背、肩胛、肘臂。

2. **脾藏智**：属土，为万物之母，主营卫，主味，主肌肉，主四肢。

本病：诸湿肿胀，痞满噫气，大小便闭，黄疸，痰饮，吐泻霍乱，心腹痛，饮食不化。

标病：身体肤肿，重困嗜卧，四肢不举，舌本强痛，足大趾不用，九窍不通，诸痉项强。

3. **肺藏魄**：属金，总摄一身元气，主闻，主哭，主皮毛。

本病：诸气郁滞，诸痿，喘呕，气短，咳嗽上逆，咳唾脓血，不得卧，小便数而久，遗失不禁。

标病：洒淅寒热，伤风，自汗，肩背痛冷，臑臂前廉痛。

4. **肾藏志**：属水，为先天之本，主听，主骨，主二阴。

本病：诸寒厥逆，骨痿腰痛，腰冷如冰，足趾肿寒，少腹满急，疝瘕，大便闭泄，吐利腥秽，水液澄澈，清冷不禁，消渴引饮。

标病：发热不恶寒，头晕头痛，咽痛舌燥，脊骨后廉痛。

5. **肝属木**：主风，风气通肝，肝失疏泄，气血不畅，面色青。

主痛：气道不通，气血阻滞，阵发性痛。

主寒：寒主收引，经脉拘急，血行不畅，青黑。

主血瘀：瘀血脉，青紫。

本病：胁肋胀满，疼痛，有痞块，胸脘部满闷，疼痛，呕吐，黄疸，小腹痛，疝气，遗尿，癃闭，小便色黄。

标病：头痛，眩晕，视物模糊，耳鸣，发热，手足痉挛。

6. **命门为相火之源**：天地之始，藏精生血，主三焦之气。

本病：前后癃闭，气逆里急，疝痛，奔豚，消渴，膏淋，精漏精寒，赤白浊，溺血，崩中带漏。

7. **三焦为相火之用**：分布命门之元气，主升降出入，游行天地之间。总领五脏六腑，营卫经络，内外上下左右之气，号中清之府；上主纳，中主化，下主出。

本病：诸热，暴病，暴死，暴瘖，躁扰狂越，谵妄惊骇，诸血，溢血，泄，诸气逆冲上，诸疮疡，痘疹，瘤核。三焦总领五脏六腑，上热则喘满，诸呕吐酸，胸痞胁痛，饮食不消，头上出汗；中热则善饥而瘦，诸胀腹大，霍乱吐利；下热则暴注下迫，水液浑浊，下部肿满，小便淋沥或不通，大便闭结或下痢。上寒则吐饮食痰水，胸痹前后引痛，食已还出；中寒则饮食不化，寒胀，反胃吐水，湿泻不渴；下寒则二便失禁，脐腹冷，疝痛。

标病：恶寒战栗，如丧神守，耳鸣耳聋，嗌干喉痹，诸病胕肿，疼酸，惊骇，手小指、次指不用。

8. 胆属木：为少阳相火，生发万物，为决断之官，十一脏之主。

本病：口苦，呕苦汁，善太息，怕人，目昏不眠。

标病：寒热往来，痁疟，胸胁痛，头额痛，耳痛鸣聋，瘰疬，结核马刀，足小趾、次趾不用。

9. 胃属土：主容受，为水谷之海。

本病：噎膈反胃，中满肿胀，呕吐泻痢，霍乱腹痛，消中善饥，不消食，伤饮食，胃管当心痛，两胁满。

标病：发热蒸蒸，身前热，身后寒，发狂谵语，咽痹，上齿痛，口眼歪斜，鼻痛，鼻衄。

10. 大肠属金：主变化，为传送之官。

本病：大便秘结，泄痢下血，里急后重，痔漏脱肛，肠鸣痛。

标病：齿痛，喉痹，颈肿，口干，咽中如梗，鼻衄，目黄，宿食，发热，寒栗，手大指次指痛。

11. 小肠主分泌水谷：为受盛之官。

本病：大便不化水谷，泄利，小便短赤，尿闭，尿血，尿急，尿频，大便后血，小肠气痛，宿食，夜热晨止。

标病：身热，恶寒，嗌痛，颔肿，口糜，耳聋。

12. 膀胱主津液：为胞之府，气化乃能出，号州都之官，诸病皆干之。

本病：小便淋沥、短数、黄赤、白浊，遗尿，尿痛。

标病：发热，恶寒，头痛，腰脊痛，鼻塞，足小趾不用。

13. 五脏本病精、血、气，临床症状的辨证，治疗医案

（1）肾阳虚临床症状：五更泻，水肿，小便少，尿频，四肢冷，腰膝酸软，性欲低下，男子早泄、滑精，女子宫寒、不孕，舌质白腻，左尺脉沉涩。

选方：小茴香、黄精、牡蛎、熟地、地骨皮、龟甲、白芍、紫苏、覆盆子、山药、肉桂、枸杞子、芡实、补骨脂、薏苡仁。

方解：

小茴香味辛，性温，入脾、胃、肝、肾经，理气散寒，温中开胃。

黄精味甘，性平，入脾、肺经，补脾润肺，益气生津。

牡蛎味咸微寒，入肝、胆、肾经，滋阴补肾，强筋健骨。

熟地味甘，性微温，入心、肝、肾经，滋肾补益精髓，补血。

地骨皮味甘，性寒，入肺、肾经，解肌肤虚热，凉血清肺。

龟甲味咸甘，性寒，入心、肝、肾经，补肾健脾，养心安神，滋阴潜阳。

白芍味酸苦，性微寒，入肝经，滋阴凉血，养阴补血，破血通经，消肿。

紫苏味辛性温，入肺、脾经，发表散热，理气宽胸，解鱼蟹毒。

覆盆子味甘酸，性平，入肝、肾经，补益肝肾，固精缩尿，助阳，明目。

山药味甘，性温，入肺、脾、肾经，益气养阴，健脾补肺，固精益肾。

肉桂味辛甘，性大热，入肝、肾、脾经，补阳散寒，补元助阳，温经止痛。

枸杞子味甘，性平，入肝、肾经，滋肾补髓，养肝明目，润肺益气。

芡实味甘涩，性平，入脾、肾经，补脾止泻，固精益肾。

补骨脂味辛苦，性大温，入肾经，补肾壮阳，固精缩尿，温脾止泻，降气强筋。

薏苡仁味甘，性微寒，入脾、肾、肺经，利水除湿，清热排毒，健脾止泻。

医案：徐某，男，43 岁，干部，1999 年 10 月 10 日就诊（肾阳虚）。

自述：五更泻，小便少，尿频，腰膝酸软，早泄滑精，性欲低下。

诊断：面水肿，四肢冷，舌苔白腻，左右尺脉沉涩。病者由于调动工作不顺意，精神压力大，加之再婚房事频，营养过剩，乱吃补药，肾元受损，形成肾阳虚症状年余，久治不愈。经六诊合参辨证，选方陆氏壮阳汤：黄精、牡蛎、熟地、龟甲、白芍、薏苡仁各 30 克，小茴香 10 克，地骨皮、紫苏、覆盆子、山药、枸杞子、芡实、补骨脂各 15 克，肉桂 8 克。水煎服。病者治疗心切，要求配合针灸并用，选穴针刺太溪、复留、下巨虚、太冲、关元、中极、气海、归来，均用热补法，食盐热灸神阙15 分钟。治疗 8 天 8 剂后，病者感觉症状基本消失，继服 8 剂巩固，病人身体完全康复。

（2）肾阴虚临床症状：腰膝酸软，五心烦热，骨蒸潮热，盗汗，头晕耳鸣，健忘，口燥咽干，牙齿松动，小便频黄，男子遗精，女子月经迟来、经少、闭经，舌质红腻，右脉尺浮。

选方：黄精、枸杞子、郁李仁、火麻仁、桑椹、熟地、砂仁、肉桂、龟甲、地骨皮、玉竹、茯苓。

方解：

黄精味甘，性平，入脾、肺经，补脾运肺，益气生津。

枸杞子味甘，性平，入肝、肾经，滋肾补髓，养肝明目，益气润肺。

郁李仁味辛苦酸，性平，入脾、大小肠经，利水消肿，润燥滑肠，利肠通便。

火麻仁味甘，性平，入脾、胃、大肠经，补虚润燥，利肠通便。

桑椹味甘，性寒，入心、肝、肾经，养阴润燥，滋肝补血，益气补肾。

熟地味甘，性微温，入肾经，滋肾补血，益补精髓。

砂仁味辛，性温，入胃、脾、肾经，开胃增进食欲。

肉桂味辛甘，性大热，入肝、肾、脾经，壮阳散寒，补元助阳，温经散寒止痛。

龟甲味咸甘，性寒，入心、肝、肾经，补肾健胃，养心安神，滋阴潜阳。

地骨皮味甘，性寒，入肺、肾经，解肌肤虚热，滋阴凉血。

玉竹味甘，性微寒，入肺、肾经，养阴润燥，生津止渴。

茯苓味甘淡，性平，入心、肺、胃、脾、肾经，渗湿利水，益脾止泻。

医案：朱某，女，41岁，工人，2000年8月8日就诊（肾阴虚）。

自述：腰膝酸软，五心烦热，潮热盗汗，头晕耳鸣，月经迟，来经少。

诊断：牙齿松动，已落五齿，口燥咽干，健忘，小便频黄，舌质红腻，左右尺脉虚浮。病者由于带孩子，又上夜班，操劳过度，偏好乱吃补药，致使肾阴虚火旺。六诊合参辨证选方，陆氏滋阴补肾汤：黄精、熟地、龟甲、玉竹、茯苓各30各，枸杞子、郁李仁、火麻仁、桑椹、地骨皮各15克，砂仁6克，肉桂5克。水煎，每日1剂。10剂见效，又进10剂病愈。在原方的基础上，只要辨证求因正确，随症加减用量，疗效甚佳。

（3）脾肾阳虚临床症状：畏寒肢冷，食欲减退，食少腹胀，脘腹冷痛，喜温喜按，大便清稀、溏软，久泻久痢，面色虚白，神疲乏力，口淡五味，喜热饮，浮肿，小便不利，大便出血，舌质淡肿胖，舌边有齿痕，牙龈出血，右关脉虚浮，左尺脉虚沉。

选方：藿香、砂仁、芡实、肉豆蔻、茯苓、竹叶、荷叶蒂、木瓜、蒲公英、车前草、干姜、薏苡仁、葛根、佛手。

方解：

藿香味辛，性微温，入脾、肾经，芳香化湿，理气发表。

砂仁味辛，性温，入脾、肾经，开胃增进食欲。

芡实味甘涩，性平，入脾、肾经，补脾止泻，固精益肾。

肉豆蔻味辛，性温，入脾、胃、大肠经，温中降气，消食止泻。

茯苓味甘淡，性平，入心、肺、胃、脾、肾经，渗湿利水，益脾止泻。

竹叶味辛甘淡，性寒，入心、胃经，清热除烦，止渴生津利尿。

荷叶蒂味苦，性平，入肝、脾、胃经，清热解暑，升发脾胃，清阳利脂。

木瓜味酸，性温，入肝、脾经，除湿舒筋，祛风活络，化湿和胃。

蒲公英味甘苦，性寒，入肝、胃经，清热解毒，消肿散结，消除结核。

车前草味甘，性寒，入肝、肺、肾、小肠经，清热利尿，益肝明目，滋阴凉血。

干姜味辛，性热，入心、肺、脾、胃、肾经，温中逐寒，化痰回阳。

苡仁味甘，性微寒，入脾、肾、肺经，利水除湿，清热排毒，健脾止泻。

葛根味辛甘，性平，入脾、胃经，发散风寒，解热生津，清热解表，解肝毒，增生肝细胞。

佛手味辛苦酸，性温，入肺、肝、脾经，舒肝解郁，理气宽胸。

医案：王某，男，39岁，2002年6月18日就诊（脾肾阳虚）。

自述：畏寒肢冷，食少腹胀，大便溏稀，口淡无味，喜热饮。

诊断：腹胀冷痛，喜温喜按，面色虚白，神疲乏力，浮肿，舌质淡肿胖，边有齿痕，牙龈出血，右关脉虚浮，左尺脉虚沉。病者嗜烟酒，贪食肉类，建筑工人，劳累过度，饮食无规律，大吃大喝伤其脾胃、肝胆、胰腺，酒后房事过频，累及肾脏，致使脾肾元气大伤，一派阳虚症状。六诊合参，辨证求因选方，陆氏健脾益肾汤：藿香、竹叶、荷叶蒂、木瓜、佛手各15克，干姜10克，砂仁6克，芡实20克，肉豆蔻8克，茯苓、车前草、薏苡仁、葛根各30克，蒲公英15克。水煎，每日一剂，分三次服。病人治病心切，要求针灸配合，早日康复。选穴：足三里、阴陵泉、阳陵泉、太冲，温灸，生姜垫脐灸，神阙15分钟。8天见效，16天康复。劝其戒烟酒，生活规律，劳逸结合，房事节制，三分治病七分调养，可保健康。

（4）肺肾阴虚临床症状：腰膝酸软，漏尿，中气不足，声音低下，神疲乏力，喘促气短，呼多吸少，冷汗淋漓，肢冷面青，足出冷汗，小便随咳出，舌红无苔，右寸脉沉细，左右尺虚脉。

选方：玉竹、黄精、山药、郁李仁、茯苓、火麻仁、龟甲、牡蛎、桑椹、地骨皮、熟地。

方解：

玉竹味甘，性微寒，入肺、肾经，养阴润燥，生津止渴。

黄精味甘，性平，入脾、肺经，补脾润肺，益气生津。

山药味甘，性温，入肺、脾、肾经，益气养阴，健脾补肺，固精益肾。

郁李仁味辛苦酸，性平，入肝、肾经，滋肾补髓，养肝明目，益气润肺。

茯苓味甘淡，性平，入心、肺、胃、脾、肾经，渗湿利尿，益脾止泻。

火麻仁味甘，性平，入脾、胃、大肠经，补虚润燥，生津润肠。

龟甲味咸甘，性寒，入心、肝、肾经，补肾健胃，养心安神，滋阴潜阳。

牡蛎味咸，性微寒，入肝、胆、肾经，益肾涩精，补虚止汗，潜阳固涩，软坚散结。

桑椹味甘，性寒，入心、肝、肾经，养阴补血，润燥生津，滋补肝肾。

地骨皮味甘，性寒，入肺、肾经，解肌肤虚热，滋阴凉血。

熟地味甘，性微温，入心、肝、肺经，滋阴补血，益肾固精，生津补髓。

医案：刘某，女，45岁，教师，2001年11月20日就诊（肺肾阴虚）。

自述：腰膝酸软，冷汗淋漓，足出冷汗，小便随咳出。

诊断：中气不足，声音低下，神疲，漏尿，喘促气短，呼多吸少，肢冷面青，舌红无苔，右寸脉沉细，左右尺脉虚弱。患者为教师，长期吸粉尘，肺部尘积粗纹理，肺制氧受影响，加之饮食营养过剩，油脂食多，粗食蔬菜太少，肺肾化火生燥，造成肺肾阴血气受损，肾不纳气，阴虚症状。六诊合参辨证分析选方，陆氏润肺滋阴汤：玉竹、黄精、山药、茯苓、龟甲、牡蛎、熟地各30克，郁李仁、火麻仁、桑椹、地骨皮各15克。水煎，每日一剂，分三次服。10剂见效，又服10剂康复。

（5）肝肾阴虚临床症状：视物模糊，潮热盗汗，手足麻木，抽筋，面色无华，舌质红腻，脉左关沉虚，左右尺脉虚沉。

选方：瓜蒌、牡蛎、白芍、蒲公英、地骨皮、龙眼肉、黄精、草决明、茯苓、栀子、五味子、木耳、葛根。

方解：

瓜蒌味甘，性寒，入肺、胃、大肠经，清热化痰，润肺宽胸。

牡蛎味咸，性微寒，入肝、胆、肾经，潜阳固涩，软坚散结。

白芍味酸苦，性微寒，入肝经，泻肝凉血，养阴补血，破血通经，消解肿痛。

蒲公英味苦甘，性寒，入肝、胃经，清热解毒，消肿散结。

地骨皮味甘，性寒，入肺、肾经，解肌肤虚热，生津凉血。

龙眼肉味甘，性平，入心、脾经，滋补强壮，收敛止血，补脾养胃，养心安神，益脾开胃，补心脾壮气血。

黄精味甘，性平，入脾、肺经，补脾润肺，益气生津。

草决明味甘苦，性微寒，入肺、胆经，清肝明目，滋肾通便，平肝降压。

茯苓味甘淡，性平，入心、肺、胃、肾经，渗湿利尿，益脾止泻，化痰止咳。

栀子味苦，性寒，入心肝、脾、胃经，清热泻火，利湿解毒，凉血止血。

五味子味酸，性温，入肺、肾经，滋阴补肺，生津止渴，补肾涩精。

木耳味甘，性平，入肺经，益气补血，润肺生津，止抽筋。

葛根味辛甘，性平，入肺、胃经，发表解肌，升阳透疹，再生肝细胞。

医案：刘某，男，38岁，农民，1998年9月7日就诊（肝肾阴虚）。

自述：视物模糊，潮热盗汗，手足麻木，腿肚抽筋。

诊断：面色无华，舌质红腻，脉左关沉虚，左右尺虚，患者嗜烟酒，打工在外，肉食贪多，喝酒经常过量，先伤脾胃，后伤肝，长期伤肾，因而形成肝肾阴虚年余，多处投医无效。经六诊合参，辨证分析选方，陆氏滋肝补肾解毒汤：牡蛎、白芍、茯苓、葛根各30克，瓜蒌、蒲公英、地骨皮、黄精、草决明、栀子各15克，龙眼肉、五味子、木耳各10克。每日一剂，分三次服。患者手足麻木、抽筋，配合针刺足三里、条口、太冲、太溪、阴陵泉、曲池、合谷、手三里，均用热补手法。8日见效，20日康复，并告病者戒除烟酒，多吃素菜，饮食均衡，不暴饮暴食，方能确保长期健康。

（6）肝郁气滞临床症状：两目干涩，视力减退，情绪急躁易怒，癫狂，胸闷叹气，胸胁痛走窜不定，咽喉异物感，瘿瘤，胁有肿块，乳痛结块，失眠口苦，纳呆，女子月经不调，痛经，量大块多，舌苔腻，左关脉滑沉。

选方：佛手、香橼、决明子、竹叶、青皮、陈皮、紫苏、蒲公英、益母草、皂角刺、柴胡。

方解：

佛手味辛苦酸，性温，入肺、肝、脾经，疏肝解郁，理气宽胸。

香橼味辛苦酸，性温，入肝、脾、肺经，疏肝理气，化痰止呕。

决明子味甘苦，性微寒，入肺、胆经，清肝明目，滋肾通便，平肝降压。

竹叶味辛甘淡，性寒，入心、肺经，清热除烦，止渴生津利尿。

青皮味辛苦，性温，入肝、胆经，疏肝破气，散郁消滞。

陈皮味辛苦，性温，入肝、胆经，理气健胃，燥湿化痰。

紫苏味辛，性温，入肺、脾经，发表散热，理气宽胸，解鱼蟹毒。

蒲公英味苦甘，性寒，入肝、胃经，清热解毒，消痈散结，消除结核。

益母草味辛苦，性寒，入肝、肾、心包经，祛瘀生新，调经利水。

皂角刺味辛，性温，入肝、胃经，活血散瘀，消痈、排脓、托毒，止风制癣。

柴胡味苦，微寒，入肝、胆经，解毒散郁，泻肝火，退热。

医案：王某，女，38岁，个体户经商，2002年7月8日就诊（肝郁气滞）。

自述：两目干涩，视力减退，情绪急躁，易怒，咽喉异物感，乳痛结块，痛经，月经量大块多，失眠，口苦，纳呆。

诊断：胸闷叹气，胸肋痛走窜不定，脖子肿大，乳房结块，舌苔腻口苦，左关脉滑沉。患者经商卖鞋，做生意买卖焦愁，压力大，经常和人吵架，加之丈夫外遇闹离婚，致使肝郁气滞年余，多处求医吃药输液无效，目前越来越重。六诊合参，辨证选方，陆氏疏肝理气汤：佛手、决明子、紫苏、蒲公英各15克，香橼20克，竹叶、青皮、陈皮各10克，益母草12克，皂角刺、柴胡各5克。水煎，每日一剂，分三次服。患者肋痛口苦，胸闷，配合针刺阳陵泉、太冲、胆囊穴、三阴交、内关，均用凉泻法，8日见效，16日康复。

（7）肝阳亢进临床症状：情绪反常，烦躁易怒，面红目赤，口干舌苦，耳鸣，五心烦热，盗汗，指甲棱易裂，视力减退，视物模糊，食少腹胀，纳呆，神疲乏力，舌质白腻，左关脉沉细。

选方：紫石英、北沙参、地骨皮、泽泻、砂仁、薏苡仁、茯苓、菊花、葛根、桑叶、佛手、香橼、决明子、陈皮、蒲公英、栀子、玉竹、牡蛎、女贞子、桑椹。

方解：

紫石英味甘，性温，入心、肝经，镇心定惊，养肝暖宫。

北沙参味甘淡，性微寒，入肺、胃经，润肺止渴，养胃生津。

地骨皮味甘，性寒，入肺、肾经，清热凉血，消退虚热。

泽泻味甘，性寒，入肾、膀胱经，清利小便，消退湿热。

砂仁味辛，性温，入脾、胃、肾经，理气安胎，开胃消食。

苡仁味甘淡，性微寒，入脾、肾、肺经，渗湿利水，健脾补肺，清热排毒。

茯苓味甘，性平，入胃、脾、肺、肾经，利水渗湿，健脾宁心。

菊花味甘苦，性微寒，入肺、肝经，疏散风热，清热解毒，平肝明目。

葛根味辛甘，性平，入肺、胃经，发表解肌，升阳透疹，再生肝细胞。

桑叶味甘苦，性寒，入肺、肝经，疏散风热，清肝明目。

佛手味辛苦酸，性温，入肝、肺、脾经，疏肝理气，解郁升阳。

香橼味苦心酸，性温，入肝、肺、脾经，疏肝理气，化痰止呕。

决明子味苦，性微寒，入肝、胆经，清肝明目，润肠通便。

陈皮味辛苦，性温，入脾、肺经，理气健胃，燥湿化痰。

蒲公英味苦甘，性寒，入肝、胃经，清热解毒，消散痈肿。

栀子味苦，性寒，入心、肺、胃、肝经，清热除烦，泻热凉血。

玉竹味甘，性微寒，入肺、胃经，养阴润燥，生津止渴。

牡蛎味甘咸，性微寒，入肝、胆、肾经，潜阳固涩，软坚散结。

女贞子味苦，微寒，入肝、肾经，滋补肝肾，乌发明目。

桑椹味甘，性寒，入心、肝、肾经，滋肝补肾，养阴补血。

医案：朱某，男，48岁，干部，2003年10月8日就诊（肝阳亢进）

自述：烦躁易怒，口干舌苦，耳鸣，盗汗，视物模糊，食少腹胀。

诊断：面红目赤，情绪反常，五心烦热，指甲棱起易裂，神疲乏力，舌质白腻，左关脉沉细。病者烟酒过度，暴饮暴食，工作压力太大，工作调动心情不舒，情绪反常，致使肝阳亢进，视力减退，酒大伤肝，视力模糊。六诊合参，辨证分析选方，陆氏清肝潜阳汤：紫石英40克，北沙参、薏苡仁、葛根、玉竹、牡蛎各30克，地骨皮、泽泻、佛手、香橼、决明子、蒲公英、女贞子各15克，砂仁6克，菊花8克，桑叶10克，桑椹10克，栀子10克，陈皮12克。水煎，每日一剂，分三次服。10剂见效，又进8剂愈，嘱患者心态平衡，戒掉烟酒，饮食均衡。

（8）肝阴虚临床症状：头晕头痛，两目干涩，夜盲，耳鸣，视力减退，颧红唇赤，五心烦热，两胁灼痛，急躁易怒，失眠多梦，爪甲不荣，肢体麻木，抽筋，肝气犯胃口臭，多疑善虑，闷闷不乐欲哭，女子经迟色淡闭经，男子性功能低下，阳痿，舌苔微黄腻，左关脉虚涩。

选方：决明子、竹叶、青皮、香橼、蒲公英、佛手、陈皮、紫苏、茺蔚子、白芍、木耳、生地、当归、川芎。

方解：

决明子味苦，性微寒，入肝、胆经，清肝明目，润肠通便。

竹叶味辛甘淡，性寒，入心、肺经，清热除烦，止渴生津，利尿。

青皮味辛苦，性温，入肝、胆经，疏肝破气，散瘀消滞。

香橼味辛苦酸，性温，入肝、肺、脾经，疏肝理气，化痰止呕。

蒲公英味苦甘，性寒，入肝、胃经，清热解毒，消散痈肿。

佛手味辛苦酸，性温，入肝、肺、脾经，疏肝理气，解郁宽胸。

陈皮味辛苦，性温，入脾、肺经，理气健胃，燥湿化痰。

紫苏味辛，性温，入肺、脾经，发表散寒，理气宽胸，解鱼蟹毒。

茺蔚子味辛苦，性寒，入肝、心包经，活血调经，益肝明目。

白芍味酸苦，性微寒，入肝经，泻肝凉血，养阴补血，破血通经，消解肿痛。

木耳味甘，性平，入肺经，补气益血，润肺生津，止抽筋。

生地味甘苦，性微寒，入心、肝、肾经，清热凉血，养阴生津。

当归味辛甘，性温，入肝、脾、心经，补血活血，调经止痛，润燥滑肠。

川芎味辛，性温，入肝、胆、心包经，活血行气，祛风止痛。

医案：马某，男，36岁，农民，2002年8月15日就诊（肝阴虚）。

自述：头晕头痛，夜盲，耳鸣，视力减退，两胁灼痛，失眠多梦，肢体麻木，抽筋，口臭。

诊断：两目干涩，口燥咽干，颧红目赤，五心烦热，急躁易怒，爪甲不荣，肝气犯胃，多疑善虑，闷闷不乐欲哭，舌苔黄腻，左关脉涩。患者在外地打工，受气，经济困难，生活压力大，吸烟每日三包，夜间休息不好，又和工头发生纠纷，长期闷闷不乐，致使肝阴虚年余，多处医治无效。六诊合参辨证分析选方，陆氏泻肝滋阴汤：决明子20克，竹叶、青皮、香橼、蒲公英、陈皮、紫苏、川芎各15克，佛手25克，茺蔚子10克，白芍、生地、当归各30克，木耳8克。水煎，每日一剂，分三次服。患者肢体麻木抽筋，口臭，配合针刺足三里、阳陵泉、三阴交、太冲、大棱、安眠二号，均用凉泻手法。8天后病去大半，患者精神大大好转，又治8天愈。嘱患者戒掉吸烟恶习，心态平衡，饮食均衡，多交朋友谈心。

（9）肝心血虚临床症状：面色无华，神疲乏力，面带哭容，头晕眼花，两目干涩，手足发麻，失眠多梦，健忘，舌苔白腻，左寸关脉迟涩。

选方：佛手、香橼、葛根、玉竹、龙眼肉、枸杞子、黄精、砂仁、决明子、枣仁、柏子仁。

方解：

佛手味辛苦酸，性温，入肺、肝、脾经，疏肝理气，解郁宽胸。

香橼味辛苦酸，性温，入肝、肺、脾经，疏肝理气，化痰止呕。

葛根味辛甘，性平，入肺、胃经，发表解肌，升阳透疹，增生肝细胞。

玉竹味甘，性微寒，入肺、胃经，养阴润燥，生津止渴。

龙眼肉味甘，性平，入心、脾经，补脾养心，益智滋肝。

枸杞子味甘，性平，入肝、肾经，补肾益精，养肝明目。

黄精味甘，性平，入脾、肺经，补脾润肺，益气生津。

砂仁味辛，性温，入脾、胃、肾经，理气安胎，开胃消食。

决明子味苦，性微寒，入肝、胆经，清胆明目，润肠通便。

枣仁味酸，性平，入心、脾、肝、胆经，安神敛汗，定惊解毒。

柏子仁味甘，性平，入心、肝、肾经，养心安神，敛汗润肠。

医案：刘某，女，39岁，农民，2001年3月19日就诊（肝心血虚）。

自述：头晕眼花，两目干涩，手足发麻，失眠多梦，健忘。

诊断：面色无华，神疲乏力，面带哭容，舌苔白腻，左关脉迟涩。患者经营小商品服装，愁买愁卖，压力太大，丈夫外遇闹离婚，多愁焦虑，失眠多梦，致使神疲乏力，肝心血受损，致使肝心血虚弱。六诊合参，辨证分析选方，陆氏补心滋肝安神汤：佛手、香橼、黄精、枣仁、柏子仁各20克，葛根、玉竹各30克，龙眼肉、决明子、枸杞子各15克，砂仁10克。水煎，每日一剂，分三次服。配合针刺安眠一号、足三里、手三里、神门、太阳，均用热补手法。10日见效，16日康复。

（10）心血虚、血瘀、血燥临床症状：面色无华，虚白，头晕眼花，两目干涩，心悸，手足发麻，爪甲不荣，失眠多梦，健忘，神疲乏力，女子经少色淡，舌质淡白，脉浮短。

选方：当归、川芎、生地、白芍、鸡血藤、何首乌、女贞子、枸杞子、木耳、黄柏、丹参、土茯苓。血虚重用当归，血瘀重用川芎，血燥重用生地、白芍。

方解：

当归味辛甘，性温，入肝、脾、心经，补血活血，调经止痛，润燥滑肠。

川芎味辛，性温，入肝、胆、心包经，活血行气，祛风止痛。

生地味甘苦，性微寒，入心、肝、肾经，清热凉血，养阴生津。

白芍味苦酸，性微寒，入肝经，泻肝凉血，养阴补血，破血通经，消解肿痛。

鸡血藤味苦甘，性温，入肝、肾经，补血活血，舒筋通络。

何首乌味苦甘，性温，入肝、肾经，补肝养血，固精益肾。

女贞子味甘苦，性微寒，入肝、肾经，滋补肝肾，乌发明目。

枸杞子味甘，性平，入肝、肾经，补肾益精，养肝明目。

木耳味甘，性平，入肺经，补气益血，润肺生津。

丹参味苦，性微寒，入心、心包经，活血行瘀，调经止痛。

黄柏味甘，性寒，入肾、膀胱、大肠经，清热燥湿，滋阴降火。

土茯苓味甘淡，性平，入肝、胃经，利湿解毒，祛梅毒，解汞粉毒。

医案：于某，女，36岁，工人，2001年4月16日就诊（心血虚）。

自述：头晕眼花，两目干涩，手足发麻，失眠多梦，健忘，月经少色淡。

诊断：面色无华、虚白，心悸，爪甲不荣，神疲乏力，月经不调，舌质淡白，脉虚不齐。患者夜班受过惊吓以后，长期失眠多梦，工作不顺心，夫妻不和，孩子病故，经济压力大，面色无华虚白，月经不调，夫妻心愁不孕，治疗多年无效，反而身体逐渐下降，血气虚弱。经六诊合参，辨证分析选方，陆氏滋补调经安神汤：当归、鸡血藤、制首乌、女贞子各30克，川芎、木耳各10克，枸杞子20克，生地、白芍各15克。水煎，每日一剂，分三次服。因头晕眼花，手足发麻，失眠多梦，健忘，配合针刺安眠一号、足三里、手三里、神门、内关，均用热补手法。治疗月余，身体康复，后年余怀孕生一男孩，全家安康。

医案：王某，男，38岁，2001年4月16日就诊（心血瘀）。

自述：与于某是夫妻，因孩子病故，长期失眠，头晕眼花，两目干涩。

诊断：面暗无华，手足麻木，心悸，心律不齐，神疲乏力，舌质粗糙，脉沉不齐。患者由于中年丧子，互相埋怨，长期治疗不当，花钱受罪，多处求医无效，头晕眼花，神疲乏力。六诊合参辨证分析，为血瘀，男子精虫不成熟，排精受阻，选方陆氏补肾活血化瘀助育汤：川芎30克，当归20克，白芍、生地各18克，鸡血藤40克，何首乌25克，女贞子、枸杞子各16克，木耳10克，丹参15克，黄柏15克，土茯苓30克。水煎，每日一剂，分三次服。配合针刺活血化瘀助育手法，取太溪、太冲、三阴交、足三里、阳陵泉、中极、关元、归来、八髎，轮换取穴，均用凉泻化瘀法。经治月余，身体康复，妻生一男孩，全家欢乐。

医案：刘某，男，40岁，农民，2001年6月3日就诊（心血燥）。

自述：头晕眼花，两目干涩，心悸，手足发麻，失眠多梦。

诊断：面色黑暗，心律不齐，爪甲不荣，健忘，舌质燥腻，脉阻结不齐。患者长期在外地打工干建筑，喜吃辛辣、肉类食品，常受风寒，爪甲脱落不齐，手裂刀口。六诊合参，辨证分析为血燥。选方陆氏泻肝养阴生津润燥滑肠汤：白芍、生地、鸡血藤、何首乌各30克，当归15克，川芎18克，女贞子、枸杞子各15克，木耳10克。水煎，每日一剂，分三次服。配合针刺足三里、手三里、内关、神门、安眠一号、安眠二号、太冲、太溪、三阴交，均用凉泻手法。10日见效，20日康复。嘱患者少吃辛辣，多食蔬菜润肠通便，饮食均衡方能安康。

（11）肝郁化火临床症状：脱发，发枯，两鬓白发，心烦失眠，五心烦热，口燥咽干，口苦口臭，头晕耳鸣，双目干涩，目赤肿痛，大便臭，烦躁急怒，两胁窜痛，项强疼痛，乳房肿块，男子阳痿，女子痛经，舌质红苔腻，左关脉浮大，两手尺脉虚弱。

选方：佛手、香橼、蒲公英、青皮、陈皮、香附、地骨皮、紫苏、桑叶、茯苓、桃仁、杏仁、栀子、葛根、桔梗、枸杞子、草决明、桑椹、薏苡仁。

方解：

佛手味辛苦酸，性温，入肺、肝、脾经，疏肝解郁，理气宽胸。

香橼味辛苦酸，性温，入肝、脾、肺经，疏肝理气，化痰止呕。

蒲公英味苦甘，性寒，入肝、胃经，清热解毒，消痈散结，消除结核。

青皮味辛苦，性温，入肝、胆经，疏肝破气，散瘀消滞。

陈皮味辛苦，性温，入脾、肺经，理气健胃，燥湿化痰。

香附味辛甘，性平，入肝、三焦经，理气解郁，调经止痛。

地骨皮味甘，性寒，入肺、肾经，清热凉血，消退虚热。

紫苏味辛，性温，入肺、脾经，发表散寒，理气宽胸，解鱼蟹毒。

桑叶味甘苦，性寒，入肺、肝经，疏散风热，清肝明目，降糖降压。

茯苓味甘，性平，入心、肺、脾、胃、肾经，利水渗湿，健脾宁心。

桃仁味苦甘，性平，入肝、心、大肠经，破血行瘀，润燥滑肠。

枣仁味酸，性平，入心、脾、肝、胆经，安神敛汗，定惊解毒。

栀子味苦，性寒，入心、胃、肺、肝经，清热除烦，泻热凉血。

葛根味辛甘，性平，入肺、胃经，发表解肌，升阳透疹，再生肝细胞。

桔梗味苦辛，性平，入肺经，宣肺散邪，止咳化痰。

枸杞子味甘，性平，入肝、肾经，补肾益精，养肝明目。

草决明味甘苦，性微寒，入肺、胆经，清肝明目，滋肾通便。

桑椹味甘，性寒，入心、肝、肾经，养阴补血，止晕安神。

薏苡仁味甘淡，性微寒，入脾、肾、肺经，利水渗湿，健脾补肺，清热排毒。

医案：马某，男，42岁，农民，1998年9月18日就诊（肝郁化火）。

自述：心烦失眠，口燥咽干，口苦口臭，头晕耳鸣，双目干涩，两胁窜痛，项强，颈椎痛，阳痿，大便臭。

诊断：发枯，脱发，两鬓白发，目赤肿痛，烦躁急怒，舌质红腻，左关浮大，两手尺脉虚弱。患者烟酒过度，贪食肉类，暴饮暴食，房事频，致脏腑负重，肾精分解排毒受阻。肾阴虚，肝脂积阻，阴虚化火，因而心烦失眠，口燥口臭，头晕耳鸣，双目干涩，颈强颈椎痛；肝瘀血化火致使阳痿。六诊合参，辨证分析选方，陆氏滋肝补肾泻火汤：佛手、香橼、蒲公英、青皮、香附、地骨皮、紫苏、桑叶、栀子、枣仁、桃仁、桔梗、枸杞子、草决明、桑椹各15克，茯苓、薏苡仁、葛根各30克。水煎，每日一剂，分三次服。配合针刺，太冲、太溪、足三里、三阴交、阳陵泉、关元、中极、内关、神门、太阳，均用凉泻手法。10日见效，20日康复，敬告患者禁忌烟酒，勿暴饮暴食，多食蔬菜，节制房事，可得安康。

九、诊断辨证歌

（一）观舌辨证歌

1. 舌质与苔，首须辨认；苔为苔垢，舌是本质；苔观气病，舌候血疾。阴阳表里，寒热虚实，邪气浅深，观舌可知；脏腑虚实，舌质可识。

2. 舌苔变化，各有部位；舌尖心肺，中央胃府；舌根是肾，四畔脾土；舌之两旁，肝胆部位。另有一法，三脘分看；尖上根下，舌中中脘。

3. 辨舌津液，润燥滑涩；润多正常，湿厚属湿；润而多津，滑苔之色；涩又浮粗，燥则津劫。

4. 有神无神，识在荣枯；荣为荣润，津液充布；红润鲜明，气血丰富。枯无血色，正气将竭；津乏干枯，病属危急。

5. 红舌主热，尚多分别；心火上炎，舌尖色赤；红在舌边，肝胆有热；温病初期，尖边多赤；见于染病，心肝之色；头痛失眠，烦躁便实。红色鲜艳，亦各有殊；温病热甚，杂病阴虚；舌心干红，阴液被劫；光嫩无津，为镜面舌，病多主凶，津液枯竭。若气血虚，淡红舌质。

6. 绛色深红，温热传营；纯绛鲜泽，包络热盛；干枯而萎，涸竭肾阴；兼见嗌干，大命将倾。更有一种，绛舌少苔，甚至舌裂，阴液将殆。绛舌而腻，似苔非苔，湿邪挟浊，芳香宣开。望之若干，扪之有津，津液已伤，湿热熏蒸，浊痰蒙窍，清泄生津。

7. 紫舌主病，有阳有阴，有苔无苔，主要区分。润燥深淡，满舌或斑，主病不同，轻重两般。黄苔紫舌，脏腑积热，兼见干燥，通下为急。舌见青紫，滑苔滑润，伤寒初起，直中三阴；瘀血之病，舌紫且晦。一般滑润，或见灰苔，重则满舌，轻则斑块，痛久入络，与此同类。酒客成积，舌多紫斑；中心白滑，醉后伤寒；紫舌肿大，酒毒为患，冲心危险，性命难挽。

8. 蓝色变化，略如紫舌；尚能生苔，正气未竭；光蓝无苔，色萎不泽，证极危险，元气败绝。蓝不满舌，主证各别。瘟痰秽浊，兼苔粉白；黄腻浊苔，湿温郁热。苔滑中蓝，湿痰之舌。

9. 黑主重病，有阴有阳；嫩滑湿润，寒极为殃；粗涩干焦，热极所伤。血已败坏，古称死症；辨准早救，或可取胜。

10. 苍老娇嫩，亦要分析；坚敛苍老，实热壅结，神气尚好，病多属实。浮肿虚寒，亦属痰湿；娇嫩齿印，虚弱之识。

11. 纹剥芒刺，各有标志。纹在舌质，几如碎瓷，血虚热甚，亦见阴虚。剥如剥落，一块光洁，阴伤现象，每难填没；病情更重，整舌剥脱。舌生芒刺，有黑黄色，不论前后，化燥之志。舌体胖大，痰饮热湿，舌体瘦瘪，诸虚证急。

12. 软而柔和，正常舌质，运动灵活，气血相得；萎绛阴亏，运动无力。色见淡红，气血虚极；舌体强硬，风火痰别；舌强瘫痪，心脾风入。赤肿而硬，心火已极，痰肿而硬，苔浊灰色。舌之伸舒，常人自如，倘伸无力，颤动属虚。舌欲舒伸，根如线牵，其因有三，燥寒痰涩，均病筋脉。舌强语謇，燥干寒急，风痰粘连，舌舒痰热，麻痹虚证。歪于一侧，风中络证。吐弄舐唇，心脾积热，小儿惊风，常可见得。舌忽缩短，干红阴损，白润寒凝，黏腻痰卷。

13. 有根无根，亦须分别，中气存亡，有关得失。有根之苔，从舌生来，紧贴舌面，均匀铺开。无根之苔，厚苔一片，四围净结，如涂舌面。

14. 苔厚苔薄，内外邪结，表寒均薄，兼证各别。邪积苔厚，内证多实。腐苔松厚，揩之即去，正将化邪，阳气有余。腻则黏舌，刮亦不脱，痰湿踞中，阳被阴遏。腐苔如霉，有如腐脓，胃气败坏，也有内痈。

15. 苔布满舌，邪气散满，表证薄白，白腻属痰，用药宜慎，防多变幻。苔生一偏，中后或前，或左或右，按部钻研。苔色变换，顺逆可寻，由白而黄，黄退生新，此为顺象，邪解正胜。白黄灰黑，逐渐加甚，正气不支，病邪日深。苔若骤退，不由渐化，邪气内陷，病危可怕。

16. 食物染苔，注意分别；枇杷橄榄，变黄变黑，甜酸咸物，色酒果汁，均能染苔，多白润苔。

17. 白苔主表，并湿虚寒；苔白而润，外感风寒；白苔舌红，风湿初染。白苔转黄，邪气内传；白苔绛底，湿遏热伏；白苔厚腻，痰湿内搏；白苔湿润，边尖齿痕，并兼胖舌，湿痰之证。虚证白苔，望之明净，舌多嫩滑，阳虚之证。

18. 黄苔主病，属里属热；微黄不燥，初传当别；黄而干燥，里热已极。舌苔黄聚，阳明腑实；燥生黑刺，或者发裂，均为热深，阴液消失。黄而滑腻，痰湿热结。以上黄苔，均属热实。别有一种，淡松花色，色黄而淡，胖嫩舌质，津润而冷，脾虚有湿。

19. 灰苔主病，寒热阴阳；辨在润燥，察知当详。由黄转灰，苔燥干厚；伤寒传经，里热证候。苔由骤见，并无积垢，薄而滑润，三阴证候。苔灰微黑，滑润舌质，痰饮水肿，细辨自识。

20. 黑苔与灰，辨证相近；灰黑渐来，黑热日深。黑而燥裂，津伤热盛；苔根黑燥，下焦热甚；均属实热，急下存阴。黑而滑润，阴寒直中；杂病阳虚，苔亦相同。另一病人，平素痰饮，舌常灰黑，舌而滑润，证无险恶，切勿惊心。

21. 平素体质，舌苔有别；常见多苔，灰黄或白，病在脾胃，属于湿热；至有病时，苔反薄脱。中气不足，留心辨识，舌亦无苔，尖边红点，见于平时，阴亏可验。

22. 润燥厚薄，可知邪正，察舌关键，辨证纲领。润为津存，燥乃热乘，厚是病进，薄为邪轻，结合苔色，病情自明。若因饮食，混冲当侦。诊而后食，厚薄分清；

诊而后饮，润燥分明。以上舌苔，牢记当真，临证不惑，运用灵敏。

（二）诊色辨证歌

1. 五色辨证，望诊之要；色分常病，浮沉泽夭。微甚清浊，散转宜晓。合参脉证，顺者相应；相生为吉，相克逆证。

2. 一生不变，是为主色；四季转移，名为客色。饮酒跑路，七情所为；风土职业，种族不一；并非疾病，属为常色。

3. 病色异常，善恶宜量；含蓄明亮，预后佳良；暗晦暴露，其后不祥。

4. 五色主病，宜细分详；五行五脏，各相配当。如青属木，春令肝经，足厥阴色，余脏推应。青主风寒，又主惊痛，青黑寒痛，青白虚风，青赤肝火，兼晦郁中。如赤属火，夏令心经，手少阴色，是主热证。赤微虚热，赤甚实热，虚火午后，两颧发赤，肝肾阴火，上炎得知。面色娇红，戴阳标志。如黄属土，长夏脾经，足太阴色，故主湿证。黄如橘子，湿少热多，黄如烟熏，热少湿多；黄而枯瘦，脾胃热疳；黄而色淡，脾胃气虚；黄而暗淡，寒湿中滋；黄而暗滞，体内有瘀；黄红点纹，脾虚肝郁。如白属金，秋令肺经，手太阴色，是主虚证。阳虚主寒，脱血脱津，又主夺气，白润旺征。如黑属木，冬令肾经，足少阴色，包寒热证，瘦削焦黑，肾热久蒸，青黑暗淡，阳虚所成。额黑如紫，死证堪惊，环口黑黧，肾绝之证。

（三）二十七脉辨证诗歌

1. 浮脉（阳）

体相诗：浮脉惟从肉上行，浮如木在水中浮。浮大中空乃是芤，拍拍而浮是洪脉，来时虽盛去悠悠。浮脉轻平似捻葱，虚来迟大豁然空；浮来柔细方为濡，散似扬花无定踪。三秋得令知无恙，久病逢知却可惊。

主病歌：浮脉为阳表病居，迟风数热紧寒拘；浮而有力多风热，无力而浮是血虚，寸浮头痛眩生风，也有风痰聚在胸。关上土衰兼木旺，尺中溲便不流通。

2. 沉脉（阴）

体相诗：水行润下脉来迟，筋骨之间软滑匀，女子寸兮男子尺，四时如此号为平。沉帮筋骨身调匀，伏则推骨着筋寻，沉细如绵真弱脉，弦长实大是牢形。

主病歌：沉潜水蓄脉经病，数热迟寒滑有痰。无力而沉虚与气，沉而有力积并寒。寸沉痰郁水停胸，关主中塞痛不通；尺部浊遗并泄痢，肾虚腰及下元疾。

3. 迟脉（阴）

体相诗：迟来一息至惟三，阳不胜阴气血寒；且把沉浮分表里，消阴须益火之源。脉来三至号为迟，小驹于迟作缓持；尺脉而难知是涩，浮而迟大以虚推。

主病歌：迟司脏病或多痰，沉痼癥瘕仔细看；有力而迟为冷痛，迟而无力定虚寒。寸迟必是上焦寒，关主中寒痛不堪；尺是肾虚腰脚重，溲便不禁疝牵丸。

4. 数脉（阳）

体相诗：数脉息间常六至，阴微阳盛必狂烦；浮脉表里分虚实，唯有儿童作吉看；数而时止名为促，数见关中动脉形。

主病歌：数脉为阳热可知，只将君相火来医；实宜凉泻虚温补，肺病秋深却畏之。寸数咽喉口舌疮，吐红咳嗽肺生疾；当关胃火并肝火，尺属滋阴降火汤。

5. 滑脉（阳中阴）

体相诗：滑脉如珠滚滚圆，往来流利却还前；莫将滑数如同类，数脉唯看至数间。

主病歌：滑脉为阳元气衰，痰生百病食生灾；上为吐逆下蓄血，女脉调时定有胎。寸滑膈痰生呕吐，吞酸舌强或咳嗽；当天宿食肝脾热，渴淋利浊看尺脉。

6. 涩脉（阴）

体相诗：细迟短涩往来难，散止依稀应指间；如雨沾沙容易散，病蚕食叶慢而难。参伍不调名曰涩，轻刀刮竹短而难；微似秒芒微软甚，浮沉不别有无间。

主病歌：涩缘血少或伤精，反胃亡阳汗雨淋；寒湿入营为血痹，女人非孕即无经。寸涩心虚痛对胸，胃虚胁胀察关中；尺为精血俱伤候，肠结溲淋或下红。

7. 虚脉（阴）

体相诗：举之迟大按之松，脉状无涯类谷空；莫把芤虚为一例，芤来浮大似慈葱。

主病歌：脉虚身热为伤暑，自汗怔忡惊悸多；发热阴虚须早治，养营益气莫蹉跎。血不荣心寸口虚，关中腹胀食难舒；骨蒸痿痹伤精血，却在神门两部居。

8. 实脉（阳）

体相诗：浮沉皆得大而长，应指无虚脉压强；热蕴三焦成壮火，通肠发汗始安康。实脉浮沉有力强，紧如弹索转无常；须知审脉帮筋骨，实大微弦更带长。

主病歌：实脉为相火郁成，发狂谵语吐频忙；或为阳毒或食伤，大便不通或气痛。寸实应知面热风，咽痛舌强气填胸；当关脾热中宫满，尺实腰肠痛不通。

9. 长脉（阳）

体相诗：过于本位脉名长，弦则非然但满胀；弦脉与长争较远，良工尺度自能量。

主病歌：长脉迢迢大小匀，反常为病似牵绳；若非阳毒癫痫病，即是阳明热势深。

10. 短脉（阴）

体相诗：两头缩缩各为短，涩短迟迟细且难；短涩而浮秋喜见，三春为贼有邪干。

主病歌：短脉惟于尺寸寻，短而滑数酒伤神；浮为血涩沉为痞，寸主头痛尺腹痛。

11. 洪脉（阳）

体相诗：脉来洪盛去还衰，满指滔滔洪水来；若在春秋冬月分，升阳散火莫狐疑。洪脉来时拍拍然，去衰来盛似波澜；欲知实脉参差处，举按弦长愊愊坚。

主病歌：脉洪阳盛血应虚，相火炎炎热病居；胀满胃翻须早治，阴虚泄痢可踌躇，寸洪心火上焦炎，肺脉洪时全不堪；肝火胃虚关内察，肾虚阴火尺中看。

12. 微脉（阴）

体相诗：微脉轻微脉似微，按之欲绝有如无；微为阳弱细阴弱，细比于微略较粗。

主病歌：恶寒发热汗淋漓，男为荣极诸虚候，女作崩中带下医。寸微气促或心惊；关脉微时胀满形；尺部见之精血弱，恶寒消瘅痛呻吟。

13. 紧脉（阳）

体相诗：举如转索切如绳，脉象因之得紧名；总是寒邪来作寇，内为腹痛外身疼。

主病歌：紧为诸痛主于寒，咳喘风痫吐冷痰；浮紧表寒须发越，紧沉温散自然安。寸紧人迎气口分，当关心腹痛沉沉；尺中有紧为阴冷，定是奔脉与疝疼。

14. 缓脉（阴）

体相诗：缓脉阿阿四至通，柳梢条条飐轻风；欲从脉里求神气，只在从容和缓中。

主病歌：缓脉营衰卫有余，或风或湿或脾虚；上为项强下为痹，分别浮沉大小区。寸缓风邪项背拘，关为风眩胃家虚；神门濡泄或风秘，或是蹒跚足无力。

15. 芤脉（阳中阴）

体相诗：芤形浮大软如葱，边实内虚知己空；火犯阳经血上溢，热侵阴络下流红。中空旁实乃为芤，浮大而迟虚脉空；芤更带弦名曰革，芤为失血革血虚。

主病歌：寸芤积血在于胸，关里逢芤肠胃痈；尺部见之多下血，赤淋红痢漏崩中。

16. 弦脉（阳中阴）

体相诗：弦脉迢迢端直长，肝经木旺土应伤；怒气满胸常欲叫，翳蒙瞳子泪淋浪。弦来端直似丝弦，紧则如绳左右弹；紧言其力弦言象，牢脉弦长沉伏间。

主病歌：弦应东方肝胆经，痰饮寒热疟缠身；浮沉迟数须分别，大小单双有重轻。寸弦头痛膈多痰，寒热癥瘕察左关；关右胃寒心腹痛，尺中阴疝脚拘挛。

17. 革脉（阳）

体相诗：革脉形如按鼓皮。

主病歌：芤弦相合脉寒虚，女人半产并崩漏，男子营虚或梦遗。

18. 牢脉（阴中阳）

体相诗：弦长实大脉牢坚，牢位常居沉伏间；革脉芤弦自浮起，革虚牢实要详记。

主病歌：寒则牢坚里有余，腹心寒痛木乘脾；疝癞癥瘕何愁也，失血阴虚却忌之。

19. 濡脉（阴。即耎字）

体相诗：濡形浮细按须轻，水面浮绵力不禁；病后产中犹有药，平人若见是无根。浮而柔细知为濡，沉细而柔作弱持；微则浮微如欲绝，细来沉细近于微。

主病歌：濡为亡血阴虚病，髓海丹田暗已亏；汗雨夜来蒸入骨，血山崩倒湿侵脾。寸濡阳微自汗多，关中其奈气虚何；尺伤精血虚寒甚，温补真阴可起疴。

20. 弱脉（阴）

体相诗：弱来无力按之柔，柔细而沉不见浮；阳陷入阴精血弱，白头犹可少年愁。

主病歌：弱脉阴虚阳气衰，恶寒发热骨筋痿；多惊多汗精神减，益气调营急早医。寸弱阳虚病可知，关为胃弱与脾衰；欲求阳陷阴虚病，须把神门两部推。

21. 散脉（阳）

体相诗：散似杨花散漫飞，去来无定至难齐；产为主兆胎为坠，久病逢之仔细医。散脉无拘散漫然，濡来浮细水中绵；浮而迟大为虚脉，芤脉中空有两边。

主病歌：左寸怔忡右寸汗，溢饮左关应软散；右关软散胕肘肿，散居两尺魂应断。

22. 细脉（阴）

体相诗：细来累累细如丝，应指沉沉无绝期；春夏少年俱不利，秋冬老弱却相宜。

主病歌：细脉萦萦血气衰，诸虚劳损七情乖；若非湿气侵腰肾，即是伤精汗泄来。寸细应知呕吐频，入关腹胀胃虚形；尺逢定是丹田冷，泄痢遗精号脱阴。

23. 伏脉

体相诗：伏脉推筋着骨寻，指间裁动隐然深；伤寒欲汗阳将解，厥逆脐痛证属阴。

主病歌：伏为霍乱吐频频，腹痛多缘宿食停；蓄饮老痰成积聚，散寒温里莫因循。食郁胸中双寸伏，欲吐不吐常兀兀；当关腹痛困沉沉，关后疝痛还破腹。

24. 动脉（阳）

体相诗：动脉摇摇数在关，无头无尾豆形团；其原本是阴阳搏，虚者摇兮胜者安。

主病歌：动脉专司痛与惊，汗因阳动热因阴；或为泄痢拘挛病，男子亡精女子崩。

25. 促脉（阳）

体相诗：促脉数而时一止，此为阳极欲亡阴；三焦郁火炎炎盛，进必无生退可生。

主病歌：促脉惟将火病医，其因有五细推之；时时喘咳皆痰积，或发狂斑或毒疽。

26. 结脉（阴）

体相诗：结脉缓而时一止，独阴偏虚欲亡阳；浮为气滞沉为积，汗下分明在主张。

主病歌：结脉皆因气血凝，老痰结滞苦沉吟；内生积聚外痈肿，疝瘕为殃病属阴。

27. 代脉（阴）

体相诗：动而中止不能还，复动因而作代脉；病者得之犹可疗，平人却与寿相关。数而时止名为促，缓止须将结脉呼；止不能回方是代，结生代死自殊涂。

主病歌：代脉原因脏气衰，腹痛泄痢下元亏；或为吐泻中宫病，女子怀孕三月胎。

（四）二十八脉脉象与主病歌

1. 浮脉

脉象歌：浮在皮毛，如水漂木。举之有余，按之不足。无力表虚，有力表实。浮紧风寒，浮退中风。浮数风热，浮缓风湿。浮芤失血，浮短气病。浮洪虚热，浮虚暑惫。浮涩血伤，浮濡气败。

主病歌：浮脉为阳，其病在表。寸浮伤风，头痛鼻塞。左关浮者，风在中焦。右关浮者，风痰在膈。尺脉得之，下焦风客，小便不利，大便秘涩。

2. 沉脉

脉象歌：沉行筋骨，如水投石，按之有余，举之不足。

主病歌：沉脉为阴，其病在里。寸沉气短，胸痛引胁，或为痰饮，或水与血。关主中寒，因而痛结，或为满闷，吞酸筋急。尺主背痛，亦主腰膝。阴下湿痒，淋浊痢泄。无力里虚，有力里实，沉迟痼冷，沉数内热。沉滑痰饮，沉涩血结，沉弱虚衰，沉牢坚积，沉紧冷痛，沉缓寒湿。

3. 迟脉

脉象歌：迟脉属阴，象为不及，往来迟慢，三至一息。

主病歌：迟脉主脏，其病为寒。寸迟上寒，心痛停凝，关迟中寒，瘕结挛筋。尺迟火衰，溲便不禁，或病腰足，疝病牵阴。有力积冷，无力虚寒。浮迟表冷，沉迟里寒，迟涩血少，迟缓湿寒，迟滑胀满，迟微难安。

4. 数脉

脉象歌：数脉属阳，象为太过，一息六至，往来越度。

主病歌：数脉主腑，其病为热。寸数咳喘，口疮肺疾，关数胃热，邪火上攻，尺数相火，遗浊淋癃。有力实火，无力虚火。泻数表热，沉数里热，阳数君火，阴数相火，右数火亢，左数阴戕。

5. 滑脉

脉象歌：滑脉溜溜，往来流利，盘珠之形，荷露之义。

主病歌：滑脉为阳，多主痰涎。寸滑咳嗽，胸满吐逆。关滑胃热，壅气伤食。尺滑病淋，或为痢积，男子溺血，妇人经郁。浮滑风痰，沉滑痰食，滑数痰火，滑短气塞。滑而浮大，尿则阴痛，滑而浮数，中风瘫痪。滑而冲和，娠孕可决。

6. 涩脉

脉象歌：涩脉蹇滞，如刀刮竹，迟细而短，三象俱足。

主病歌：涩为血少，亦主精伤。寸涩心痛，或为怔忡，关涩阴虚，因而中热。右关土虚，左关胁胀，尺涩遗淋，血利可决，孕为胎病，无孕血竭。涩而坚大，为有实热，涩而虚软，虚火灼炎。

7. 虚脉

脉象歌：虚合四形，浮大迟软，及乎寻按，几不可见。

主病歌：虚主血虚，又主伤暑。左寸心亏，惊悸怔忡，右寸肺亏，自汗气怯。左关肝伤，血不营筋，右关脾寒，食不消化。左尺水衰，腰膝痿痹，右尺火衰，寒证蜂起。

8. 实脉

脉象歌：实脉有力，长大而坚，应指幅幅，三候皆然。

主病歌：血实脉实，火热壅结。左寸心劳，舌强气涌，右寸肺病，呕逆咽疼。左关见实，肝火胁痛，右关见实，中满气痛。左尺见之，便闭腹痛，右尺见之，相火亢逆。实而且紧，寒积稽留，实而且滑，痰凝为祟。

9. 长脉

脉象歌：长脉迢迢，首尾俱端，直上直下，如循长竿。

主病歌：长主有余，气逆火盛。左寸见长，君火为病，右寸见长，满逆为定。左关见长，木实之殃，右关见长，土郁胀闷。左尺见之，奔豚冲克。右尺见长，相火专令。

10. 短脉

脉象歌：短脉涩小，首尾俱俯，中间突起，不能满部。

主病歌：短主不及，为气虚证。短居左寸，心神不定，短见右寸，肺虚头痛。短在左关，肝气有伤，短在右关，膈间为殃。左尺短时，少腹必痛，右尺短时，真火不隆。

11. 洪脉

脉象歌：洪脉极大，状如洪水，来盛去衰，滔滔满指。

主病歌：洪为盛满，气壅火亢。左寸洪大，心烦舌破，右寸洪大，胸满气逆。左关见洪，肝木太过，右关见洪，脾木胀热。左尺洪兮，水枯便难，右尺洪兮，龙火燔灼。

12. 微脉

脉象歌：微脉极细，而又极软，似有苦无，欲绝非绝。

主病歌：微脉模糊，气血大衰。左寸惊怯，右寸气促。左关寒挛，右关肾冷。左尺得微，髓竭精枯。右尺得微，阳衰命绝。

13. 细脉

脉象歌：细直而软，累累萦萦，状如丝线，较显于微。

主病歌：细主长衰，诸虚劳损。细居左寸，怔忡不寐，细在右寸，呕吐气怯。细入左关，肝阴枯竭，细入右关，胃虚胀满。左尺苦细，泄痢遗精，右尺若细，下元冷惫。

14. 濡脉

脉象歌：濡脉细软，见于浮分，举之乃见，按之即空。

主病歌：濡主阴虚，髓绝精伤。左寸见濡，健忘惊悸，右寸见濡，腠虚自汗。左关逢之，血不营筋，右关逢之，脾虚湿侵。左尺得濡，精血枯损，右尺得知，火败命乖。

15. 弱脉

脉象歌：弱脉细小，见于沉分，举之则无，按之乃得。

主病歌：弱为阳陷，真气衰弱。左寸心虚，惊悸健忘，右寸肺虚，自汗短气。左关木枯，必苦挛急，右关土寒，水谷之疴。左尺弱形，涸流可征，右尺弱见，阳陷可验。

16. 紧脉

脉象歌：紧脉有力，左右弹指，如绞转索，如切紧绳。

主病歌：紧主寒邪，又主诸痛。左寸逢紧，心满急痛，右寸逢紧，伤寒喘嗽。左关人迎，浮紧伤寒，右关气口，沉紧伤食。左尺见之，脐下痛极，右尺见之，奔豚疝疾。

17. 缓脉

脉象歌：缓脉四至，来往和匀，微风轻飐，初春杨柳。

主病歌：缓为胃气，不主于病，取其兼见，方可辨证。浮缓风伤，沉缓寒湿。缓大风虚，缓细湿痹，缓涩脾薄，缓弱气虚。右寸浮缓，风邪所居，左寸涩缓，少阴血虚。左关浮缓，肝风内鼓，右关沉缓，土弱湿侵。左尺缓涩，精宫不及，右尺缓细，真阳衰极。

18. 弦脉

脉象歌：弦如琴弦，轻虚而滑，端直以长，指下挺然。

主病歌：弦为肝风，主痛主疟，主痰主饮。弦在左寸，心中必痛，弦在右寸，胸及头痛。左关弦兮，痰疟癥瘕，右关弦兮，畏寒膈痛。左尺逢弦，饮在下焦，右尺逢弦，足挛疝痛。浮弦支饮，沉弦悬饮，弦数多热，弦迟多寒，弦大主虚，弦细拘急。阳弦头痛，阴弦腹痛。单弦饮癖，双弦寒痼。

19. 动脉

脉象歌：动无头尾，其动如豆，厥厥动摇，必兼滑数。

主病歌：动脉主痛，亦主于惊。左寸得动，惊悸可断，右寸得动，自汗无疑。左关若动，惊及拘挛，右关若动，心脾疼痛。左尺见之，亡精为病，右尺见之，龙火奋迅。

20. 促脉

脉象歌：促为急促，数时一止，如趋而蹶，进则必死。

主病歌：促因火亢，亦由物停。左寸见促，心火炎炎，右寸见促，肺鸣咯咯。促见左关，血滞为殃，促居右关，脾宫食滞。左尺逢之，遗精堪忧，右尺逢之，灼热为灾。

21. 结脉

脉象歌：结为凝结，缓时一止，徐行而怠，破得其旨。

主病歌：结属阴寒，亦由凝积。左寸心寒，疼痛可决，右寸肺虚，气寒凝结。左关结见，疝瘕必现，右关结形，痰滞食停。左尺结兮，痿躄之疴，右尺结兮，阴寒为楚。

22. 代脉

脉象歌：代为禅代，止有常数，不能自还，良久复动。

主病歌：代主脏衰，危恶之候，脾土败坏，吐利为咎，中寒不食，腹痛难救。两动一止，三四日死，四动一止，六七日死，次第推求，不失经旨。

23. 革脉

脉象歌：革大弦急，浮取即得，按之乃空，浑如鼓革。

主病歌：革主表寒，亦属中虚。左寸之革，心血虚痛，右寸之革，金衰气壅。左关遇之，疝瘕为祟，右关遇之，土虚为痛。左尺诊革，精空可必，右尺诊革，殒命为忧。女人得之，半产漏下。

24. 牢脉

脉象歌：牢在沉分，大而弦实，浮中二候，了不可得。

主病歌：牢主坚积，病在于内。左寸之牢，伏梁为病，右寸之牢，息贲可定。左关见牢，肝家血积，右关见牢，阴寒痞癖。左尺牢形，奔豚为患，右尺牢形，疝瘕痛甚。

25. 散脉

脉象歌：散脉浮乱，有表有里，中候见空，按则绝矣。

主病歌：散为本伤，见则危殆。左寸之散，怔忡不寐，右寸之散，自汗淋漓。左关之散，当有溢饮，右关之散，胀满蛊疾。居于左尺，北方水竭，右尺得之，阳消命绝。

26. 芤脉

脉象歌：芤仍草名，绝类慈葱，浮沉俱有，中候独空。

主病歌：芤脉中空，故主失血。左寸呈乱，心主丧血，右寸呈芤，相搏阴伤。芤入左关，肝血不藏，芤现右关，脾血不摄。左尺如芤，便红为咎，右尺如芤，火炎精漏。

27. 伏脉

脉象歌：伏为隐伏，更下于沉，推筋着骨，始得其形。

主病歌：伏脉为阴，受病入深。伏犯左寸，血郁之证，伏居右寸，气郁之疴。左关值伏，肝血在腹，右关值伏，寒凝水谷。左尺伏见，疝瘕可验，右尺伏藏，少火消亡。

28. 疾脉

脉象歌：疾为急疾，数之至极，七至八至，脉流薄疾。

主病歌：疾为阳极，阴气欲竭，脉号离经，虚魂将绝，渐进渐疾，且多殒灭。左寸居疾，勿戢自焚，右寸居疾，金被火乘。左关疾也，肝阴已绝，右关疾也，脾阴消竭。左尺疾兮，涸撤难濡，右尺疾兮，赫曦过极。

（五）六诊心法要诀

脉之主病，有宜不宜，阴阳顺逆，吉凶可推。
中风之脉，却喜浮沉，坚大急疾，其凶可知。
伤寒热病，脉喜浮洪，沉微涩小，证反必凶。
汗后脉静，身凉则安，汗后脉躁，热甚必难。
阳证见阴，命必危殆，阴证见阳，虽困无害。
劳倦伤脾，脉当虚弱，自汗脉躁，死不可却。
疟脉自弦，弦迟多寒，弦数多热，代散则难。
泄泻下痢，沉小滑弱，实大浮数，发热则恶。
呕吐反胃，浮滑者昌，沉数细涩，结肠者亡。
霍乱之候，脉代勿讶，舌卷囊缩，厥状可嗟。
数脉多泻，浮濡易治，沉伏而紧，死期将至。
喘急抬肩，浮滑是顺，沉涩肢寒，切为逆证。
火热之证，洪数为宜，微弱无神，根本脱离。
骨蒸发热，脉数而虚，热而涩小，必殒其躯。
劳极诸虚，浮软微弱，土败双弦，火炎细数。
失血诸证，脉必见芤，缓小可喜，数大堪忧。
蓄血在中，牢大却宜，沉涩而微，速愈者稀。
三消之脉，数大者生，细微短涩，应手堪惊。
小便淋闭，鼻色必黄，实大可疗，涩小知亡。
癫乃重阴，狂乃重阳，浮洪吉象，沉急凶殃。
痫宜浮缓，沉小急实，但弦无胃，必死不失。
心腹之痛，其类有九，细迟速愈，浮大延久。
疝属肝病，脉必弦急，牢急者生，弱急者死。
黄疸湿热，洪数更宜，不妨浮大，微涩难医。
肿胀之脉，浮大洪实，细而沉微，岐黄无术。
五脏为积，六腑为聚，实强可生，沉细难愈。
中恶腹胀，紧细乃生，浮大为何？邪气已深。
痈疽未溃，洪大脉宜，及其已溃，洪大最忌。

肺痈已成，寸数而实，肺痿之证，数而无力。

痈痿色白，脉宜短涩，数大相逢，气损血失。

肠痈实热，滑数相宜，沉细无根，其死可期。

妇人有子，阴搏阳别，少阴动甚，其胎已结。

滑疾而散，胎必三月，按之不散，五月可别。

（六）败脉歌

雀啄连连，止而又作，屋漏水渗，半时一滴。

弹石沉弦，按之指搏，乍疏乍密，乱如解索。

本息末摇，鱼翔相若，虾游冉冉，忽然一跃。

釜沸空浮，绝无根脚，偃刀坚急，循刃责责。

转豆累累，如循薏仁，麻促细乱，其脉失神。

败脉十种，自古已闻，急救下药，必须认真。

十、学医歌

人人都得学点医，学习中医强身体；
中医知识悟道理，生活从头调整齐；
人人学医明医理，改变生活旧风习；
不吃生冷和烟酒，荤腥辛辣少而提；
每日青菜变花样，保君健康壮身体；
要把饮食当药用，休把西药当饭吃；
安眠香睡宁心神，不搞分歧和七情；
保护肾气节情欲，保健身体除嗜好；
保护肝气戒郁怒，保护肺气防风寒；
保护胃气节生冷，保护心气宁心神；
保护神气忌赌博，陶冶心理玩花草；
环境优美健身体，劳逸结合多调理；
病从口入老道理，人人知道骗自己；
酒瘾烟瘾害中害，明知有毒坑自己；
大家都把中医学，活到百岁能自给；
中医知识博大深，养生优生靠自己；
防病在先有道理，延年益寿谁不喜；
三分治病七分调，加强防护靠自己；
中医知识强身体，深刻领会明道理；
生病本身有原因，病从口入谁不知；
一错二错三四错，错到何时懂医理；
发奋学习中医学，钻研中医悟道理；
养生优生好后代，活到百岁对起己。
诊断医案认真学，望闻问脉按症诊；
六诊合参分清病，阴阳表里要弄清；
虚实寒热查清楚，对症下药才有功；
中药用解学习好，性味归经要辨清；
功能临床君臣配，药到病除才有功；
中药炮制看火候，恰到好处药力行；
配方禁忌要记清，禁口食疗也要听；
诊治验方是经验，好好学习下苦功；

临床诊断学习透，关键对症找准病；
识病选药配好方，病人配合少不了；
药到病除早康复，学医根本治病好；
针灸全书道理深，好好学习下决心；
艰苦学习悟医理，只要肯学不灰心；
有志成功靠决心，学到用时方恨少；
针灸穴位要记清，经络辨别才成功；
识经辨穴对准病，针到病除才有功；
补泻迎随手法用，针灸对症治百病；
挥动金针除病魔，选好良方救众生；
四书学习钻研透，保证能够治百病；
治好疾病心安慰，心理健康强身体；
忠厚医生除病痛，延年益寿老寿星；
劝君都得学点医，学习中医强身体；
人人身体都健康，国强民富谁不喜；
甩掉东亚病夫帽，优秀民族好身体；
快乐幸福强身体，世世代代传下去；
永立东亚优秀族，国富民强万年青。
中医博大勤攀登，博大精深下苦功，
勤勤恳恳学下去，精益求精有神功，
医识填平百川海，医德高出天山峰，
治病救人千千万，乐在其中老医星。
如果你想学中医，快拜陆氏中医星，
学会四部陆氏书，医识贯满血脉中，
身强体壮治百病，高尚医德度众生，
世世代代传下去，受人尊重好医生。